SAÚDE NO TRABALHO

Temas Básicos para o Profissional que Cuida da Saúde dos Trabalhadores

SAÚDE NO TRABALHO

Temas Básicos para o Profissional que Cuida da Saúde dos Trabalhadores

Mario Ferreira Junior

Médico formado pela Faculdade de Medicina da Universidade de São Paulo (FMUSP).
Especializado em Medicina Interna e do Trabalho.
Mestre pela Universidade Católica de Louvain, Bélgica.
Doutor em Patologia do Trabalho pela FMUSP.

ROCA

ISBN: 85-7241-291-3

Dados Internacionais de Catalogação na Publicação (CIP)
(Câmara Brasileira do Livro, SP, Brasil)

Ferreira Junior, Mario
Saúde no trabalho : temas básicos para o profissional que cuida da saúde dos trabalhadores / Mario Ferreira Junior. -- São Paulo : Roca, 2000.

Bibliografia.
ISBN 85-7241-291-3

1. Doenças profissionais 2. Higiene do trabalho 3. Medicina do trabalho 4. Segurança do trabalho 5. Trabalho e classes trabalhadoras - Doenças I. Título.

CDD–616.9803
99–5006 NLM–WA 400

Índices para catálogo sistemático:

1. Medicina do trabalho 616.9803
2. Saúde no trabalho : Medicina 616.9803

2002

EDITORA ROCA LTDA.
Rua Dr. Cesário Mota Jr., 73
CEP 01221-020 – São Paulo – SP
Tel.: (11) 221-8609 – Fax: (11) 3331-8653
e-mail: edroca@uol.com.br – www.editoraroca.com.br

Impresso no Brasil
Printed in Brazil

Prefácio

Gostaria de saber quantos livros novos sobre segurança e saúde no trabalho foram publicados no Brasil, nos últimos anos, digamos desde 1985. Algumas dezenas, certamente. Se aos livros somarmos manuais, monografias, teses e dissertações, a casa dos mil com certeza terá sido ultrapassada. Alguns livros vieram para ficar e passaram a ser referência obrigatória.

O Dr. Mario Ferreira Junior, autor de um livro sobre perdas auditivas, editado em 1998, é o organizador do presente volume, que aborda temas da atualidade, ao lado de outros bem tradicionais. Uma característica da publicação é, em todos os capítulos, a busca de aspectos inovadores. Especialistas competentes, alguns de renome internacional, foram reunidos. Resulta uma homogeneidade no conjunto do volume. Pode-se dizer que o livro apresenta muito do que outros, sobre os mesmos assuntos, não tratam.

A universalização do mundo, a reestruturação produtiva e suas conseqüências sobre os determinantes da saúde-doença dos trabalhadores, os padrões de morbimortilidade relacionados ao trabalho, a organização e as práticas da segurança e saúde no trabalho são assuntos abordados no início do livro. Segue-se uma análise das características e dos requisitos dos profissionais que cuidam da saúde dos trabalhadores. Os dois capítulos seguintes também estão na ordem do dia e constituem, por assim dizer, a moda atual: a negociação coletiva como meio de produção da saúde, e a gestão e gerência dos programas preventivos. O quinto capítulo versa sobre o atraente e polêmico tema ética e responsabilidade dos profissionais implicados nas questões de saúde dos trabalhadores.

Quatro capítulos cuidam de tópicos tradicionais: agentes químicos, dermatoses profissionais, doenças respiratórias e perdas auditivas. Como não poderia deixar de ser, um capítulo é dedicado aos distúrbios osteomusculares relacionados ao trabalho, cada vez mais numerosos em todo o mundo. Espera-se que, em algum momento, esses DORT comecem a declinar. Que afecções passarão a predominar? Um exercício de futurologia permite antecipar que serão possivelmente os distúrbios psíquicos relacionados ao trabalho, objeto do capítulo final.

Permito-me, ao fazer esta apresentação, destacar o capítulo escrito por um grupo de vários serviços do Hospital das Clínicas da Faculdade de Medicina da Universidade de São Paulo, com a participação do organizador, reforçando a tão necessária integração e a importância da multidisciplinaridade. Bem oportuna é a inclusão desta contribuição, pois leva a uma reflexão sobre exames repetidos rotineiramente, por vezes sem uma análise crítica sobre sua real utilidade.

Os médicos do trabalho e os demais profissionais de áreas correlatas passam a dispor de um livro a ser usado no dia-a-dia, para consulta e referência, felicito e agradeço o Dr. Mario Ferreira Junior e seus co-autores.

São Paulo, 26 de outubro de 1999

BERNARDO BEDRIKOW

Nota do Autor

Saúde no Trabalho – Temas Básicos para o Profissional que Cuida da Saúde dos Trabalhadores é a realização de um antigo sonho de ver reunidos, num mesmo texto, aspectos teóricos e práticos implicados na atenção à saúde no meio ocupacional. Não tendo a pretensão de esgotar o assunto, que é variado e complexo, trata-se de uma coletânea das experiências individuais dos vários colaboradores, sendo esta, sem dúvida alguma, a maior qualidade da obra, que acaba por refletir, nitidamente, a competência técnica e os anos de prática acumulada por todos. Como catalisador dos esforços de cada um, individualmente, e de todos, no conjunto, a publicação deste livro está sendo para mim, mais que um exercício intelectual e de aperfeiçoamento profissional, fonte de emoções e sentimentos, que nem sempre aparecem ao leitor, dos quais eu lembraria: a *excitação* no momento de planejar a sua estrutura inicial, a *honra* de ter aceitos os convites para colaboração, a *ansiedade* até o recebimento das contribuições, o *prazer* de ler e também escrever, o *desafio* de manter coerência e lógica entre os capítulos, a *alegria* de acompanhar a editoração e o trabalho de arte, o *orgulho* de vê-lo na sua forma final. Em especial, eu ainda frisaria a *gratidão* para com a Editora Roca e todos os colaboradores, que abriram para mim esta oportunidade ímpar, e a *esperança* de que este livro ajude, efetivamente, a melhorar a atenção dada à saúde dos trabalhadores.

Mario Ferreira Junior
Dezembro de 1999

Introdução

A prática da promoção da saúde e a prevenção de doenças vêm ganhando grande popularidade impulsionadas pelo interesse crescente na qualidade de vida das pessoas, pela importância da minimização do sofrimento, da morbidade e mortalidade provocados por doenças e acidentes, e, também, pela necessidade premente de controle e redução dos gastos com assistência médica, tanto em nível do setor público quanto privado de atenção à saúde.

Em termos históricos, através de um relatório publicado em 1974, um grupo de especialistas reunido pela HEALTH CANADA estabeleceu as prioridades de ações visando melhorar o nível de saúde do povo canadense. A conclusão geral deste trabalho, que ficou conhecido como Relatório Lalonde, é que iniciativas no sentido de melhorar a qualidade do meio ambiente (incluindo o do trabalho), mudar hábitos e comportamentos de risco e aumentar o conhecimento sobre a biologia humana teriam um impacto mais efetivo no estado de saúde da população do que continuar investindo tempo e dinheiro, apenas, na qualidade e eficácia do sistema de assistência médica daquele país.

Como evolução deste marco inicial do incentivo à promoção da saúde, multiplicaram-se estudos feitos nos mais variados países, que tinham por finalidade demonstrar, por exemplo, a importância sanitária da adoção de medidas de controle da poluição ambiental e em locais de trabalho, da prevenção de acidentes em geral, vacinação, realização de exames de rastreamento de doenças, e, finalmente, o papel dos profissionais de saúde como agentes catalisadores da mudança de estilos de vida prejudiciais para a saúde de seus clientes.

Atualmente, estas experiências já praticadas em países mais desenvolvidos começam a ser absorvidas no Brasil, e neste contexto, há que se ressaltar a importância da nova visão da atenção integral à *saúde no trabalho*, como pioneira da incorporação dos modernos conceitos de prevenção em nosso meio. É o reflexo de um novo sistema de relações de trabalho sobre a área da saúde, que passa a ser encarada de modo cada vez mais global.

Incentivada por fortes movimentos sociais e de trabalhadores, por negociações voltadas para a solução de conflitos, por políticas de gestão empresarial e recursos humanos mais dinâmicas, e alicerçada em leis e normas mais flexíveis, menos paternalistas e tecnicamente mais adequadas aos tempos atuais, como a NR-7 – Programa de Controle Médico de Saúde Ocupacional (PCMSO), observa-se, no meio ocupacional, uma progressiva migração da visão meramente causal e fatalista da doença ou acidente, e do enfoque centrado na assistência médica e reparação do dano, para uma abordagem ampla da saúde, enfatizando a prevenção nos seus vários níveis.

O desafio que se coloca hoje é o de gerenciar a aplicação, na prática, dos recursos disponíveis aos profissionais que lidam com a saúde de trabalhadores no sentido de promovê-la ou de prevenir doenças de modo não só eficaz, mas com *efetividade*, isto é, com impacto positivo nas condições reais do dia-a-dia. Para tanto, é necessário um conhecimento sólido dos diversos estágios da prevenção e de todos os mecanismos necessários e suficientes para a sua aplicação na prática.

Nessa linha da abordagem mais geral, a *promoção da saúde*, estágio nº 1 da prevenção, pode ser entendida como qualquer conjunto de medidas de natureza legal, organizacional, econômica, educacional e ambiental, direcionadas para hábitos e condições de vida, que visa à preservação da saúde. Leis voltadas para a redução ou eliminação de poluentes na atmosfera, apoio financeiro para melhorar o tratamento do sistema de águas e esgotos de uma cidade, higienização sistemática dos dutos de ar condicionado de uma empresa, cursos que visam estimular a prática de exercício físico nas escolas, são exemplos de iniciativas de promoção da saúde.

Por outro lado, a vacinação contra o sarampo, a instalação de acionamento bimanual em uma prensa, a dosagem de ácido hipúrico como indicador biológico da exposição ao tolueno, são exemplos de procedimentos de *prevenção em nível primário*, através dos quais tenta-se evitar o aparecimento de determinadas doenças ou acidentes, agindo diretamente sobre fatores de risco previamente identificados. O que diferencia a promoção da saúde da prevenção primária é o fato da primeira ser inespecífica, voltada para a saúde como um todo, enquanto que a segunda é direcionada, especificamente, para uma ou algumas doenças ou acidentes.

Na seqüência dos níveis de atuação está o da *prevenção secundária* que consiste, basicamente, na utilização de recursos visando ao diagnóstico precoce de doenças ou alterações de sistemas biológicos já instaladas (porém, clinicamente imperceptíveis), obtido através do rastreamento clínico ou com exames complementares. São exemplos de prevenção secundária: a medida freqüente da pressão arterial, a dosagem periódica do colesterol, o teste de Papanicolaou para diagnóstico do câncer de colo uterino, a audiometria para indivíduos expostos ocupacionalmente a níveis de pressão sonora elevados.

Finalmente, existe a *prevenção terciária*, que se atinge através de tratamentos adequados ou meios de reabilitação para doenças ou acidentes que já geraram sintomas, sinais ou lesão corporal, com o objetivo de abreviar ao máximo o sofrimento, acelerar a recuperação e impedir seqüelas, ou, pelo menos, evitar que estas causem incapacidade laborativa ou para as atividades da vida diária. A instituição de um tratamento adequado para hipertensos ou diabéticos, a reabilitação profissional de um trabalhador portador de distúrbios osteomusculares relacionados ao trabalho (DORT) ou que tenha sido vítima de amputação de segmento corporal, são exemplos deste último nível de prevenção.

A abordagem preventiva mais ampla e efetiva pressupõe a saúde do trabalhador vista, também, no seu conceito mais geral, ou seja, um estado de bem-estar físico, psíquico e social adaptado às suas necessidades em cada diferente momento de sua vida. Não basta, portanto, um diagnóstico precoce preciso da doença, se as medidas preventivas para evitar a sua evolução não são adotadas na prática, ou se o tratamento é inacessível, ou ainda, se as repercussões psicossociais ou laborativas desta prevenção sobre o trabalhador são catastróficas (por exemplo, a perda do emprego, a discriminação social, a desestruturação familiar).

Portanto, para a implantação de políticas de saúde que enfatizam as ações e intervenções preventivas de forma plena, isto é, nos vários níveis citados anteriormente, é importante que os administradores de saúde, do setor público e privado, que os médicos do trabalho, coordenadores de PCMSO, profissionais de saúde da rede pública ou de empresas, enfim, todos que lidam, direta ou indiretamente, com a saúde de trabalhadores conheçam os mecanismos e as instâncias em que estes serviços são prestados.

O livro Saúde no Trabalho – Temas Básicos para o Profissional que Cuida da Saúde dos Trabalhadores é dividido em duas partes. Requisitos e Estratégias Gerais para a Promoção da Saúde no Trabalho reúne uma série de dispositivos que podem ajudar o profissional que atende trabalhadores a entender o contexto dessa atenção e, ao mesmo tempo, melhorá-la. São requisitos, estratégias e cuidados que se forem tomados no exercício profissional cotidiano poderão garantir uma reciclagem constante, uma qualidade de atendimento de bom nível e, como conseqüência, uma maior efetividade nos programas de prevenção de doenças e promoção à saúde que forem adotados.

No Capítulo 1, discorre-se sobre o papel de instituições públicas, como por exemplo, os Ministérios do Trabalho, Saúde e Previdência Social no contexto da saúde dos trabalhadores, seus campos de atuação, interfaces, intersecções e, também, contradições, enfatizando os objetivos de cada um e os preceitos legais que orientam suas condutas. Ao mesmo tempo, abordam-se as atribuições do SEESMT (Serviços Especializados em Engenharia de Segurança e Medicina do Trabalho), serviço este próprio da empresa, e do PCMSO, que pode ser desenvolvido por prestadores de serviço terceirizados.

O profissional envolvido com a prestação de serviços de saúde a trabalhadores deve estar sempre apto a antecipar situações e agir apropriadamente no sentido de identificar riscos, sugerir melhorias e, principalmente, aumentar o conhecimento de trabalhadores e empregadores a respeito da doença e suas peculiaridades. O Capítulo 2 inclui um conjunto de alternativas de reciclagem disponíveis aos profissionais, de modo a garantir uma competência técnica constante ao longo do tempo, capaz, inclusive, de ser transmitida a outros interlocutores, que podem servir de multiplicadores diretos e indiretos dos conceitos da promoção da saúde no ambiente de trabalho.

Dentro do novo modelo de relações no tratamento dos assuntos de saúde e segurança no trabalho, observa-se que, mais recentemente, tem havido uma participação cada vez mais intensa dos segmentos interessados, ou seja, trabalhadores, empregadores e Estado, em processos negociados de decisão e operação, que vêm modificando o panorama do cumprimento das normas legais e permitindo uma melhoria progressiva das condições de trabalho. Até o momento, as experiências de negociação são por categoria profissional ou sindicatos representativos, em nível nacional ou regional. Entretanto, diante do sucesso crescente de tais iniciativas, é apenas uma questão de tempo para que esta prática se integre definitivamente na rotina diária de cada empresa.

Por se tratar de novidade, nem sempre o profissional prestador de serviços de saúde, que é o interlocutor da empresa ou do trabalhador, está familiarizado com esta dinâmica, que depende não só de preparo técnico, mas de flexibilidade, criatividade, capacidade de expressão, e, principalmente, moderação e espírito de conciliação, para que o *estado da arte* do conhecimento possa ser aplicado na prática sem prejuízo de seu conteúdo, mas com garantia maior da efetividade dos resultados. Uma abordagem teórica básica e a metodologia da negociação nos vários níveis, da convenção coletiva em escala nacional ao acordo entre *cipeiros* e patrões nos limites internos da empresa, são o conteúdo do Capítulo 3.

Como já foi dito anteriormente neste texto, promover saúde e prevenir doenças no âmbito do trabalho são tarefas complexas que envolvem necessidades, capacidades e habilidades que extrapolam a simples abordagem técnico-científica dos assuntos. Para que a atuação dos profissionais da área seja bem-sucedida é necessário que políticas básicas de saúde sejam colocadas em prática, respeitando princípios de qualidade, normas de operacionalização e, principalmente, que haja uma infra-estrutura de serviços que trabalhe a favor da viabilização dos projetos idealizados.

A experiência tem mostrado que o planejamento, a implantação, a execução e o controle da efetividade dos programas preventivos aplicados na empresa são dependentes de atitudes adequadas em nível administrativo, gerencial e de coordenação. A implementação do PCMSO, abrangendo um universo de empresas dos mais variados ramos de atividade, com número igualmente variável de trabalhadores, nos locais mais diversificados, trouxe à tona, de forma muito clara, a importância do profissional técnico ser, também, um bom administrador de tempo e de recursos, inclusive financeiros. No Capítulo 4, são arroladas vivências de consultoria, gestão e gerência que têm colaborado para a melhoria do panorama da saúde da população trabalhadora, através da viabilização de modificações técnicas, administrativas e organizacionais das condições de trabalho.

Fechando o conjunto de itens que podem ser considerados de maior interesse para quem pratica a promoção da saúde no trabalho, devem-se enfatizar as repercussões éticas e de responsabilidade que lhe são inerentes. A relação médico-paciente, neste caso, é atravessada por uma série de fatores não médicos, propriamente ditos, que a tornam complexa. Os profissionais de saúde se vêm confrontados muitas vezes a dúvidas com relação à melhor forma de agir, de modo a garantir um bom atendimento a seu paciente e uma alternativa satisfatória para a empresa para a qual trabalha, sem desrespeitar os seus próprios e rígidos códigos de comportamento para o bom exercício da profissão.

Recentemente, os Conselhos de Medicina, por exemplo, atentos ao crescimento da prestação de serviços médicos na área ocupacional e cientes das modificações freqüentes dos métodos de produção e das relações de trabalho, emitiram normas regionais e federais que determinam alguns procedimentos de conduta para todo e qualquer médico que atende trabalhadores. Infelizmente, divergências entre estes dispositivos e outros que normatizam a atenção à saúde e segurança no trabalho acabam por acarretar mais dúvidas e angústias para as quais o Capítulo 5 pretende ser uma contribuição positiva.

A já citada nova conjuntura das relações sociais e do trabalho e os dispositivos legais existentes, que exigem exames periódicos da saúde da população trabalhadora, transformaram o meio ocupacional em local privilegiado para a atenção médica preventiva, dentro da linha global que vem sendo enfatizada neste texto. Além de abordar os problemas ocupacionais propriamente ditos (doenças e acidentes relacionados ao trabalho), a equipe de saúde, em nível preventivo dentro do PCMSO, pode se voltar, também, para os problemas de saúde como um todo.

É importante, entretanto, que a prática preventiva em geral esteja embasada nos mesmos critérios científicos que norteiam toda a Medicina. Para isso, grupos de especialistas, americanos, canadenses e outros, vêm se dedicando à tarefa de avaliar, sistematicamente, a *efetividade* dos procedimentos preventivos de saúde através de análises aprofundadas e meta-análises dos estudos epidemiológicos publicados na literatura especializada. Com base nestas, os procedimentos avaliados podem ser recomendados ou não, tomando por base a qualidade e a quantidade de evidência científica a seu favor ou contra, respectivamente.

A prática de saúde no trabalho é comum em nosso meio. Atendendo a dispositivos legais, como as normas regulamentadoras de saúde e segurança do trabalho, ou por iniciativa própria, as empresas se estruturam com a finalidade de prestar serviços de saúde a seus funcionários. Dependendo do porte e grau de risco da atividade econômica, poder-se-á contar com ambulatórios, consultórios, ou salas de medicação nas dependências da empresa, com equipe de saúde própria ou prestadores em sistema de terceirização.

Idealmente, a atenção médica no contexto do trabalho deve ser de natureza preventiva, isto é, deve priorizar ações e intervenções no sentido da promoção da saúde e prevenção de doenças, usando para isto todo o arsenal clínico-epidemiológico disponível. Entretanto, a experiência tem demonstrado que a prática diária nos ambulatórios de empresas, ao longo do tempo, acaba por incorporar procedimentos de assistência médica (principalmente o tratamento de certas doenças de resolução mais rápida e fácil) como atividade suplementar (às vezes principal) daqueles serviços de saúde.

Entendendo que o local de trabalho é um ambiente privilegiado para a prática preventiva de saúde, dado que a maioria da população é potencialmente saudável e obrigada a passar periodicamente por exames médicos, apresenta-se a seguir, uma visão de quais procedimentos valem a pena ser adotados, de modo a maximizar a prestação de serviços preventivos, com alocação racional de recursos.

A Seção II deste livro aborda os temas considerados mais técnicos, ou seja, diretamente relacionados com a prática de atenção à saúde, propriamente dita. Num primeiro momento, são indicados os procedimentos mínimos que a equipe de saúde pode incorporar à sua prática de clínica geral, que já mostraram eficácia e efetividade em estudos controlados e meta-análises sistematizadas. A visão apresentada é relativamente nova, principalmente em nosso meio, e, de modo geral, resume as fases que seriam importantes dentro de uma consulta médica com enfoque preventivo, a saber: o rastreamento ("screening") de enfermidades, o aconselhamento para hábitos ou comportamentos de risco e a indicação de imunizações. Dentro do objetivo deste livro, será enfatizado o rastreamento, e apenas comentados os dois outros itens.

Na seqüência, discutem-se os tópicos mais relevantes da patologia do trabalho, propriamente dita. Diante das peculiaridades dos temas, as principais doenças e síndromes decorrentes das atividades habituais de trabalho são descritas enfocando aspectos legais, sociais, previdenciários, além, obviamente, da abordagem preventiva fundamental. Finalizando, é importante reiterar que a prática preventiva no trabalho, feita de modo abrangente e centrada na relação médico-paciente, extrapola os aspectos meramente ocupacionais, inserindo-se no amplo tema da qualidade de vida.

Assim, no Capítulo 6 ressaltam-se os princípios metodológicos usados para a validação de um determinado procedimento preventivo, e é fornecida uma relação comentada daqueles para os quais já existe evidência científica e epidemiológica segura da efetividade. Os itens constantes deste capítulo servem ao objetivo de fornecer subsídios para a prática da medicina preventiva baseada em evidência, que podem ser instrumentos valiosos para a elaboração de políticas públicas ou privadas de saúde com enfoque centrado na prevenção. Deve-se frisar, entretanto, que para muitos procedimentos a evidência pode ser insuficiente, no momento atual, ressaltando a necessidade de constante atualização.

As modificações e modernizações dos processos produtivos dão à patologia do trabalho um caráter dinâmico, no qual as mudanças dos fatores de risco ocupacionais para a saúde se refletem em distúrbios clínicos e doenças cujo perfil epidemiológico vem, por sua vez, mudando progressivamente. No Brasil, um país marcado pelas diferenças, convive-se, ainda hoje, com a doença ocupacional decorrente da exposição aos agentes clássicos, como ruído, benzeno, chumbo inorgânico, poeiras fibrogênicas, ao mesmo tempo em que crescem de forma exponencial os distúrbios associados às inadequações ergonômicas, organizacionais e psicossociais do trabalho, dos quais os DORT são o exemplo mais significativo.

Nos Capítulos 7 a 12 as principais doenças relacionadas ao trabalho em nosso meio, assim como aquelas emergentes, são discutidas de modo prático, à luz dos conhecimentos mais atuais, ressaltando os procedimentos médicos preventivos que lhe são mais adequados, como por exemplo, a monitorização biológica (prevenção primária), a vigilância da saúde (prevenção secundária), os parâmetros e diretrizes para o diagnóstico, a avaliação do nível de incapacidade laborativa e psicossocial, as condutas médico-legais e, finalmente, as intervenções preventivas cabíveis em cada caso.

As dificuldades encontradas na prática diária da promoção da saúde nos locais de trabalho transformaram esta em uma das poucas situações da atenção médica que, além de envolver uma gama enorme de especialidades e disciplinas da área biológica, que se interligam e se complementam, requer de seus praticantes conhecimentos e habilidades que extrapolam a simples aplicação de conhecimentos técnicos.

Em outras palavras, a consulta médica clássica, a realização de exames complementares e a caracterização da aptidão ou inaptidão ao trabalho, por exemplo, não passam de uma parte no conjunto de ações e intervenções preventivas. A melhoria de fato das condições de vida e trabalho na empresa depende de uma visão apurada da cultura e características de saúde e vida da população-alvo, conhecimento dos riscos ocupacionais e forma de avaliá-los e controlá-los, e de uma atuação sólida em nível educacional.

Como deve ter transparecido pela descrição dos capítulos mencionados anteriomente, o objetivo deste livro é dar ao profissional, que atua diretamente na prestação de serviços de saúde no trabalho, um conjunto de instrumentos, conceitos, informações, conhecimentos e orientações, que o auxiliem a colocar em prática programas voltados para a promoção da saúde e prevenção das doenças de maior relevância sanitária que sejam, fundamentalmente, efetivos, isto é, capazes de modificar a realidade para melhor. Através de medidas que estão ao seu alcance direto, no consultório ou ambulatório, ou de mecanismos indiretos de educação, negociação, consultoria ou gestão de recursos, obedecendo a princípios éticos precisos, acredita-se que o profissional de saúde no trabalho pode se tornar um importante agente modificador e multiplicador, influenciando assim, de modo positivo, a vida de milhões de pessoas que trabalham.

Colaboradores

Álvaro Frigério Paulo

Especialista em Medicina do Trabalho pela Associação Médica Brasileira (AMB)/ Associação Nacional do Trabalho (ANAMT), consultor em Saúde Ocupacional, diretor da BMPC Assessoria e Consultoria em Saúde Ocupacional.

Andrea Glezer

Residente de clínica médica do Hospital das Clínicas da Faculdade de Medicina da Universidade de São Paulo.

Cristiane Murta Ramalho Nascimento

Médica Pós-graduanda do Departamento de Medicina Preventiva da Faculdade de Medicina da Universidade de São Paulo.

Débora Miriam Raab Glina

Psicóloga (Universidade Paulista – 1979). Mestre em Psicologia Social (Pontifícia Universidade Católica, São Paulo – 1988). Doutora em Psicologia Social (Pontifícia Universidade Católica, São Paulo – 1996). Professora Colaboradora do Setor de Saúde do Trabalhador, Departamento de Saúde Ambiental, Faculdade de Saúde Pública da Universidade de São Paulo.

Dulce Pereira de Brito

Médica-Assistente da Disciplina de Clínica Médica Geral e Propedêutica do Hospital das Clínicas da Faculdade de Medicina da Universidade de São Paulo.

Eduardo Algranti

Mestre em Pneumologia pela Universidade do País de Gales. Doutor pela Faculdade de Saúde Pública da Universidade de São Paulo. Médico do Trabalho da Fundação Jorge Duprat Figueiredo de Segurança e Medicina do Trabalho (FUNDACENTRO).

Eliana Battaggia Gutierrez

Médica-Assistente Doutora da Divisão de Moléstias Infecciosas e Parasitárias do Hospital das Clínicas da Faculdade de Medicina da Universidade de São Paulo.

Elizabeth Costa Dias

Médica especialista em Medicina do Trabalho e em Saúde Pública. Mestre pela Universidade Federal de Minas Gerais e Doutora em Medicina pela Universidade de Campinas. Professora Adjunta do Departamento de Medicina Preventiva e Social (Área de Saúde & Trabalho), Faculdade de Medicina da Universidade Federal de Minas Gerais e Presidente da Associação Mineira de Medicina do Trabalho.

Glauco Souza Alvarenga

Médico do Departamento de Clínica Médica da Faculdade de Medicina da Universidade de São Paulo.

José Antonio Atta

Médico-Assistente Doutor da Disciplina de Clínica Médica Geral e Propedêutica do Hospital das Clínicas da Faculdade de Medicina da Universidade de São Paulo.

José Eluf Neto

Professor Doutor do Departamento de Medicina Preventiva da Faculdade de Medicina da Universidade de São Paulo.

José Tarcísio Penteado Buschinelli

Médico do Trabalho da Fundação Jorge Duprat Figueiredo de Segurança e Medicina do Trabalho (FUNDACENTRO), São Paulo, e Centro de Vigilância Epidemiológica. Mestre pela Faculdade de Saúde Pública da Universidade de São Paulo. Professor da Faculdade de Ciências Médicas da Santa Casa de São Paulo.

Lys Esther Rocha

Graduação em Medicina pela Faculdade de Medicina do ABC – 1979. Residência em Medicina Preventiva e Social da Universidade Federal da Bahia. Mestre em Medicina Preventiva pela Faculdade de Medicina da Universidade de São Paulo, em 1989. Doutora em Medicina Preventiva pela Faculdade de Medicina da Universidade de São Paulo, em 1996. Médica do Trabalho da Delegacia Regional do Trabalho de São Paulo desde 1984. Professora Colaboradora do Departamento de Saúde Ambiental da Faculdade de Saúde Pública da Universidade de São Paulo, em 1998.

Marco Segre

Professor Titular do Departamento de Medicina Legal, Ética Médica e Medicina Social e do Trabalho da Faculdade de Medicina da Universidade de São Paulo. Presidente da Sociedade Brasileira de Bioética. Conselheiro do Conselho Regional de Medicina do Estado de São Paulo – CREMESP. Membro da International Comission of Occupational Health.

Mário Bonciani

Médico do Trabalho da Delegacia Regional do Trabalho em São Paulo.

Marta Heloísa Lopes

Professora Doutora da Disciplina de Moléstias Infecciosas e Parasitárias da Faculdade de Medicina da Universidade de São Paulo.

Mílton de Arruda Martins

Professor Titular de Clínica Geral da Faculdade de Medicina da Universidade de São Paulo.

René Mendes

Médico especialista em Saúde Pública e em Medicina do Trabalho. Mestre em Saúde Pública e Livre-docente em Saúde Pública pela Universidade de São Paulo. Professor Livre-docente da Faculdade de Ciências Médicas pela Universidade de Campinas e Professor Titular da Faculdade de Medicina da Universidade Federal de Minas Gerais. Professor Associado Sênior da Escola de Saúde Pública da Johns Hopkins University (Baltimore, Md). Consultor.

Roberto Cury

Médico Administrador de Sistemas de Saúde e Presidente da ABRASPE – Associação Brasileira dos Serviços Assistenciais de Saúde Próprios de Empresas.

Salim Amed Ali

Médico especialista em Alergo-Dermatologia Ocupacional. Membro da Sociedade Brasileira de Dermatologia. Membro da Sociedade Brasileira de Alergia. Membro da Academia Americana de Dermatologia. Membro da American Contact Dermatitis.

Vera Lucia Zaher

Médica-Assistente Técnica do Serviço de Saúde Ocupacional do Hospital das Clínicas da Faculdade de Medicina da Universidade de São Paulo. Doutoranda da Faculdade de Medicina – Departamento de Medicina Legal, Ética Médica e Medicina Social e do Trabalho. Graduanda de Psicologia da Pontifícia Universidade Católica. Especializanda do Curso de Psicanálise do Instituto Sedes Sapientae.

Índice

Requisitos e Estratégias Gerais para a Promoção da Saúde no Trabalho

1

Organização da Atenção à Saúde no Trabalho

ELIZABETH COSTA DIAS

INTRODUÇÃO

O processo saúde-doença dos trabalhadores – como e por que adoecem e morrem, e como são organizadas e atendidas suas necessidades de saúde – pode ser considerado uma construção social diferenciada no tempo, lugar e dependente da organização das sociedades.

Apesar de fascinante, esta história foge aos objetivos deste texto, no qual procurar-se-á enfocar os aspectos atuais do manejo das questões da saúde relacionadas ao trabalho, ou da saúde dos trabalhadores, no Brasil.

No cenário de transformações que ocorrem no *mundo do trabalho* e do perfil de adoecimento e morte dos trabalhadores serão destacadas as *respostas* implementadas para fazer face ao problema.

Nos anos 90, o processo denominado *Terceira Revolução Industrial* ou de *Reestruturação Produtiva*, entendido como uma nova forma de produzir, viabilizada pelos avanços tecnológicos, e por novas formas de organizar e gerir o trabalho, que tem uma abrangência global, vem introduzindo mudanças radicais na vida e relações das pessoas e países, e por conseqüência, no viver e adoecer das pessoas.

Pela intensidade e radicalidade, estas mudanças têm sido comparadas àquelas ocorridas na Revolução Industrial do século XVIII, com a diferença de que, em decorrência dos avanços da informática e comunicação, o processo, hoje, é quase que simultâneo, em escala global.[1,2]

Como conseqüência da universalização do mundo e desigualdade crescente, chamam a atenção a concentração do poder político e econômico, a deterioração da qualidade de vida, expressa na poluição e degradação ambiental, o desemprego estrutural, o crescimento de formas variadas de violência, o recrudescimento de movimentos fundamentalistas, entre outros. Observa-se, também, o aumento da expectativa de vida (vive-se cada vez mais e melhor, apesar das desigualdades) e abrem-se novas perspectivas de revisão dos atuais sistemas de valores ético-políticos e estéticos.[3,4]

O processo da *reestruturação produtiva* tem modificado substancialmente o perfil do trabalho e dos trabalhadores, os determinantes da saúde-doença dos trabalhadores, e, conseqüentemente, o quadro da morbimortalidade relacionada ao trabalho, e a organização e práticas de saúde e segurança no trabalho.

A principal conseqüência desse processo de transformação, pela repercussão social, é a *diminuição dos postos de trabalho*, ou desemprego estrutural. À diminuição absoluta do emprego, acrescenta-se o aumento das exigências e qualificações requeridas dos trabalhadores, reforçando a exclusão dos menos qualificados, muito jovens e mais idosos, menos escolarizados e/ou portadores de algum tipo de desvantagem biopsíquica ou social.

Crescem o trabalho no setor informal, que hoje já atinge quase 50% da população economicamente ativa (PEA), nos grandes centros urbanos brasileiros, e a *precarização* do trabalho, decorrente do fenômeno da *terceirização* e *quarteirização* das atividades, e mudanças na legislação trabalhista que disciplina as relações de trabalho.

Entre os efeitos do *desemprego,* real ou disfarçado pela *precarização* do trabalho, estão a deterioração da capacidade de compra de bens e serviços essenciais ao bem-estar dos indivíduos e suas famílias; deterioração da auto-estima e auto-imagem dos trabalhadores atingidos; desenvolvimento de mecanismos de defesa para garantir a *estabilidade* no emprego; acirramento dos conflitos interpessoais no trabalho, nos processos de "downsizing" ou *enxugamento* dos quadros nas empresas, que se traduzem em considerável sofrimento biopsíquico para todos os envolvidos.

As *inovações tecnológicas* se, indiscutivelmente, têm ensejado a redução ou eliminação de alguns fatores de risco ocupacional, tornando o trabalho, em alguns ramos e setores da atividade econômica, mais leve, menos perigoso, menos sujo, têm introduzido outros, traduzidos na crescente carga psíquica e sofrimento mental.

Como conseqüência, surgem alguns efeitos adversos do trabalho ainda pouco conhecidos, como aqueles que requerem tempo de latência longo: leucemia em expostos ao benzeno ou câncer de pulmão em expostos à poeira de sílica, por exemplo, ou efeitos decorrentes da exposição a baixas dosagens por períodos prolongados, como os efeitos neurocomportamentais em trabalhadores expostos a solventes.

A *divisão social e técnica do trabalho* implementada em novos modelos gerenciais enseja a fragmentação do processo produtivo, transferindo etapas do processo ou tarefas sujas, pesadas, perigosas ou insalubres para pequenas empresas, no processo de *terceirização* e *quarteirização* das atividades, ou para empresas domésticas, no fenômeno da *domiciliação do risco*. Amplia-se, assim, o leque de expostos, incluindo crianças e mulheres e o envolvimento de trabalhadores menos qualificados e mais vulneráveis, no plano biológico e social, como os imigrantes, por exemplo, dificultando o controle de suas condições de saúde e segurança.

Esta *divisão do trabalho* ocorre no cenário internacional entre os países centrais e periféricos, ou ricos e pobres, e repete-se dentro dos países, obedecendo à mesma lógica: aumento da produtividade, melhoria da qualidade e diminuição dos custos, na competitividade pelos mercados.

Outra estratégia utilizada no processo de *reestruturação produtiva* tem sido a adoção da desregulamentação ou *flexibilização dos contratos de trabalho.* Apontada como solução paliativa para o desemprego, tem representado uma perda de conquistas históricas dos trabalhadores, como o repouso semanal remunerado, férias e facilidades para a organização dos trabalhadores nos locais de trabalho e de assistência à saúde. Pressionada pelas necessidades de sobrevivência, fica perdida, pelo menos a curto prazo, a possibilidade de um tempo livre para ser dedicado às tarefas criativas e lazer.

A combinação das *inovações tecnológicas* e *novos métodos gerenciais* tem sido responsável pela *intensificação do trabalho*, decorrente do aumento de ritmo, responsabilidades e complexidade das tarefas, que se traduzem em manifestações de envelhecimento prematuro, aumento do adoecimento e morte por doenças cardiovasculares e outras doenças crônico-degenerativas, como os distúrbios osteomusculares relacionados ao trabalho (DORT) e um conjunto de sintomas na esfera psíquica, como a síndrome da fadiga crônica, síndrome de "burn out", outros distúrbios inespecíficos e ainda pouco conhecidos, como a *morte súbita por excesso de trabalho*, por exemplo.

Como conseqüência, surge um *novo* perfil epidemiológico, caracterizado pela mistura de padrões de adoecimento e morte heterogêneos, onde os velhos problemas de saúde-doença se superpõem aos novos, e a morbidade dita *ocupacional* mescla-se com a *não ocupacional*, resultando em um tipo de *mosaico*.

Assim, é cada vez mais difícil falar de um *mundo do trabalho* que pertence à esfera da fábrica ou da produção, e um mundo *fora do trabalho*. É igualmente difícil definir com clareza quem são os *trabalhadores*. De quem estamos falando? O mundo é um só e os trabalhadores transformam e são transformados, com um *modo de viver* que é determinado historicamente, definido socialmente e diferenciado em classes sociais.

Assim, para se entender e intervir na saúde dos trabalhadores no momento atual, torna-se necessário combinar distintas abordagens e enfoques que consideram o processo de reestruturação produtiva na globalização da economia; mudanças urbanas; transformações organizacionais do trabalho; fatores de risco industriais e ambientais e aspectos da saúde psicofísica do trabalhador.[5]

A complexidade deste objeto representa um grande desafio, que só pode ser superado através de abordagens inovadoras e criativas, que considerem o acúmulo técnico-científico existente como base, porém avancem e incorporem novos instrumentos e ferramentas de estudo-intervenção, tendo os trabalhadores como sujeitos e parceiros da empreitada.

Sintetizando, como características básicas do campo da saúde no trabalho, podem ser destacadas:

- A busca da compreensão das relações (de nexo) entre trabalho, saúde e doença dos trabalhadores, para fins de promoção, prevenção e assistência, incluindo diagnóstico, tratamento e reabilitação.
- A ênfase na necessidade/possibilidade de mudança dos processos de trabalho – condições e ambientes de trabalho – em direção à humanização do trabalho.
- O exercício de abordagens interdisciplinares e intersetoriais, que levem à superação da compreensão e intervenção estanques e fragmentadas sobre a questão e a mudanças nas condições e ambientes de trabalho para torná-los mais saudáveis.
- A participação dos trabalhadores enquanto sujeitos de sua vida e sua saúde, capazes de contribuir para o melhor conhecimento das relações saúde-trabalho, efeitos negativos do trabalho sobre suas condições de saúde-doença e intervir politicamente para transformar esta realidade.
- A articulação com as questões ambientais, no entendimento de que na origem de uma grande parcela dos problemas ambientais – degradação da vida e meio ambiente – estão os mesmos processos de trabalho geradores de doenças para os trabalhadores.

A partir desta contextualização é possível entender as dificuldades que se apresentam na atualidade para lidar com as conseqüências do desgaste e sobrecarga de trabalho, em seus aspectos de assistência e prevenção.

De modo esquemático, a abordagem da organização das ações de saúde dos trabalhadores e de saúde no trabalho, neste texto, será feita a partir da caracterização das ações em si; da descrição sucinta do quadro jurídico-institucional vigente e descrição das principais responsabilidades atribuídas aos provedores dessas ações: Estado, empregadores e organizações de trabalhadores.

Ações de Saúde dos Trabalhadores

A compreensão de que os trabalhadores vivem, adoecem e morrem de forma compartilhada com a população de um determinado tempo, lugar e classe social, mas também, de forma diferenciada, decorrente de sua inserção particular no processo produtivo, sustenta a proposição de que esta especificidade deve ser contemplada no atendimento às suas necessidades de saúde.

Assim, as ações de atenção à saúde dos trabalhadores podem ser sumarizadas em:

- *Assistência aos trabalhadores,* vítimas de acidentes do trabalho, doenças profissionais, ou doenças relacionadas ao trabalho, compreende as ações de *diagnóstico*, que incluem o estabelecimento do *nexo com o trabalho* e recuperação da saúde, envolvendo *tratamento* e *reabilitação*, quando necessária.
- Procedimentos visando ao acesso dos trabalhadores segurados pelo Seguro de Acidentes do Trabalho da Previdência Social aos benefícios previstos na legislação.
- Ações de *promoção* e *proteção da saúde*, que incluem *vigilância da saúde* dos trabalhadores e condições e ambientes de trabalho, normatização e fiscalização, e procedimentos de *notificação*.
- *Capacitação* e *treinamento* de recursos humanos.
- *Informação* e *educação* dos empregadores, trabalhadores e outros setores sociais envolvidos ou interessados no tema.

A rigor, nenhuma das ações, isoladamente, constitui novidade para os serviços de saúde. O aspecto inovador é a tentativa de implementá-las de modo articulado, a partir de um referencial teórico e instrumentos de abordagem das relações trabalho-saúde-doença que buscam integrar as dimensões individual, coletiva, técnicas e políticas envolvidas.

As principais características da atenção à saúde dos trabalhadores podem ser sintetizadas por:

- integralidade das práticas, ou indissociabilidade das ações preventivas e curativas;
- necessidade de uma atuação transdisciplinar e interinstitucional;
- complexidade e dinamismo decorrentes das mudanças nos processos produtivos; *e*
- participação dos trabalhadores enquanto sujeitos das ações de saúde.

Na atenção à saúde dos trabalhadores são indissociáveis as ações preventivas, de promoção e proteção da saúde, assistência, ou recuperação e reabilitação. Mais que uma figura de retórica, esta *abordagem integrada* é obrigatória, se o propósito é a resolução ou o encaminhamento do problema do trabalhador. É ética e tecnicamente inaceitável que, diante de um quadro de acidente ou doença do trabalho, sejam adotados apenas procedimentos tradicionais de diagnóstico e tratamento, quando disponíveis, sem uma atuação sobre as condições de risco presentes no ambiente e/ou nas condições de trabalho, aos quais o trabalhador deve retornar, superado seu impedimento, assim como a investigação e orientação dos demais trabalhadores expostos ou doentes.

Esta *integralidade* completa-se pela abordagem do processo saúde-doença do indivíduo e coletivo de trabalhadores de um determinado estabelecimento de trabalho, ou categoria profissional, e amplia-se para a comunidade no entorno e consumidores dos produtos, na perspectiva *ambiental*, envolvendo, simultaneamente, trabalhadores, moradores, consumidores em diversos sub-sistemas formados em função dos riscos e impactos que podem advir do processo de trabalho, uso de recursos naturais, circulação de produtos e tratamento dos rejeitos.

A *complexidade* da atenção à saúde dos trabalhadores pode ser avaliada, quantitativamente, pela população a ser atendida, estimada hoje, no Brasil, em cerca de 70 milhões de pessoas, que integram a força de trabalho. Destas, um pouco mais da metade encontram-se inseridas no mercado formal de trabalho e portanto cobertas também pela ação dos setores governamentais do Trabalho e Previdência. Qualitativamente, esta complexidade se expressa na multiplicidade e diversidade dos processos de trabalho, desenvolvidos no país, quanto à incorporação tecnológica, organização do trabalho, relações de trabalho e perfil dos trabalhadores. O *dinamismo* das mudanças nos processos de trabalho faz com que novas tecnologias, novos produtos químicos e novas formas de organizar e gerir o trabalho, de impacto desconhecido sobre a saúde dos trabalhadores, sejam continuamente incorporados.

A complexidade do objeto da saúde dos trabalhadores requer uma abordagem necessariamente *inter* e *transdiciplinar*. Várias áreas do conhecimento – Ciências Médicas, Toxicologia, Engenharia, Higiene, Ergonomia, Sociologia, Antropologia, Ciências Políticas, Informática, Administração e Economia –, entre outras, têm contribuído com teorias, instrumentos e metodologias, para mudar o olhar, melhorar a compreensão e ampliar a intervenção nos problemas.

É importante destacar que os problemas de saúde dos trabalhadores, à semelhança de outras questões de Saúde Pública, dificilmente podem ser resolvidos por ações exclusivas do *setor Saúde*. No mundo real, as ações mais eficazes para a garantia da saúde dos trabalhadores estão mais no âmbito da Economia, da Ciência e Tecnologia, na esfera da organização da produção, do que, propriamente, no setor Saúde, requerendo, portanto, uma *abordagem interinstitucional*.

O *controle social* tem um significado particular na atenção à saúde dos trabalhadores. Conforme assinalado anteriormente, o resgate do *saber do trabalhador* sobre as relações trabalho-saúde-doença, e a necessidade da *democratização da informação* ocupam o centro da cena, fazendo com que os trabalhadores passem de *objeto* das ações de saúde a *sujeitos* deste processo, pelo conhecimento que detêm sobre o processo de trabalho e seu impacto sobre a saúde e pela possibilidade de, organizados, promoverem mudanças nas condições geradoras de doença e morte.

No plano internacional, as diretrizes básicas da Organização Internacional do Trabalho (OIT) para a definição e implementação de políticas de Saúde e Segurança no Trabalho estão contidas na Convenção nº 155, adotada na 67ª Conferência Internacional do Trabalho, realizada em 1981 (ratificada pelo Brasil em maio de 1992), que estabelece normas e princípios orientadores das políticas em nível nacional e de empresas de modo a promover segurança e saúde no trabalho e melhoria do ambiente de trabalho e a Convenção nº 161, adotada na 71ª Conferência Internacional do Trabalho, realizada em 1985 (ratificada pelo Brasil em 1990), que trata especificamente da regulamentação dos Serviços de Saúde no Trabalho.

Estes instrumentos possibilitam uma abordagem abrangente da questão, incluindo os três níveis de prevenção (primário, secundário e terciário), consistente com os princípios da atenção primária em saúde. Orientam a organização da atenção à saúde dos trabalhadores, reforçando a atuação das equipes interdisciplinares e a necessidade da cooperação de todos os envolvidos.

Segundo a Convenção nº 161, *"os serviços de Saúde no Trabalho devem estar orientados, essencialmente, para as ações preventivas, aconselhando empregados e empregadores no sentido de se buscar um ambiente e condições de trabalho seguro e salubre, favorecendo a saúde física e mental, adaptando o trabalho à capacidade e condições dos trabalhadores".*

Entre as funções dos serviços de saúde no trabalho, relacionadas no artigo 5º da Convenção estão:

- identificação e avaliação dos riscos para a saúde, presentes nos locais de trabalho;
- vigilância dos fatores ambientais e daqueles decorrentes das condições de trabalho que podem afetar a saúde dos trabalhadores, incluindo instalações sanitárias, cantinas, alojamentos, quando providos pelo empregador;
- assessoria no planejamento e organização do trabalho, desde a concepção dos locais de trabalho até escolha, manutenção das máquinas, equipamentos, substâncias e materiais utilizados;
- participação na elaboração de programas de melhoria das práticas de trabalho, testes e avaliação de novos equipamentos, no que se refere à saúde dos trabalhadores;
- assessoria em assuntos de saúde, segurança e higiene no trabalho, ergonomia e no que se refere aos equipamentos de proteção individual e coletiva;
- acompanhamento da saúde dos trabalhadores em relação com o trabalho;
- *promover a adaptação do trabalho aos trabalhadores;*
- contribuir para as medidas de readaptação profissional;
- colaborar na difusão da informação, formação e educação nas áreas de saúde, e higiene no trabalho, bem como na de ergonomia;
- organizar serviços de primeiros socorros e emergência;
- participar da análise de acidentes de trabalho e doenças profissionais.

Uma novidade, introduzida pela Convenção nº 161, refere-se às múltiplas possibilidades colocadas para a organização dos serviços de saúde e segurança pelas empresas ou grupos de empresas interessadas, poderes públicos ou serviços oficiais, instituições de seguridade social, por todo organismo habilitado por autoridade competente e finalmente, por qualquer combinação das possibilidades precedentes.

Ações de Saúde dos Trabalhadores Desenvolvidas pelo Estado, Empregadores, Trabalhadores, Através de suas Organizações

No Brasil, as responsabilidades pela atenção à saúde dos trabalhadores são compartilhadas, de forma diferenciada, pelos empregadores, trabalhadores e Estado, no seu papel de mediador e condensador das forças sociais.

A normatização dessas responsabilidades conformam um quadro jurídico-institucional que reflete a condensação das relações de forças e interesses da produção capitalista e capacidade de pressão/resistência dos trabalhadores, mediada pelo Estado, através de regulamentos e normas sobre as condições e ambientes de trabalho e procedimentos que visam à prevenção dos riscos e reparação dos danos à saúde dos trabalhadores.

Apesar da compreensão anunciada anteriormente de que as condições de saúde dos trabalhadores decorrem da organização econômica e social do país, das políticas de Ciência e Tecnologia, agrárias, Indústria e Comércio, Educação, entre outras; para fins deste texto, serão considerados, apenas, os instrumentos que disciplinam a atuação dos Ministérios do Trabalho, Previdência Social, Saúde e Meio Ambiente, e Justiça do Trabalho e Promotoria Pública, no que se refere ao tema.

É interessante considerar o tempo histórico em que cada uma das instituições entra em cena, na evolução da política nacional de saúde do trabalhador. A atribuição do setor Saúde de fiscalizar os ambientes de trabalho, por exemplo, já aparece mencionada no Plano de Saúde de Oswaldo Cruz, em 1906. A primeira legislação sobre Seguro de Acidentes do Trabalho está contida no Decreto Legislativo nº 3.724, que regula as obrigações resultantes dos acidentes do trabalho, data de 15 de janeiro de 1919, surgindo no bojo de um intenso processo social de reivindicação dos trabalhadores. No âmbito do Ministério do Trabalho, as questões de saúde e segurança no trabalho são quase tão antigas quanto a sua criação em 1930. Alguns dos preceitos e normas ainda estão vigentes, outros passam por um acelerado processo de mudança, sendo indiscutível a experiência acumulada que a instituição tem sobre a questão. Mais recente, mas com importância potencial significativa, está a atuação do meio ambiente.

A Constituição Federal, promulgada em 1988,[6] é referência básica para as questões de saúde e segurança dos trabalhadores. A partir dos preceitos constitucionais serão elaborados os demais instrumentos legais e definidas as políticas de saúde e segurança no trabalho.

ATUAÇÃO DO ESTADO

Serão apresentadas, a seguir, de forma sumária, a organização, atribuições e características das instituições mencionadas e os esforços que vêm sendo feitos no sentido de articulá-las entre si.

Cumprindo o preceito constitucional, os Ministérios do Trabalho, Previdência e Saúde contam com órgãos de deliberação colegiada, respectivamente, os Conselhos do Trabalho, Previdência Social e Nacionais de Saúde com participação de representantes dos segmentos sociais interessados. O Conselho Nacional de Saúde dispõe, ainda, de uma Câmara Técnica, a Comissão Interinstitucional de Saúde do Trabalhador (CIST), responsável por assessorá-lo na questão. A organização dos Conselhos e da Câmara Técnica é reproduzida em nível dos Estados e Municípios, buscando garantir o controle social da atuação dos órgãos públicos.

Buscando articular e racionalizar a atuação dos setores e evitar a duplicação e desperdício dos recursos existentes foi criado o Grupo Executivo Interinstitucional de Saúde do Trabalhador (GEISAT)[7], que tem por tarefa a compatibilização e integração das políticas e práticas setoriais de atenção à saúde do trabalhador.

O esquema reproduzido a seguir (Figura 1.1), extraído do documento[7], sintetiza as atribuições e os níveis de intervenção dos setores Saúde, Trabalho e Previdência e permite identificar as áreas comuns.

Ministério do Trabalho

A Constituição Federal atribui ao Ministério do Trabalho e Emprego (MTE) a inspeção do trabalho em nível nacional. A normatização e fiscalização das condições e ambientes de trabalho, para garantir a saúde dos trabalhadores, são atribuições históricas do MTE, implementadas a partir de 1934, através da Inspetoria de Higiene e Segurança do Trabalho, por um corpo técnico constituído de médicos e engenheiros especializados, apoiados pelas organizações sociais. Na atualidade, estão subordinadas, em nível central no Ministério do Trabalho, à Secretaria de Segurança e Saúde no Trabalho, que é representada, em nível dos Estados, pelas Divisões de Segurança e Saúde do Trabalhador (DSST) das Delegacias ou Subdelegacias Regionais do Trabalho.

O MTE conta com o apoio técnico da Fundação Jorge Duprat Figueiredo de Segurança e Medicina do Trabalho – FUNDACENTRO, instituída pela Lei nº 5.161, de 21 de outubro de 1966, com a finalidade de *"realizar estudos e pesquisas sobre as condições do trabalho e do trabalhador visando à identificação das causas de acidentes e doenças do trabalho; propor medidas de prevenção e controle; avaliar sua aplicação e desenvolver programas educacionais e de apoio técnico na área"*.

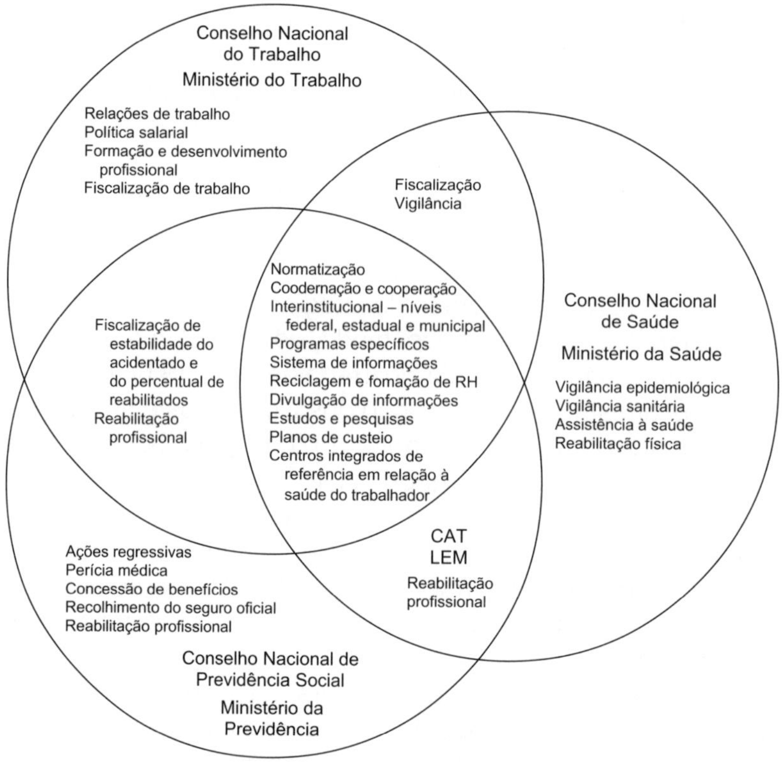

FIGURA 1.1 – Atribuições e níveis de intervenção dos setores Saúde, Trabalho, e Previdência.[7] CAT = comunicação de acidente de trabalho; LEM = laudo de exame médico.

Para o cumprimento de suas atribuições, o MTE apóia-se nos dispositivos legais vigentes, particularmente na Consolidação das Leis do Trabalho (CLT), Convenções Internacionais ratificadas pelo Brasil e cláusulas dos Contratos Coletivos de Trabalho, celebrados entre empregadores e trabalhadores, através de seus representantes.

A CLT, cuja primeira versão data de 1° de maio de 1943, disciplina inúmeras questões referentes à saúde no trabalho: relações de trabalho, registro do contrato de trabalho, jornada, remuneração, repouso e férias, condições especiais sobre o trabalho da mulher e do menor, e *especificamente* as condições de Segurança e Medicina no Trabalho, disciplinadas no Capítulo V do Título II (alterado pela Lei n° 6.514, de 22 de dezembro de 1977).

As Normas Regulamentadoras (NR) aprovadas pela Portaria n° 3.214, de 1978, que vêm sendo atualizadas continuamente e as Normas Regulamentadoras Rurais (NRR), complementam e detalham o Capítulo V da CLT, constituindo os parâmetros básicos para a inspeção dos ambientes e condições de trabalho e organização das ações pelos empregadores.[8]

Das 15 Convenções da Organização Internacional do Trabalho (OIT) que tratam da proteção jurídica da saúde dos trabalhadores, 10 já foram ratificadas pelo Brasil.[9]

Os acordos coletivos de trabalho têm adquirido importância crescente como instrumentos definidores de condições de saúde e segurança dos trabalhadores, particularmente, para as categorias mais organizadas. Em que pese a polêmica que envolve o tema, a tendência que se observa, em nível internacional, é a de que venham a substituir, com vantagens, as normas genéricas da legislação sobre as relações de trabalho, freqüentemente descumpridas.[10]

Previdência Social

O Instituto Nacional do Seguro Social (INSS), apesar de não mais deter o monopólio, ainda é a maior seguradora de acidentes do trabalho, no país.

É responsável pelo pagamento dos chamados *benefícios*, que, em tese, garantiriam ao trabalhador e à sua família, a satisfação das necessidades básicas, durante sua incapacidade para o trabalho.

Deve ser destacado que apenas um terço da PEA brasileira, isto é cerca de 22 milhões de trabalhadores está coberta pelo seguro de acidentes do trabalho.

Para fins de seguro, a legislação reconhece três categorias de danos à saúde dos trabalhadores decorrentes do trabalho: acidentes do trabalho *típicos*, de trajeto, e doenças *profissionais* e do *trabalho*, equiparados para fins de concessão dos benefícios. Exclui, ou tem muita dificuldade para reconhecer o *nexo com o trabalho*, das chamadas *outras doenças relacionadas ao trabalho*, que têm incapacitado um contingente crescente de trabalhadores, apesar das evidências e, em certos casos, da comprovação epidemiológica, já existentes. Para ser incluído no seguro de acidentes do trabalho é necessário que ocorra uma *incapacidade para o trabalho* decorrente do acidente do trabalho.

O arcabouço legal da Previdência Social, que se refere à saúde dos trabalhadores, é dado pela *Lei nº 8.212*,[11] de 24 de julho de 1991, que dispõe sobre a organização da Seguridade Social, institui o Plano de Custeio, e dá outras providências, e pela *Lei nº 8.213*,[12] de 24 de julho de 1991, que dispõe sobre os Planos de Benefícios da Previdência Social e dá outras providências, regulamentadas, recentemente, pelo Decreto nº 3.048, de 6 de maio de 1999,[13] que introduziu mudanças significativas nas práticas previdenciárias, ampliando a compreensão quanto às conseqüências do trabalho sobre a saúde dos trabalhadores. O Anexo II do referido Decreto contém a lista dos agentes patogênicos causadores de doenças profissionais ou do trabalho e as respectivas situações de exposição; a lista A, que se refere aos agentes ou fatores de risco de natureza ocupacional relacionados com a etiologia de doenças profissionais e outras doenças relacionadas com o trabalho, e a lista B, que relaciona as doenças e respectivos agentes etiológicos e fatores de risco de natureza ocupacional, organizada segundo a Classificação Internacional de Doenças – CID10.

Nos termos do artigo 118 da Lei nº 8.212/91, ao ser incluído no seguro acidentário, o trabalhador afastado do trabalho por mais de 15 dias, adquire o direito à estabilidade no emprego por 12 meses, após seu retorno ao trabalho. É interessante registrar que recente Medida Provisória (MP nº 1.729, de 2 de dezembro de 1998), delimitou tal benefício apenas aos trabalhadores *"desde que após a consolidação das lesões resulte seqüela que implique redução da capacidade para o trabalho que exerça habitualmente"*. Esta modificação, entretanto, foi rejeitada e perdeu sua validade.

Entre as atribuições do INSS, enquanto seguradora, estão, também, os procedimentos de reabilitação profissional, preparo e/ou treinamento de trabalhadores, acidentados e incapacitados, para permanecer na sua atividade, visando à sua reinserção no mercado de trabalho. A reabilitação física, que por muitos anos esteve a cargo da Previdência Social, hoje é de responsabilidade do SUS.

É importante lembrar que quando o trabalhador adoece e necessita ser afastado do trabalho para o esclarecimento e/ou tratamento de um problema de saúde *comum* ou decorrente do trabalho, o pagamento dos primeiros 15 dias consecutivos de afastamento é de responsabilidade da empresa. Apenas a partir do décimo sexto dia, se o quadro mórbido exige um afastamento mais prolongado, o paciente é encaminhado ao Seguro Social.

O estabelecimento do *nexo técnico* entre o trabalho e a lesão ou doença apresentada pelo trabalhador, para fins de concessão de benefício pela Previdência Social, é atribuição exclusiva da perícia médica do INSS, responsável, também, pela definição do período necessário para o tratamento, reabertura do processo de acidente, nos casos de acidentados que apresentem agravamento do quadro após a alta, verificação da existência de doença incapacitante superveniente, não relacionada com o acidente, prorrogação do período de afastamento e antecipação da alta, a pedido do segurado.

Entre as inúmeras mudanças, que se acham em curso na esfera da Previdência Social, no país, tem sido estimulada a visita dos médicos-peritos aos locais de trabalho, visando a uma melhor caracterização técnica do nexo causal em casos de acidentes do trabalho e doenças profissionais, garantindo melhor qualidade do trabalho.

A padronização das condutas na atividade pericial tem sido, nos últimos anos, muito valorizada pelo INSS através da capacitação e supervisão permanente de seu quadro de peritos, a elaboração de Manuais de Procedimentos e revisão das Normas Técnicas, como as referentes ao manejo previdenciário dos distúrbios osteomusculares relacionados ao trabalho (DORT), intoxicação ocupacional pelo benzeno, pneumoconioses e perda auditiva induzida pelo ruído (PAIR).

Outra atuação da Previdência Social, potencialmente transformadora das condições e ambientes de trabalho, prevista no artigo 120 da Lei nº 8.213/91, é a proposição de ação regressiva contra o empregador, nos casos de negligência quanto às normas e padrões de segurança e higiene do trabalho indicados para a proteção individual e coletiva.

A coleta, consolidação e divulgação dos dados de ocorrência de acidentes do trabalho e doenças profissionais, no país, hoje disponibilizadas pela *Internet*, constituem outra atividade desenvolvida pela Previdência Social. Estas informações, ainda que precárias e restritas à população segurada, têm instrumentalizado a luta de algumas categorias de trabalhadores e orientado as ações e o estabelecimento de prioridades pelos serviços de saúde.

Finalizando, é importante reafirmar que o ponto de partida de todo processo de concessão dos benefícios previdenciários é o *estabelecimento do nexo causal* entre a doença/queixa apresentada pelo trabalhador e seu trabalho, atual ou pregresso, feito pelos serviços de saúde. Assim, é importante que as relações entre estes setores fluam e os possíveis obstáculos e dificuldades sejam permanentemente negociados e superados, tendo em vista as responsabilidades de executores de uma política do Estado.

Sistema de Saúde

O artigo 200 da Constituição Federal estabelece, como atribuições do Sistema Único de Saúde (SUS) *"as ações de vigilância sanitária e epidemiológica, bem como as de saúde do trabalhador* e a *colaboração na proteção do meio ambiente, nele compreendido o do trabalho".* Este preceito foi posteriormente regulamentado pela Lei Orgânica da Saúde, nº 8.080, de setembro de 1990.

No Sistema de Saúde podem ser identificados, de forma esquemática, os seguintes provedores de atenção à saúde dos trabalhadores:

- a rede pública de serviços de saúde, própria e conveniada, onde se destacam, ainda que de modo incipiente e marginal, os Programas e Centros de Referência em Saúde do Trabalhador;
- a rede privada constituída pelo Serviços Especializados em Engenharia de Segurança e Medicina do Trabalho (SEESMT), mantidos pelo empregador; serviços assistenciais próprios das empresas, Serviços de Medicina de Grupo, Seguro Saúde, Cooperativas Médicas, entidades filantrópicas, profissionais liberais em seus consultórios particulares e serviços de saúde mantidos pelas organizações dos trabalhadores.

De acordo com o artigo 6º, parágrafo 3º da Lei Orgânica da Saúde, cabe ao SUS, a coordenação de todas essas ações, estando prevista sua *"participação na normatização, fiscalização e controle dos serviços de saúde do trabalhador nas instituições públicas e privadas"* (inciso VI).

A Lei nº 8.080/90, além de representar o resgate do papel do setor Saúde na identificação e controle de condições de risco para a saúde dos trabalhadores, define seu compromisso no campo da assistência e constitui o instrumento básico norteador da atuação na questão da saúde dos trabalhadores. O artigo 6º da Lei conceitua a saúde do trabalhador como *"um conjunto de atividades que se destina, através das ações de vigilância epidemiológica e vigilância sanitária, à promoção e proteção da saúde dos trabalhadores, assim como visa à recuperação e reabilitação da saúde dos trabalhadores submetidos aos riscos e agravos advindos das condições de trabalho e descreve o elenco de ações a serem desenvolvidas".*[14]

No que se refere às ações de saúde dos trabalhadores na rede pública, um elenco de normas e regulamentos disciplinam sua implementação no SUS.[15] Entre eles destaca-se a Norma Operacional Básica (NOB) do SUS 01/96, que orienta, explicita e dá conseqüência prática aos princípios e diretrizes do Sistema, favorecendo as mudanças essenciais no modelo de atenção à saúde, no Brasil. A partir da NOB-SUS 01/96, foi elaborada a Norma Operacional da Saúde do Trabalhador (NOST), publicada na Portaria nº 3.120, de 1º de julho de 1998.

Apesar do sistema de saúde atender trabalhadores ao longo de toda a sua existência, a atenção à saúde dos trabalhadores, na rede pública de serviços de saúde, enquanto uma prática diferenciada, aparece nos anos 80, inserida em um amplo processo social de reorganização política e social do país e vinculada ao movimento internacional, particularmente à Reforma Sanitária Italiana, sob a denominação de Programas e Centros de Referência em Saúde do Trabalhador.[16]

É interessante destacar, que sob denominações diferentes, as propostas guardam características básicas semelhantes no atendimento especializado, entre elas o compromisso com os princípios norteadores do SUS, e a busca do nexo com o trabalho e de uma atuação integrada preventivo-curativa, com a participação dos trabalhadores.[17]

Assim, os Programas de Saúde do Trabalhador desenvolvidos na rede pública de serviços de saúde e nos hospitais universitários têm desempenhado um importante papel no resgate da atuação do Sistema de Saúde sobre a saúde dos trabalhadores. No processo da reestruturação produtiva, em curso, particularmente com o crescimento do desemprego real e disfarçado na precarização do trabalho, aumentam as responsabilidades do Sistema de Saúde, uma vez que o SUS passa a representar a única alternativa disponível de cuidado, para um expressivo contingente de trabalhadores, acrescida da complexidade decorrente do *mosaico* de danos para sua saúde decorrente do entrelaçamento de *doenças profissionais* e *doenças comuns*, agravadas ou modificadas pelo trabalho.

Apesar de sua importância, a implementação ampla de uma atenção diferenciada à saúde dos trabalhadores na rede pública de serviços de saúde tem sido dificultada pela crise financeira e sucateamento crônico, decorrentes da política privatista adotada para o setor, agravada pela falta de tradição e desconhecimento dessa atribuição, que para muitos profissionais ainda está sob a responsabilidade da rede privada conveniada com o antigo Instituto Nacional de Assistência Médica e Previdência Social – INAMPS.

Somam-se ao quadro, o despreparo dos profissionais para fazer o diagnóstico de uma doença profissional ou estabelecer o nexo de uma enfermidade com o trabalho, ausência dos meios propedêuticos necessários, persistência do modelo centrado na consulta médica individual em detrimento das ações coletivas, e insuficiência ou inexistência, quantitativa e qualitativa, de ações de promoção e proteção da saúde, ainda que restritas à vigilância da saúde.

Outro fator importante é representado pela indefinição e/ou duplicidade de atribuições, tanto no interior do SUS, como entre as instituições governamentais, particularmente com o MTE, reflexo da falta de políticas institucionais claramente estabelecidas.

As inúmeras dificuldades enfrentadas pelos programas estão refletidas na curta vida de alguns deles, no abandono da área por inúmeros profissionais que *desanimam* diante dos obstáculos, nos embates de natureza política e ideológica e a pouca sustentação oferecida, na atualidade, pelas organizações de trabalhadores, absorvidas pelo esforço da manutenção dos empregos.

Entre as críticas recebidas destacam-se sua denominação, que evoca os antigos programas verticalizados, superados enquanto estratégia de atuação em Saúde Pública, e a incapacidade de cobrir o leque de ações a que se propõe, por absoluta falta de recursos materiais e humanos para implementar uma prática inovadora.

Entretanto, a proposta de inserir uma atenção especializada para os trabalhadores na rede de serviços de saúde, que cumpra a prescrição legal, e contribua para transformar as condições *adoecedoras* presentes nos processos de trabalho, continua desafiando os profissionais e as instituições, que buscam alternativas de solução dos impasses.

Os conflitos gerados pelas atribuições concorrentes do Trabalho e da Saúde quanto à fiscalização e avaliação dos ambientes e condições de trabalho têm levado à busca de uma solução, tanto em nível central, dos Ministérios, através do GEISAT, quanto local, através de um maior entrosamento das equipes dessas instituições nos fóruns interinstitucionais. É indiscutível o acúmulo que o setor Trabalho tem, quanto à normatização e fiscalização de ambientes de trabalho, adquirido ao longo de tantos anos de atuação. Por outro lado, não se pode confundir *vigilância da saúde dos trabalhadores e fiscalização das condições e ambientes de trabalho*. Elas são conceitualmente distintas, com muitos pontos comuns, diferenças importantes e sem dúvida, complementares.

Finalizando, é importante ressaltar que apesar das dificuldades identificadas para a implementação das ações de saúde dos trabalhadores na rede pública de serviços do SUS, não se pode deixar de considerar alguns de seus aspectos *facilitadores*, entre eles a *capilaridade* do Sistema de Saúde que, apesar do sucateamento e acelerada privatização do espaço público, existe, e incorpora tecnologia, dispõe de recursos; as conquistas legais e técnicas já acumuladas e a possibilidade concreta de construção de uma prática diferenciada em saúde, transformadora das condições geradoras de doença.

A busca de um *modelo assistencial* para a atenção à saúde dos trabalhadores no SUS, sintonizada com a diretriz da *municipalização* das ações de saúde, e que permitam atingir o maior número de trabalhadores, parece indicar sua incorporação no cuidado básico, através dos programas estruturantes das políticas de Saúde, como o Programa de Saúde da Família, Agentes Comunitários de Saúde, Atendimento de Urgência e Emergência.

A rede privada de serviços de saúde que presta atenção à saúde dos trabalhadores é constituída pelos Serviços Especializados em Engenharia de Segurança e Medicina do Trabalho (SEESMT), mantidos pelo empregador; serviços assistenciais próprios das empresas; Serviços de Medicina de Grupo; Seguro Saúde; Cooperativas Médicas; entidades filantrópicas, profissionais liberais em seus consultórios particulares e Serviços de Saúde mantidos pelas organizações dos trabalhadores, abordados no tópico ATUAÇÃO DOS TRABALHADORES E SUAS ORGANIZAÇÕES.

Os SEESMT e os serviços assistenciais mantidos pelo empregador serão melhor detalhados no tópico ATUAÇÃO DOS EMPREGADORES que se refere às responsabilidades e à atuação dos empregadores, bem como os serviços mantidos pelas organizações de trabalhadores, abordados.

Cresce em importância, na atualidade, a participação dos Serviços de Medicina de Grupo, Seguro Saúde, Cooperativas Médicas, entidades filantrópicas e profissionais liberais em seus consultórios particulares na atenção à saúde dos trabalhadores, influenciada por uma série de fatores entre os quais se destacam:

- dificuldades enfrentadas pelo SUS para prover um cuidado diferenciado ao universo de trabalhadores;
- a mudança no perfil nosológico da população trabalhadora, particularmente pelo crescimento das doenças crônico-degenerativas como os distúrbios osteomusculares relacionados ao trabalho (DORT), o sofrimento mental, entre outras, entidades para as quais as alternativas disponíveis de diagnóstico e tratamento não têm se mostrado adequadas;
- interesse/necessidade dos empregadores de lidar com essas questões, face às novas exigências da produção, como os Programas de Qualidade e de Certificação pelas normas ISO e BSB;
- pressão das organizações de trabalhadores;
- abertura proporcionada pela Convenção 161, ratificada pelo Brasil em maio de 1990, que trata da regulamentação dos Serviços de Saúde no Trabalho que veio alterar substancialmente a organização e o quadro das atribuições dos SEESMT, já mencionada anteriormente;
- exigência do Programa de Controle Médico de Saúde Ocupacional (PCMSO) introduzida pela nova redação da NR-7 dada pela Portaria nº 24, de 29 de dezembro de 1994, e modificada pela Portaria nº 8, de 8 de maio de 1996;

- os novos enfoques para a prestação de serviços de saúde baseados no referencial da Promoção da Saúde, a partir da Carta de Ottawa; Declarações de Adelaide, Sundsvall, Bogotá e Jacarta.[18]

Meio Ambiente e Saúde do Trabalhador

Nas duas últimas décadas, a preocupação com o meio ambiente tem crescido, ocupando as agendas técnicas e políticas em níveis nacional e internacional. A maior consciência dos limites da capacidade regenerativa e de absorção de resíduos do ecossistema natural, quanto à poluição do ar e da água, chuva ácida, lixo tóxico e nuclear, e limites dos recursos naturais, pesca, florestas, por exemplo, impõe a necessidade de repensar as atividades humanas. A ameaça à sobrevivência do planeta, resultante de questões como a dinâmica populacional, crescimento da miséria, desperdício resultante de um estilo de vida consumista tem mobilizado inúmeros e distintos setores sociais.

A Conferência da Terra (ECO 92), realizada no Rio de Janeiro, em 1992, endossou a Agenda 21, um programa de ação mundial para a promoção do desenvolvimento sustentável, que envolve modificação de conceitos e práticas referentes ao desenvolvimento econômico e social, mas sua efetiva implementação permanece indefinida. Neste contexto, cresce a consciência de que as questões ambientais devem ser consideradas como problemas de *Saúde Pública*, ao mesmo tempo que se constata a precariedade existente no âmbito da sociedade e governo, em seus distintos níveis, para promover políticas e ações integradas.[19]

Na compreensão de que inúmeras situações de risco ambiental têm sua origem nos ambientes e em processos de trabalho, que constituem, também, condições de risco para a saúde dos trabalhadores é que se entrecruzam as questões de Saúde Ambiental e Saúde dos Trabalhadores. Assim, as intervenções para prevenção e controle das condições de risco serão essencialmente as mesmas e a solução mais definitiva está, sem dúvida, vinculada à reorientação do modelo de desenvolvimento.

No cotidiano, têm se multiplicado as iniciativas que integram estas dimensões em nível de empresas, através da Gestão Integrada de Meio Ambiente e Saúde e Segurança no Trabalho, organizações dos trabalhadores e em ações conjuntas, ainda que pontuais, em nível de órgãos públicos e ações conduzidas pela Promotoria Pública.

A Lei nº 9.605, de 12 de fevereiro de 1998, que dispõe sobre as sanções Penais e Administrativas Derivadas de Condutas e Atividades Lesivas ao Meio Ambiente representa um indiscutível avanço para o manejo dessas questões. Entretanto, ainda carece de regulamentação específica e seus efeitos estão temporariamente suspensos, em decorrência do efeito suspensivo por cinco anos, de sua efetiva aplicação.

Outra tendência importante parece ser o *manejo integrado* das questões ambientais e de saúde dos trabalhadores. Este enfoque tem sido trabalhado pelas agências internacionais, entre elas, a OIT e a Organização Mundial da Saúde (OMS), e está mais bem desenvolvido em alguns setores e atividades como a Indústria Química e nos estabelecimentos que utilizam radiações ionizantes, na busca da prevenção dos chamados *acidentes maiores*. Apesar de ainda restritos, sinalizam a possibilidade de um tratamento articulado dessas questões e uma atuação interdisciplinar e interinstitucional, em nível internacional, extremamente interessante.

Atuação da Justiça do Trabalho e do Ministério Público

A Justiça do Trabalho surge no Brasil instituída pela Constituição de 1934, com um caráter administrativo, como órgão do poder executivo, em um momento de efervescência política dos movimentos trabalhistas e de implementação do processo de industrialização. Sua principal função era a de evitar o acirramento dos conflitos entre Capital e Trabalho, sendo para isto dotada de instrumentos especiais que favoreciam a conciliação das partes em litígio.

Na atualidade, integra o Poder Judiciário e, de acordo com o artigo 11 da Constituição Federal de 1988, é constituída pelas Juntas de Conciliação e Julgamento (JCJ), Tribunal Regional do Trabalho (TRT), Tribunal Superior do Trabalho (TST).[9,20]

Finalizando esta abordagem sucinta das atribuições, instrumentos legais e organização das instituições responsáveis pelas ações de atenção à saúde dos trabalhadores, não se pode deixar de mencionar o papel desempenhado pelo Ministério Público.

Segundo CAMPOS & CAMPOS[21], o *"Ministério Público é instituição essencial na defesa da ordem jurídica e dos interesses da sociedade. Tem por finalidade a fiscalização da aplicação das Leis, com atuação independente, integrado pelos Procuradores e Promotores de Justiça".*

Acompanhando o processo social em curso no país, o Ministério Público tem se aproximado da comunidade e ampliado o seu campo de atuação, envolvendo-se na defesa do meio ambiente, patrimônio histórico e cultural, de trabalhadores urbanos e rurais acidentados, e prevenção de acidentes do trabalho.

Tem como objetivo a assistência jurídica aos trabalhadores vítimas de acidentes do trabalho e doenças do trabalho e/ou seus dependentes, a fiscalização e acompanhamento de denúncias de possíveis descumprimentos das normas de Segurança e Medicina do Trabalho, propondo, se for o caso, medidas judiciais cíveis, acidentárias e penais.

O Ministério Público, de acordo com Título III, artigos 81 a 85 do Código de Processo Civil, é o titular da ação penal pública e tem a atribuição de propor a ação civil pública *ex delicto*, nos casos de *crime de perigo* – expor a vida ou a saúde de outrem a perigo direto e iminente. Este artigo tem sido acionado, em casos de ocorrência de dano (acidente do trabalho ou doença profissional), respondendo o empregador e seus prepostos, por homicídio culposo ou lesão corporal culposa, sujeitos à condenação criminal, com penas variáveis, de detenção, e/ou pecuniárias, de dias-multa, impelindo-os a investir na prevenção dos agravos.

Independente do desfecho da ação penal, ou mesmo no caso de arquivamento do inquérito policial, o Ministério Público tem ingressado com ações de reparação de dano, contra o empregador ou prepostos, ou contra terceiros, em favor dos trabalhadores vitimados.

Outro aspecto interessante é o da independência entre as ações de natureza civil das de natureza penal e de acidentes do trabalho. A ação de acidente do trabalho é de natureza alimentar e compensatória e a de responsabilidade civil é indenizatória, visando restabelecer a situação existente e anterior ao dano. A responsabilidade civil envolve a empresa, o patrão ou seus prepostos.

O valor da indenização por ato ilícito, previsto pelo Código Civil é vultoso, englobando o que o indivíduo perdeu e o que deixou de lucrar, e nos casos de ferimentos ou danos à saúde, o pagamento das despesas de tratamento e dos lucros cessantes até a recuperação ou uma pensão correspondente à importância do trabalho, nos casos de incapacidade definitiva. Em caso de dano estético ou morfológico, muito freqüente em decorrência de acidentes do trabalho e doenças profissionais, e muitas vezes, independente do comprometimento da capacidade para o trabalho, a vítima fará jus a uma indenização em separado daquela devida pela impossibilidade de trabalhar.[9]

Outra contribuição importante do Ministério Público tem se dado na interpretação e elaboração de pareceres técnicos, que respaldam as atividades de atenção à saúde dos trabalhadores, particularmente da vigilância da saúde realizados pelo SUS. Pelo nível e propriedade com que têm sido elaborados estes documentos, contribuem para encaminhar satisfatoriamente a solução de conflitos surgidos da superposição de atribuições com as de inspeção e fiscalização dos ambientes de trabalho pelo MTE.

ATUAÇÃO DOS EMPREGADORES

A história da organização das ações de Saúde e Segurança no Trabalho pelos empregadores confunde-se com própria história da Medicina do Trabalho nos tempos modernos, tanto no Brasil, quanto em outros países. Tem como marcos a Primeira Revolução Industrial ocorrida na Inglaterra, nos séculos XVIII e XIX e a Segunda Revolução Industrial ocorrida nos EUA, que coincide com a emergência da Saúde Ocupacional.[22]

No Brasil, a preocupação dos empregadores com as condições de Saúde e Segurança dos trabalhadores ganhou corpo nos anos 50, quando inúmeras empresas estrangeiras de grande porte, da indústria química e automobilística, aqui se instalaram. Junto com o "know-how" e a tecnologia, elas trouxeram as práticas de organização dos Serviços de Medicina do Trabalho existentes nos países de origem.

No plano legal, os *Serviços Especializados em Engenharia de Segurança e Medicina do Trabalho* – SEESMT, foram regulamentados em 1972, pela Portaria nº 3.237, do Ministério do Trabalho, que os tornou obrigatórios para empresas enquadradas segundo o grau de risco da atividade desenvolvida e número de trabalhadores, dentro da estratégia, definida, na época, pelo governo, para enfrentamento do grave quadro de acidentes do trabalho vigente no país.

Na atualidade, os SEESMT estão regulamentados pela Norma Regulamentadora nº 4, da Portaria nº 3.214, de 8 de junho de 1978, reformulada em 1983 – sobre Serviços Especializados em Engenharia de Segurança e Medicina do Trabalho – que estabelece parâmetros para sua criação, finalidades, dimensionamento, de acordo com o risco da atividade principal e o número total de empregados da empresa, composição qualitativa e quantitativa de seu quadro de pessoal especializado, e suas competências e atribuições. A partir da ratificação pelo Brasil, da Convenção nº 161 da OIT, relativa aos Serviços de Saúde do Trabalho, algumas prescrições da NR-4 ficaram superadas, como por exemplo, a possibilidade da organização dos serviços comuns a várias empresas, por critério geográfico ou setorial.

É importante destacar que, apesar de criados e normatizados pelo Ministério do Trabalho, e atender apenas aos trabalhadores com contrato de trabalho regidos pela CLT, os SEESMT estão subordinados ao Sistema Único de Saúde por força do artigo 6º, parágrafo 3º, item VI, da Lei Orgânica da Saúde, de nº 8.080.

Programa de Controle Médico de Saúde Ocupacional

A revisão da NR-7 dada pela Portaria nº 24, de 29 de dezembro de 1994, e modificada pela Portaria nº 8, de 8 de maio de 1996, introduziu uma profunda mudança na organização das ações de saúde dos trabalhadores pelos empregadores ao propor o Programa de Controle Médico de Saúde Ocupacional (PCMSO).

O PCMSO é considerado um avanço, uma vez que ampliou consideravelmente a população trabalhadora coberta por ações de saúde promovidas sob a responsabilidade do empregador, ao estender a obrigatoriedade de sua realização a todos os empregadores, não ficando restrita às empresas que pelo número de empregados e condições de risco estão obrigadas a constituir o SEESMT (NR-4). Incorpora ferramentas básicas de Administração e Epidemiologia, fundamentais para a execução da proposta de promoção da saúde.

Mudou o conceito do Atestado Médico de Aptidão para o Trabalho, transformando-o em um Programa que considera a vida do trabalhador na empresa, desde seu ingresso até a demissão. Atribui ao médico-coordenador a responsabilidade técnica pela saúde dos trabalhadores e divide com a empresa as responsabilidades criminais, cíveis e, no caso específico, profissionais. É muito distinto responder por exames médicos isolados e efetivamente pelo controle da saúde dos trabalhadores do ponto de vista ocupacional.

Em consonância com a Convenção nº 161, abre a possibilidade de que o serviço seja contratado na rede de serviços de saúde, desobrigando as empresas de manter serviços próprios, sem prescindir de suas responsabilidades para com os trabalhadores. Entretanto, é importante lembrar que nos termos da legislação vigente, quando a empresa está obrigada, segundo os parâmetros da NR-4 a ter o médico do trabalho contratado enquanto empregado, não poderá dispensá-lo e terceirizar os serviços de saúde ocupacional.

Assim, todas as instituições que empregam trabalhadores sob o regime da CLT estão obrigadas a elaborar e implementar o PCMSO. Os trabalhadores temporários contratados para atender necessidades transitórias de substituição de pessoal ou suprir exigências da produção também devem ser considerados par fins da Norma.

O objetivo fundamental do PCMSO é promover e preservar a saúde do conjunto dos trabalhadores. A NR-7 define os parâmetros mínimos e as diretrizes gerais para o programa, porém, estas podem ser ampliadas pelo coordenador, agentes de inspeção do trabalho ou por negociação coletiva.

Pode-se dizer que o PCMSO tem um enfoque clínico-epidemiológico, uma vez que considera, igualmente, o indivíduo e o coletivo de trabalhadores. É norteado por uma postura pró-ativa, de antecipação e prevenção e controle dos problemas. Na forma como foi planejado, o PCMSO deve estar articulado com o Programa de Prevenção de Riscos Ambientais (PPRA), disciplinado pela NR-9.[23]

Os papéis e responsabilidades quanto ao PCMSO estão bem definidos na Norma. O empregador deve garantir que ele seja elaborado e implementado no âmbito de sua empresa, custeando todos os procedimentos (e deverá ter comprovação disto para apresentar à fiscalização). Ao médico coordenador compete a realização de todos os exames previstos ou de atribuí-los a profissionais médicos e serviços de propedêutica complementar competentes para sua execução.

Os exames de saúde ocupacional obrigatórios são: admissional (realizado antes que o trabalhador assuma suas atividades), periódico (cuja periodicidade varia de acordo com as condições de trabalho), demissional (realizado até a data da homologação, desde que o último exame médico ocupacional tenha sido realizado há mais de 135 dias para as empresas de graus de risco 1 e 2, segundo Quadro I da NR-4 e 90 dias para as empresas de graus de risco 3 e 4, respeitadas as situações particulares previstas na Norma), de mudança de função, quando há mudança na exposição aos fatores de risco para a saúde (antes da data da mudança) e de retorno ao trabalho (após afastamento igual ou superior a 30 dias, no primeiro dia de retorno). Os exames de saúde ocupacional compreendem a avaliação clínica e os exames complementares, definidos na própria Norma. A periodicidade mínima para os exames biológicos é semestral, podendo ser reduzida pelo coordenador do PCMSO, agentes de inspeção do trabalho ou em negociação coletiva. O mesmo raciocínio se aplica aos indicadores biológicos definidos para controle de exposição a fatores de risco presentes nos locais de trabalho.

Após cada exame de saúde ocupacional deverá ser emitido, em duas vias, o Atestado de Saúde Ocupacional – ASO, contendo a definição de apto ou inapto (ver modelo de atestado). A primeira via deverá ficar arquivada no local de trabalho do empregado, à disposição da fiscalização e a segunda via deverá ser entregue, mediante recibo, ao trabalhador, assim como os resultados de seus exames complementares realizados. Todas as informações recolhidas na anamnese, exame clínico e exames complementares, conclusões, procedimentos e evolução deverão ser registrados em prontuário clínico individual, que será arquivado sob a responsabilidade do Médico do Trabalho que o realizou, e guardados por 20 anos após o desligamento do trabalhador. Em caso de mudança do médico coordenador, este arquivos também deverão ser transferidos.

No caso da avaliação clínica e resultados dos exames complementares serem normais, a periodicidade dos exames deverá ser mantida. Porém, se for constatada exposição excessiva (códigos EE ou SC+ do Quadro da I NR-7) ao risco, mesmo sem qualquer sintomatologia ou sinal clínico, deverá o trabalhador ser afastado do local de trabalho, ou do risco, até que esteja normalizado o indicador biológico de exposição (IBE) e as medidas de controle nos ambientes de trabalho tenham sido adotadas.

Nos casos em que se constatar a ocorrência de doença profissional ou do trabalho, ou o agravamento de doenças profissionais, através de exames médicos que incluam os definidos na NR-7 ou dos exames constantes nos Quadros I (apenas aqueles com interpretação SC) e II, e através de outros exames complementares, ainda que na ausência de sintomatologia deverá ser emitida a Comunicação de Acidente do Trabalho (CAT), e indicado o afastamento do trabalhador do fator de risco presente no trabalho, encaminhando-o ao serviço de saúde e à Previdência Social. Nestes casos, o empregador deverá ser orientado quanto à necessidade de adoção de medidas de controle no ambiente de trabalho.

Em que pesem os avanços da Norma, a realidade tem demonstrado que sua aplicação ainda deixa muito a desejar. São inúmeras as denúncias de fraude, má condução técnica, desvios éticos, que necessitam ser coibidos e corrigidos.

Na perspectiva da saúde dos trabalhadores, é importante destacar que além de constituírem os SEESMT, muitas empresas oferecem ou intermediam o provimento de serviços assistenciais para seus trabalhadores e suas famílias, através de serviços próprios, Convênios Médicos e Seguro Saúde. Calcula-se que cerca de 30 milhões de pessoas (cerca de 12 milhões de trabalhadores) dispõem, hoje, no Brasil, deste tipo de cobertura.

Não cabe aqui uma análise da pertinência e eficácia deste serviços, porém é indiscutível a necessidade de que as ações de Medicina do Trabalho ou saúde ocupacional sejam melhor articuladas às da Medicina Assistencial, tanto pela crescente importância das doenças relacionadas com o trabalho, quanto pela necessidade da implementação da filosofia da *promoção da saúde*, segundo a qual ambas são indissociáveis.[18]

Quanto às tendências e perspectivas, no caso das empresas que pertencem a grupos transnacionais que, pelo número de trabalhadores ou por incorporarem tecnologia de ponta, são consideradas de grande porte, a experiência atual sinaliza de que caminham na direção de uma contínua melhoria das condições e ambientes de trabalho, na perspectiva da *atuação responsável*. As exigências e normas para Certificação de Qualidade (ISO e BSB) entre outras, são rigorosas e precisam ser cumpridas para viabilizar a competitividade no mercado.

Para as médias e pequenas empresas, a situação parece menos promissora, uma vez que o processo de reestruturação produtiva e a crise econômica as têm obrigado a restringir drasticamente seus custos, recaindo os cortes também sobre os investimentos na saúde e segurança dos trabalhadores.

Encerrando esta abordagem, não se pode deixar de manifestar a preocupação com os trabalhadores do Setor Informal de trabalho, desprotegidos, privados da garantia de direitos mínimos, como já se mencionou anteriormente. Diante deste quadro, torna-se necessário criar alternativas que dêem conta da questão a longo prazo, sem deixar a descoberto medidas atenuadoras de curto prazo.

Sugestão de Modelo de Atestado de Saúde Ocupacional[23]

Segundo a NR-7 (item 7.4.4) para cada exame médico realizado, deverá ser emitido um *Atestado de Saúde Ocupacional* (ASO), em duas vias que deverá conter, no mínimo:

- Nome completo do trabalhador, o número de registro de sua identidade e função.
- Riscos ocupacionais específicos existentes ou a ausência deles, na atividade do empregado.
- Indicação dos procedimentos médicos a que foi submetido o trabalhador, incluindo exames complementares e data em que foram realizados.
- Nome do médico coordenador (quando existir), com o respectivo CRM.
- Definição se está apto ou inapto para a função que vai exercer, exerce ou já exerceu.
- Nome do médico que realizou o exame e endereço ou forma de contato.
- Data e assinatura do médico encarregado do exame e carimbo, com o número de inscrição no Conselho Regional de Medicina (CRM).

ATESTADO DE SAÚDE OCUPACIONAL	
NOME DO EMPREGADO	REGIST. DE IDENTIDADE
FUNÇÃO	REGIST. NA EMPRESA
PROCEDIMENTOS REALIZADOS	DATA
RISCOS OCUPACIONAIS	
ADMISSIONAL ☐ PERIÓDICO ☐	MUDANÇA DE FUNÇÃO ☐
RETORNO AO TRABALHO ☐	DEMISSIONAL ☐
APTO ☐	INAPTO ☐
RECEBI A SEGUNDA VIA DESTE ATESTADO	
DATA ____/____/____	____________ ASSINATURA DO EMPREGADO
ENDEREÇO/CONTATO MÉDICO	
DATA ____/____/____	ASSINATURA/CARIMBO DO MÉDICO
NOME/CRM DO MÉDICO COORDENADOR	

ATUAÇÃO DOS TRABALHADORES E SUAS ORGANIZAÇÕES

A luta dos trabalhadores por melhores condições de vida e trabalho, no Brasil, acompanha a própria história do trabalho no país e segundo SILVEIRA,[24] pode ser distribuída em seis períodos: do final do Século XIX à Revolução de 30; de 1930 a 1945; de 1945 a 1964; período pós-64; anos 80 e emergência do novo sindicalismo; e os anos 90.

No início do século, a criação dos primeiros Serviços de Saúde e Previdência para os trabalhadores – as Caixas de Aposentadorias e Pensões –resultaram da luta organizada de algumas categorias de trabalhadores, cujo sucesso foi proporcional à sua capacidade de organização e pressão, atendendo de forma diferenciada aos trabalhadores de uma determinada categoria e seus dependentes.

Os Institutos de Aposentadoria e Pensões (IAP), também organizados por categoria profissional: ferroviários, portuários, bancários, industriários, comerciários, entre outros, substituíram as Caixas e constituíram o embrião do atual Sistema de Previdência Social.

No período pós-64, houve um grande investimento em serviços sociais nas estruturas sindicais que permaneceram, particularmente na prestação de assistência médica e odontológica.

Desta prática assistencialista restam, hoje, algumas atividades remanescentes, que os sindicatos mais progressistas têm procurado mudar. *Pari passu*, buscam construir uma prática sindical em saúde, voltada para a transformação das condições e ambientes de trabalho, através da organização de Diretorias de Saúde, Comissões de Saúde nos Sindicatos, que têm exercido um importante papel de controle e mudança social, através da participação nos Fóruns e Grupos Interinstitucionais de Saúde do Trabalhador, e atuação específica no encaminhamento das lutas da categoria.

Nos anos 80, na constituição do *novo sindicalismo*, a luta sindical por melhores condições de vida e trabalho foi fortemente influenciada pelos *princípios* importados da experiência italiana, de não delegação; validação consensual; formação de grupo operário homogêneo; organização por locais de trabalho (OLT); e a construção de uma parceria movimento operário & intelectualidade, buscando a geração de conhecimento e instrumentalização das ações.

Conforme mencionado, a propósito do movimento da saúde do trabalhador neste período, esta parceria foi de fundamental importância para o desvelamento do perfil de morbimortalidade, para além dos registro das estatísticas oficiais, e para a organização dos Programas e Centros de Referência em Saúde do Trabalhador na rede pública de serviços de saúde. Também deu sustentação aos embates no processo Constituinte e à discussão e votação da Lei Orgânica da Saúde, que resultaram na atribuição das responsabilidades quanto à atenção à saúde dos trabalhadores ao sistema público de saúde, ou seja, o SUS.

Este deslocamento do eixo das ações sindicais em saúde, da simples prestação de serviços assistenciais na direção de ações mais incisivas de transformação dos ambientes e condições de trabalho geradores de doença tem sido considerado como uma *"manifestação e sinal de Saúde – embora gestadas e movidas por trabalhadores doentes – na medida em que consistem na ação de sujeitos em busca da realização de seu desejo de ter Saúde, Trabalho e Vida de qualidade"*.[25]

No contexto atual, as aceleradas transformações no *mundo do trabalho* têm contribuído para o deslocamento do eixo de luta dos trabalhadores na direção da manutenção do emprego, deixando em um segundo plano as questões de saúde e segurança. Entretanto, apesar das dificuldades, e desigualdades, observam-se alguns avanços, entre eles, a ênfase na implementação da *organização por locais de trabalho* (OLT), treinamento e acompanhamento das Comissões Internas de Prevenção de Acidentes (CIPA), e ampliação das reivindicações e conquistas através dos Acordos Coletivos de Trabalho e integração dos enfoques de Saúde e Segurança dos Trabalhadores e Meio Ambiente, na busca de uma sociedade organizada e gerida na perspectiva da sustentabilidade.[10,26]

Referências Bibliográficas

1. SANTOS, M. – *O Novo Mapa do Mundo: Fim de Século e Globalização*. São Paulo, Hucitec, 1994. 343p.
2. IANNI, O. – *Teorias da Globalização*. Rio de Janeiro, Editora Civilização Brasileira, 1995.

3. GUATTARI, F. – *As Três Ecologias.* Campinas, Editora Papirus, 1990. 56p.
4. DOWBOR, I. – *A Reprodução Social: Propostas para uma Gestão Descentralizada.* Petrópolis, Editora Vozes, 1998.
5. FRANCO, T. – *Trabalho, Riscos Industriais e Meio Ambiente: Rumo ao Desenvolvimento Sustentável?* Salvador, EDUFBA/CRH/FFCH/UFBA, 1997. 242p.
6. BRASIL – Constituição da República Federativa do Brasil. **In**: OLIVEIRA, J. *Série Legislação Brasileira.* São Paulo, Saraiva, 1989.
7. BRASIL/MINISTÉRIO DA SAÚDE/ TRABALHO E PREVIDÊNCIA SOCIAL – *Comissão Interministerial de Saúde do Trabalhador (CIST).* Brasília, CIST, 1993. 88p.
8. ATLAS – SEGURANÇA E MEDICINA DO TRABALHO – *Manuais de Legislação Atlas,* 41ª ed. São Paulo, 1999.
9. OLIVEIRA, S.G. – *Proteção Jurídica à Saúde do Trabalhador.* 2ª ed. São Paulo, Editora LTr, 1998.
10. BRASIL/MTE – *Fórum Nacional sobre Segurança e Saúde do Trabalhador no Contrato Coletivo de Trabalho. Anais.* Brasília, MTE, 1994.160p.
11. BRASIL – *Lei nº 8212 de 24 de julho de 1991.* Dispõe sobre a organização da Seguridade Social, institui Plano de Custeio e dá outras providências. **In**: MARTINEZ, W. N. *Nova Lei Básica da Previdência Social.* São Paulo, Editora LTr, 1991.
12. BRASIL – *Lei nº 8213 de 24 de julho de 1991.* Dispõe sobre o custeio da Seguridade Social. **In**: MARTINEZ, W. N. *Nova Lei Básica da Previdência Social.* São Paulo, Editora LTr, 1991.
13. BRASIL – DECRETO nº 3.048 de 6 de maio de 1999. Aprova o Regulamento da Previdência Social, e dá outras providências. *DOU.* **86**:50-108, 1999.
14. BRASIL – *Lei nº 8.080 de 19 de setembro de 1990.* Dispõe sobre as condições para promoção, proteção e recuperação da saúde, organização e funcionamento dos serviços correspondentes e dá outras providências. Brasília, Assessoria de Comunicação Social do Ministério da Saúde, 1990.
15. CAMPOS, F.E.; OLIVEIRA Jr., M.; TONON, L.M. – *Cadernos de Saúde: Legislação Básica do SUS.* Belo Horizonte, Coopmed, 1998.
16. DIAS, E.C. – *A Atenção à Saúde dos Trabalhadores no Setor Saúde (SUS), no Brasil: Realidade, Fantasia ou Utopia?* Tese de Doutoramento, Faculdade de Ciências Médicas da UNICAMP. Campinas, 1994. 335p.
17. CESAT/BAHIA, 1996 – *Manual de Normas e Procedimentos Técnicos para a Vigilância da Saúde do Trabalhador.* Salvador, Secretaria de Saúde do Estado da Bahia/ CESAT, 1996. 163p.
18. WHO – A strategy for the development of a comprehensive approach towards the promotion of health of all working populations. *Who's Global Healthy Work Approach.* Geneva, 1997.
19. PORTO, M.F.S. – Saúde, ambiente e desenvolvimento: reflexões sobre a experiência da Conferência Pan-Americana de Saúde e Ambiente (COPASAD) no contexto do Desenvolvimento Sustentável. *Ciência & Saúde Coletiva,* **3**(2):33-46,1998.
20. CORRÊA, J.A.P. – *Introdução à Perícia Judicial de Insalubridade e Periculosidade.* Belo Horizonte, Del Rey, 1998.
21. CAMPOS, J.L.D. & CAMPOS, A.B.D. – *Responsabilidade Penal, Civil e Acidentária do Trabalho.* 4ª ed. São Paulo, Editora LTr, 1992. 424pp.
22. MENDES, R. & DIAS, E. – Da Medicina do Trabalho à Saúde do Trabalhador. *Rev. Saúde Pública,* **25**(2):139-149, 1991.
23. PIRES DO RIO, R. – *Programa de Controle Médico de Saúde Ocupacional.* Belo Horizonte. Health, 1996. 144p.
24. SILVEIRA, A.M. – *Negociando a Lei: Saúde nos Acordos Coletivos de Trabalho.* Dissertação de Mestrado, Faculdade de Filosofia e Ciências Humanas da UFMG. Belo Horizonte, 1996. 126p.
25. RIGOTTO, R.M. – *Não Somos Máquinas: um Estudo das Ações Sindicais em Defesa da Saúde do Trabalhador na Grande-BH.* Dissertação de Mestrado, Faculdade de Educação da UFMG. Belo Horizonte, 1992. 212p.
26. CUT – *Saúde Meio Ambiente e Condições de Trabalho: Conteúdos Básicos para uma Ação Sindical.* São Paulo, FUNDACENTRO, 1996.22p.

2

Requisitos para a Competência no Exercício das Profissões que Cuidam da Saúde dos Trabalhadores

RENÉ MENDES

INTRODUÇÃO

Este capítulo parte da identificação dos principais requisitos para a competência no exercício das profissões que *cuidam da saúde dos trabalhadores*, iniciando por uma dimensão individual, das profissões de envolvimento ou responsabilidade mais específicos e, de certa forma, indelegáveis, indo até o espectro de competências integradas, próprias de um trabalho multi e interdisciplinar e multi e interprofissional que caracteriza (ou deveria caracterizar) a atuação profissional no campo da saúde dos trabalhadores.

São, em seguida, identificadas as questões ou perguntas mais freqüentemente feitas, e cuja resposta requer, na maioria das vezes, estudo, pesquisa, busca de informação, a mais atualizada possível.

Ambos os exercícios têm por objetivo estimular os investimentos em *competência profissional*, desde a *formação profissional básica*, até, e muito principalmente, na *formação complementar específica*, presentemente tão requerida – como se verá – e investimentos em educação *continuada* ou *permanente*, sem a qual, a formação básica inicial, e mesmo a complementar específica, muito cedo tornar-se-ão obsoletas e inadequadas, frente ao dinamismo e à complexidade dos problemas, desafios e oportunidades de ação no campo da saúde dos trabalhadores.

Ver-se-á que o ingrediente mais valioso nestes investimentos é a *informação*. Tanto são danosos para a competência profissional a *falta de informação*, como, nos tempos atuais, o *excesso de informação*, quando esta não é criticamente analisada, adequadamente hierarquizada em seu significado e valor e, finalmente, *decodificada* para a eventual utilização.

Escrevendo este capítulo, e agora o lendo, a tendência dos profissionais comprometidos com a saúde e segurança dos trabalhadores é de tornarem-se incomodados, intranqüilos, ansiosos por estudar mais, desejosos por crescer profissionalmente, decididos a tornarem-se mais *competentes*... Se isto acontecer com o leitor, tal como está acontecendo com o autor, teremos alcançado o propósito principal deste capítulo. É como se estivéssemos concordando com a afirmativa que já se fez para outros campos profissionais, e que agora a parafraseássemos como a principal razão-de-ser deste capítulo, a saber: *saúde e segurança dos trabalhadores: um campo de estudo para a vida inteira*!

Cabe recordar que os termos *competências*, *capacidades* e *habilidades* têm sido utilizados de forma muito ampla, na literatura da área de educação e trabalho.[1] Eventualmente, serão os utilizados neste capítulo de forma tautônica e mesmo imprecisa.

A rigor, como *competências* consideram-se:

- Conjunto de saberes, saber-fazer, saber-ser e saber-agir, necessários, ao longo do tempo, para o exercício de uma profissão.
- Capacidade de uma pessoa para desenvolver atividades de maneira autônoma, planejando, implementando e avaliando-as.
- Capacidade para utilizar os conhecimentos e as habilidades adquiridas para o exercício de uma situação profissional (competência profissional).
- Habilidade de alguém utilizar seu conhecimento para alcançar um propósito.
- Capacidade para usar habilidades, conhecimentos, atitudes e experiências adquiridas para desempenhar bem os papéis sociais.
- Capacidade para aplicar habilidades, conhecimentos e atitudes em tarefas ou combinações de tarefas operacionais.

Nesta mesma linha, *capacidades* podem ser:

- Potencialidades a serem desenvolvidas, independentemente de conteúdos. Tudo aquilo que possibilita maior transferência de aprendizagem. Capacidades não são inatas, são desenvolvidas ao longo de um processo educativo.
- Atributos que designam o eixo do desenvolvimento educacional que se deseja. Responde a pergunta: que tipo de educando se deseja formar?

Finalmente, *habilidades* são entendidas como:

- Atributos relacionados a dimensões variadas: cognitivas, motoras e atitudinais;
- Atributos básicos para a geração de competências e capacidades.[1]

O Que Se Espera de Cada Profissão?

A pergunta desta seção nos induz, quase instintivamente, à resposta: que cada um cumpra o seu dever... De fato, as coisas estariam quase resolvidas e seriam, talvez, mais fáceis, se cada um cumprisse seus *deveres profissional, ético, social*, e quiçá, *político*, movido, idealmente, pelo sentimento de *solidariedade*, desejo de *partilha*, enfim, mais que deveres e obrigações, *privilégios* e *oportunidades* de realização do ser humano, vivendo em sociedade. Esta reflexão é válida, principalmente para nós, profissionais, que bem ou mal, temos o privilégio de deter um conhecimento razoável, que, bem mobilizado, poderia mudar o mundo. Pelo menos o mundo do trabalho. Ou parte dele. Bem pequena que fosse.

Mas, no mundo da Saúde e Trabalho, as coisas são mais complexas. Ver-se-á, por exemplo, que as principais profissões de saúde pouco ou nada se preparam, habitualmente, para lidar com a especificidade dos problemas de saúde dos trabalhadores. Esta observação é válida principalmente para médicos e enfermeiros, no Brasil, e na maior parte do mundo.

Eis aqui o primeiro desafio e uma grande oportunidade. Esforços nacionais, estrangeiros e internacionais vêm sendo feitos para investir na *formação básica das profissões de saúde*, no sentido de que elas adquiram algumas competências mínimas, que postas em prática, poderiam fazer avançar, qualitativa e quantitativamente, o cuidado da saúde dos trabalhadores. Não se trata aqui, ainda, da formação de *especialistas*, mas das profissões de saúde, em geral. Deveres, obrigações, desafios, privilégios e oportunidades. Uma combinação de todos eles.

Assim, por exemplo, para a profissão médica, a Tabela 2.1 lista as competências mínimas que todos os médicos deveriam adquirir em sua formação e ter no exercício de sua profissão, independentemente de sua especialidade.

Tabela 2.1 – Competências mínimas requeridas de todos os médicos (adaptado de Goldman, Rosenwasser, Armstrong).[2]

- Entender e valorizar a influência do meio ambiente e ambiente de trabalho sobre a saúde humana
- Obter a história de exposição ambiental e história ocupacional de todos os pacientes
- Reconhecer sinais, sintomas, doenças e fontes de exposição relacionados com os agentes ambientais e ocupacionais mais comuns
- Demonstrar a compreensão dos fatores epidemiológicos, toxicológicos e de exposição mais relevantes, prover informação compreensível sobre as estratégias de redução de risco, e saber discutir os riscos ambientais e ocupacionais, de forma adequada e sensível às crenças e preocupações dos pacientes
- Identificar fontes de informação, recursos clínicos, recursos laboratoriais e outros, úteis para o encaminhamento correto das preocupações e problemas relacionados com o meio ambiente e trabalho, trazidos pelos pacientes e pela comunidade
- Compreender e exercer as responsabilidades éticas e legais intrínsecas ao atendimento de pacientes com problemas ou preocupações ambientais ou ocupacionais

Com efeito, a recente Resolução nº 1.488/98, do Conselho Federal de Medicina (CFM), de 11 de fevereiro de 1998, estabelece diretrizes de procedimento profissional e ético muito claras, para serem cumpridas por *todos os médicos que atendem trabalhadores*, independentemente de sua especialidade. Vê-se, pelo conteúdo da Resolução, que, de fato, muitos profissionais – quiçá a maioria – que não tiveram a oportunidade ou o desejo de se instrumentalizar com as *competências mínimas*, terão dificuldades para atender à Resolução do CFM, em seu espírito e letra.

Aliás, muito antes da Resolução do CFM, e da elaboração desta lista de *competências mínimas* requeridas de todos os médicos, tal como enunciadas na Tabela 2.1, muitos esforços no campo do ensino médico vinham sendo empreendidos em nosso país, para preencher este vazio na formação dos médicos. Neste sentido, a Associação Nacional de Medicina do Trabalho (ANAMT), pelo menos desde 1980, vem discutindo esta questão, produzindo estudos sobre a situação do ensino destas *competências mínimas*, e propondo conteúdos mínimos ou básicos que, até onde se conhece, são atualmente ministrados em algumas boas faculdades de Medicina em nosso país. Porém, estas escolas médicas são ainda minoria, e dezenas de milhares de médicos, em pleno exercício profissional, nunca ouviram falar destas questões, o que estaria na origem, também, da atual insuficiência da qualidade da atenção médica aos trabalhadores no país.

Visto por outro ângulo, pode-se dizer que esta é uma das maiores necessidades e um dos maiores desafios, ao se discutir competências das profissões que *cuidam da saúde dos trabalhadores* (que, por ato falho, somos tentados a dizer que *se* des*cuidam da saúde dos trabalhadores*). E parece não ser apanágio da profissão médica, posto que verdadeiro também na Enfermagem, na Odontologia, etc., como os colegas dessas áreas têm dito, em diferentes formas e oportunidades.

Após esta visão inicial, enfocada nos *não especialistas*, chega o momento de abordar as competências requeridas dos *especialistas*. Neste exercício, contudo, tenta-se evitar a discussão sobre *quais* especialistas seriam necessários, ou *que* profissões deveriam ser exigidas em normas legais, como por exemplo a Norma Regulamentadora 4 (NR-4), do Ministério do Trabalho, posto que esta discussão virá sempre impregnada de viéses corporativistas ou preocupação com formalidades da lei, além das questões de mercado de trabalho. Preferimos, portanto, daqui em diante, já não nos referirmos tanto a *engenheiros*, *médicos*, *enfermeiros* ou muitas outras profissões relacionadas com a Saúde e Segurança no Trabalho, mas a *campos* ou *áreas* profissionais, tais como *Medicina do Trabalho*, *Higiene Ocupacional*, *Segurança do Trabalho*, *Ergonomia*, *Toxicologia Ocupacional*, e com a respectiva competência para atuação nestas áreas.

Neste sentido, poderíamos iniciar, por exemplo, com a *Higiene Ocupacional*, tão fundamental para a saúde e o bem-estar dos trabalhadores.

Para tanto, apresentamos a Tabela 2.2, onde estão listadas as competências básicas requeridas dos profissionais que exercem a *Higiene Ocupacional*, às vezes autodenominados *higienistas ocupacionais* ou *higienistas industriais*.

Há que se destacar, entre outros aspectos, que dentre os que exercem a *Higiene Ocupacional* espera-se que sejam competentes na *habilidade para trabalhar, de modo efetivo, como equipe multidisciplinar, envolvendo outros profissionais*, e depois, também, que se integrem com os que se dedicam à avaliação do impacto ambiental e proteção do meio ambiente. Estas interfaces são válidas para todas as profissões e campos relacionados com a Saúde e Segurança no Trabalho, como se verá adiante, quando a discussão passar a ser feita na perspectiva de *programas, ações, atividades*, etc. e não mais de *campos de atuação* isolados.

TABELA 2.2 – Competências básicas requeridas dos profissionais que exercem a *higiene ocupacional* (adaptado de GOELZER).[3]

- Capacidade para antecipar as condições de risco ("hazards") para a saúde, que podem resultar de processos de trabalho, operações e equipamentos, aconselhando, de modo oportuno e adequado, quando de seu planejamento ou concepção ("design")
- Capacidade para identificar e entender, no ambiente de trabalho, a ocorrência (real ou potencial) de agentes químicos, físicos, biológicos e de estresse, e suas interações com outros fatores, que podem afetar a saúde e o bem-estar dos trabalhadores
- Capacidade para entender as possíveis vias de penetração destes agentes no organismo humano, e os efeitos que estes agentes e outros fatores podem produzir sobre a saúde.
- Capacidade para avaliar a exposição dos trabalhadores a agentes e fatores potencialmente nocivos
- Capacidade para avaliar os processos e métodos de trabalho, na perspectiva da possível geração, liberação ou propagação de agentes e outros fatores potencialmente nocivos, visando à eliminação das exposições, ou sua redução a níveis aceitáveis
- Capacidade para conceber, recomendar para adoção, e avaliar a eficácia das estratégias de controle, individualmente ou em colaboração com outros profissionais, para se assegurar da efetividade técnica e econômica das medidas de controle
- Capacidade para participar da avaliação e gerenciamento de riscos de determinados agentes, processos ou locais de trabalho, e contribuir para o estabelecimento de prioridades para o gerenciamento de riscos
- Compreensão do contexto legal do exercício da *Higiene Ocupacional* em seu país
- Habilidade para educar, treinar, informar e aconselhar pessoas de todos os níveis hierárquicos, sobre todos os aspectos da comunicação de condições de risco ("hazard communication")
- Habilidade para trabalhar, de modo efetivo, como equipe multidisciplinar, envolvendo outros profissionais
- Capacidade para reconhecer agentes e fatores que podem ter impacto ambiental, e entender a necessidade de integrar a prática da Higiene Ocupacional com a proteção ambiental

No Tabela 2.3 estão listadas as competências básicas requeridas dos profissionais que exercem a *Segurança do Trabalho*, mais vezes *Engenheiros de Segurança do Trabalho* e *Técnicos de Segurança do Trabalho* – profissões inclusive regulamentadas por lei.

É visível, pelo enunciado das competências básicas que a *Segurança do Trabalho* tem, também, uma extensa e rica interface com a *Higiene Ocupacional*, sobretudo em sua preocupação com a proteção das *pessoas* e do *meio ambiente*. Eventualmente, outros enunciados mais detalhados existem, e os colegas desta área os conhecem melhor que nós, porém aqui eles são trazidos muito mais como um exercício pedagógico de observar que são muitas as competências requeridas das profissões que *cuidam da saúde dos trabalhadores*, e de *todos* os profissionais requer-se muita *competência*, quer individualmente, quer na atuação integrada multi e interdisciplinar, traduzida operacionalmente na forma de *programas de* Saúde e Segurança no Trabalho (ou denominações equivalentes).

A Tabela 2.4, por sua vez, enuncia as competências básicas requeridas dos profissionais que exercem a *Medicina do Trabalho* como especialidade médica, reconhecida no âmbito da regulamentação do exercício profissional (Conselho Federal de Medicina e Conselhos Regionais de Medicina), e no âmbito associativo (Associação Médica Brasileira – AMB, e Associação Nacional de Medicina do Trabalho – ANAMT). Também estas entidades poderão ter outros enunciados, mas as competências requeridas dos especialistas não serão, por certo, muito distintas das que elaboramos a partir de um enunciado proposto pelo Colégio Americano de Medicina Ocupacional e Ambiental, em 1992.

Dentro da estratégia pedagógica deste capítulo, este é o momento de nos situarmos, *vis-à-vis* às competências requeridas de nossa profissão. Muitos de nós, possivelmente, nos assustaremos ao observar o que se espera de nós. Poucos, talvez, se sentirão totalmente confortáveis.

Tabela 2.3 – Competências básicas requeridas dos profissionais que exercem a *segurança do trabalho* (adaptado de PLOG).[4]

Com o objetivo de conseguir a proteção das *pessoas, propriedade* e *meio ambiente:*

- Capacidade para antecipar, identificar e avaliar condições de trabalho e práticas perigosas
- Capacidade para desenvolver medidas e programas de controle de condições e práticas perigosas
- Capacidade para planejar, administrar, convencer e promover medidas e programas de controle de condições e práticas perigosas
- Capacidade para medir, auditar e avaliar a eficácia das medidas e programas de controle de condições e práticas perigosas

TABELA 2.4 – Competências requeridas dos profissionais que exercem a *medicina do trabalho* como especialidade (adaptado, com modificações do autor, de OCCUPATIONAL MEDICAL PRACTICE COMMITTEE. AMERICAN COLLEGE OF OCCUPATIONAL AND ENVIRONMENTAL MEDICINE).[5]

- Capacidade para realizar exames de avaliação de saúde dos trabalhadores (admissionais, periódicos, demissionais), que incluem: história médica, história ocupacional, avaliação clínica e laboratorial, avaliação das demandas profissiográficas, e cumprimento dos requisitos legais vigentes (Ministério do Trabalho – NR-7, Ministério/ Secretaria da Saúde, Conselho Federal/Regional de Medicina, etc.)
- Capacidade para diagnosticar e tratar doenças e acidentes relacionados com o trabalho, incluindo as providências para reabilitação
- Capacidade para prover atenção médica de emergência, na ocorrência de agravos a saúde não necessariamente relacionados com o trabalho
- Capacidade para implementar atividades educativas junto aos trabalhadores e empregadores, que incluem a identificação das principais condições de risco, o reconhecimento dos efeitos sobre a saúde e os métodos de prevenção e controle
- Capacidade para promover a correta adoção de equipamentos de proteção individual (EPI), quando indicados
- Capacidade para participar da inspeção e avaliação das condições de trabalho, com vistas ao seu controle e à prevenção de danos à saúde dos trabalhadores
- Capacidade para avaliar e opinar sobre o potencial tóxico, de risco ou perigo para a saúde, de produtos químicos mal conhecidos ou insuficientemente avaliados quanto a sua toxicidade
- Capacidade para implementar programas de vacinação e prevenção de doenças infecciosas
- Capacidade para interpretar e cumprir normas técnicas e regulamentações relacionadas com a especialidade, colaborando, sempre que possível, com os órgãos governamentais, no desenvolvimento ou aperfeiçoamento destas normas
- Capacidade para planejar e implantar atividades de preparação para desastres ou acidentes de grandes proporções
- Capacidade para participar da reabilitação de trabalhadores com dependência química (álcool e outras drogas)
- Capacidade para o gerenciamento estatístico e epidemiológico de todas as informações essenciais de morbidade, incapacidade para o trabalho (incluindo o absenteísmo relacionado com a saúde), e de mortalidade dos trabalhadores, para fins de vigilância da saúde e planejamento e avaliação dos programas de saúde
- Capacidade para planejar e implementar outras atividades de promoção de saúde, priorizando os fatores de risco relacionados com o trabalho, porém incluindo outros fatores de risco de elevada prevalência

Finalmente, a Tabela 2.5 organiza os requisitos para a competência no exercício das *atividades mínimas essenciais* em (ou para) programas ou serviços de Saúde e Segurança no Trabalho (principalmente os sediados em locais de trabalho, ou próximos a eles), assim identificadas, rotuladas e recomendadas por RANTANEN,[6] com base no estudo realizado para a Organização Mundial da Saúde (OMS), em 32 países europeus.

TABELA 2.5 – Requisitos para a competência no exercício das atividades mínimas essenciais* em programas ou serviços de saúde e segurança no trabalho, numa perspectiva multidisciplinar e multiprofissional.

Atividades mínimas essenciais	*Competências básicas adquiridas na formação profissional*	*Competências específicas requeridas na prática atual, em situações concretas (Exemplos)*
• **Vigilância dos ambientes de trabalho**: visa identificar e avaliar as condições de risco e os riscos que podem afetar a saúde e o bem-estar dos trabalhadores, utilizando-se de distintos métodos, tais como: *inquérito preliminar*, avaliações qualitativas e quantitativas de Higiene Ocupacional, análises ergonômicas e psicossociais, avaliações toxicológicas, etc. No caso do Brasil, o PPRA (NR-9), o PCMAT (NR-18) e a NR-17, entre outras normas, sistematizam razoavelmente bem estas atividades	• Conhecimento e capacidade para empregar *Inquéritos Preliminares* sobre condições de risco para a saúde e o bem-estar dos trabalhadores, nos locais de trabalho • Conhecimento e capacidade para empregar *metodologias qualitativas* de Higiene Ocupacional, nos locais de trabalho • Conhecimento e capacidade para utilizar *metodologias quantitativas* de Higiene Ocupacional, nos locais de trabalho • Conhecimento e capacidade para dispor, analisar e interpretar as informações geradas do ambiente de trabalho, na perspectiva de *monitorização* e *vigilância* • Conhecimento e capacidade para realizar "check-lists" de Segurança do Trabalho, nos locais de trabalho • Conhecimento e capacidade para realizar *análises de riscos* de processos de trabalho • Capacidade para indicar e interpretar *análises ergonômicas*, como estabelecido pela NR-17 • Capacidade para indicar e interpretar *análises psicossociais* nos locais de trabalho • Capacidade para indicar e interpretar *avaliações toxicológicas* de interesse para a saúde e bem-estar dos trabalhadores • Outras	• Conhecimento e capacidade para utilizar *ferramentas de trabalho mais recentemente desenvolvidas*, como por exemplo, *análises de árvore de causas* ou *análises de árvore de falhas*; auditorias ambientais e de Saúde e Segurança no Trabalho; metodologia da "American Industrial Hygiene Association" (AIHA); métodos de análise *O QUE SE?* ("What If?"), HAZOP ("Hazard and Operability Analysis"), entre outros • Conhecimento e capacidade para utilizar "softwares" que auxiliam o armazenamento, análise e interpretação de informações geradas dos ambientes de trabalho • Conhecimento do *potencial de dano para a saúde e para o ambiente*, de condições de risco específicas, identificadas em locais de trabalho específicos (por exemplo: radiações elétricas e magnéticas, vapores de solventes clorados, movimentos de repetição, etc.) • Conhecimento do *potencial de dano para a saúde e para o ambiente*, de condições de risco específicas, próprias de determinados ramos de atividade concreta (por exemplo: indústria petroquímica, trabalho em serviços de saúde, agroindústria, etc.) • Outras
• **Orientação sobre medidas de controle das condições de risco**: trata-se da etapa que logicamente deve seguir a identificação das condições de risco, e a avaliação do risco propriamente dito.	• *Raciocínio de Saúde Pública* • *Raciocínio de Saúde Ocupacional* • Conhecimento e capacidade para *priorizar corretamente as condições de risco que devem ser controladas*, considerando os parâmetros técnico-científicos,	• Conhecimento e capacidade para orientar medidas de controle de condições de risco, em *situações concretas e reais*, especificadas por tipo ou natureza da condição de risco, por exemplo: exposição ocupacional ao ruído, exposição ocupacional a poeiras fibro-

São "inputs" organizacionais, de Engenharia de processo, de controle ambiental, de intervenção sobre máquinas e equipamentos, etc.	organizacionais, éticos, legais e políticos que devem servir como referência • Conhecimento e capacidade para identificar e propor alternativas para reduzir ou eliminar o risco de dano à saúde e ao bem-estar dos trabalhadores, por meio de *mudanças dos processos de trabalho* (neles incluídos os *procedimentos de trabalho*) ou, *mudanças das tecnologias adotadas* (ou a ser adotadas) • Conhecimento e capacidade para identificar e propor alternativas para reduzir ou eliminar o risco de dano à saúde e ao bem-estar dos trabalhadores, por meio de *medidas de controle ambiental* • Conhecimento e capacidade para identificar e propor alternativas para reduzir ou eliminar o risco de dano à saúde e ao bem-estar dos trabalhadores, por meio de *mudanças na organização do trabalho* • Conhecimento e capacidade para identificar e propor alternativas para reduzir ou eliminar o risco de dano à saúde e ao bem-estar dos trabalhadores, por meio de *mudanças na concepção ergonômica dos postos de trabalho* • Conhecimento e capacidade para indicar, corretamente, *medidas de proteção individual*, para reduzir o risco de dano à saúde e ao bem-estar dos trabalhadores • Outras	gênicas, exposição ocupacional a substâncias químicas cancerígenas, exposição ocupacional a gases asfixiantes, etc. • Conhecimento e capacidade para orientar medidas de controle de condições de risco, em *situações concretas e reais*, específicadas por *ramo de atividade*, por exemplo: construção civil, indústria metalúrgica, laboratórios de análises químicas, etc. • Conhecimento e capacidade para orientar medidas de controle de condições de risco, em *situações concretas e reais*, especificadas por *profissão*, por exemplo: motoristas de ônibus, processadores de dados, aviadores civis, soldadores, etc. • Bom senso e maturidade para saber identificar o que está ao alcance de *generalistas* e o que requer a contribuição de *consultorias especializadas*, por exemplo, em Ventilação Industrial, Controle de Ruído, Ergonomia, etc. • Capacidade para o aproveitamento inteligente da prática de "benchmarking" • Outras
• **Vigilância à saúde dos trabalhadores empregados**: são atividades clássicas que têm como base os exames médicos admissionais, periódicos, especiais, demissionais, etc., com os respectivos	• *Raciocínio clínico* • *Raciocínio epidemiológico* • *Raciocínio toxicológico* • Conhecimento e capacidade para *planejar, executar e corretamente interpretar* exames médicos – clíni-	• Conhecimento e capacidade para planejar, executar e corretamente interpretar exames médicos – clínicos e complementares – em situações concretas e reais, especificadas por tipo, natureza e magnitude do *efeito*, *efeito adverso*, *dano*, *lesão* ou *agravo à saúde* a

(Continua)

* Por *atividades mínimas essenciais* tomamos as identificadas e recomendadas por RANTANEN,[6] com base no estudo realizado para a Organização Mundial da Saúde (OMS), em 32 países europeus.
CDC = "Centers for Disease Control and Prevention". PPRA = Programa de Prevenção de Riscos Ambientais: PCMAT = Programa de Condições e Meio Ambiente de Trabalho na Indústria da Construção; PCMSO = Programa de Controle Médico de Saúde Ocupacional; CCI = Centro de Controle de Intoxicações; EPI = equipamentos de proteção individual, INSS = Instituto Nacinal do Seguro Social.

TABELA 2.5 – Requisitos para a competência no exercício das atividades mínimas essenciais* em programas ou serviços de saúde e segurança no trabalho, numa perspectiva multidisciplinar e multiprofissional.

Atividades mínimas essenciais	*Competências básicas adquiridas na formação profissional*	*Competências específicas requeridas na prática atual, em situações concretas (Exemplos)*
exames complementares, de natureza e periodicidade próprias da condição de risco e/ou dos efeitos que se busca prevenir ou detectar precocemente. No caso do Brasil, o PCMSO (NR-7) sistematiza, atualmente, estes procedimentos mínimos	cos e complementares – (admissionais, periódicos, especiais, demissionais, etc.), em bases *individuais*, considerando os parâmetros técnico-científicos, organizacionais, éticos e legais, que devem servir como referência, e finalidades de Vigilância à Saúde • Conhecimento e capacidade para *planejar, executar e corretamente interpretar* exames médicos – clínicos e complementares –, em bases *coletivas* ou *populacionais*, considerando os parâmetros técnico-científicos, organizacionais, éticos, legais e estatístico-epidemiológicos, que devem servir como referência, e finalidades de Vigilância à Saúde • Outras	ser vigiado, por exemplo: efeitos neurocomportamentais, dano auditivo, alteração da função respiratória, alteração radiográfica pulmonar, alteração hematimétrica, depressão ou estímulo enzimático detectado no sangue ou urina, queixa ou sintoma musculoesquelético, etc. (**Nota** – Diversas *ferramentas* e *metodologias* têm sido recentemente desenvolvidas para vigiar efeitos ou danos específicos, com precocidade) • Capacidade para utilizar ferramentas estatísticas, epidemiológicas e de informática, para as finalidades de Vigilância à Saúde Exemplo: utilização do *Epilnfo* (CDC/OMS) • Conhecimento do conceito e capacidade para operacionalizar o conceito de *eventos sentinelas* em Saúde e Segurança no Trabalho • Bom senso e maturidade para saber identificar o que está ao alcance de *generalistas* e o que requer a contribuição de *consultorias especializadas*, por exemplo, em Toxicologia, Epidemiologia, Informática, etc. • Outras
• **Acompanhamento da saúde dos trabalhadores mais vulneráveis**: seguimento e reabilitação da saúde dos grupos *vulneráveis*, tais como trabalhadores idosos e portadores de doenças crônicas (cardiovasculares, do aparelho locomotor, asmáticos, diabéticos, etc.) constitui atribuição dos programas ou Servi-	• Formação clínica • Formação e *visão* da moderna e correta Medicina do Trabalho e seu papel na empresa (moderna) e/ou nos programas de saúde dos trabalhadores • Formação e *visão* da moderna e correta Enfermagem do Trabalho e seu papel na empresa (moderna) e/ou nos programas de saúde dos trabalhadores	• Formação clínica *atualizada*, em função dos permanentes e recentes avanços da Medicina, particularmente no manejo clínico-cirúrgico, em condutas terapêuticas, e em condutas de reintegração a atividades laborativas • Conhecimento teórico-prático dos *requisitos profissiográficos* em estabelecimento de trabalho específico e/ou de *pacientes* ou trabalhadores/ empregados específicos

ços de Saúde no Trabalho mais completos. Visa-se observar o efeito potencial do trabalho sobre a doença ou condição psicológica, e tomar providências precoces para a relocação ou reabilitação, bem como para a prevenção de futuras complicações do problema de saúde	• Noções da *filosofia* e *visão* modernas do campo da Reabilitação Profissional • Habilidade para desenvolver, manter e enriquecer relacionamentos interprofissionais especialidades e com outras instituições do Sistema de Saúde • Outras	• Acesso, conhecimento e capacidade de interpretação de informações de saúde geradas *externamente*, por outros especialistas e/ou outros serviços, em situações concretas e específicas, construídas a partir do perfil dos mais *vulneráveis*, na empresa ou programa de saúde específicos, por exemplo: relações com Serviços de Fisiatria, Ortopedia e Reumatologia, Neurologia, Cardiologia, Pneumologia, Endocrinologia, Geriatria, etc. • Outras
• **Adaptação do trabalho e ambiente de trabalho ao trabalhador**: adaptar o trabalho e os ambientes de trabalho às capacidades físicas e mentais do trabalhador é particularmente necessário para trabalhadores incluídos entre os *grupos vulneráveis* e os que têm algum problema de saúde. A tendência mais recente, nos países mais desenvolvidos, é buscar atender a expectativa e necessidades da maioria dos trabalhadores, independentemente de seu sexo, idade e estado de saúde. A Diretiva Européia Básica, de 1989, inclui esta atividade entre as obrigações do empregador, nos seguintes termos: *"adaptar o trabalho ao indivíduo, especialmente no que se refere à concepção dos postos de trabalho, à escolha do equipamento de trabalho e à escolha*	• Conceitos de Organização do Trabalho • Conceitos de Ergonomia • Outras	• Conhecimento dos *processos de trabalho* em uma ou mais situações concretas (local de trabalho, estabelecimento, empresa, região ou área, etc.) • Conhecimento da *organização do trabalho* em uma ou mais situações concretas • Conhecimento teórico-prático da *profissiografia* em determinada situação concreta (local de trabalho, empresa, estabelecimento, etc.) • Capacidade para buscar *soluções ergonômicas*, desde as que requerem apenas o *bom senso*, até aquelas que requerem a consultoria de especialistas externos • Capacidade para pôr em prática, de forma efetiva, o conceito de *participação do trabalhador* • Capacidade para o aproveitamento inteligente da prática de "benchmarking" • Outras

(Continua)

* Por *atividades mínimas essenciais* tomamos as identificadas e recomendadas por RANTANEN,[6] com base no estudo realizado para a Organização Mundial da Saúde (OMS), em 32 países europeus.
CDC = "Centers for Disease Control and Prevention". PPRA = Programa de Prevenção de Riscos Ambientais: PCMAT = Programa de Condições e Meio Ambiente de Trabalho na Indústria da Construção; PCMSO = Programa de Controle Médico de Saúde Ocupacional; CCI = Centro de Controle de Intoxicações; EPI = equipamentos de proteção individual, INSS = Instituto Nacinal do Seguro Social.

TABELA 2.5 – Requisitos para a competência no exercício das atividades mínimas essenciais* em programas ou serviços de saúde e segurança no trabalho, numa perspectiva multidisciplinar e multiprofissional.

Atividades mínimas essenciais	*Competências básicas adquiridas na formação profissional*	*Competências específicas requeridas na prática atual, em situações concretas (Exemplos)*
dos métodos de trabalho e produção, com vistas, particularmente, a aliviar o trabalho monótono e o trabalho com ritmo predeterminado, e para reduzir seus efeitos sobre a saúde"		
• **Organização das medidas para primeiros socorros e situações de emergência**: trata-se de atividade das mais clássicas, que vai desde os requisitos mínimos de material e treinamento, até planejamento e o treinamento para acidentes de grandes proporções ou situações catastróficas, neste caso, em estreita relação com outros parceiros *externos* e com a comunidade, como um todo	• Formação clínico-cirúrgica e de Medicina do Trabalho • Formação teórico-prática de Enfermagem do Trabalho • Conhecimento dos princípios de Toxicologia Ocupacional • Capacidade para promover educação e treinamento • Habilidade organizativa interna e externa • Outras	• Conhecimento e familiaridade com as *condições de risco específicas* de determinado estabelecimento de trabalho, empresa, área ou região e seu potencial de risco • Conhecimento e familiaridade com Patologia do Trabalho e Toxicologia Ocupacional Clínica, em especial com os *efeitos ou danos à saúde específicos*, que podem resultar de determinadas condições de risco, presentes na área de atuação • Capacitação teórico-prática em *preparação para situações de emergência, acidentes de grandes proporções, desastres naturais ou catástrofes*, ajustadas à especificidade da empresa, estabelecimento, região ou área de atuação • Familiaridade com o acesso a *Sistemas de Informação Toxicológica, Bases de Dados, Fichas Toxicológicas*, etc. • Familiaridade com os recursos do Sistema de Saúde disponíveis para o *atendimento de urgência a intoxicados agudos (CCI), queimados, politraumatizados*, etc. • Familiaridade com a estrutura e procedimentos dos sistemas de *Defesa Civil*, organizados pela comunidade • Outras

• **Educação para a saúde e promoção da saúde**: a educação para a saúde é organizada para informar o trabalhador e o empregador as condições de risco presentes em determinadas funções ou postos de trabalho específicos, substâncias químicas perigosas ou tóxicas, ou procedimentos de trabalho inadequados do ponto de vista de saúde ou segurança. Esta atividade visa modificar o ambiente ou os procedimentos de trabalho, para minimizar as condições de risco para a saúde, e descobrir ou sugerir medidas alternativas que tornem o trabalho mais seguro e saudável. A seleção e o uso adequado de EPI estão incluídos nesta atividade, mas não a restringem, pois a tendência é incluir na educação para a saúde, temas gerais de saúde, e principalmente temas relacionados com estilos de vida e fatores de risco vinculados às causas de morbidade, incapacidade e morte de populações adultas, ou do grupo especifico	• Conhecimento teórico-prático dos princípios gerais de Saúde e Segurança no Trabalho, com as contribuições profissionais de Medicina do Trabalho, Enfermagem do Trabalho, Segurança do Trabalho, Higiene Ocupacional, Ergonomia, Psicologia do Trabalho, entre outras • Noções sobre enfoques e técnicas usuais em Educação para a Saúde • Noções sobre técnicas pedagógicas modernas • Outras	• Conhecimento teórico-prático das *condições de risco específicas*, presentes no estabelecimento de trabalho, empresa, área ou região de atuação da equipe, e forma correta de reduzir ou eliminar o risco. (Por exemplo: ruído excessivo, condições ergonômicas adversas, etc.) • Capacidade para pôr em prática, de forma efetiva, o conceito de *participação do trabalhador* • Conhecimento da *prevalência dos principais fatores de risco* entre os trabalhadores/empregados, relacionáveis com o estado básico de saúde dos trabalhadores/empregados, para poder orientar, de modo correto e eficaz, as atividades e os programas de Educação para a Saúde (Por exemplo: sedentarismo, tabagismo, etc.) • Conhecimento do *perfil epidemiológico da morbidade (geral ou básica), das causas de absenteísmo por doença, de incapacidade permanente e das causas de morte dos trabalhadores/empregados* (da empresa, região, área, etc.), para poder orientar, de modo correto e eficaz, as atividades e os programas de Educação para a Saúde • Familiaridade, técnica e cientificamente atualizada, sobre *conceitos e procedimentos de prevenção das doenças e outros agravos à saúde de mais elevada ocorrência*. (Por exemplo: doenças sexualmente transmissíveis, câncer de mama, câncer de próstata, acidentes de trânsito, doença coronariana, etc.) • Familiaridade com os conceitos modernos de *promoção da saúde*, e sua aplicação em estabelecimentos de trabalho e/ou comunidades de trabalhadores • Familiaridade com os conceitos modernos de *trabalho saudável* • Outras

(Continua)

* Por *atividades mínimas essenciais* tomamos as identificadas e recomendadas por Rantanen,[6] com base no estudo realizado para a Organização Mundial da Saúde (OMS), em 32 países europeus.
CDC = "Centers for Disease Control and Prevention". PPRA = Programa de Prevenção de Riscos Ambientais: PCMAT = Programa de Condições e Meio Ambiente de Trabalho na Indústria da Construção; PCMSO = Programa de Controle Médico de Saúde Ocupacional; CCI = Centro de Controle de Intoxicações; EPI = equipamentos de proteção individual, INSS = Instituto Nacinal do Seguro Social.

TABELA 2.5 – Requisitos para a competência no exercício das atividades mínimas essenciais* em programas ou serviços de saúde e segurança no trabalho, numa perspectiva multidisciplinar e multiprofissional.

Atividades mínimas essenciais	*Competências básicas adquiridas na formação profissional*	*Competências específicas requeridas na prática atual, em situações concretas (Exemplos)*
• **Gerenciamento das informações de saúde dos trabalhadores empregados**: esta atividade esteve limitada, tradicionalmente, ao controle das causas de absenteísmo e ocorrência de acidentes do trabalho e doenças profissionais. Às vezes, também, ao registro das causas de demanda ao Ambulatório ou Serviço Médico e/ou Serviço de Enfermagem, para relatórios de produção. Contudo, na perspectiva da Vigilância da Saúde e do uso das informações de saúde para fins gerenciais – do planejamento ao controle e avaliação – busca-se, mais modernamente, trabalhar estatística e epidemiologicamente todas as informações de saúde dos trabalhadores/empregados, para não apenas dispor graficamente os dados, mas interpretá-los, na perspectiva gerencial e epidemiológica	• Conhecimento teórico-prático de Medicina do Trabalho ou Enfermagem do Trabalho • Conhecimento básico de Epidemiologia • Conhecimento básico de Planejamento e Administração de Saúde • Conhecimento básico de Informática • Outras	• Capacidade para planejar e implementar o registro adequado das informações de saúde (fichas, prontuários, dossiês, etc.), de preferência em bases mecanizadas ou informatizadas • Formação epidemiológica atualizada, com enfoque estatístico-quantitativo, incluindo a familiaridade com ferramentas como o *EpiInfo* (CDC/OMS) • Formação em Informática, atualizada • Outras
• **Atenção à saúde dos trabalhadores/ empregados acidentados do trabalho ou com doença profissional ou do trabalho**: esta atividade varia muito em função do tipo de Plano de Saúde e/ou de Seguro, bem como do grau de execução própria ou de supervisão ou controle que o Serviço de Saúde no Trabalho exerce sobre outros serviços. Esta	• Formação clínico-cirúrgica e de Medicina do Trabalho • Formação teórico-prática de Enfermagem do Trabalho • Noções de Planejamento e Administração de Saúde • Outras	• Conhecimento e familiaridade com as *condições de risco específicas* de determinado estabelecimento de trabalho, empresa, área ou região, e seu potencial de risco • Conhecimento e familiaridade com Patologia do Trabalho e Toxicologia Ocupacional Clínica, em especial com os *efeitos* ou *danos à saúde específicos*, que podem resultar de determinadas condições de risco, presentes na área geográfica de atuação e/ou na organização de atuação

atividade pode incluir o acompanhamento da reabilitação e reinserção do empregado no trabalho		• Familiaridade com o acesso a *Sistemas de Informação Toxicológica, Bases de Dados, Fichas Toxicológicas,* etc. • Familiaridade com a *legislação acidentária e com a estrutura do Seguro de Acidentes do Trabalho* (atualmente INSS) • Familiaridade com os recursos do Sistema de Saúde disponíveis para o *atendimento de urgência a intoxicados agudos (CCI), a queimados, a politraumatizados,* etc. • Outras
• **Atenção à saúde dos trabalhadores/ empregados doentes ou acidentados (em geral):** esta atividade, típica da *responsabilidade social* da Empresa, também varia muito em função do tipo de Plano ou Seguro Saúde adotados, e das relações do Serviço de Saúde no Trabalho com outros serviços do Sistema de Saúde, públicos ou privados. Se a atenção à saúde não for através de Serviços de Saúde próprios ou conveniados, o mínimo que se requer – além da óbvia garantia de uma boa assistência médica ao trabalhador – é conhecer de que adoecem e morrem os trabalhadores/ empregados, ou seja, alimentar, corretamente, as atividades de gerenciamento das informações de saúde, anteriormente descritas	• Formação clínico-cirúrgica e de Medicina do Trabalho • Formação teórico-prática de Enfermagem do Trabalho • Noções de Planejamento e Administração de Saúde • Noções de Economia da Saúde • Outras	• Conhecimento e familiaridade com as *condições de risco específicas* de determinado estabelecimento de trabalho, empresa, área ou região, e seu potencial de risco • Conhecimento e familiaridade com Patologia do Trabalho, em especial com os *efeitos* ou *danos à saúde específicos*, que podem resultar de determinadas condições de risco, presentes na área geográfica de atuação e/ou na organização de atuação • Familiaridade com os recursos do Sistema de Saúde, público ou privado, com a *gestão de Planos de Saúde ou Seguros Saúde e/ou com a gestão de Serviços Médicos próprios ou conveniados* • Familiaridade com a *legislação previdenciária e acidentária* e com a *estrutura do Seguro Social* (atualmente INSS) • Outras

(Continua)

* Por *atividades mínimas essenciais* tomamos as identificadas e recomendadas por RANTANEN,[6] com base no estudo realizado para a Organização Mundial da Saúde (OMS), em 32 países europeus.

CDC = "Centers for Disease Control and Prevention". PPRA = Programa de Prevenção de Riscos Ambientais: PCMAT = Programa de Condições e Meio Ambiente de Trabalho na Indústria da Construção; PCMSO = Programa de Controle Médico de Saúde Ocupacional; CCI = Centro de Controle de Intoxicações; EPI = equipamentos de proteção individual, INSS = Instituto Nacinal do Seguro Social.

Identificando as Competências que Estão Faltando

O estudo minucioso destes requisitos para a competência no exercício das *atividades mínimas essenciais* pode levar o leitor deste capítulo a uma ou mais das seguintes conclusões:

- É muito difícil ser *competente* no exercício da Saúde e Segurança no Trabalho, o que, certamente é verdade.
- Alguns (ou muitos) dos requisitos para a competência não nos foram fornecidos na formação profissional básica, quando da especialização, o que também é verdade.
- Algumas (ou muitas) das competências adquiridas na formação profissional básica, quando da especialização, estão obsoletas ou inadequadas, e necessitam ser atualizadas, o que, provavelmente, é verdade.
- Muitas das competências específicas, requeridas na prática atual, em situações concretas, não são adquiríveis por meios formais de capacitação, posto que advêm da própria prática e da *formação em serviço*, o que, certamente, é verdade.
- Algumas das competências específicas requeridas atualmente podem ser adquiridas através de meios formais de capacitação, aperfeiçoamento, atualização, etc., o que, sem dúvida, é verdade, ainda que estes recursos formais sejam relativamente escassos entre nós.
- Outras competências específicas requeridas atualmente vêm do estudo, contínuo e permanente, o que é totalmente certo e necessário, mas não suficiente.

A média dos profissionais coincidirá, de forma consistente e simultânea, na adesão a todas estas conclusões. O que provavelmente irá variar entre os profissionais preocupados com sua formação e contínua atualização, será a *qualidade* e a *quantidade* de *algumas (ou muitas)* competências que faltaram na formação básica do especialista; das que já são obsoletas ou inadequadas; das que não estão disponíveis nos meios formais de capacitação; das que são difíceis de ser acessadas e entendidas de maneira autodidata, pelo estudo, e assim por diante.

A identificação das competências insuficientes, qualitativa ou quantitativamente, é enriquecida e ampliada pela identificação das muitas perguntas e questões que os profissionais freqüentemente fazem a si próprios ou a outros, e desencadeiam a busca de respostas, através de alguns dos caminhos há pouco mencionados.

A Tabela 2.6, a seguir, é uma tentativa de identificar as perguntas mais freqüentes, as quais servem para testar, em realidade, competências profissionais, necessárias tanto para saber formulá-las, como para poder, quiçá, encontrar alguma resposta. Ou como diria o velho aforismo: *"quem não sabe o que procura não pode interpretar o que encontra"*.

TABELA 2.6 – Identificação das perguntas mais freqüentes no exercício das profissões que cuidam da saúde do trabalhador.

Processo de trabalho *Ramo de atividade* *Profissão* *Condição de risco* *Agente*	→ *Causa* *Determinante* *Fator de risco* →	*Doença* *Dano* *Lesão* *Agravo* *Efeito adverso*
• Quais os *efeitos adversos* provocados por este(s) fator(es) de risco, ou sobre os que trabalham neste ramo de atividade, ou exercem esta profissão? • Quais os principais *problemas de saúde* entre os que exercem esta profissão, ou trabalham neste ramo, ou se expõem a este(s) fator(es) de risco? • Quais os *níveis de exposição* que causam doença ou provocam lesão? • Existe alguma *concentração ou nível de exposição* de fato seguros? • Qual a forma correta de *vigiar* ou *monitorizar* esta condição de risco? • Qual a forma correta de *controlar* esta condição de risco e *prevenir* os danos a saúde? • Qual a *eficácia* ou a *eficiência* das medidas de prevenção, principalmente a longo prazo? • Como a empresa X ou o país Y conseguiu *acabar com o problema*? • Outras	• Como se pode *estabelecer o nexo causal* entre esta doença, lesão ou agravo, e o trabalho? • Qual a *probabilidade* ou o *grau de certeza* de que a doença ou lesão ou agravo à saúde tenham sido causados pelo trabalho? • Existem *outras causas* para esta doença, lesão, ou agravo à saúde? • Por que somente alguns trabalhadores ou empregados adoecem e outros não? • Seria apenas uma questão de *suscetibilidade*? Ou de *resistência*? • Qual o *tempo de exposição* para que o dano se instale? • Qual o *tempo de latência* para que o dano se manifeste? • Existe alguma relação *exposição* versus *efeito* nesta relação causal? • Existe alguma *relação exposição* versus *resposta* nesta relação causal? • Outras	• Qual a causa (ou as *causas*) desta doença ou agravo à saúde? • Como se pode *detectar precocemente* o dano? • Qual o *valor preditivo positivo* deste tipo de exame ou de um resultado anormal? • Qual o *valor preditivo negativo* deste tipo de exame ou de um resultado normal? • Qual a *sensibilidade* deste tipo de exame, para detecção correta dos efeitos ou danos sob vigilância? • Qual sua *especificidade*? • Existe algum *método de prevenção* deste dano, lesão ou doença? • Qual o *tratamento* correto desta doença? • Quais os *efeitos tardios* ou *seqüelas* deste tipo de doença, lesão ou dano? • Qual o *prognóstico* a longo prazo? • Quais as *implicações legais* deste diagnóstico? • Como a empresa X ou o país Y conseguiu *acabar com o problema*? • Isto existe mesmo? • Outras

Algumas Estratégias Para a Competência Profissional

Para completar este capítulo, identificaremos na Tabela 2.7, algumas estratégias ou meios que podem ser utilizados por todos nós que exercemos profissões que *cuidam da saúde dos trabalhadores*, na busca da *ampliação* ou *renovação* da nossa *competência*, que é desafiada, constantemente, quando exercitamos as nossas *competências*, como se listou na Tabela 2.5.

Tabela 2.7 – Estratégias ou meios para a competência profissional.

Estratégias ou meios	*Comentários*
• Contato sistemático com estagiários, alunos, residentes, pós-graduandos e outros profissionais jovens, em formação	Para os profissionais que já atuam há algum tempo (ou muito tempo) nas profissões relacionadas com a Saúde e Segurança no Trabalho (talvez como em qualquer outra área também), o contato freqüente com jovens, verdadeiramente interessados, curiosos ou estudiosos, pode servir de estímulo ao crescimento profissional de quem os recebe, supervisiona, ou tem a obrigação de ensinar, orientar, etc. Trata-se de um estímulo para o estudo do próprio profissional, além da oportunidade de se atualizar com idéias, conceitos e informações trazidos pelos jovens. Pode ser um relacionamento de *mão dupla*, em que ambas as partes lucram, e ninguém perde, portanto uma estratégia para a sobrevivência e o crescimento profissionais
• Participação no movimento associativo	Trata-se de estratégia essencial para a sobrevivência, atualização e crescimento profissionais, em qualquer área. Nas profissões relacionadas com a Saúde e Segurança no Trabalho, existem inúmeras oportunidades, que vão desde as entidades genéricas de classe (por exemplo, Instituto de Engenharia, Associação Brasileira de Enfermagem, Associação Médica Brasileira e suas regionais, etc.), até as que congregam os profissionais das especialidades, como por exemplo: Associação Brasileira de Ergonomia (ABERGO), Associação Brasileira dos Profissionais de Higiene e Segurança do Trabalho (ABRAPHISET), Associação Nacional de Medicina do Trabalho (ANAMT), Associação Nacional de Enfermagem do Trabalho (ANENT), Associação Nacional de Engenharia de Segurança do Trabalho (ANEST), Sociedade Brasileira de Toxicologia (SBT), Sociedade Brasileira de Engenharia de Segurança (SOBES), entre outras, bem como suas entidades estaduais, regionais ou locais correspondentes
• Participação em eventos científicos locais, regionais, nacionais e internacionais	A filiação e participação ativa no movimento associativo facilita enormemente o acesso às informações sobre a programação de eventos científicos nas áreas profissionais específicas e/ou nas áreas relacionadas, além de facilitar o custo de inscrição nestes eventos. Naturalmente, é preciso haver critério na escolha das melhores oportunidades, pois é

TABELA 2.7 – Estratégias ou meios para a competência profissional.

Estratégias ou meios	*Comentários*
	impossível participar de todas. Por *participar* em eventos científicos, entendemos o envolvimento máximo, que inclui a tentativa de inscrever trabalhos, temas livres, etc.
• Leitura e estudo sistemáticos dos textos básicos da especialidade, em versões atualizadas	É muito difícil, se não impossível, recomendar livros para leitura e estudo, principalmente numa área composta por tantas disciplinas e profissões. A *estante* que se segue (em ordem alfabética de autor) é a mais *básica* e *atual* que dispomos, e não inclui as obras específicas (por exemplo, sobre ruído, ventilação industrial, fatores psicossociais, toxicologia dos metais, etc.): • ATLAS – *Segurança e Medicina do Trabalho.* 43ª ed. São Paulo, Atlas, 1999. • BUSCHINELLI, J.T.P.; ROCHA, L.E.; RIGOTTO, R.M. – *Isto é Trabalho de Gente? Vida, Doença e Trabalho no Brasil.* São Paulo, Editora Vozes. 1993. • DIBERARDINIS, L.J. – *Handbook of Occupational Safety and Health.* 2ª ed. New York, Wiley-Interscience, 1998. • EMMETT, E.A. *et al.* – *Year Book of Occupational and Environmental Medicine 1998.* St. Louis, Mosby, 1998. 330p. • HARBISON, R.D. & HARDY, H.L. – *Hamilton & Hardy's Industrial Toxicology.* 5ª ed. St. Louis, Mosby Year Book, 1998. • HARRINGTON, J.M. & GARDINER, K. – *Occupational Hygiene.* 2ª ed. London, Blackwell Science, 1995. • HATHAWAY, G.; HUGHES, J.P. e PROCTOR, N.H. – *Proctor and Hughes' Chemical Hazards of the Workplace.* 4ª ed. New York, John Wiley & Sons, 1996. 704p. • INTERNATIONAL LABOUR OFFICE (ILO) – *Encyclopaedia of Occupational Health and Safety.* 4ª ed. Geneva, International Labour Office, 1998. • LACK, R.W. – *Essentials of Safety and Health Management.* Lewis Publishers, 1996. 736p. • LADOU, J.M. – *Occupational & Environmental Medicine.* 2ª ed. Norwolk, Appleton & Lange, 1997. 845p. • MENDES, R. – *Patologia do Trabalho.* Rio de Janeiro, Editora Atheneu, 1995. • OLIVEIRA, S.G. – *Proteção Jurídica à Saúde do Trabalhador.* 2ª ed. São Paulo, Editora LTr, 1998. • PLOG, B.A. – *Fundamentals of Industrial Hygiene.* 4ª ed. Itasca, Illinois, National Safety Council, 1996. 1011p. • ROM, W.N. – *Environmental & Occupational Medicine,* 3ª ed. Lippincott, Raven Publishers, 1998.

(Continua)

TABELA 2.7 *(Cont.)* – Estratégias ou meios para a competência profissional.

Estratégias ou meios	*Comentários*
	• ROSENSTOCK, L. & CULLEN, M.R. – *Textbook of Clinical and Environmental Medicine*. Philadelphia, Saunders, 1994. 909p. • WALD, P.H. & STAVE, G. – *Physical and Biological Hazards of the Workplace*. New York, John Wiley & Sons, 1994. 516p. • WALDROM, H.A. & EDLING, C. – *Occupational Health Practice*. 4ª ed. London, Butterworth-Heinemann, 1998. • WOODSIDE, G. & KOCUREK, D. – *Environmental, Safety, and Health Engineering*. New York, John Wiley & Sons, 1997. 580p. • ZENZ, C.; BRUCE, O. & DICKERSON, M.D. – *Occupational Medicine*. 3ª ed. St. Louis, Mosby, 1994.
• Leitura e estudo de revistas técnico-científicas da especialidade, selecionadas	Alguns títulos recomendados, entre os mais conhecidos: • *Revista Brasileira de Saúde Ocupacional* • *Revista de Saúde Pública* • *Cadernos de Saúde Pública* • *Revista Proteção* • *Salud y Trabajo* • *Medicina del Lavoro* • *Archives de Maladies Professionnelles* • *Travail et Sécurité* • *American Industrial Hygiene Association Journal* • *American Journal of Industrial Medicine* • *Journal of Occupational and Environmental Medicine* • *Applied Ergonomics* • *Ergonomics* • *International Journal of Health Services* • *New Solutions in Workers' Health* • *Occupational and Environmental Medicine* • *Scandinavian Journal of Work, Environment and Health* • *State of the Art Reviews: Occupational Medicine*
• Acesso a bases de dados informatizadas, da especialidade, e familiaridade com sua utilização rotineira	As bases de dados recomendadas para os profissionais de Saúde e Segurança no Trabalho podem ser na forma gráfica, onde se destaca o (já antigo) *CIS Bulletin*, da OIT e a *Excerpta Medica* (Série 35). As mesmas bases podem estar na forma de discos compactos CD-ROM e disponibilizadas na *Internet*, para consulta "on line". Recomendamos o CD-ROM da OIT (CISDOC), que pode ser assinado isoladamente, ou associado com o NIOSHTIC, HSLINE e MHIDAS, os quais constituem a coleção básica da *Silver Platter*, denominada OSH-ROM. O *"Canadian Center for Occupational Safety and Health"* (CCOSH) oferece os discos CD-ROM da base de dados CCINFO

TABELA 2.7 – Estratégias ou meios para a competência profissional.

Estratégias ou meios	*Comentários*
	A produção científica brasileira e de outros países latino-americanos estará melhor representada no CD-ROM da base de dados LILACS (Literatura Latino-americana de Ciências da Saúde), produzido e distribuído pela BIREME, em São Paulo As consultas "on line", por *Internet*, são geralmente feitas à base de dados MEDLINE, da "*National Library of Medicine*", Bethesda, Md, EUA, que é a mais completa na área da saúde. TOXLINE será sempre uma boa alternativa
• Pratica de "benchmarking"	Trata-se de prática considerada, no contexto dos programas de Qualidade Total, como legítima e desejada, consistindo da observação e aproveitamento máximo da experiência de outras organizações, no manejo ou na solução de determinados problemas, neste caso, de interesse da Saúde e Segurança no Trabalho
• Participação em cursos de atualização da especialidade, selecionados	Estratégia fundamental, também muito facilitada pela inserção ativa dos profissionais em suas entidades associativas. Podem ser cursos avulsos, como podem ser, idealmente, concebidos com intenção de constituir um programa de educação continuada ou permanente
• Participação em atividades acadêmicas	Os profissionais de Saúde e Trabalho que residem ou trabalham em centros onde existem faculdades de Medicina, Enfermagem, Engenharia, Direito, Farmácia e Bioquímica, Administração, Ciências Sociais – entre outras áreas – podem pôr em prática a estratégia de se envolver com as atividades científicas ou acadêmicas que lá, eventualmente, se desenvolvem, e interessam à área de atuação. Referimo-nos, em especial, à participação em *reuniões clínicas, reuniões científicas, sessões de defesa de tese, sessões de concursos para provimento de docentes,* etc. Além disto, o envolvimento em atividades didáticas pode ser, como já se disse no começo desta tabela, uma estratégia de desenvolvimento e atualização profissional interessante. Infelizmente, em nosso país, as restrições de acesso à carreira docente, seja pela exigência de títulos, seja pela exigência de carga horária ou por contratos de trabalho muito rígidos, acabam impedindo o acesso mais aberto e flexibilizado à carreira docente e de pesquisa, principalmente nas universidades públicas, onde, justamente, se concentram, via de regra, as atividades de pesquisa e docência, ainda que escassas e sempre insuficientes
• Pós-graduação *stricto sensu* (mestrado e doutorado)	Os profissionais que puderem utilizar esta estratégia poderão ter ganhos interessantes em termos de competências. Várias são as possibilidades, entre as quais, destacamos duas: a pós-graduação (mestrado ou doutorado) em *áreas específicas* como Toxicologia Ocupacio-

(Continua)

TABELA 2.7 *(Cont.)* – Estratégias ou meios para a competência profissional.

Estratégias ou meios	*Comentários*
	nal, Medicina do Trabalho, Saúde Ocupacional, Saúde do Trabalhador, Higiene Ocupacional, Ergonomia, Segurança do Trabalho, Epidemiologia Ocupacional, etc., e pós-graduação em *áreas conexas*, sejam as mais amplas (Saúde Pública, Saúde Coletiva, Medicina Preventiva, Medicina Social, Saúde Ambiental, Sociologia do Trabalho, Educação, Psicologia do Trabalho, Administração de Saúde, Direito do Trabalho, etc.), ou aquelas mais restritas, mas que podem ter uma forte interface com a Medicina do Trabalho e Saúde do Trabalhador, como é o caso de Dermatologia, Pneumologia, Medicina Legal, Psiquiatria, Psicologia, Patologia Clínica, Medicina de Reabilitação, Otorrinolaringologia, Audiologia, Ruído e Vibrações, Proteção Radiológica, Infectologia, Medicina Hiperbárica, Medicina Aeroespacial, etc. Foge ao escopo deste capítulo identificar ou listar os programas ou instituições – no Brasil e no exterior – que atualmente oferecem cursos de pós-graduação, o que pode ser encontrado em catálogos específicos, como o da Associação Brasileira de Pós-graduação em Saúde Coletiva (ABRASCO), ou junto à Coordenação de Aperfeiçoamento do Pessoal de Ensino Superior (CAPES) do Ministério da Educação (MEC), ou em inúmeros "sites", facilmente acessíveis pela *Internet*.

Referências Bibliográficas

1. DEFFUNE, D. & DEPRESBITERIS, L. – *Habilidades, uma Questão de Competências?* Brasilia, FAT/CODEFAT, 1996.
2. GOLDMAN, R.H.; ROSENWASSER, S.; ARMSTRONG, E. – Incorporating an Environmental/Occupational Medicine theme into the medical school curriculum. *J. Occup. Med.*, **41**(1):47-52, 1999.
3. GOELZER, B.I.F. – Goals, definitions and general information. **In:** *ILO Encyclopaedia of Occupational Health and Safety.* 4ª ed. Geneva, International Labour Office, 1998. pp. 30.2-30.10.
4. PLOG, B.A. – *Fundamentals of Industrial Hygiene.* 4ª ed. Itasca, Illinois, National Safety Council, 1996. 1011p.
5. OCCUPATIONAL MEDICAL PRACTICE COMMITTEE. AMERICAN COLLEGE OF OCCUPATIONAL AND ENVIRONMENTAL MEDICINE – Scope of Occupational and Environmental Health programs and practice. *J. Occup. Med.*, **34**(4):436-40, 1992.
6. RANTANEN, J. – *Occupational Health Services: An Overview.* Copenhagen, WHO Regional Office for Europe, 1990. 48p.

Bibliografia Recomendada

ABEYTUNGA, P.K.; CLEVENSTINE, E.; MORGAN, V.; PANTRY, S. – Finding and using information. **In**:*ILO Encyclopaedia of Occupational Health and Safety.* 4ª Ed. Geneva, International Labour Office, 1998. pp. 22.5-22.12.

AMERICAN COLLEGE OF PHYSICIANS – Occupational and Environmental Medicine: The internist's role. *Ann. Inter. Med.* **113**(12):974-982, 1990.

GEHANNO, J-F.; PARIS, C.; THIRION, B.; CAILLARD, J-F. – Assessment of bibliographic databases performance in formation retrieval for occupational and environmental toxicology. *Occupational and Environmental Medicine,* **55**:562-566, 1998.

HALPERIN, W.; BAKER Jr, E.L.; MONSON, R.R. – Public Health Surveillance. New York, Van Nostrand Reinholds, 1992. 238p.

HAWKINS, N.C.; NORWOOD, S.K. & ROCK, J.C. – *A Strategy for Occupational Exposure Assessment.* Fairfax, American Industrial Hygiene Association, 1991.

INSTITUTE OF MEDICINE – *Environmental Medicine: Integrating a Missing Element into Medical Education.* Washington, DC., National Academy Press, 1995. 975p.

KOLLURU, R. *et al.* – *Risk Assessment and Management Handbook for Environmental, Health, and Safety Professionals.* New York, McGraw-Hill, 1996.

MULLAN, R.J. & MURTHY, L.I. – Occupational sentinel events: an updated list for physician recognition and public heath surveillance. *Am. J. Ind Med.*, **19**:775-799, 1991.

ORGANIZACION PANAMERICANA DE LA SALUD. FUNDACION W. K. KELLOGG – *Manual de Vigilancia Epidemiológica. Manual de Vigilancia Sanitaria. Manual de Vigilancia Ambiental.* Washington, DC, OPS, 1996.

RODRÍGUEZ, C.A. – *Herramientas en Materia de Salud Laboral.* Buenos Aires, Oficina del Libro Internacional, 1995. 170p.

RUTSTEIN, D.D. *et al.* – Sentinel health events (occupational): a basis for physician recognition and public health surveillance. *Am. J. Publ. Health,* **73**:1054-1062, 1983.

STERN, M.B. & MANSDORF, Z. – *Applications and Computational Elements of Industrial Hygiene.* Lewis Publishers, 1998. 896p.

TAKALA, J. & VAHAPASSI, A. – Information, communication, and education. *Occupational and Environmental Health,* **1**(2):110-121, 1995.

TAKALA, J. – Information: a precondition for action. **In**: *ILO Encyclopaedia of Occupational Health and Safety.* 4ª ed. Geneva, International Labour Office, 1998. pp. 22.2-.22.4.

WEGMAN, D. – Hazard surveillance. **In**: HALPERIN, W.; BAKER Jr., E.L.; MONSON, R.R. *Public Health Surveillance.* New York, Van Nostrand Reinholds, 1992. pp. 62-75.

3

Prática de Negociação Como Meio de Promoção da Saúde

MÁRIO BONCIANI

INTRODUÇÃO

Entendendo-se a área de saúde do trabalhador como um campo da saúde pública situada no interior de uma relação conflituosa, em que os interesses dos principais atores sociais (empregados e empregadores) se contrapõem, torna-se evidente que o processo negocial, seja ele formal ou informal, é uma ferramenta estratégica fundamental e inevitável na busca de condições para a melhoria da saúde da população de trabalhadores. O médico do trabalho terá poucas possibilidades de exercer sua atividade adequadamente se não discutir e negociar sua proposta com os empregadores e empregados. Para tanto, é preciso que conheça a organização, os acordos, as reivindicações e os principais conflitos que ocorrem na relação (tanto na empresa, quanto na categoria) para elaborar a melhor estratégia de apresentação, discussão e negociação da proposta técnica.

Na maioria dos países industrializados, as legislações que tratam da área de segurança e saúde contemplam a responsabilidade técnica e a garantia de representação dos trabalhadores para cuidar desses assuntos. No Brasil, a maior parte dos dispositivos legais que trata da matéria está consolidada na Portaria MTb nº 3.214/78, composta por 29 Normas Regulamentadoras (NR). A NR-5 – Comissão Interna de Prevenção de Acidentes – CIPA (redação alterada pela Portaria da Secretaria de Segurança e Saúde no Trabalho/Ministério do Trabalho e Emprego – SSST/MTE – nº 8, de 23 de fevereiro de 1999) prevê que, para atuar nas questões de segurança e saúde no trabalho, o empregador deverá designar um responsável (em estabelecimentos de pequeno porte) ou organizar a CIPA (nos demais estabelecimentos), sendo que nestes casos o trabalhador elegerá sua própria representação que contará com estabilidade de emprego e salário. A NR-4 – Serviços Especializados em Engenharia de Segurança e Medicina do Trabalho – SEESMT estabelece a obrigatoriedade do empregador contratar profissionais com a finalidade de promover a saúde e proteger a integridade do trabalhador no local de trabalho. Estes dispositivos legais estabelecem como responsáveis nas questões referentes à saúde e segurança no trabalho: o empregador, o trabalhador e o técnico (por exemplo, médico do trabalho).

A legislação da CIPA, embora prevendo a participação dos empregados, foi elaborada a partir de uma visão de sociezdade em que o Estado não reconhece os trabalhadores e suas representações como atores autônomos no processo de discussão das questões do mundo do trabalho. Com esta visão, a partir dos anos 30, foi construído um arcabouço legal que sustenta um Sistema de Relações de Trabalho em que o Estado não permite que o conflito seja resolvido entre as partes, estabelecendo mecanismos rígidos e autoritários de ingerência estatal sobre a relação capital e trabalho. Tal estruturação, que descreveremos com maiores detalhes mais adiante, criou limitações para que o conflito trabalhista pudesse ser resolvido através de negociação entre as partes, cabendo sempre e exclusivamente ao Estado, de forma paternalista, normatizar e garantir os direitos trabalhistas.

A partir dos anos 80, com a reabertura política e a rearticulação do movimento sindical, os trabalhadores passaram a lutar por uma nova organização e participação no mundo do trabalho: reivindicando e criando representações autônomas (Organizações por Locais de Trabalho, Centrais Sindicais, Comissões de Saúde, etc.), legitimando as representações existentes e fortalecendo os mecanismos de pressão sobre o empresariado e o Estado. Nos anos 90, o Sistema de Relações de Trabalho brasileiro, já inadequado frente às mudanças político-sociais ocorridas, se defronta com um novo determinante: a reestruturação globalizada do modo de produção.

É no interior do Sistema de Relações de Trabalho vigente e das mudanças ocorridas no sistema produtivo que se desenvolveu a área de segurança e saúde no trabalho no Brasil, sempre com repercussões concretas e cotidianas sobre a atuação dos médicos do trabalho e demais profissionais. Será também no interior de uma nova forma de relação entre o capital e o trabalho que serão moldados os trajetos da área.

Os movimentos de mudança no Sistema de Relações de Trabalho, já com repercussões sobre a segurança e saúde, caminham para a construção de uma relação mais democrática e independente, privilegiando o processo negocial como uma das estratégias de resolução dos conflitos. A reformulação passa por mudanças no arcabouço legal e na cultura das relações trabalhistas, de forma a permitir que os direitos dos trabalhadores sejam garantidos, cada vez mais, pelo exercício da cidadania dos próprios trabalhadores e suas organizações independentes, do que pela ação pseudoprotetora e paternalista do Estado.

Objetivando melhor entender este capítulo do livro, optamos por apresentar, primeiramente, o Sistema de Relações de Trabalho vigente no Brasil, o que permitirá compreender os principais obstáculos que se interpõem ao processo negocial entre empregados e empregadores. Posteriormente, descreveremos a proposta em discussão para mudança do sistema, o Contrato Coletivo de Trabalho, um dos principais determinantes dos destinos da área. E, por último, apresentaremos as tendências para a segurança e saúde no Brasil e suas repercussões no exercício cotidiano da atividade profissional do médico do trabalho.

Sistema de Relações de Trabalho Vigente

O Sistema de Relações de Trabalho (SRT) (isto é, a forma como se organizam e se relacionam empregadores, trabalhadores e Estado) vigente no Brasil, foi concebido e implantado a partir dos anos 30, durante a *era getulista*, e se articula a uma concepção de sociedade em que o Estado estrutura mecanismos para manter sob controle a organização dos sindicatos e o conflito decorrente da relação entre capital e trabalho. Apesar das discussões em torno de um novo modelo de relações trabalhistas e dos avanços democráticos introduzidos pela Constituição Federal de 1988, a organização e a prática das relações de trabalho no Brasil mudaram pouco nesta segunda metade do século, mantendo os principais pilares de sustentação estruturados nos seguintes pontos:

Organização Sindical

A unicidade e a contribuição sindical compulsória são as duas principais características responsáveis pela conformação corporativa da organização sindical no país. A unicidade, mantida no texto constitucional de 1988, consiste na proibição, pelo Estado, da existência de mais de um sindicato, seja de trabalhadores ou de empregadores, na mesma região geográfica. A legislação brasileira define, ainda, as instâncias hierárquicas das representações: Federações e Confederações, não reconhecendo qualquer outra forma de organização vertical. Esta estrutura rígida, ditada pelo Estado, aliada à obrigatoriedade da contribuição sindical, cria as condições para uma representação de pouca legitimidade, desarticulada dos verdadeiros interesses da categoria que deveria representar. As representações se sustentam mais em função do monopólio regional, do que do conjunto de ações que desenvolvem. Não há como pensar em processo negocial sustentado quando as representações de trabalhadores e empregadores não têm a legitimidade para garantir o cumprimento dos acordos.

No plano da organização dos trabalhadores, a garantia dos representantes sindicais e da CIPA se mostra extremamente frágil no Brasil, considerando que a caracterização da justa causa segue um trâmite unilateral, controlado exclusivamente pelo setor empresarial. O representante pode ser demitido, cabendo-lhe a comprovação da ilegalidade da medida, quando for o caso. Com freqüência, a estabilidade do representante, que teria o objetivo de garantir o poder de intervenção dos trabalhadores, acaba se transformando em um direito pecuniário. Tal condição favorece o desequilíbrio na correlação de forças entre capital e trabalho, desestimulando a negociação e fortalecendo a cultura paternalista do Estado.

Ainda quanto à organização dos trabalhadores, há de se pensar na representação por local de trabalho. Em alguns países desenvolvidos, esta representação está prevista dentro das garantias básicas, o que assegura duas condições favoráveis ao processo negocial. Primeiro, estimulando o entendimento entre as partes nos locais de trabalho, revertendo a cultura dominante de que o conflito deva ser sempre resolvido pelo Estado ou pelo confronto do sindicato com a empresa. Segundo, hierarquizando os conflitos, isto é, estimulando que somente os assuntos que não conseguem ser resolvidos localmente sejam encaminhados às respectivas representações, o que fortalece a legitimidade sindical e garante uma pauta de negociação vinculada à realidade local. A garantia de representação no local de trabalho assegura ainda um maior cumprimento da legislação de sustento e dos acordos vigentes para a categoria, reduzindo a necessidade de presença do Estado e do Sindicato no cotidiano do processo produtivo.

Na área de segurança e saúde, com as modificações ocorridas em 1999 na NR-5, a CIPA é hoje uma instância bicameral, com responsabilidades e atribuições que favorecem o processo negocial nos estabelecimentos de maior porte. Na mesma direção, o favorecimento à criação da instância intersindical de segurança e saúde, em âmbito nacional e regional, estimula a busca de solução negociada, contribuindo para a mudança do SRT atual.

NEGOCIAÇÃO COLETIVA

Conforme já dito anteriormente neste capítulo, o SRT atual desestimula a negociação como alternativa para resolução de conflitos. No plano legal, somente é assegurada a negociação uma vez ao ano, na chamada data base. Neste momento, com uma antecipação de 60 dias, reservada para a negociação, todas as cláusulas até então vigentes deverão ser novamente discutidas para compor a pauta acordada, que, da mesma forma anterior, terá somente validade até a próxima data base. A limitação de um período tão curto para a discussão de todas as reivindicações acumuladas dos trabalhadores torna praticamente inviável o acordo nos assuntos de maior complexidade.

As questões de saúde dos trabalhadores, muito raramente, têm sido motivo de negociação durante as discussões que ocorrem na data base. Considerando os inúmeros assuntos a serem abordados, normalmente são privilegiadas as cláusulas econômicas, que além de terem maior visibilidade para a mobilização dos trabalhadores, podem ser tratadas de forma mais simplificada. As negociações para a melhoria das condições de trabalho, no plano coletivo, normalmente envolvem conhecimentos e informações mais complexas, o que exige um processo negocial permanente. *"A conseqüência do princípio da data base é a necessidade de instauração do processo de negociação apenas a 60 dias do vencimento da mesma. Com isso, os aspectos mais relevantes do mundo do trabalho ficam automaticamente fora da mesa de negociação. Torna-se praticamente impossível, em atendimento a esses prazos e preceitos, cumprir uma dinâmica de negociação sobre os assuntos complexos das relações do trabalho..."* (SIQUEIRA NETO, J.F. – *Forum Nacional sobre Segurança e Saúde do Trabalhador no Contrato Coletivo de Trabalho,* 1994. p.28).

O ESTADO E O ARCABOUÇO LEGAL

A presença de um Estado autoritário e intervencionista, sustentado no arcabouço jurídico trabalhista, constitui o pilar principal do sistema atual. Dentro desta intervenção do Estado, destaca-se a ação do Poder Judiciário, que se caracteriza, fundamentalmente, pela autoridade de arbitrar nos casos de denúncia de conflito entre trabalhadores e empregadores. Isto ocorre sempre que as negociações que se desenvolvem durante a data base não obtiverem o entendimento (o que é o mais comum). Nestes casos, o conflito denunciado unilateralmente à Justiça do Trabalho gera a instauração do chamado dissídio coletivo de trabalho. Caberá então ao Estado decidir sobre as cláusulas em conflito, transformando em norma o conteúdo da Convenção Coletiva. Tal procedimento descaracteriza o princípio autônomo da negociação coletiva, transformando-a numa ação de normatização do Estado. O interesse da categoria profissional passa a ser regulamentado na perspectiva do interesse do Estado. *"O interesse coletivo não se identifica com o interesse público: ambos são separados e autônomos. Podem eventualmente coincidir, como também se contrapor..."* (MASCARO NASCIMENTO, A. – *O Mundo do Trabalho: Crise e Mudança no Final do Século,* 1994. p.144).

A atuação sobre o direito de greve representa outra intervenção do Estado desfavorável ao processo negocial. Apesar de ter sido consignado como um direito social fundamental pela Constituição Federal, sua regulamentação e a interpretação dada pela Justiça do Trabalho interpõem obstáculos e penalidades ao seu exercício, o que praticamente inviabiliza um dos instrumentos mais poderosos dos trabalhadores. O resultado é o aprofundamento no desequilíbrio da correlação de forças. "...*a utilização desse instrumento, enquanto pressão para aprovação das reivindicações formalizadas, é mero ato de defesa coletiva de um direito, plenamente aceito em todos os ordenamentos jurídicos, salvo nos regimes autoritários"* (COELHO, E. A. – *Saúde, Ambiente e Contrato Coletivo de Trabalho: Experiências em Negociação Coletiva*, 1996. p. 31).

Ainda no campo das intervenções de Estado torna-se importante assinalar as ações de fiscalização do Ministério do Trabalho, que são quase sempre pontuais e resistentes ao acompanhamento das representações da sociedade (especialmente dos trabalhadores, normalmente denunciantes no processo). Tal comportamento gera uma intervenção tecnocrática e legalista, desvinculada da realidade motivadora da denúncia. A estruturação da fiscalização, dita *protetora do trabalhador*, não reconhece a representação sindical como agente transformador nas relações de trabalho. Não há estímulo, tanto na legislação quanto na ação fiscal, para que a composição negocial de empregadores e trabalhadores possa construir alternativas que garantam os princípios básicos dos direitos trabalhistas.

Na área de Segurança e Saúde, a legislação obedece a uma lógica com conteúdo técnico rígido que não reconhece as peculiaridades regionais e setoriais da economia. Alguns exemplos são bastante ilustrativos. Na NR-24, no dimensionamento de sanitários, vestiários e local para refeição, tomou-se como base o setor industrial, localizado em cidades de maior porte, cujas atividades ocorrem no interior de um único estabelecimento. Este dimensionamento torna-se impraticável ou desnecessário para atividades desenvolvidas, por exemplo, no setor de transporte, em "shopping centers", em pequenas e médias empresas de cidades de menor porte, etc. Outro exemplo diz respeito à NR-4, que reconhece somente cinco categorias profissionais como qualificadas para atuarem na área. Tal postura contraria o princípio já consolidado da multidisciplinaridade. É evidente que, por exemplo, o engenheiro de segurança ou o médico do trabalho não são os únicos profissionais qualificados para a prevenção dos riscos presentes no setor financeiro ou nas atividades envolvendo utilização de energia nuclear.

CONTRATO COLETIVO DE TRABALHO

Um sistema que se contrapõe a este implantado no país é o de contratação coletiva, em que as representações de trabalhadores e empregadores se organizam de forma autônoma e acordam entre si, articuladamente, normas de trabalho que respeitem as realidades regionais e de categoria. No processo de contratação coletiva, também conhecido como de negociação coletiva, a negociação bipartite (entre trabalhadores e empregadores), com a conseqüente consignação do acordo, é a coluna central do sistema. No acordo estão previstas penalidades, o que o transforma em um contrato. Ao Estado compete o estabelecimento e a fiscalização de um patamar legal que garanta os direitos fundamentais dos trabalhadores e de suas representações (conhecida como legislação de sustento), de forma a permitir que a negociação possa se dar com uma correlação de força que garanta sua legitimidade e maior perenidade.

BOBBIO define Contrato Coletivo como *"...processo mediante o qual, em grande parte dos países industrializados do Ocidente, são ajustadas de comum acordo as condições de emprego da força de trabalho. Os atores desta regulação conjunta* (FLANDERS) *são os empregadores, individualmente ou através de suas associações e os sindicatos dos trabalhadores...."* (BOBBIO,N., 1992:269).

O *Fórum Nacional sobre Contrato Coletivo e Relações de Trabalho no Brasil*, ocorrido em 1993, no Rio de Janeiro, que contou com ampla participação de organizações de trabalhadores, empregadores e diferentes esferas de Governo, chegou ao consenso de que o atual Sistema de Relações de Trabalho é ineficaz e precisa ser alterado, de forma a torná-lo participativo e transparente.

No documento final do Fórum, os participantes concluem que as transformações apontam para a necessidade de:

1. Negociação entre as partes, sem a interferência compulsória de terceiros, inclusive no setor público.
2. Espaços para o exercício da negociação de formas alternativas e aplicação das normas, sem a desregulamentação do Direito.
3. Manutenção da competência da Justiça do Trabalho para julgamento dos dissídios coletivos de natureza jurídica.
4. Que os conflitos de interesses e dissídios coletivos de natureza econômica somente sejam examinados pela Justiça do Trabalho mediante provocação das partes, de comum acordo, sendo a decisão proferida de natureza irrecorrível.
5. Que as normas coletivas permaneçam em vigor até que as normas posteriores as renovem, alterem ou suprimam.
6. Que a competência da Justiça do Trabalho no julgamento de conflitos de natureza jurídica também se estenda ao setor público.
7. Adoção dos princípios de plena liberdade sindical e direito de representação dos trabalhadores no local de trabalho.
8. Adoção de normas eficazes de cumprimento das regras acordadas entre as partes com o necessário aparelhamento do Ministério do Trabalho, no sentido de estimular e sustentar o efeito da livre negociação e o conseqüente compromisso com a aplicação do objetivo negociado.

Estas conclusões, por contarem com a participação dos principais atores sociais, nos permitem acreditar que o processo de mudanças no Sistema de Relações de Trabalho é inevitável e terá como eixo: *a)* a criação de condições para negociação entre empregados e empregadores com conseqüente elaboração de regulações autônomas das relações de trabalho; e *b)* a reformulação do papel do Estado e do arcabouço legal trabalhista, de forma a estimular a composição entre as partes e garantir o cumprimento da legislação de sustento e das regulamentações acordadas.

Negociação Coletiva e a Saúde dos Trabalhadores

As questões de saúde dos trabalhadores vêm assumindo papel cada vez mais relevante, tanto no âmbito das reivindicações dos trabalhadores, quanto nas políticas de gerenciamento de pessoal implementadas pelas empresas. Da mesma forma, vem-se ampliando a utilização da estratégia negocial para resolução dos conflitos referentes às melhorias das condições de trabalho. Na Tabela 3.1 apresentamos algumas negociações coletivas da área de segurança e saúde que se desenvolveram até 1998 e tiveram a participação direta dos profissionais da Delegacia Regional do Trabalho de São Paulo – DRT/SP.

Estas negociações ocorreram e ocorrem dentro de um Sistema de Relações de Trabalho restritivo, o que limita seus avanços, entretanto, têm colaborado na busca de um modelo novo, que possa responder aos desenvolvimentos atuais do processo produtivo.

Os acordos sobre segurança e saúde têm se desenvolvido com ou sem a participação do Estado (tripartite ou bipartite respectivamente), e didaticamente podemos dizer que incluem:

Medidas corretivas – Um dos objetivos principais dos acordos é a implantação de medidas corretivas para a redução dos acidentes ou doenças profissionais de maior incidência na categoria. As primeiras negociações tiveram como foco a proteção de máquinas (motosserra, prensas injetoras e cilindros de massa) e a prevenção da exposição a agentes carcinogênicos (amianto e benzeno). As cláusulas de caráter corretivo, normalmente, são suficientemente detalhadas, a fim de evitar que haja qualquer dúvida quanto à sua implantação, seja por parte do empregador ou do profissional que o assessora. A medida é também apresentada de forma a poder ser entendida pelo trabalhador envolvido ou por sua representação no local de trabalho.

A viabilidade da implantação da correção representa um dos principais pontos a ser negociado. Dois aspectos têm sido considerados: a tecnologia e os prazos. A diversidade do parque produtivo obriga que a medida de proteção seja eficiente, acessível e tenha custos compatíveis. Neste momento, torna-se fundamental a participação do profissional no processo negocial. Quanto aos prazos, normalmente são dimensionados de forma gradual, considerando-se as peculiaridades da categoria e a gravidade do risco.

TABELA 3.1 – Negociações coletivas.

Negociação	*Âmbito*	*Participação*	*Assunto*
Motosserra	Nacional	Tripartite (MTE; fabricantes de motosserras e centrais sindicais)	Dispositivo de proteção em motosserras – alteração da NR-12
Benzeno	Nacional	Tripartite (MTE, MS, MPAS, setores empresariais siderúrgicos, petroquímicos, químicos e de usinas de álcool e açúcar, e centrais sindicais)	Prevenção da exposição ocupacional ao benzeno
Amianto	Nacional	Tripartite (MTE, MS, MIC, SMA; CNI e centrais sindicais)	Prevenção da exposição ocupacional ao amianto
Vasos sob pressão	Nacional	Tripartite (MTE; setores empresarias ligados à fabricação e utilização de caldeiras e vasos sob pressão, e centrais sindicais)	Alteração da NR-13
Construção civil	Nacional e regional	Tripartite (MTE, setor empresarial ligado à indústria da construção e centrais sindicais)	Alteração e implantação da NR-18
CIPA	Nacional	Tripartite (MTE, MS, MPAS, confederações empresariais e centrais sindicais)	Alteração da NR-5
Ruído e perda auditiva	Nacional	Tripartite (MTE, centrais sindicais – CUT, CGT, Força Sindical e confederações de empregadores – CNI, CNC, CNT)	Elaboração do novo Anexo I da NR-7
Prensas injetoras	Estadual	Tripartite (DRT/SP, representações sindicais de empregadores e trabalhadores do setor plástico do Estado de São Paulo)	Dispositivos de segurança em prensas injetoras de plástico
Alimentação e hospedagem	Estadual	Bipartite (representações sindicais de empregadores e trabalhadores do setor de hotelarias e alimentação do Estado de São Paulo)	Condições de segurança e saúde em hotéis e restaurantes
Prensas mecânicas	Municipal	Tripartite (DRT/SP e representações sindicais de empregadores e trabalhadores do setor metalúrgico do Município de São Paulo)	Proteção de prensas mecânicas

TABELA 3.1 – Negociações coletivas.

Negociação	*Âmbito*	*Participação*	*Assunto*
Galvanoplastia	Municipal	Tripartite (DRT/SP e representações sindicais de empregadores e trabalhadores do setor metalúrgico do Município de São Paulo	Condições de segurança e saúde em galvanoplastias
Transporte urbano	Municipal	Tripartite (DRT/SP e sindicato das empresas de transporte urbano do município e sindicato dos condutores de São Paulo)	Condições de segurança e saúde em garagens de ônibus
Lavanderias	Municipal	Tripartite (DRT/SP e representações sindicais de empregadores e trabalhadores do setor de lavanderias do município de São Paulo)	PCMSO e PPRA
Cilindros de massa	Nacional e intermunicipal	Tripartite (DRT/SP, fabricantes de cilindros de massa, representações sindicais de empregadores e trabalhadores do setor de panificação da grande São Paulo)	Dispositivos de segurança de cilindros de massa e alteração da NR-12

CUT = Central Única dos Trabalhadores; CGT = Central Geral dos Trabalhadores; CNI = Confederação Nacional da Indústria; CNC = Confederação Nacional do Comércio; CNT = Confederação Nacional dos Transportes; MS = Ministério da Saúde; MPAS = Ministério da Previdência e Assistência Social; MIC = Ministério da Indústria e Comércio; MTE = Ministério do Trabalho e Emprego; SMA = Secretaria do Meio Ambiente.

Medidas de avaliação – Com freqüência, paralelamente ao acordo de implantação de cláusulas corretivas, negociam-se cláusulas de avaliação ambiental ou biológica. Também nesta etapa a participação técnica é fundamental, uma vez que serão definidos critérios para:

- estratégias e interpretação de resultados de avaliação ambiental;
- parâmetros biológicos para o controle de exposição;
- diagnóstico de doenças profissionais;
- afastamento e retorno ao trabalho; *e*
- incapacidade permanente.

A definição de critérios, muitas vezes, não soluciona o conflito, tornando-se necessária a negociação de cláusulas que estabeleçam entidades ou profissionais de confiança entre as partes, responsáveis pela execução, avaliação e controle dos parâmetros acordados.

Negociação permanente – Conforme comentado anteriormente, as questões de saúde dos trabalhadores envolvem nível de complexidade que torna impossível sua discussão somente uma vez ao ano, durante o curto período previsto na data base. Na tentativa de superação desta limitação, nos primeiros acordos de saúde foram criadas as comissões permanentes de negociação. Estas comissões, contempladas na redação da NR-5 – CIPA, representam o passo mais importante para a consolidação da estratégia negocial como alternativa para a solução dos conflitos da área.

A implantação de um canal permanente de conversação auxilia na elaboração de um diagnóstico macro sobre os principais problemas da categoria, permitindo o estabelecimento de prioridades que possam orientar as ações das representações de empregadores, trabalhadores e do Estado. O acompanhamento permanente, à medida que se negociam pontos omissos do acordo e outros conflitos da área de segurança e saúde, fortalece a comunicação entre representados e representantes. Ao Estado é reservado atuar nas situações em que o acordo não for conseguido, o que lhe permite qualificar as ações.

Divulgação para empresas e locais de trabalho – Os acordos que têm sido assinados procuram estabelecer estratégias que lhe permitam ser amplamente conhecidos por toda a categoria, envolvendo os trabalhadores, as CIPA, os empregadores e seus designados e os técnicos. A ampla divulgação do acordo é fundamental para a obtenção de êxito no seu cumprimento. Para tanto, a utilização dos veículos impressos da categoria, a elaboração de cartilhas, vídeos e a realização de campanhas, seminários e outros eventos têm se mostrado de grande eficiência.

Como estratégia de garantia de cumprimento, os acordos incluem cláusulas de formação e informação (treinamento) destinadas a trabalhadores e *cipeiros*. Além da obrigatoriedade, estas cláusulas impõem a carga horária mínima e o conteúdo programático, estabelecendo, ainda, critérios para credenciamento de instituições ou profissionais responsáveis pela formação.

A redação da NR-5 – CIPA (Portaria SSST/MTE n°s 8 e 9, de 23 de fevereiro de 1999), estimulando a negociação entre empregados e empregadores nos locais de trabalho, ampliou as responsabilidades dos *cipeiros* sobre as condições de trabalho, facilitando o processo de divulgação dos acordos e, conseqüentemente, aumentando os índices de cumprimento. A dinâmica de relação nas empresas e o estímulo à representação sindical para a solução dos conflitos da área reposicionam o Estado, resguardando-o para ações mais qualificadas.

Penalidades – Um dos maiores obstáculos, em nosso país, para a credibilidade nos acordos, é o elevado índice de seu descumprimento. Neste sentido, a negociação de mecanismos de imposição efetiva de penalidades tem sido um dos instrumentos mais importantes para garantir o cumprimento.

O arcabouço legal e a prática de fiscalização no Brasil impõem um único agente responsável pela aplicação de penalidades e uma única instituição arrecadadora: o Estado. Para que o acordo se transforme em contrato autônomo, torna-se necessária a existência de penalidades entre as partes. Prevista em cláusulas específicas, os acordos contêm o valor, os mecanismos de aplicação e recolhimento suficientemente avaliados, de forma a coibir o descumprimento.

As penalidades entre as partes poderão ser de caráter pecuniário ou compensatório e reverterão diretamente para o trabalhador ou sua representação, ou para um fundo administrado de comum acordo. Entre os exemplos de penalidades acordadas na área de segurança e saúde podemos destacar:

- multas pecuniárias em favor do sindicato dos trabalhadores;
- benefícios compensatórios (assistência médico-hospitalar, cobertura farmacêutica, etc.) para trabalhadores aposentados por acidentes ou doenças do trabalho;
- garantia de emprego e salário a trabalhadores com seqüelas de acidentes e doenças do trabalho;
- indenizações para trabalhadores com seqüelas de acidentes e doenças do trabalho.

Verificação do cumprimento do acordo – Da mesma forma anterior, na prática, o Estado é o único responsável pela verificação de cumprimento de um acordo trabalhista, o que torna impossível a estruturação de uma fiscalização eficiente. Entendimentos atuais têm criado mecanismos de confiabilidade, com alternativas de fiscalização com ou sem a participação do Estado, que, a partir de levantamento junto às empresas, possam assegurar se as mesmas estão cumprindo ou não os acordos vigentes.

Estas avaliações são elaboradas por consenso, considerando e ponderando as diversas cláusulas previstas nos acordos, de forma a poder retratar a real situação da empresa quanto aos aspectos avaliados. O levantamento é normalmente realizado por entidade ou profissional de confiança das partes que negociam. A verificação do cumprimento possibilitará à empresa a obtenção de certificado, selo de proteção ou outro documento que possa ser utilizado junto às instituições públicas ou para fins comerciais.

Informação – Um sistema de informação setorial sobre a segurança e a saúde dos trabalhadores, paralelo e complementar ao oficial, é condição obrigatória para a definição de prioridades da categoria. A criação de sistemas de coleta e análise de dados para conhecimento epidemiológico sobre a incidência e prevalência de acidentes e doenças do trabalho é outro item que tem sido discutido e acordado entre empregadores e empregados.

Negociação Coletiva e o Médico do Trabalho

Os acordos e convenções que vêm sendo assinados entre trabalhadores e empregadores têm alterado significativamente a realidade cotidiana do exercício da medicina do trabalho no Brasil. Primeiro, quanto à referência legal. Hoje, os responsáveis por políticas de gerenciamento empresarial e os profissionais da área têm como única referência, para implantação de medidas de segurança e saúde no trabalho, o previsto nas normas regulamentadoras. Estas, como discutido anteriormente, foram construídas a partir de uma lógica que desconsidera as peculiaridades regionais e setoriais, de forma que os dispositivos legais não se aplicam à maioria do parque produtivo nacional.

Os dispositivos legais, ora assumem um caráter generalista (como no caso dos itens referentes à proteção de máquinas e equipamentos – NR-12), ora assumem caráter específico referenciado no setor industrial (como no caso da NR-24 – condições sanitárias nos locais de trabalho). Hoje, já existem acordos setoriais que definem, para determinadas categorias regionais, por exemplo, qual o tipo de proteção para determinada máquina ou quais os critérios de saúde para o controle de um tipo específico de exposição, dentro dos parâmetros gerais previstos pelas NR. Por outro lado, acordos prevêem flexibilizar, por exemplo o SEESMT, os equipamentos sanitários ou a freqüência de exames médicos, considerando as especificidades setoriais e regionais.

Ainda com relação às NR, estas se constituem a única referência técnica aceitável. Raramente é confiável a outras entidades não públicas a autoridade para estabelecer critérios de prevenção das exposições ocupacionais. Entretanto, existe uma tendência para que os itens das NR, cada vez mais, sejam substituídos por cláusulas contratuais ou por recomendações técnicas oriundas de instituições da sociedade, obrigando o médico do trabalho (esteja ele empregado na iniciativa pública ou privada) a alterar a referência na implantação de medidas de prevenção. A Portaria nº 3.214/78 deixará de ser a *bíblia* da área.

A segunda questão importante em franca modificação é: a quem os médicos do trabalho têm de prestar contas? Considerando o arcabouço legal atual, conforme descrito anteriormente, a atuação do profissional é fiscalizada quase que exclusivamente pelo Estado, utilizando critério generalista e, por isso, muitas vezes arbitrário. Com a implementação da negociação, caberá especialmente a empregadores e trabalhadores a responsabilidade de criar mecanismos de avaliação e controle da implantação das medidas de prevenção de acidentes e doenças do trabalho. A redação da NR-5 cria condições para que diversos itens (relação contratado-contratante, tempo livre, currículo do treinamento, processo eleitoral, etc.) sejam alterados por negociação coletiva. O Estado estará mais presente junto aos órgãos de representação do que junto ao cotidiano das empresas, especialmente nos segmentos produtivos mais organizados.

As relações de trabalho e a forma de produção no Brasil têm sofrido significativas modificações nos últimos anos. A tendência é de se criar um sistema em que o capital e o trabalho tenham autonomia para organizar suas representações e autoridade para normatizar frente aos conflitos da relação. Ao Estado caberá estabelecer e garantir os direitos básicos de cidadania no mundo do trabalho, de forma a permitir que a negociação coletiva, coluna central de um novo sistema, estabeleça regulamentação autônoma.

Esta tendência vem alterando e alterará cada vez mais a atuação cotidiana do médico do trabalho, no sentido de proporcionar-lhe melhores condições e maiores responsabilidades para interferir na saúde da população trabalhadora.

Considerações Finais

Os novos paradigmas que têm sido introduzidos na prática da saúde e segurança no trabalho vêm obrigando o médico do trabalho a desenvolver uma nova postura quando da implantação de medidas de proteção e promoção da saúde da população trabalhadora. Além do conhecimento técnico-científico, torna-se necessário desenvolver habilidades que lhe permitam transitar com segurança no interior desta nova relação, obrigando-o, muitas vezes, a desempenhar o papel de mediador ou árbitro dos conflitos. Nesta nova postura, resumidamente, o profissional deverá considerar:

1. quando da implantação de medidas de controle médico e ambiental, as cláusulas de saúde dos acordos e convenções coletivas de trabalho da categoria. Poderá ser insuficiente, do ponto de vista legal, que o profissional se utilize somente dos dispositivos previstos nas Normas Regulamentadoras;
2. os parâmetros preconizados por entidades técnicas nacionais e internacionais. A tendência é de que as instituições públicas, que atuam na fiscalização de segurança e saúde dos trabalhadores, passem a cobrar, do profissional responsável, a definição e a implantação do critério mais adequado para o controle de saúde daquela população trabalhadora, critério este não explicitado nos dispositivos legais tradicionais;
3. que as organizações bi e tripartites terão, cada vez mais, participação relevante na definição das políticas de saúde dos trabalhadores. O exercício da medicina do trabalho deverá estar articulado com as CIPAs e Comissões Permanentes de Negociação da categoria, de forma a garantir que as ações implantadas tenham legitimidade junto às representações de trabalhadores e empregadores.

Bibliografia Recomendada

BENITES FILHO, F. A. – *Contrato Coletivo de Trabalho e Legislação de Sustento.* Florianópolis, Conferência proferida no II Congresso de Direito Alternativo do Trabalho, de 9 a 12/03/94, mimeo.

BOBBIO, N.; MATTEUCCI, N.; PASQUINO, G. – *Dicionário de Política.* 4ª ed. Brasília, Editora Universidade de Brasília, 1992.

BONCIANI, M. *et al.* – *Saúde, Ambiente e Contrato Coletivo de Trabalho: Experiências em Negociação Coletiva.* São Paulo, Editora LTr, 1996.

BUSCHINELLI, J.T.P.; ROCHA, L.E.; RIGOTTO, R.M. – *Isto é Trabalho de Gente?* Rio de Janeiro, Vozes, 1994.

CAMPANHOLE, A. – *Consolidação das Leis do Trabalho e Legislação Complementar.* São Paulo, Editora Atlas, 1993.

CAMPANHOLE, A. & CAMPANHOLE, H.L. – *Consolidação das Leis da Previdência Social e Legislação Complementar.* São Paulo, Editora Atlas,1993.

MINISTÉRIO DO TRABALHO. – *Acordo e Legislação sobre Benzeno.* São Paulo, Fundação Jorge Duprat Figueiredo de Segurança e Medicina do Trabalho – Fundacentro, 1995.

MINISTÉRIO DO TRABALHO – *Fórum Nacional sobre Contrato Coletivo e Relações do Trabalho no Brasil.* Rio de Janeiro, Ministério do Trabalho, 1994.

MINISTÉRIO DO TRABALHO – *Fórum Nacional sobre Segurança e Saúde do Trabalhador no Contrato Coletivo de Trabalho.* São Paulo, Ministério do Trabalho - MTb, 1994.

MINISTÉRIO DO TRABALHO – *Segurança e Medicina do Trabalho: Lei 6.514/77 e Portaria 3.214/78.* 27ª ed. São Paulo, Editora Atlas, 1998.

MINISTÉRIO DO TRABALHO – CENTRO DE ESTUDOS SINDICAIS E DE ECONOMIA DO TRABALHO – *O Mundo do Trabalho: Crise e Mudança no Final do Século.* São Paulo, Scritta, 1994.

MOURA, D. – *Saúde Não se Dá: Conquista-se.* São Paulo, Editora Hucitec, 1989.

SOARES, L.M.T. *et al.* – *Segurança e Saúde no Contrato Coletivo de Trabalho.* Relatório temático apresentado para obtenção do título de Especialista em Saúde do Trabalhador junto à Escola de Saúde de Belo Horizonte, Minas Gerais, 1994, mimeo.

SOUZA, F.A.S. – *Relações de Trabalho no Brasil: um Enfoque Didático.* São Paulo, IBART/OIT, 1985.

4

Gestão e Gerência de Programas Preventivos de Saúde nas Empresas

Álvaro Frigério Paulo
Roberto Cury
Mario Ferreira Junior

Introdução

Saúde nas Empresas (Saúde dos Trabalhadores, Saúde Ocupacional, Saúde e Segurança no Trabalho) pode ser definida de várias formas, sendo talvez o conceito mais abrangente, aquele que a define *como Saúde Pública dirigida para uma comunidade de trabalhadores*. Esta comunidade pode ser composta de trabalhadores de um ou vários estabelecimentos, de uma categoria funcional ou uma determinada região.

Já a *Saúde Pública* é definida por Winslow, *"como a ciência e a arte de evitar doenças, prolongar a vida e desenvolver a Saúde física e mental e a eficiência, através de esforços organizados da comunidade para o saneamento do meio ambiente, o controle de infecções, a organização de serviços médicos e paramédicos para o diagnóstico precoce e o tratamento preventivo de doenças, e o aperfeiçoamento da máquina social, que irá assegurar a cada indivíduo, dentro da comunidade, um padrão de vida adequado à manutenção da Saúde"*.

Estes conceitos, somados ao conjunto de processos e ações descritos por Leavell & Clark no seu modelo conhecido como História Natural da Doença, podem nos levar a definir a *Saúde nas Empresas* como o exercício conjunto de profissionais qualificados (médico, engenheiro, enfermeira, técnico de segurança do trabalho, auxiliar de enfermagem e outros), visando ao desenvolvimento de ações primárias e secundárias de saúde para grupos de trabalhadores. Cabe a estes profissionais, o planejamento, gerenciamento e execução de ações de *promoção de saúde e prevenção de doenças* (primárias) e de *diagnóstico e tratamento precoces* (secundárias) a estes trabalhadores.

Bases Conceituais Para os Serviços Preventivos de Saúde

Sem dúvida, as prioridades no desenvolvimento de ações junto a um conjunto de trabalhadores de uma empresa são aquelas voltadas à *prevenção de doenças.* Todas as normas, leis e recomendações relativas à Saúde dos Trabalhadores, sejam internacionais ou nacionais, são unânimes em apontar a prática preventiva como a atividade principal dos profissionais desta área.

Como exemplo podemos citar:

- **Recomendação nº 112 da Organização Internacional do Trabalho (1959) sobre os Serviços de Medicina do Trabalho nos Locais de Trabalho**

  No corpo desta Recomendação internacional, quando abordado o tópico Funções (IV), temos no item 6: *"A função dos Serviços de Medicina do Trabalho deverá ser essencialmente preventiva"*. A seguir, no corpo desta mesma Recomendação, entre as demais funções, encontramos aquela que afirma que *"os Serviços de Medicina do Trabalho devem participar, com os organismos ou serviços interessados da empresa, na prevenção dos acidentes do trabalho e das doenças profissionais e na vigilância dos meios de proteção individual e de sua utilização, assim como o assessoramento à direção e aos trabalhadores nesta matéria"*.

- **Convenção nº 161 da Organização Internacional do Trabalho (1985) relativa aos Serviços de Saúde do Trabalho**

  Esta Convenção, que substituiu a Recomendação nº 112, traz em seu artigo 1, o seguinte:

  a) a expressão "Serviços de Saúde no Trabalho" designa um serviço investido de funções essencialmente preventivas e encarregado de aconselhar o empregador, os trabalhadores e seus representantes na empresa em apreço sobre:

  i) os requisitos necessários para estabelecer e manter um ambiente de trabalho seguro e salubre, de molde a favorecer uma saúde física e mental ótima em relação ao trabalho;...".

Quanto à legislação nacional temos, entre as Normas Regulamentadoras (NR) aprovadas pela Portaria nº 3.214, de 8 de junho de 1978, normas estas que regulamentam os artigos da Lei nº 6.514/77 (CLT) e vêm sendo modificadas e complementadas progressivamente, duas que ressaltam a importância ímpar das ações de Prevenção:

- **NR-4 – Serviços Especializados em Engenharia de Segurança e Medicina do Trabalho – SEESMT**

  Esta Norma Regulamentadora, traz em seu item 4.12, letra l): *"as atividades dos profissionais integrantes dos Serviços Especializados em Engenharia de Segurança e Medicina do Trabalho – SEESMT são essencialmente prevencionistas, embora não seja vedado o atendimento de emergências quando se torna necessário".*

Esta Norma traz também na letra f) deste mesmo item: *"compete aos profissionais integrantes do SEESMT promover a realização de atividades de conscientização, educação e orientação dos trabalhadores para a Prevenção de acidentes do trabalho e de doenças ocupacionais, tanto através de campanhas, quanto de programas de duração permanente".*

- **NR-7 – Programa de Controle Médico de Saúde Ocupacional (PCMSO)**

  Este Programa, em vigor desde janeiro de 1995 e de elaboração e implementação obrigatória por parte de todos os empregadores e instituições que admitam trabalhadores como empregados, tem como objetivo a *"promoção e preservação da Saúde do conjunto dos trabalhadores".*

  O item 7.2.3 desta Norma é claro na sua preocupação pela prevenção: *"o PCMSO deverá ter caráter de prevenção, rastreamento e diagnóstico precoce dos agravos à Saúde relacionados ao trabalho, inclusive de natureza subclínica, além da constatação da existência de casos de doenças profissionais ou danos irreversíveis à Saúde dos trabalhadores".*

Prevenção e Assistência Médica no Modelo Privado

Impulsionada pela exigência legal e pelo aumento recente da demanda social, a prestação de serviços preventivos vem sendo alvo de abordagens cada vez mais freqüentes, na tentativa de incorporá-la ao amplo contexto da atenção global à saúde.

O atual modelo do sistema de saúde no Brasil (oficial e supletivo) tem apresentado uma evolução crescente dos custos, fato este que se tornou mais evidente com o desaparecimento da inflação. No setor privado, as operadoras de planos e seguros de saúde mantêm junto aos prestadores de serviço (médicos, laboratórios, clínicas, hospitais, etc.) uma remuneração por serviços prestados, na qual a doença é o foco do sistema. Isto é, toda a rede prestadora de serviços ganha pelo atendimento de doentes.

Os planos remuneram apendicite, meningite, fratura, infarto, etc., ou seja, quanto mais doentes e/ou doenças, maior o volume de recursos destinado à remuneração dos profissionais. Portanto, qual o estímulo desses profissionais e entidades prestadoras de serviço para atuar na promoção à saúde e prevenção de doenças?

Nesse cenário, o personagem que mais vem perdendo é o médico, que deixou de ser um profissional liberal para ser mais uma peça de uma engrenagem complexa. Esta mudança aconteceu de forma gradativa e *assintomática* para o mesmo, que ainda hoje não tem plena consciência desta realidade.

Conforme pesquisa feita pela Fundação Instituto de Pesquisas Econômicas (FIPE), em 1996, cerca de 80% dos médicos no Estado de São Paulo trabalham atendendo convênios médicos. Apenas 20% atuam com clientela particular, o que não significa que seja uma decisão destes em não atender convênios, pois o mercado para credenciamento está muito difícil, principalmente nos grandes centros.

Por outro lado, as operadoras, que continuam gerenciando seus sistemas com base em doenças, já começam a pensar em alternativas que possam lhes dar certas garantias frente aos riscos assumidos perante à população de usuários. Algumas já estão sendo discutidas e implantadas, como o "managed care", médicos da família, "home-care", "gate-keeper", dentre outros. Infelizmente, muito pouco se fala, ainda, de prevenção de doenças e, principalmente, em educação e promoção da saúde.

Por outro lado, a nova Lei nº 9.656 que regulamenta os planos e seguros privados de assistência à saúde trouxe um avanço muito grande em termos de garantia ao consumidor, aliada a responsabilidades das operadoras junto ao Ministério da Saúde e, também, a sua rede de prestadores de serviço. Vislumbra-se, então, como solução para todos os envolvidos (operadoras, prestadores de serviço e usuários) o investimento em ações de educação e promoção à saúde, bem como de prevenção de doenças.

Nos países desenvolvidos, as empresas compradoras de planos ou seguros saúde para seus funcionários foram as primeiras a investir nesse sentido, para, através do modelo de gestão de saúde (e não de doenças), terem como resultado uma melhoria da qualidade de vida da população, aumento da produtividade nas empresas, diminuição do absenteísmo e, portanto, redução nos gastos com assistência médico-hospitalar.

Ao se planejar ou administrar procedimentos que impactem a saúde dos indivíduos é importante manter em perpectiva o fato de que a saúde faz parte de um contexto maior, o da qualidade de vida, como está ilustrado na Figura 4.1.

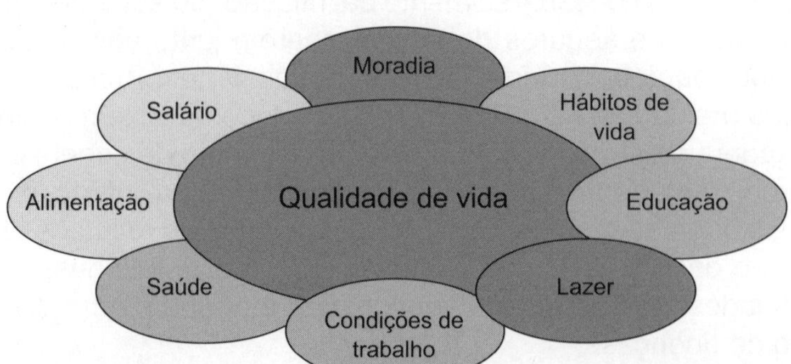

FIGURA 4.1 – A Saúde como parte de um conceito mais amplo de qualidade de vida.

Dentre os fatores que interferem diretamente na saúde, estima-se que os hábitos ligados ao estilo de vida são responsáveis por 51% dos agravos. Assim, as conseqüências da não realização de programas de prevenção e promoção da saúde, para as empresas, seriam as seguintes:

- Maiores gastos com o plano de saúde.
- Maiores gastos com incapacitação e afastamentos.
- Maiores gastos com acidentes.
- Aumento do absenteísmo.
- Aumento de custos com reposição de pessoal.
- Menor eficiência dos funcionários.
- Menores decisões de qualidade.

É evidente que a adoção de programas de promoção da saúde e prevenção de doenças provocará a médio e longo prazo efeitos perceptíveis na demanda de utilização dos recursos de assistência médica. Prever o impacto econômico da prevenção não é tarefa simples, dado a multiplicidade de fatores envolvidos, porém, estima-se que, através da adoção de uma política ativa de gestão de saúde, teremos condições de evitar até cerca de 40% da demanda atual dos serviços de saúde.

Em resumo, o investimento em promoção da saúde e prevenção de doenças é cada vez mais uma necessidade, até para a própria sobrevivência das empresas de saúde e seus clientes, sendo responsabilidade de todos que, direta ou indiretamente, atuam na área o estabelecimento de objetivos precisos no seu gerenciamento, como:

- Melhorar a qualidade de vida das pessoas.
- Reduzir a morbimortalidade por doenças e acidentes preveníveis.
- Alterar o padrão de utilização dos serviços de saúde.
- Reduzir o absenteísmo e aumentar a produtividade no trabalho.

Para que isto se viabilize, é preciso, antes de mais nada uma mudança de paradigma: *"passemos a administrar a saúde das pessoas e não apenas as doenças"*.

Da Atenção Curativa à Promoção da Saúde

Pelo que foi exposto anteriormente, pode-se ter uma idéia das dificuldades de se concretizar as atividades preventivas, tanto em nível de empresa como da população em geral, que são grandes e podem ser atribuídas a diversos fatores, dentre eles:

1. Cursos médicos voltados quase exclusivamente para a formação de profissionais para atuar na medicina curativa e não preventiva.
2. O fato do atual sistema de saúde no Brasil priorizar o atendimento médico curativo, isto é, ocupar-se das doenças e não da saúde.
3. A população usuária do sistema só procura atenção médica quando doente, não dando importância para programas preventivos, valorizando de maneira clara e insofismável o trabalho dos profissionais *curadores*.

Os serviços de *saúde nas empresas* são entendidos tanto pelo trabalhador como pelo empresário que os contratam, como extensão do serviço público, portanto, também curativo. Cabe ao gestor de saúde ou profissional responsável pelo *PCMSO* da empresa, com muito trabalho informativo e educativo, mostrar aos dois interlocutores a necessidade de se desenvolver atividades preventivas em primeiro lugar, ficando a atividade curativa como complemento dessas.

A importância do processo educativo em saúde junto aos trabalhadores é inegável, não só para atender ao princípio do *Direito de Saber*, mas por desencadear um processo de consciência sanitária, que se traduz pela ação individual e coletiva, com movimento contínuo de percepção, reflexão e ação. Na verdade, a atenção primária à saúde, é um processo participativo, por meio do qual os prestadores de serviços devolvem à população, neste caso a trabalhadora, a responsabilidade primária e principal sobre o cuidado com sua saúde pessoal e coletiva.

Na verdadeira atenção primária ao trabalhador, este deixa de ser alguém passivo que nada deve saber sobre a sua saúde e condições de trabalho, áreas até pouco tempo atrás consideradas patrimônio exclusivo e excludente de profissionais ou auxiliares dos serviços tradicionais de saúde. Com esta mudança comportamental, partindo primariamente da equipe de saúde, os trabalhadores passam a auxiliar os profissionais envolvidos nestas atividades primárias de prevenção, trazendo melhores resultados na condição de saúde da população envolvida.

Em função dos fatores de formação e expectativa de atendimento citados anteriormente, nem sempre a prática preventiva já está incorporada às rotinas do dia-a-dia da equipe de saúde. Neste sentido, é responsabilidade do gestor do programa preventivo, além de estabelecer esquemas padronizados de procedimentos a serem oferecidos aos trabalhadores, e garantir uma infra-estrutura básica que os viabilizem, estimular e zelar pela implantação efetiva dos mesmos, ou seja, *fazê-los acontecer*, através de uma equipe de profissionais capacitados a executá-los.

Estudos já demonstraram que a impressão dos profissionais de saúde (gestores ou executores) a respeito das práticas preventivas que vêm adotando nem sempre têm a sua contrapartida na opinião ou sensação subjetiva dos clientes (por exemplo, trabalhadores). Isto significa que o impacto esperado com a adoção de algum programa de prevenção deve ser objeto de análise e avaliação que atestem sua efetividade.

Planejamento em Matéria Preventiva

POLÍTICA E EXPECTATIVA DA EMPRESA

Para que o planejamento dos programas de prevenção seja adequado, existe a necessidade, primordial e indispensável, de que os dirigentes da empresa sinalizem de maneira clara quais os seus principais objetivos na implantação, além do aval explícito aos mesmos. De um modo geral, na prática, observam-se as seguintes alternativas:

1. Preocupação apenas com o cumprimento mínimo dos dispositivos legais. Nestes casos, o planejamento pode se ater aos itens básicos que constam das Normas Regulamentadoras, como a NR-7 – PCMSO, que contém parâmetros e diretrizes mínimas para o acompanhamento da saúde de trabalhadores, conforme o grau de exposição a riscos ocupacionais.
2. Algumas empresas, em geral as de maior porte, preocupam-se em oferecer a seus funcionários um conjunto mais amplo de serviços preventivos de saúde, muitas vezes incorporados a programas de Qualidade de Vida, que propiciam ao coordenador do PCMSO, por exemplo, a possibilidade de ampliar a gama de procedimentos de saúde a ser oferecida aos trabalhadores.
3. Uma terceira possibilidade são os programas intermediários, nos quais o básico (mínimo exigido por lei) pode ser complementado por atitudes preventivas dirigidas para itens considerados prioritários em função de levantamentos feitos nos locais de trabalho ou de evidência epidemiológica prévia (prevalência e incidência de doenças ou fatores de risco).

Em todos os casos, o profissional de saúde, seja ele o gestor direto das atividades preventivas da empresa ou apenas um consultor para estes assuntos, deve levar em consideração fatores decisivos para a qualidade dos mesmos, como por exemplo:

1. disponibilidade de recursos financeiros, materiais e humanos;
2. capacidade de extensão do atendimento a todos os funcionários, ou a apenas uma parte destes;
3. estimativa prévia do impacto real (efetividade) do procedimento preventivo na saúde da população;
4. monitorização do retorno do investimento proposto na forma de economia direta ou indireta de recursos, ou no nível de satisfação dos funcionários.

TIPO DE ABORDAGEM E ESTABELECIMENTO DE PRIORIDADES

Um problema que se apresenta com freqüência, quando se pretende implantar programas de saúde, é quanto à estratégia de abordagem a se adotar: individual (enfocando cada sujeito isoladamente) ou coletiva (programas inespecíficos voltados para grupos de risco). Se, por um lado, é de consenso que cada indivíduo é único e reage de forma específica aos mais variados estímulos do meio ambiente que o circunda, merecendo, portanto, atenção especial e dirigida, por outro, sabe-se que os riscos para a saúde se distribuem coletivamente e por esta razão podem ser objeto de ações e intervenções que englobem grupos de trabalhadores.

Deste modo, ao planejar um programa de intervenções preventivas, deve-se ter claro que alguns esquemas padronizados para aplicação em nível coletivo (por exemplo, dosagem de indicadores biológicos de exposição em trabalhadores que manipulam certos agentes químicos, mamografia para todas as mulheres acima de 50 anos) devem permitir um mínimo de flexibilidade para a necessária adaptação em nível individual (por exemplo, testes de função hepática para um indivíduo exposto a agente hepatotóxico, mamografia para uma mulher com menos de 50 anos, mas com história familiar de câncer de mama).

O ideal seria manter, se possível, um esquema mínimo de procedimentos a serem oferecidos aos clientes/trabalhadores em nível coletivo, que pode ser ampliado conforme a necessidade individual e a disponibilidade de recursos nas empresas. Obviamente, a escolha dos procedimentos preventivos deve obedecer a critérios, como exemplificados a seguir:

- exames obrigatórios por lei (por exemplo, NR-7 – PCMSO);
- avaliações, testes e procedimentos cujos benefícios reais para a saúde tenham sido atestados com base em evidências clínicas e/ou epidemiológicas prévias;
- intervenções cujos estudos de custo em relação à efetividade tenham se mostrado satisfatórios.

Assim, mantendo dentro do programa básico o que está previsto em textos legais, incrementado, eventualmente, por procedimentos de efetividade comprovada em nível científico-epidemiológico, o gestor já estará maximizando a aplicação dos recursos disponíveis, isto é, investindo esforços e dinheiro de modo racional e coerente. Um passo suplementar, seria o uso de análises de custo-efetividade dos procedimentos preventivos, como forma de discriminar, dentre vários, qual ou quais seriam de maior interesse prioritário para o coletivo da população em foco ou para algum cliente individualmente.

Em análises de custo-efetividade, o numerador equaciona os custos diretos e indiretos, associados à intervenção, ela mesma, e de seus efeitos colaterais, e as economias obtidas pela prevenção da doença e da incapacidade, por exemplo.

O denominador reflete o efeito na saúde, expresso, por exemplo, em número de anos de vida ganhos, ou em parâmetros mais sofisticados, capazes de medir a melhora da qualidade de vida após a intervenção. Não se trata, portanto, de se analisar o custo-benefício simples do procedimento, que, em geral, se expressa na forma de quanto se economizou (em dinheiro) com o mesmo.

Na elaboração de políticas de saúde voltadas para a prevenção, levar em consideração estudos publicados na literatura que comparam o custo-efetividade de certos procedimentos entre si pode ser fundamental para a tomada de decisão, e melhorar o aproveitamento tanto em nível coletivo quanto individual. Por exemplo, os benefícios da vacinação antigripal na população geral adulta saudável são controvertidos, portanto, acoplando-se a este fato o custo anual da vacinação, pode-se decidir pela destinação dos recursos para outro tipo de vacina, como a hepatite B, cujo impacto preventivo em pessoas jovens é maior, além do custo a longo prazo ser menor.

ATUAÇÃO E CAPACITAÇÃO PROFISSIONAL

Com base na experiência acumulada, dois pontos são de importância fundamental para o planejamento do PCMSO e seus componentes: 1. programas sistemáticos, com base na abordagem coletiva, mas centrados no contato direto e freqüente com o cliente (trabalhador), através de entrevistas individuais, face a face, apresentam resultados mais positivos do que campanhas periódicas ou aplicadas de forma despersonalizada; 2. dentro dos programas mais efetivos anteriormente citados, os de melhor desempenho são aqueles que contam com participação multidisciplinar e multiprofissional.

Dentro da perspectiva anterior, ainda na fase de planejamento, o coordenador do PCMSO, por exemplo, pode estruturar a sua rotina de atividades sistemáticas centrando-as nos exames médicos ocupacionais (obrigatórios por lei), visando à prestação de uma gama de serviços de saúde, se possível contando com a participação de outros profissionais (enfermeiros, auxiliares de enfermagem, etc.) no sentido de maximizar o aproveitamento do momento privilegiado da consulta médica (incluindo a pré e pós-consulta).

Em alguns momentos, a equipe de saúde pode lançar mão de oportunidades previstas no cronograma anual de atividades preventivas (por exemplo, reuniões ordinárias da CIPA, Semana Interna de Prevenção de Acidentes de Trabalho – SIPAT) para ampliar a divulgação de suas práticas preventivas, complementando o seu programa sistemático. A colaboração de diferentes profissionais envolvidos com as questões de saúde no trabalho pode ser de grande utilidade nestes eventos, enfocando mais a prevenção do que doenças ou lesões.

Obviamente, para atingir os objetivos propostos de promover saúde e prevenir doenças em indivíduos da população-alvo, partindo-se do pressuposto que o contato no dia-a-dia com os técnicos da área preventiva é o caminho mais adequado, o gestor preocupado com o desempenho de sua equipe de saúde deverá levar em consideração os seguintes fatores:

1. Infra-estrutura básica, organizacional e de instalações, que viabilize a prática preventiva.
2. Manter um fluxo lógico com logística bem administrada para o deslocamento dos clientes entre os diferentes departamentos e instituições relacionadas à prestação de serviços preventivos de saúde.
3. Capacitação técnica e atualização sistemática dos profissionais da equipe de saúde na execução dos vários procedimentos de prevenção.
4. Reciclagem e adaptação periódica dos profissionais da equipe de saúde em matéria de conceitos, crenças, percepções e comportamentos.

Desenvolvimento de Programas Preventivos

Para o desenvolvimento de programas preventivos a uma população, por exemplo, constituída de trabalhadores, é importante, em primeiro lugar, conhecer-se o perfil de saúde do grupo de trabalhadores sujeitos a estes programas, como também as condições dos postos de trabalho, e fatores de risco à saúde presentes.

Quanto ao perfil da população, podemos obtê-la por meio, por exemplo, de questionários dirigidos que podem ser aplicados quando da realização do exame periódico, com entrevista realizada pelo médico ou por membro da equipe de saúde. Estes poderão conter, entre outras informações: sexo, idade, raça, escolaridade, função, estado civil, composição familiar, local de residência, antecedentes mórbidos pessoais e familiares, hábitos (vícios, lazer, alimentação, etc.), passado ocupacional do trabalhador.

Este mapeamento preliminar de certas doenças e de fatores de risco à saúde de uma população é hoje uma ferramenta imprescindível para a implantação de programas preventivos, pois existe uma relação direta entre o aumento de gastos com a saúde e o número de fatores encontrados, como ilustra a Figura 4.2.

A caracterização do perfil de saúde da população atingida pelo programa pode ressaltar a importância de intervenções direcionadas para: tabagismo, obesidade, estresse, sedentarismo, hábitos alimentares inadequados, uso e abuso de álcool e drogas, hipertensão arterial, hipercolesterolemia, doenças sexualmente transmissíveis (DST), cânceres, prevenção de acidentes, dentre outros.

Já do ponto de vista dos riscos ocupacionais, quanto às condições dos postos de trabalho e agentes presentes, podemos lançar mão de laudos ambientais, ergonômicos e do Programa de Prevenção de Riscos Ambientais – PPRA –, hoje de elaboração obrigatória por todas as empresas (NR-9).

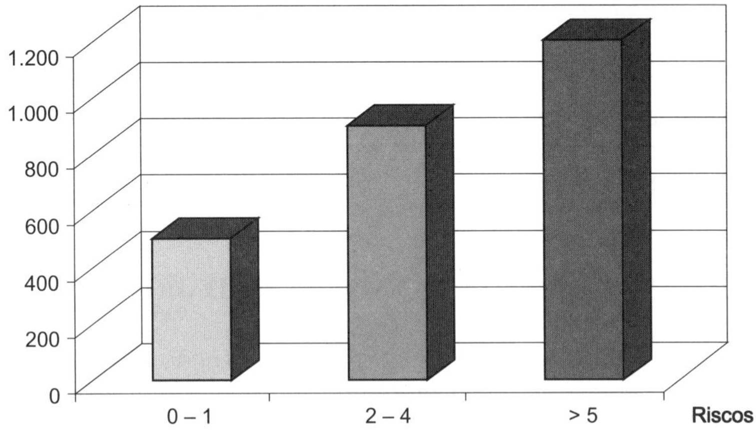

FIGURA 4.2 – Relação entre o aumento de gastos com a saúde e o número de fatores de risco encontrados.

Os relatórios produzidos pelo setor de Segurança do Trabalho quanto aos acidentes ocorridos e suas causas, como também as condições e locais com risco de acidentes, podem nos auxiliar neste levantamento.

Outras fontes de dados para conhecimento de riscos e condições de trabalho, são o Mapa de Riscos e as reuniões da Comissão Interna de Prevenção de Acidentes – CIPA, sendo suas atas de grande valia. O levantamento deve abordar os riscos físicos, químicos, biológicos, mecânicos, ergonômicos, psicológicos e de organização do trabalho.

Com estes dados tabulados, tanto o perfil da população como os riscos presentes nos ambientes de trabalho, podemos então definir as prioridades e que programa preventivo devemos desenvolver para esta determinada população. Como exemplo, listam-se a seguir alguns assuntos e programas que podem ser desenvolvidos:

Grupo 1 – Saúde auditiva; saúde respiratória; prevenção de DORT e estresse; prevenção para trabalhadores expostos a agentes biológicos, radiações ionizantes e não ionizantes, metais pesados, eletricidade; operadores de veículos; manipuladores de alimentos; uso ocupacional de armas de fogo; primeiros socorros.

Grupo 2 – Alimentação; atividade física, hábitos saudáveis, higiene habitacional e corporal; gestação e puericultura; planejamento familiar; imunização básica do adulto e na infância; educação sexual e saúde bucal.

Grupo 3 – Prevenção de doenças sexualmente transmissíveis, AIDS, obesidade; hipertensão arterial; diabetes; doenças cardiovasculares; cânceres.

No desenvolvimento destes programas, pode-se utilizar, dependendo do número de trabalhadores envolvidos e recursos financeiros e humanos à disposição, palestras, cursos, reuniões informais nas áreas de trabalho, filmes, revistas, folhetos, cartazes e outros meios de comunicação, complementando as práticas sistemáticas do grupo de saúde.

Reiterando: a importância dos exames ocupacionais, principalmente o mais nobre deles, o periódico, manifesta-se no trabalho educativo de reforço aos programas implantados, na informação e formação do trabalhador, na detecção de novos riscos e doenças, como também na avaliação dos resultados dos programas implantados. O papel do médico do trabalho, enquanto examinador, é preponderante para o sucesso destas atividades de prevenção.

Arquivo, Processamento e Auditoria de Dados

O uso da informática como instrumento de manutenção de banco de dados atualizados e no processamento de informações, cálculos, geração de formulários, relatórios e gráficos, está cada vez mais próximo da realidade da maioria dos profissionais atuantes na área de saúde no trabalho. São vários os "softwares" disponíveis no mercado, voltados para o gerenciamento de dados de saúde de trabalhadores, com a possibilidade de interface, inclusive, com itens de assistência médica ou relacionados à segurança no trabalho.

Os sistemas existentes, em geral, são positivos para a editoração de textos (por exemplo, na redação e atualização periódica do PCMSO), na criação de bancos de dados por empresas, funcionários, cargos ou funções, na geração de relatórios individuais (por exemplo, atestados de saúde ocupacional – ASO) ou coletivos (por exemplo, Quadro III da NR-7), no controle e administração do movimento de ambulatórios ou consumo de medicamentos, e no fornecimento de estatísticas descritivas simplificadas. Poucos, entretanto, permitem análises estatísticas mais avançadas, ou mesmo interface com utilitários de estatística mais potentes.

Se a informatização dos dados de saúde e fatores de risco devem ser uma das metas de qualquer programa bem gerenciado, é importante, todavia, que se tenha uma noção adequada dos seus limites. Muitas vezes, acaba-se por utilizar os recursos desta tecnologia como fim e não como meio para a maximização de ações, intervenções e aproveitamento orçamentário. Em outras palavras, o gestor de saúde, principalmente aquele que se interessa especialmente pela prevenção, deve estar atento para *usar o computador na medida exata da sua necessidade*.

Não são poucas as empresas que investem em sistemas sofisticados de controle médico e ambulatorial e não chegam a aproveitá-lo integralmente, devido à falta de tempo ou pessoal para introdução das informações, por falta de instrumentos básicos para tanto (por exemplo, formulários de coleta de dados compatíveis), ou, até mesmo, por causa da complexidade do próprio sistema.

Do mesmo modo, são freqüentes os casos de sistemas manuais de preenchimento de fichas, atestados e relatórios, mantidos em paralelo ao informatizado, como precaução para possíveis exigências oficiais em nível judicial ou da inspeção sanitária e do trabalho. Em outros casos, dispositivos de

5auxílio para antecipação de eventos (por exemplo, convocação para exames médicos, solicitação prévia de exames complementares) necessitam de verificação constante e nem sempre são efetivos, levando-se em conta a multiplicidade de fatores intervenientes no dia-a-dia das empresas e trabalhadores.

Assim, para aqueles que não dispõem de recursos financeiros suficientes ou ainda têm dúvidas quanto às reais necessidades de informática para o seu programa de saúde funcionar, recomenda-se que invistam inicialmente na padronização de sistemas manuais com formulários simples e eficazes, que possam, no futuro, ser assimilados por sistemas informatizados, igualmente, simples e eficazes. No caso de empresas com número pequeno de trabalhadores, pode-se mesmo utilizar de pacotes de uso comum (editor de texto, planilha eletrônica e gerenciador de base de dados), adaptados internamente ou com a ajuda de consultores externos, para o uso voltado para as informações de saúde.

Finalizando, deve-se atentar para a importância de auditoria periódica dos programas preventivos nas empresas, que deve se estender desde a avaliação das ações e intervenções no seu sentido conceitual, logístico, adequação à realidade (cultural, operacional e financeira) e efetividade em relação à saúde do público-alvo, até itens mais práticos, como o preenchimento de formulários, atestados e fichas, geração e atualização de laudos, documentos e relatórios, arquivamento e guarda de prontuários, encaminhamento de pacientes e medidas médicas e legais pertinentes.

Bibliografia Recomendada

ATLAS – *Segurança e Medicina do Trabalho*, 43ª ed., São Paulo, Atlas, 1999.

MENDES, R. – *Patologia do Trabalho*. São Paulo, Editora Atheneu, 1995.

RIVERO, D.J. – *Revista Ser Médico*. Conselho Regional de Medicina do Estado de São Paulo. Ano II – nº 7, 1999. pp. 12 – 15.

ROUQUAYROL, M.Z.; ALMEIDA, N.F. – *Epidemiologia e Saúde*. 5ª ed. São Paulo. Medsi, 1999.

WOOLF, S.H.; JONAS, S.; LAWRENCE, R.S. – *Health Promotion and Disease Prevention in Clinical Practice*. Philadelphia, Williams & Wilkins, 1996.

US PREVENTIVE SERVICES TASK FORCE – *Guide to Clinical Preventive Services*. 2ª ed. Philadelphia, Williams & Wilkins, 1996.

5

Ética e Responsabilidade dos Profissionais que Cuidam da Saúde de Trabalhadores

Marco Segre
Vera Lucia Zaher

Introdução

A ética tem sido um tema muito solicitado para discussão e reflexão de diversos assuntos nos tempos atuais. Esta busca demonstra uma preocupação com o homem e suas relações com o meio que o cerca numa sociedade contemporânea que procura sempre repensar os seus valores.

A medicina do trabalho é uma especialidade que apresenta algumas particularidades dentre as ciências da saúde. Estas serão vistas no decorrer deste capítulo. Ela, como também as outras, está intimamente relacionada com as leis, regras e normas impostas pela sociedade, que norteiam as atividades dos profissionais, no caso, dos médicos do trabalho. Por um lado, há o médico seguidor de regras internas, fruto de seu trilhar da vida, de seus conceitos éticos e, por outro, há um código de ética e as normas que regem a sua conduta, ditadas por uma sociedade que tenta dizer o que um profissional pode ou não fazer no exercício de sua profissão.

É importante, de início, estabelecer o que é entendido por ética. Pode-se utilizar a definição de Ferreira que afirma ser o *"estudo dos juízos de apreciação referentes à conduta humana suscetível de qualificação do ponto de vista do bem e do mal, seja relativamente a determinada sociedade, seja de modo absoluto"*, como ponto de partida para uma discussão sobre a ética em saúde ocupacional. Partindo do pressuposto de todo ser humano poder pensar (e sentir), fica claro que todas as valorações quanto a condutas boas ou más (pode-se dizer, a partir de agora, construtivas ou destrutivas, numa determinada circunstância e num específico momento) serão realizadas pelo próprio ser humano. Logo, sob este ponto de vista, não existe o *absoluto*, em ética.

Este é o ponto de partida para a elaboração de uma ética construtivista e autonomista. Se tudo o que é vivido e vivenciado resulta de uma percepção do mundo ao redor, a partir da qual as idéias são construídas e os pensamentos elaborados – se a vida, enfim, é tudo (e nada mais) o que é percebido – decorre que só há dois caminhos antitéticos para estabelecer nossas hierarquias de valores, isto é, o que é bom e o que é mau: o de se copiar conceitos, princípios e normas elaborados por outras pessoas, ou, então, procurar estabelecer os próprios princípios e escalas de valores.

Dentro dessa óptica distingue-se a ética (ou Ética Crítica – EC dos autores italianos) da moral (ou Moral Comum – MC) desses mesmos autores. Embora ética e moral estejam continuamente interagindo entre si, não sendo possível fixar uma linha divisória entre *o que vem de dentro* e *o que vem de fora*, entende-se, bem ao estilo da linha filosófica da *ilustração* – vejam-se as tendências do iluminismo europeu, a partir do século XVIII, preconizando a tentativa de cada pessoa exercer seu juízo autonomamente à sociedade que o cercava – *que só se possa fazer Ética abstraindo-se de todos os princípios apriorísticos.*

Não é certamente esta uma proposta para que cada *eticista* recrie o Antigo e o Novo Testamento, bem como modifique os usos e costumes de sua comunidade, ou reescreva normas, códigos e leis vigentes – até mesmo porque, elaboradas por outras pessoas podem elas convergir com a sua própria forma de pensar. Trata-se, entretanto, de se adotar o único caminho possível de ser *sujeitos* e não *objetos* do destino, embora obviamente não se possa saber até que ponto esta autonomia é real ou se trata de uma ficção. Contudo, embora as influências dos genes e da estruturação das pessoas indiscutivelmente existam, a *proposta do pensamento autônomo é a única condição apriorística que se sugere para que se realize toda valoração ética.*

O fato de se propor a *autonomia* no pensamento ético, conflui com a idéia de que todo o homem que quiser pensar tem condições de ser um legislador universal, conceito este estruturado pelo filósofo alemão IMMANUEL KANT. Acrescente-se que todo Homem que quiser pensar (e puder sentir) tem condições de administrar seus sentimentos (ajustando-os à sua razão) podendo ser legislador (não universal, mas para gerar normas que ele aceite e possa confrontar com aquelas elaboradas por outrem, podendo desse confronto, emergir uma legislação universal).

Nem de longe, esta postura autonomista se opõe ao ideal do bem-estar coletivo, uma vez que a própria solidariedade (ou alteridade no dizer psicanalítico) está embutida na afetividade de cada ser (juntamente com outros sentimentos menos construtivos), bem como na razão humana graças à qual ressai que a sobrevivência do grupo é condição essencial para a própria sobrevivência do indivíduo.

Pode parecer estranha, esta premissa, para quem se proponha a apreender um conjunto de normas que tornem ético o exercício da medicina do trabalho. Mas, essas normas não existem. A ética, conforme foi referido, vem de dentro de cada profissional, sendo, as normas, apenas um termo consensual da categoria sobre o que se deve fazer no exercício da atividade de médico do trabalho.

A um Código de Ética ficaria melhor a denominação de Código do Exercício da Medicina.

JANINE RIBEIRO,[1] discorre que não se pode pensar a ética como *um "conteúdo de respostas, ela não tem um roteiro predeterminado do que é certo ou errado. Há várias opções plausíveis, com grande liberdade e, conseqüentemente, grande responsabilidade"*. Entretanto, comenta que isto não implica em dizer que tudo é permitido. Há a necessidade de haver uma série de critérios, que passam a ser relevantes a uma determinada profissão, que acabam sendo necessários para a sua promulgação, para se dizer o que é correto ou não – portanto, um código de ética. Vai além, afirma que, mesmo havendo um código, o que será ético é o definido por cada indivíduo e não ético é aquele que cumpre os códigos para não ser punido. Afirma que não existem valores que possam ser ditos eternos, absolutos ou verdadeiros, há éticas diferentes.

Para COHEN & SEGRE[2] ser ético é ser coerente, é ter capacidade de percepção dos conflitos da vida psíquica, percorrendo o caminho entre a emoção e a razão e posicionando-se na parte deste percurso que se considere mais adequada através de sua autonomia.

É a bioética, hoje, a ciência que abre um espaço para as pessoas refletirem sobre os assuntos que geram dúvidas e conflitos, privilegiando a autonomia de cada um em suas decisões, mas articulando esta autonomia com as necessidades da sociedade.

Assim sendo, falar de responsabilidade profissional é tratar do respeito (ou não) a normas estabelecidas para um exercício tão construtivo quanto possível da profissão de médico, correspondam elas (ou não) com o pensar ético de cada um.

Ética em Saúde Ocupacional

Um trecho do artigo *Ética em Saúde Ocupacional* de 1989[3] será aqui transcrito por se entender que o texto em muito auxiliará na compreensão das questões éticas em medicina do trabalho:

"O cerne ético do exercício profissional do médico está no relacionamento com o paciente. Situações freqüentemente questionadas, como a responsabilidade médica, o sigilo profissional, a omissão de socorro, a escolha de

tratamento, a experimentação em seres humanos, são atualmente tratadas dando-se máxima ênfase ao respeito à personalidade do paciente. Num momento histórico, em que as Constituições da maioria dos países ocidentais valorizam ao máximo os direitos e a liberdade do ser humano, não poderia ser diferente o tratamento ético dessas questões.

Abole-se, progressivamente, na ética das relações médico-paciente, o paternalismo do médico, senhor da vida e da saúde do paciente, escudado num conceito elitista do saber científico. Não mais se orienta o futuro médico, na moderna acepção ética, no sentido de fazer prevalecer sua conduta, escudada na ciência, sobre a vontade do enfermo. Não mais se aceita qualquer cerceamento ao poder de decisão do ser humano, a quem se deve facultar, de toda forma, o acesso ao máximo de dados sobre sua saúde. O habeas data, *incluído na Constituição brasileira como legítimo direito de todo cidadão, de ter conhecimento de tudo o que a ele se refira, registrado nos arquivos do Estado, é totalmente extensivo, conceitualmente, ao paciente.*

A relação médico-paciente, preceitua-se, deve ser mantida num pé de igualdade e simetria, entre os integrantes do seu binômio. O conhecimento da medicina deve ser aberto ao paciente, para que ele, parceiro do médico em tudo o que diz respeito à sua saúde, parceiro ativo do profissional (condição essencial para que se possa esperar sucesso terapêutico) durante todo o tratamento, possa decidir livremente quanto à conduta, e, até, quanto à escolha do médico. Tais critérios são válidos mesmo para a não aceitação do prolongamento da vida (Declaração de Tóquio – 1975), realização de transplantes de órgãos, pesquisa em seres humanos e para toda prática que possa caracterizar, de qualquer maneira, violação à liberdade individual do paciente. Mesmo a atuação médica em situação de 'risco iminente de vida', ou 'quando o paciente não esteja em condições de opinar, quanto à sua saúde', deve ser vista com reservas, posto que o árbitro dessas situações ainda é o médico, até inconscientemente tentado a sobrepor sua vontade à do paciente.

Respeito à privacidade, respeito à escolha, respeito à liberdade de ação do paciente são, portanto, os pontos fundamentais do relacionamento médico-paciente. Essas condições são ainda mais importantes quando nos damos conta da relatividade do conceito de doença ou de não saúde – esta última entendida como estado de bem-estar físico, mental e social, segundo a OMS –, podendo até considerar-se doente o membro de minoria discriminada socialmente, o dissidente político, o homossexual, etc.

O médico não pode fazer qualquer discriminação de sua clientela (exceto em situações especiais, valendo a liberdade de ação de todo indivíduo e, obviamente, também a do médico), oferecendo o máximo de seu conhecimento e de sua dedicação.

Saúde Ocupacional é o ramo das atenções de saúde que visam ao trabalhador. Seu objetivo é a preservação da saúde do homem que trabalha, melhorando suas condições de ambiente laborativo e atenuando as conseqüên-

cias do trabalho que lhe são prejudiciais. Objeto das atenções de Saúde Ocupacional é o trabalhador, sendo seu objetivo a preservação de sua saúde. A Saúde Ocupacional, atividade de equipe em que o médico detém apenas uma parcela das responsabilidades (as outras cabem ao engenheiro, ao administrador, ao psicólogo, ao enfermeiro, ao técnico de segurança, etc.), abrange não somente a atenção com as patologias provenientes do trabalho, bem como, na sua conceituação mais atual, a preservação da saúde do trabalhador como um todo, incluindo os aspectos extraprofissionais.

Atua-se em Saúde Ocupacional na fábrica, na empresa comercial, na secretaria do Governo, no sindicato, no centro de Saúde, na instituição hospitalar. A atenção é primária quando visa à prevenção, ou secundária, em nível laboratorial. O tratamento das doenças, em hospital, atenção terciária de saúde ocupacional, integra-se com outras formas terapêuticas, em centros especializados ou em hospitais gerais. Dá-se mais importância, atualmente, em Saúde Ocupacional, à prevenção, seja ela realizada mediante cuidados com o ambiente de trabalho (higiene e segurança do trabalho) ou através de controles periódicos da população exposta, visando ao diagnóstico precoce das enfermidades.

A Saúde Ocupacional, ou, mais especificamente, a Medicina do Trabalho, deve muito à instituição empresarial. A partir da revolução industrial, na Inglaterra, no século passado, o serviço médico de empresa absorveu, praticamente, todas as atenções médicas voltadas para o trabalhador. O desenvolvimento de uma legislação trabalhista, protegendo o homem que trabalha contra os riscos profissionais, assegurou-lhe a vigilância do Estado sobre a empresa, que centralizou a responsabilidade pelos cuidados com a saúde do trabalhador.*

Desde 1830, quando ROBERT BAKER, na Inglaterra, preconizou o primeiro médico de empresa, até nossos dias, nos países ocidentais, o capital detém grande parte das obrigações no tocante à saúde do trabalhador. Nos países de economia socialista, essa responsabilidade vai para o Estado, enquanto que, no capitalismo, ela permanece com a empresa, sob o controle do Estado e, mais recentemente, dos sindicatos e da própria comunidade.

*No Brasil, ainda permanece a empresa como principal fiadora da saúde do trabalhador**. Com a redemocratização do País, tomou-se maior consciência do direito à saúde do homem que trabalha, reclamando a comunida-*

---

* A Medicina no Trabalho é abrangida pelo conceito, mais amplo, de Saúde Ocupacional, significando seu ramo de atuação médica.

** Os sindicatos de trabalhadores questionam essa postura e, com o Sistema Unificado e Descentralizado de Saúde – SUDS, grande parte da responsabilidade deverá passar à rede de Saúde Pública. Saúde do trabalhador é expressão de uso mais recente, consagrada na VIII Conferência Nacional de Saúde (Brasília, 1986), apontando para a tendência à integração na Saúde Pública. É a Saúde Ocupacional deixando de se desenvolver, exclusivamente, dentro da empresa.

de, tradicionalmente engajada apenas na luta por melhores condições financeiras, por assistência médica maior e melhor. A redemocratização do País contribui, assim, para o desenvolvimento da Saúde Ocupacional, à medida que a coloca sob o olhar crítico da comunidade, que almeja um progresso de seu bem-estar e da população trabalhadora.

O médico do trabalho já se defronta, pelas características de sua função, com um impasse ético. É ele, na maioria das vezes, empregado do capital, assim como os demais trabalhadores da mesma empresa. Está sujeito às mesmas incertezas e a riscos semelhantes, no que diz respeito às perspectivas e à persistência de seu emprego. Tem o dever de preservar a saúde dos trabalhadores, mas esbarra com o freqüente obstáculo que é o interesse do patrão. Nem sempre coincidem os interesses do dono da empresa com os de seus empregados. SIMONIN mencionava a medicina do trabalho como esperança de pacto entre o capital e o empregado. O autor dizia que, em face da divergência de interesses empregado x patrão em quase todos os campos, a medicina do trabalho, cuidando de algo em comum que é a saúde da população trabalhadora, atenuaria o abismo. *Mas freqüentemente isso não ocorre na prática. Aos reclamos do médico, muitas vezes por boas condições de higiene e segurança do trabalho, o empregador contrapõe o custo demasiado da melhoria das instalações. Às recomendações do médico visando à seleção de pessoal direcionada para a máxima adequação do trabalhador ao trabalho, o empregador opõe o alto custo dessa seleção, a questão salarial e os encargos sociais elevados quando se trata de pessoas idosas ou portadoras de defeitos físicos. À contra-indicação de turnos de trabalho muito longos, ou com variações sistemáticas de período, o dono da empresa novamente oporá argumentos inerentes ao custo da produção. E a resistência será a mesma quando se tratar de substituir máquinas ou materiais, de instalar equipamentos de proteção, de interferir nas relações humanas na empresa, humanizando a atuação dos postos de mando, etc. É recente, e bem-vinda, a conscientização de muitos empresários para o fato de que os cuidados de saúde ocupacional prestados aos seus trabalhadores revertem, no final, em benefício da própria empresa, com aumento e melhora da produção. É também recente uma vigilância maior, mas que todavia deixa muito a desejar, por parte do Governo, quanto à observância dos cuidados de saúde ocupacional. Se a nossa lei trabalhista, a ser atualmente ajustada à Constituição progressista (ao menos no que se refere às relações trabalhador-patrão), traz instrumentos bons, éticos e eficazes, sua implementação só será falha, por falta de recursos humanos e materiais e, por vezes, de interesse e de honestidade daqueles a quem caberia a vigilância e autuação das irregularidades.*

Nossa legislação contém normas modernas quanto à caracterização da insalubridade, mas compromete irreparavelmente sua eficácia, na ignomínia de um estatuto que prevê o pagamento de um adicional pecuniário em situações de risco de saúde, e não a extinção pura e simples dos fatores de risco.

Ao médico, comprometido com a preservação da saúde do trabalhador, cabe, obrigatoriamente, a busca por melhores instrumentos normativos e a luta pela aplicação dessas normas, não sendo seu posicionamento freqüentemente aceito pelo seu empregador.

Mas pior do que esta coação resultante de sua própria situação de empregado está a identificação do médico com o poder. Algumas vezes, essa identificação ocorre apenas na mente do empregado, que vê o profissional de saúde como instrumento do patrão e não como seu parceiro, interessado na busca de sua saúde. Esse mecanismo explica-se pela sujeição do trabalhador ao capital, sujeição real porque ele necessita do salário para sobreviver, mas sujeição não aceita intimamente. E, nessa não aceitação raivosa, ele inclui o médico, habitualmente de categoria social superior à sua, que ele vê como um prolongamento do poder do patrão. Mas, muitas vezes, a identificação do médico com o dono da empresa é real, ainda que não admitida. É resultado da estratificação social, sedimentada através de gerações. É fruto da vinculação, não só material, mas também afetiva, ao empresário. É decorrência, às vezes, da deficiência de visão social do médico, que recebe formação eminentemente tecnicista, e que está divorciado da problemática que envolve a maioria dos trabalhadores.

Todos esses aspectos, de difícil superação, caracterizam muito bem o problema ético fundamental do médico do trabalho, inerente à sua própria função, e que vem antes de outras questões. E o problema é inerente à posição de médico do trabalho, seja ele empregado do capital ou do Estado, com dificuldades semelhantes, embora não idênticas, tendendo sempre a ser considerado como um instrumento na mão do mais forte, seja ele o particular ou o governo.

Apenas de passagem, cite-se que, em alguns países, a admissão e a demissão do pessoal que presta atenções de saúde aos trabalhadores são condicionadas ao aval das assim chamadas comissões de fábrica, constituídas de representantes da comunidade trabalhadora.

(...)

Não obstante o acerto dessas considerações, entende-se que o cerne da problemática ética da saúde ocupacional não esteja apenas no relacionamento entre o capital e o trabalho".

Segundo SEGRE,[3] diversos autores têm se preocupado com as questões éticas do exercício da saúde ocupacional enfatizando a necessidade de haver códigos internacionais de ética médica para a área ocupacional. Entretanto, a visão de ética vinculada ao indivíduo, enquanto ser pensante e responsável pelos seus atos, transfere o enfoque maior para a autonomia de cada profissional, podendo esses códigos ser, apenas, manuais orientadores das diversas situações, em medicina do trabalho.

AW[4] comenta que apesar de haver visões distintas das condutas éticas em saúde ocupacional nos diferentes países, assim como entre os próprios médicos de uma localidade, alguns aspectos em comum poderiam ser ressaltados. Estudou, por meio de um questionário, as questões éticas dos médicos do trabalho em dois países e encontrou grandes divergências de opiniões entre estes profissionais. Assim, conclui sugerindo a promulgação de normas internacionais na tentativa de um melhor consenso nessa área.

Outro autor, ROTHSTEIN,[5] propõe revisões no já existente código de ética médica do Colégio Americano de Saúde Ocupacional e de Saúde Ambiental e que o código internacional de ética médica em saúde ocupacional da Comissão Internacional de Ética em Saúde Ocupacional não se ajusta às necessidades econômicas e legais americanas.

TEICHMAN,[6] HOMMEREN,[7] LURIE,[8] BRANDT-RAUF,[9] JOHANSSON,[10] discorrem sobre os códigos de ética para médicos do trabalho, as dificuldades da relação dos médicos com as questões organizacionais da empresa, assim como, os conflitos éticos da prática ocupacional em relação a esses códigos e em relação às corporações médicas.

RESPONSABILIDADE PROFISSIONAL DOS MÉDICOS DO TRABALHO

O cerceamento de ações, das liberdades de cada ser humano, está pautado no comportamento dos homens ao longo dos séculos. O que faz o homem criar códigos para que regras sejam cumpridas? Na área ocupacional, quais as regras que devem ser prioritárias? É possível abarcar as diversas áreas de atuação do médico do trabalho na inter-relação com diversos profissionais, mantendo uma postura ética?

Para que haja uma reflexão a respeito do compromisso do médico com sua profissão, alguns artigos do Código de Ética Médica (CEM) podem servir de base como ponto de partida.

No Código de Ética Médica de 1988, o CFM – Conselho Federal de Medicina, pela Resolução nº 1.246, entende que este código *"é um instrumento fundamental de regulação das relações do médico com a sociedade e, em particular, com o paciente (...)"*. Refere que tem como objetivo *"não apenas contemplar a realidade da prática médica, mas ter a perspectiva e o compromisso de sua transformação"*.

É importante ressaltar o preconizado por este código e a possibilidade de atuação dos médicos dentro destas normas, em relação a seus direitos e deveres. Vários artigos deste código poderiam ser citados como os de perícia, pesquisa médica e publicidade, mas para se falar de responsabilidade dos profissionais que atuam em medicina do trabalho é preciso falar, principalmente sobre as relações médico-paciente, atestados médicos e segredo médico. Na essência, dois deles poderiam ser abolidos: o segredo médico e a relação médico-paciente frente ao compromisso de qualquer médico com seu paciente. Algumas considerações sobre a relação médico-paciente já foram descritas anteriormente, prevalecendo, neste tópico, alguns comentários sobre o segredo médico e os atestados em saúde ocupacional. Em muitos momentos, as situações do cotidiano dos médicos e, principalmente dos médicos do trabalho, exigem que se estabeleçam algumas orientações quanto a estes dois capítulos.

O CEM contempla a saúde ocupacional em alguns artigos. Três enfatizam os deveres do médico em relação à saúde do trabalhador:

"**Artigo 13** – O médico deve buscar a melhor adequação do trabalho ao ser humano e a eliminação ou controle dos riscos inerentes ao trabalho.

Artigo 14 – O médico deve empenhar-se para melhorar as condições de saúde e os padrões dos serviços médicos e assumir sua parcela de responsabilidade em relação à saúde pública, à educação sanitária e à legislação referente à saúde.

(...)

É vedado ao médico:

Artigo 40 – Deixar de esclarecer o trabalhador sobre as condições de trabalho que ponham em risco sua saúde, devendo comunicar o fato aos responsáveis, às autoridades e ao CRM".

Assim, cuidar da saúde é cuidar do ambiente de trabalho, do paciente e do vínculo estabelecido com este paciente-trabalhador. As questões da saúde acabam permeando de maneira bastante complexa as relações entre empregadores e empregados, entre médicos e trabalhadores. Ao mesmo tempo, um ambiente *sadio* ou com riscos mínimos precisa estar permanentemente em transformação para propiciar melhores condições de trabalho. E, então, outros profissionais envolvem-se com a questão da saúde no trabalho. Entretanto, os vários documentos necessários ao paciente que ficam tramitando por mãos leigas, quer na empresa quer nas diversas perícias a que se submete, torna mais complexas as questões éticas na saúde ocupacional.

SOBRE O SEGREDO MÉDICO

Os cuidados com a confiança, com os vínculos estabelecidos num encontro entre duas pessoas na troca de experiências, por si sós, demonstram que a cumplicidade estabelecida impediria qualquer divulgação do que é falado num consultório. Na área da medicina do trabalho ou saúde ocupacional parece que este é um dos grandes fulcros de discussão. Uma pergunta que poderia ser feita, neste momento, seria: mas como deixar que leigos não participem do diagnóstico de um trabalhador? Apesar de ser o paciente detentor do querer ou não compartilhar com os demais seu estado de saúde e somente ele poder divulgar ou não seu diagnóstico, é pratica comum, em medicina do trabalho, outros profissionais leigos participarem dos diagnósticos médicos.

Um segredo profissional é obrigação mínima de cada área de atuação e não exclusiva do médico. A retidão da atividade exercida e a idéia de estar sempre se trabalhando em equipe multiprofissional e multidisciplinar é condição *sine qua non* nesta área.

Zaher[11] discorre sobre a prática da medicina do trabalho comentando *"em medicina do trabalho há um aspecto que deve ser mencionado. Geralmente, estes médicos que trabalham em empresas têm seu cargo vinculado a uma chefia administrativa. É sabido que, muitas vezes, existe uma pressão por parte destes dirigentes em conhecer os diagnósticos médicos de trabalhadores que solicitam afastamentos ou mudanças de função. Os limites desta ética, da preservação do sigilo médico, são tão tênues nestas situações e tão importantes na relação com seu paciente que suscitam no médico, um momento de reflexão sobre as suas relações de trabalho e sua ética, entre profissionais de categorias tão diferentes".*

Há dois códigos que regimentam o segredo médico. São eles: o Código de Ética Médica em seus artigos 102 a 109, e o Código Penal, em seu artigo 154. Salienta-se o artigo 105 do primeiro, que especificamente faz menção a saúde dos trabalhadores:

"**Artigo 105** – Revelar informações confidenciais obtidas quando do exame médico de trabalhadores inclusive por exigência dos dirigentes de empresas ou instituições, salvo se o silêncio puser em risco à saúde dos empregados ou da comunidade".

Diversos autores têm discorrido sobre as questões do segredo profissional na saúde ocupacional entre eles.[12,13,14]

Zaher[11] ao pesquisar 293 médicos do trabalho em 22 estados do Brasil verificou que, em relação à preservação do segredo médico dentro do trabalho, 8,19% afirmaram rompê-lo, enquanto que 91,80% descrevem que conseguem preservá-lo. As razões pelas quais os sujeitos desta pesquisa rompem com o sigilo médico foram descritas na Tabela 5.1 a seguir.

Os motivos descritos levam a pensar que os profissionais que têm chefia não médica acabam tendo a tendência a rompê-lo, assim como nos casos que envolvem a justiça. Por outro lado, algumas das justificativas mostraram que estes profissionais sentiram necessidade de afirmar razões que nem sempre são consideradas um deslize na ética profissional, como: *"quando considerar que a saúde do trabalhador está comprometida", "na discussão de casos com colegas", "nas indicações de exames solicitados".*

Hoje, os vínculos entre o médico e o paciente estão tão tênues que a confiança baseada na palavra, na honra, para ambos, médicos e pacientes-trabalhadores parece estar relegada a um segundo plano. Assim, às vezes, é preciso ter cautela com frases que aparecem no código em relação ao segredo médico e atestados como, *"expressa autorização do paciente,"* pois esta autorização poderá ser dada, em um momento, e a seguir, em outro contexto, ser negada. Ou também o médico pode achar, onipotentemente, que não há qualquer problema expor o diagnóstico do paciente e acaba rompendo com a confiança estabelecida. Há que se pensar no respeito ao outro, na autonomia do paciente e nas relações.

TABELA 5.1 – Descrição feita pelos médicos sobre as razões pelas quais o segredo médico é rompido.

%	*Razões*
8,19	Atestados
	Com muito esforço e dificuldade
	Com o RH (recursos humanos)
	Exigência extrema do departamento pessoal
	Na discussão de casos com colegas
	Nas condições previstas no código de ética
	Nas indicações de exames solicitados
	Nos casos trabalhistas
	NR-7 (norma regulamentadora da CLT)
	Ordem judicial
	Pressão da chefia
	Prontuário manuseado por terceiros
	Quando considerar que a saúde do trabalhador está comprometida
	Quando necessário
	Quando o próprio paciente permite
	Quando se torna uma ameaça
	Raramente é necessário discutir restrições profissionais com supervisão
	Situações de exceção

CLT = Consolidação das Leis do Trabalho.

ZAHER[11] conclui que *"o homem, cada vez mais distante, impessoal, estranho aos outros homens, também distantes, estranhos e impessoais, sobrevive na necessidade de seguir as regras impostas pelos grupos sociais. Até o respeito ao diálogo sigiloso entre o médico e seu paciente tem sido o motivo para sua ruptura, por razões, imperiosas ou não, da sociedade e do indivíduo. O sigilo médico, base sólida da profissão, tem encontrado dificuldade em sobreviver. O profissional, neste momento, pode estar esquecendo do respeito a si próprio quando, às vezes, acaba desrespeitando o outro. São situações difíceis, complexas, que vão sendo contornadas à medida em que há um maior conhecimento e percepção de cada um desses profissionais"*.

SOBRE OS ATESTADOS MÉDICOS

O Conselho Regional de Medicina (CRM) oferece orientações, por meio de seus conselheiros. O DR. CLÓVIS FRANCISCO CONSTANTINO traça alguns comentários sobre atestados médicos.

"É um documento onde se materializa a constatação de um fato médico e suas prováveis conseqüências. Presta-se a afirmar a veracidade de fatos médicos ou a existência de obrigações. Destina-se a reproduzir, com idoneidade, as conclusões relativas ao ato médico praticado".

"O atestado médico fornecido por médico capacitado com documento (relatório médico) comprobatório em prontuário, não pode ser recusado porque é um documento eficiente para consignar a constatação do médico ao examinar o paciente".

"Atestados médicos fornecidos por médicos particulares devem ser considerados válidos para o médico da empresa, escola, clube e outras condições específicas".

A Resolução CFM (Conselho Federal de Medicina) nº 1219/95 sobre atestados médicos diz:

"Assim sendo, o médico só poderá fornecer atestados ou relatórios de exames e tratamentos realizados revelando conseqüentemente o diagnóstico ou o tratamento ministrado, desde que obtenha a expressa autorização do paciente ou seu responsável".

Outras orientações do CRM, oferecidas pelo mesmo conselheiro afirmam:

"Tudo o que concerne às práticas diagnósticas e terapêuticas diz respeito ao paciente etária, mental e legalmente capaz e a seu médico ou equipe de assistentes. Tal conjunto de informações, registrado em documentos vários, forma o prontuário do paciente... Cabe aos profissionais da área médica que o assistem salvaguardar os detalhes ali existentes".

Quanto às justificativas de faltas de trabalhadores, estas devem seguir a Lei nº 605, de 5 de janeiro de 1949 – repouso semanal remunerado e o pagamento do salário nos dias de feriados civis e religiosos. Os motivos justificados são: doença do empregado, devidamente comprovada mediante atestado médico do Instituto Nacional do Seguro Social – INSS a que estiver afiliado o empregado e na falta deste, o médico do Serviço Social da Indústria – SESI ou Serviço Nacional do Comércio – SENAC, do médico da empresa ou por ele designado, ou médicos das instâncias federal, estadual ou municipal atuando nos assuntos de higiene ou saúde pública. Por fim, qualquer outro médico de confiança, na falta destes. Se a empresa negar um atestado por não pertencer às categorias anteriores estará agindo corretamente.

Assim, mesmo que na empresa haja médico do trabalho, ela deverá aceitar atestados de SESI, SENAC e INSS. Se não cumprir esta lei, deverá o médico, paciente ou mesmo o CRM comunicar o fato à Delegacia Regional do Trabalho (DRT).

Outros tipos de afastamentos em que o médico do trabalho está envolvido são:

- Licença Maternidade – Pela Constituição Federal de 1988, artigo 7º, a mulher gestante deverá ter afastamento de 4 semanas antes do nascimento e 12 semanas após o parto.
- Atestado para acompanhante – Não há um pressuposto legal. Fica a critério da empresa ou de acordos coletivos.
- A recusa mediante motivo justificado – Na hipótese de dúvida ou suspeita de autenticidade do atestado, poderá o médico recusar mediante

motivo justificado. Não é considerado falta de ética pedir novo exame ou examinar, ele mesmo, o paciente solicitando esclarecimentos ao colega que emitiu o atestado. Somente após tais providências estará habilitado a negar ou reduzir o período de licença concedida.

- Sobre a codificação de doenças – O médico não é obrigado a tal procedimento a não ser por pedido médico.

Outro conselheiro, o Dr. Luis Fernando Carneiro comenta sobre a troca de atestados: *"É um ato antiético apesar de facilitar os trâmites burocráticos"*. Por que o médico acaba executando este procedimento? Pode-se pensar nas facilidades, pode-se ainda pensar que o médico não entra em contato com o colega por ter pouco tempo, ou quem sabe, as dificuldades de um confronto técnico. Certamente, há várias hipóteses, mas pelo menos duas podem aqui ser assinaladas. Se o colega que emitiu o atestado justificar seu posicionamento e se houver qualquer indício de emissão de atestado inadequado, ele, automaticamente, (espera-se) refletirá sobre o ocorrido. A segunda, quem sabe a mais importante, é a percepção do médico de um diagnóstico institucional, em que o médico compreende que está havendo uma necessidade de afastamentos de seus trabalhadores por outras questões que não a saúde e os verdadeiros motivos podem estar sendo relegados a um segundo plano e de maneira inadequada. A interferência não é mais, então, só na esfera da saúde e sim das relações do e no trabalho.

Perfil Ético dos Médicos do Trabalho

Zaher[11] indagou se os médicos do trabalho brasileiros buscavam ajuda em aspectos éticos ou legais para a profissão, o que ocorreu com 26,27% dos médicos (77 consultas) dos 293 questionários recebidos, sendo descritos a seguir os motivos que os levaram a procurar esse tipo de ajuda.

Foi também perguntado aos médicos a quem recorreram nesta busca de auxílio para as questões éticas e legais, sendo o advogado o que figurou como a principal ajuda nessas questões, seguido pelo CRM e por algum colega. Dois médicos relataram que esta ajuda foi solicitada às sociedades médicas da cidade. Dos motivos descritos, os esclarecimentos foram os mais relatados, mostrando as diferentes questões que surgem na rotina diária dos médicos.

Falar de algumas considerações a respeito de aspectos jurídicos e trabalhistas para médicos do trabalho é estar falando, um pouco, de sua rotina diária. Fazem parte, entre suas obrigações: as tentativas de atribuir nexo entre a patologia apresentada e o trabalho exercido; estar vinculado, em muitas vezes, a chefias de outras categorias profissionais; conviver com normas,

Tabela 5.2 – Descrição dos motivos pelos quais os médicos buscaram ajuda nas questões éticas e legais.

%	*Motivos*
26,27	Ação que venci na justiça
	Aconselhamento de advogado de questões menores (para o paciente)
	Acusações injustas
	Acusado falsamente de ter rasgado atestado ou cortar atestados falsos
	Antes fazia pediatria e depois de 10 anos troquei para a Medicina do Trabalho
	Atestados falsos fornecidos por outros colegas
	Atitude antiética de nossa cooperativa
	Causas trabalhistas ou processos trabalhistas
	Faz parte de minhas funções na empresa (constantemente)
	Consulta durante plantões em pronto-socorro médico ou sobre aspectos jurídicos não ligados à Medicina do Trabalho
	Demissão por vinculação político-partidária ou falta de explicação de um pronto-socorro
	Denúncia contra mim e minha contra terceiros, de Sindicato, ou Interna ou por infração da ética profissional
	Desconhecimento de determinados assuntos
	Desemprego
	Desentendimento com colegas e hospital
	Dúvidas de indecisão profissional, quanto ao comportamento ou com relação a condutas a serem adotadas
	É natural
	Esclarecimentos de dúvidas, denúncia de crimes
	Estou para me desligar do hospital devido à prepotência e autoritarismo do dono
	Fui processado por omissão de socorro quando na verdade não fui eu quem atendeu a paciente
	Interferência de setores administrativos nas ações médicas
	Na interpretação das NR e no abono de atestados médicos
	Não concordar com atividades dos colegas mercenários e incompetentes
	Não pagamento, por parte da firma, de insalubridade
	No passado, uma cirurgia mal sucedida
	Outro médico levantou falso testemunho
	Orientação de colegas mais velhos na especialidade e para as questões trabalhistas
	Para uma simples consulta ou esclarecimentos
	Perícias de atestado médico na empresa
	Por abuso de poder hierárquico de chefia médica
	Posições gerenciais na empresa
	Pressão do sindicato da classe e do colega do serviço de saúde do trabalhador do SUS e sindicatos
	Problemas referentes à justiça do trabalho por não cumprimento de contrato
	Processo de *omissão de socorro*, ético, criminal, cível (doente recusado na admissão)
	Prática de preços abaixo da tabela por colega
	Quando fui médico legista
	Quando um paciente recorreu a um ato médico
	Quebra de sigilo médico

(Continua)

TABELA 5.2 *(Cont.)* – Descrição dos motivos pelos quais os médicos buscaram ajuda nas questões éticas e legais.

%	*Motivos*
	Questionamentos com sindicatos
	Recusei a entregar ficha do paciente a juiz e fui incriminado
	Relação com sindicatos – pressão sindical sobre o ambulatório médico
	Reorientação e aperfeiçoamento
	Resguardar segredo médico
	Rever prontuários médicos que ficaram retidos por um cidadão, dono de laboratório, onde eu realizava colposcopia e consultas de ginecologia
	Salário diminuído, sem diminuição da carga horária
	Solicitação de vínculos empregatícios e adicionais em plantão hospitalar após formatura
	Solicitada a depor sobre processo de paciente falecido (paternidade)
	Solicitei ao CRM orientações sobre os aspectos relativos a atestados
	Sou representante regional do sindicato médico
	Suspeita de acúmulo de cargo (denúncia de colega)
	Trabalho basicamente com a legislação, Portaria n° 3.214/78
	Veiculação do nome à imprensa

SUS = Sistema Único de Saúde; CRM = Conselho Regional de Medicina.

leis, estatutos, regras, e não são poucas as vezes que tentam ajustar a dinâmica da saúde humana aos tantos limites impostos por esta sociedade. Enfim, este profissional convive intimamente com uma face da medicina que é pouco conhecida pelos demais segmentos da categoria.

Por outro lado, as modificações da sociedade, aliadas às mudanças do exercício da medicina, estimulam este médico a buscar amparo para o exer-

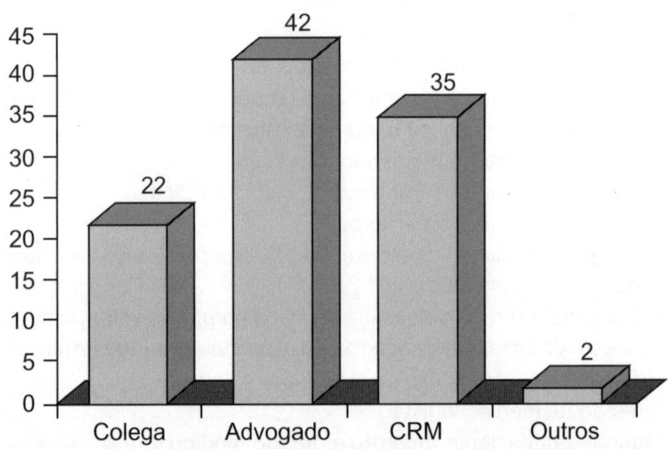

FIGURA 5.1 – Distribuição dos profissionais ou entidades a que os médicos recorreram para esclarecimentos das questões éticas ou legais. CRM = Conselho Regional de Medicina.

cício de suas atividades, junto a profissionais vinculados à ética e à justiça. As trocas de experiências, as dúvidas, os direitos e os deveres, em suma, conhecer os complexos caminhos do desenrolar, atuar e agir do pensamento humano gera a necessidade da busca de auxílio nas questões éticas e legais. Denúncias, esclarecimentos, orientações, processos civis, criminais, éticos, enfim, uma série de situações, que, num crescendo, levam o médico a estar mais em contato com a realidade da sociedade moderna.

Sobre a Resolução CREMESP nº 76/96, de 2 de Julho de 1996 (Anexo B)

A resolução é composta de 15 artigos divididos em quatro grupos, sobre as responsabilidades e deveres dos médicos. Os grupos contemplam os médicos, em geral, os médicos de empresa, os médicos do trabalho e o perito médico, todos vinculados à saúde do trabalhador.

- do médico, independentemente de sua especialidade, no atendimento ao trabalhador – dos artigos 1º ao 4º.
- do médico de empresa, independentemente de sua especialidade – artigos 5º e 6º (responsabilidades).
- do Médico do Trabalho – artigo 7º (co-responsável e solidário ao empregador)
- do perito médico judicial, assistente técnico, previdenciário e securitário – dos artigos 8º ao 14º.

A Resolução nº 76/96, promulgada pelo Conselho Regional de Medicina do Estado de São Paulo (CREMESP), em 2 de julho de 1996, cuja aplicação, no mérito, foi estendida para todo o Brasil, conforme Resolução CFM nº 1.488, de 11 de fevereiro de 1998, visou caracterizar a posição do médico que dá atenções de saúde aos trabalhadores, seja ele (ou não) médico do trabalho, nesse complexo contexto em que interagem o profissional de saúde, o trabalhador, o *patrão* (tanto o empresário *privado* como o próprio Estado), a Justiça e o ambiente de trabalho (incluindo a natureza do próprio trabalho). Procurou, sempre, proteger a relação de parceria entre o profissional de saúde e o usuário. Não podendo, obviamente, deixar de lado os aspectos inerentes à Justiça, quis *imparcializar* tanto quanto possível, a figura do perito-médico, cujo compromisso de lealdade, diferentemente do médico do trabalho, é com Justiça, condenar toda *cumplicidade entre um e outro* para fins forenses.

Barken & Markowitz[15] discorrem sobre os conflitos éticos que podem ocorrer quando o médico do trabalho da empresa será o perito judicial ou o assistente técnico de uma das partes envolvidas – a empresa e o trabalhador.

Questões para Serem Refletidas em Medicina do Trabalho

Os exames médicos dos trabalhadores (admissionais, periódicos e demissionais) voltam-se freqüentemente para a detecção de patologias virtualmente incapacitantes para o exercício da atividade laborativa. Ou, então, para o reconhecimento de situações fisiológicas específicas (como é o caso da gravidez) que, a partir de certo momento, impossibilitam esse exercício.

É importante a evolução do pensamento ético, com relação a esses aspectos, durante os últimos anos, ressaindo normatização que visa evitar todo tipo de discriminação do trabalhador.

A pessoa soropositiva, com relação ao vírus da imunodeficiência (HIV), pode ser tida como emblemática da vitimização discriminatória de cidadãos com direito ao trabalho, porém portadores de reação biológica que os coloca como potencialmente doentes. A síndrome da imunodeficiência adquirida (AIDS), para a qual ainda não se tem um instrumento de cura (embora se caminhe em direção a ela, já se prolongando a vida do doente até mesmo indefinidamente), veio carregada de tabus quanto à forma de ser contraída e ao êxito considerado, até há algum tempo, sempre fatal. Dessa forma, evitava-se (e ainda se evita) todo convívio com a pessoa soropositiva, até mesmo em termos sociais: o medo da AIDS leva muitos a esquecer que o contágio da moléstia apenas ocorre, com reais possibilidades, através do contato com esperma ou sangue. Dentro dessa ótica, ainda mais tendo em conta a probabilidade de um empregador vir a ter um seu assalariado doente e incapaz, entende-se facilmente o porquê da discriminação, atualmente banida de forma clara das lides trabalhistas.

Para Segre,[16] é aceitável que se exclua um candidato HIV-positivo, num exame pré-admissional, apenas quando se comprove que, na atividade que ele irá realizar, existirá um risco considerável de vir a tornar-se doente ou, situação mais rara, de transmitir a doença. Lembre-se que, com a divulgação das formas de prevenção do contágio da AIDS, são quase excepcionais as situações em que, até mesmo um profissional de saúde, cujo trabalho requeira um contato com pacientes, seja contagiante. Assim mesmo, quando esse controle for considerado aceitável, é indispensável que o *candidato* tenha conhecimento prévio do teste a que se irá submeter, que ele seja o primeiro a ter conhecimento do resultado e das razões de sua virtual exclusão do quadro de empregados.

Searle[17] e Behling & Guy[18] comentam sobre as questões éticas dos portadores de HIV assim como da reentrada, no mercado de trabalho, dos imunossuprimidos. O mesmo se pode dizer para outras patologias *estigmatizantes*, como é o caso da tuberculose, da hanseníase, etc.

Reitere-se que o exame pré-admissional deve voltar-se, exclusivamente, para a análise do papel que o trabalho poderá ter no aparecimento ou agravamento de determinada doença, no próprio trabalhador, para a circunstância (rara) de se pôr em risco a vida ou a saúde de outras pessoas (tenha-se, como exemplo, o caso de distúrbio do comportamento), e, é claro, a adequação (em termos de aptidão) de um trabalhador realizar determinada atividade.

A legislação brasileira é bem clara nesse sentido.

Manifeste-se, aqui, nossa contrariedade quanto ao "screening" a que se pretende submeter o trabalhador (em qualquer nível, desde o *peão* ao executivo de empresa), no tocante ao consumo de álcool ou drogas. Não é o uso de álcool ou drogas que necessariamente acondicionará a conduta do trabalhador. Apenas a presença manifesta de sinais ou sintomas da intoxicação poderá contra-indicar o exercício do trabalho. À objeção de poder o uso de drogas desencadear condutas inesperadas, perigosas para o próprio trabalhador ou para a comunidade, oponha-se que reações imprevisíveis podem provir de quem quer que seja, apenas sendo importante a observação da conduta do trabalhador.

Vários autores têm estudado estas questões sobre o "screening" urinário, nas empresas, para drogas e álcool com WRIGHT,[19] FORREST,[20] JACOBSSON,[21] RASKIN,[22] HANSON,[23] ROSENSTOCK & CULLIEN[24] além da Associação Médica Americana já ter se pronunciado sobre estas questões em 1986.

Quanto às propostas, que já se delineiam, quanto à realização de um verdadeiro *"screening" genético* do trabalhador, visando à detecção de anomalias que venham causar futuras doenças excluindo-se conseqüentemente o homem do desempenho de determinados trabalhos, apenas não soaria como monstruosidade ética quando essas informações – desde que tivessem seríssimo embasamento científico – tivessem sido colhidas com o consentimento do próprio trabalhador, e colocadas à sua disposição para que ele pudesse decidir quanto a fazer, ou não, uso delas.

Podem-se citar autores que têm discorrido sobre estas questões tão controversas sobre o "screening" genético e a monitorização de trabalhadores nas empresas como KOH,[25] FRANK,[26] VAN DAMME,[27] MURRAY[28] e ANDREWS & JAEGER.[29]

Este enfoque não se reporta apenas ao trabalhador, para fins de aceitação ou exclusão profissional, mas a toda tentativa de se querer controlar a vida de quem quer que seja, até mesmo quando a alegada intenção seja a de protegê-lo contra uma enfermidade. Ainda que se chegasse a predizer o futuro sanitário da pessoa – o que é muito questionável, e mais, indesejável –, só a essa pessoa caberia o uso desses dados.

CONSIDERAÇÕES FINAIS

Falar de ética em saúde ocupacional ou bioética em saúde ocupacional, mais especificamente da responsabilidade dos profissionais que cuidam da saúde dos trabalhadores é estar trazendo cada profissional desta área e, particularmente, o médico do trabalho, à reflexão sobre seus atos numa área tão controversa (em que interagem questões de saúde e de trabalho). É necessário investir na educação do trabalhador, do empregador e do médico, de maneira continuada, com bom senso, criatividade, respeito aos valores do próximo, individuais e coletivos. Os trabalhadores devem receber um retorno das decisões tomadas quanto à sua saúde, quer individualmente, e também em relação ao grupo, numa dinâmica que envolve as transformações do ambiente e, conseqüentemente, a melhora da saúde. Responsabilizar-se pelo exercício profissional é trazer os trabalhadores como co-partícipes de sua saúde, mostrando que não há uma via de mão única. O trabalho é de equipe, em que não se atua especificamente com os chamados profissionais de saúde, tradicionalmente, mas sim de uma forma mais ampla (com engenheiros, técnicos de segurança, ergonomistas, etc.). O trabalhador-paciente precisa envolver-se com a dinâmica da relação saúde-trabalho, e ser um sujeito ativo de transformação.

Agir eticamente decorre muito mais das características de personalidade do profissional médico, que do conhecimento e obediência a leis, códigos e resoluções. A percepção da problemática que impregna o binômio Homem-Trabalho, repercutindo na saúde do trabalhador, constitui-se no cerne de toda estratégia que leve ao sucesso da atuação profissional – prevenção, tratamento e reabilitação (das patologias profissionais) em nada diferem, entre si, quanto à necessidade dessa condição. É claro, entretanto, que as normas são importantes: é preciso que o médico saiba o que se considera (ou não) lícito, temporal e geograficamente, no que concerne à sua atividade profissional.

Vivemos tempos de *proposta de respeito à autonomia*. Autonomia no sentido mais amplo, significando a valorização da subjetividade e dignidade de cada ser humano, cujo resgate deveria ser, a nosso ver, o *desafio deste início de terceiro milênio.*

Reforce-se a situação de parceria afetiva (e efetiva) entre o profissional de saúde e o usuário de seus serviços, rejeitando-se toda cumplicidade com o autoritarismo (do capital, Estado, ou mesmo sindicatos de trabalhadores) e a sempre presente tendência a se atribuírem os próprios insucessos às más condições de trabalho, sistema de saúde e/ou baixa remuneração. Não que esses fatores sejam sem importância, tendo sido anteriormente enfatizados o dever do médico a denunciar e reagir contra essas situações.

É confortável (e porque não dizer, covarde) acomodar-se ao que se considera inaceitável, sob o pífio pretexto, por exemplo, de *aqui é terceiro mundo, não tem jeito mesmo.*

Por mais que se busquem regulamentações, no afã de se dar mais segurança ao médico, o fulcro da Ética está *na sensibilidade, sinceridade e coragem.*

ANEXOS

ANEXO A – CÓDIGO DE ÉTICA MÉDICA

Conselho Federal de Medicina[30]
Resolução nº 1.246

Código de Ética Médica – 1988
(Capítulos que mencionam sobre o trabalho médico, o médico do trabalho e situações afins)

Dos 14 capítulos do CEM sendo o 1º – Princípios Fundamentais e o último – Disposições Gerais, há 11 que apresentam vedações ao médico e somente um discorre sobre os direitos.

Capítulo I – Princípios Fundamentais

"Artigo 1º: A medicina é uma profissão a serviço da saúde do ser humano e da coletividade e deve ser exercida sem discriminação de qualquer natureza.

Artigo 8º: O médico não pode, em qualquer circunstância ou sob qualquer pretexto, renunciar à sua liberdade profissional, devendo evitar que quaisquer restrições ou imposições possam prejudicar a eficácia e correção de seu trabalho.

Artigo 10º: O trabalho do médico não pode ser explorado por terceiros com objetivos de lucro, finalidade política ou religiosa.

Artigo 12: O médico deve buscar a melhor adequação do trabalho ao ser humano e a eliminação ou controle dos riscos inerentes ao trabalho.

Artigo 15: Deve o médico ser solidário com os movimentos de defesa da dignidade profissional, seja por remuneração condigna, seja por condições de trabalho compatíveis com o exercício ético-profissional da Medicina e seu aprimoramento técnico".

Capítulo II – Direitos do Médico

É direito do médico:

"Artigo 23: Recusar-se a exercer sua profissão em instituição pública ou privada onde as condições de trabalho não sejam dignas ou possam prejudicar o paciente.

Artigo 28: Recusar a realização de atos que, embora permitidos por lei, sejam contrários aos ditames de sua consciência".

Capítulo III – Responsabilidade Profissional

É vedado ao médico:

"Artigo 39: Receitar ou atestar de forma secreta ou ilegível, assim como assinar em branco folhas de receituários, laudos, atestados ou quaisquer outros documentos médicos.

Artigo 40: Deixar de esclarecer o trabalhador sobre as condições de trabalho que ponham em risco sua saúde, devendo comunicar o fato aos responsáveis, às autoridades e ao Conselho Regional de Medicina.

Artigo 41: "Deixar de esclarecer o paciente sobre as determinações sociais, ambientais ou profissionais de sua doença".

ANEXO B – RESOLUÇÃO Nº 76/96

Conselho Regional de Medicina do Estado de São Paulo[31]

Resolução nº 76/96

Versa sobre normas específicas para médicos que atendam o trabalhador.

O Conselho Regional de Medicina do Estado de São Paulo, no uso das atribuições que lhe conferem a Lei nº 3.268, de 30 de setembro de 1957, regulamentada pelo Decreto nº 44.045, de 19 de julho de 1958 e,

CONSIDERANDO o estabelecido na Constituição Federal, Constituição Estadual e no Código de Ética Médica;

CONSIDERANDO que o trabalho é um meio de prover a subsistência e a dignidade humana, não deve gerar mal-estar, doenças e mortes;

CONSIDERANDO que a saúde e a capacidade de trabalho são direitos sociais essenciais, isto é, inalienáveis, indivisíveis e de interesse comum;

CONSIDERANDO que o médico é um dos responsáveis pela preservação e promoção da saúde;

CONSIDERANDO a necessidade de normatizar os critérios para o estabelecimento dos nexos de causalidade do trabalho com os transtornos da saúde;

CONSIDERANDO a necessidade de normatizar a atividade dos médicos que atendem o trabalhador;

CONSIDERANDO finalmente o decidido na Sessão Plenária realizada em 2 de julho de 1996,

RESOLVE:

Artigo 1º – Todo médico, independentemente da especialidade ou do vínculo com seu empregador, seja ele estatal ou privado, é responsável pela promoção, prevenção e recuperação da saúde coletiva e individual.

Artigo 2º – Todo médico, ao atender seu paciente, deve avaliar a possibilidade de que a causa de determinada doença, alteração clínica ou laboratorial possa estar relacionada ao trabalho, investigando-a clinicamente, laboratorialmente e, caso necessário, verificando o ambiente de trabalho.

Artigo 3º – Aos médicos que atendem o trabalhador, independentemente de sua especialidade ou local em que atuem, cabe:

Parágrafo 1º – Tratar o trabalhador, elaborar seu prontuário médico e fazer todos os encaminhamentos devidos.

Parágrafo 2º – Fornecer atestados de pareceres para os afastamentos do trabalho sempre que necessário, considerando que o afastamento para repouso, para acesso a terapias ou para afastar-se de determinados agentes agressivos é parte do tratamento.

Parágrafo 3º – Fornecer laudos, pareceres e outros encaminhamentos, sempre que necessário, para benefício do paciente e dentro dos preceitos éticos, quanto aos dados de diagnóstico, prognóstico e tempo previsto de tratamento. Quando requerido pelo paciente, deve o médico pôr à sua disposição tudo o que se refira ao seu atendimento (cópia dos exames e prontuário médico).

Artigo 4º – Para o estabelecimento do nexo de causalidade com os transtornos de saúde, deve o médico considerar:

Parágrafo Único – Além do exame clínico (físico e mental) e os exames complementares, quando necessários:

a) a história clínica e ocupacional, virtualmente decisiva em qualquer diagnóstico e/ou investigação de nexo causal;
b) o estudo do posto de trabalho;
c) o estudo da organização do trabalho;
d) os dados epidemiológicos;
e) a literatura atualizada;
f) a ocorrência de quadro clínico ou subclínico em trabalhador exposto a condições agressivas;
g) a identificação de riscos físicos, químicos, biológicos, mecânicos, estressantes e outros;
h) os depoimentos e a experiência dos trabalhadores;
i) os conhecimentos e as práticas de outras disciplinas e de seus profissionais, sejam ou não da área da saúde.

Artigo 5º – Aos médicos que trabalham em empresas, independentemente de sua especialidade cabe:

Parágrafo 1º – Atuar visando essencialmente à promoção da saúde e prevenção da doença, conhecendo, para isto, os processos produtivos e ambientes de trabalho da empresa.

Parágrafo 2º – Avaliar o trabalhador e estabelecer sua condição de saúde para determinadas funções e/ou ambientes, procurando ajustar o trabalho ao trabalhador. Deve o médico indicar sua alocação para trabalhos compatíveis com sua situação de saúde, orientando-o, se necessário, no referido processo de adaptação.

Parágrafo 3º – Dar conhecimento aos empresários, trabalhadores, comissões de saúde, CIPA, representante sindical – através de esclarecimentos, cópias de encaminhamentos, solicitações e outros documentos – dos riscos existentes no ambiente de trabalho, bem como dos outros informes técnicos de que dispuser.

Parágrafo 4º – Proceder à emissão de CAT, (no caso da CLT) ou outro documento comprovante do evento infortunístico, sempre que houver acidente ou moléstia causada pelo trabalho. Essa emissão deve ser feita mesmo na suspeita de doença com nexo etiológico com o trabalho. Deve ser fornecido, no ato, cópia dessa documentação, ao trabalhador.

Parágrafo 5º – Relatar ao empregador, formalmente os riscos existentes no trabalho, fornecendo cópia, no ato, à CIPA ou outra comissão de saúde, e a sindicatos ou representantes constituídos aos trabalhadores.

Parágrafo 6º – Notificar o órgão público competente, através de documentos apropriados, quando houver suspeita ou comprovação de transtornos da saúde atribuíveis ao trabalho, bem como recomendar ao empregador para que assim proceda, independentemente da necessidade de afastamento do trabalho.

Artigo 6º – São deveres dos médicos de empresa, independentemente de sua especialidade, que atendem o trabalhador (além do previsto nos artigos anteriores):

a) atuar junto à empresa para eliminar ou atenuar a nocividade dos processos de produção e organização do trabalho, sempre que haja risco de agressão à saúde;
b) promover o acesso ao trabalho de portadores de afecções e deficiências para o trabalho, desde que este não as agrave ou ponha em risco sua vida;
c) considerar a gestação como um momento privilegiado da vida, opondo-se a qualquer ato discriminatório impeditivo do acesso ou permanência da gestante no trabalho, preservando-a, e ao feto, de possíveis agravos ou riscos decorrentes de suas funções, tarefas e condições ambientais;

Artigo 7º – Aos médicos do trabalho (como tal reconhecidos por Lei), especialmente àqueles que atuem na empresa como contratados, assessores ou consultores em saúde do trabalhador, cabe, além do acima descrito:

Parágrafo 1º – Co-responsabilizar-se, com os outros médicos que atuem na empresa e que estejam sob sua supervisão, por todos os procedimentos que envolvam a saúde do trabalhador, especialmente com relação à ação coletiva de promoção e proteção à sua saúde.

Parágrafo 2º – Responder solidariamente com o empregador, no caso de agravos à saúde desses trabalhadores.

Artigo 8º – São atribuições e deveres do Perito Médico de instituições previdenciárias e seguradoras:

a) avaliar a (in)capacidade de trabalho do segurado, através do exame clínico, analisando documentos, provas e laudos referentes ao caso;
b) subsidiar tecnicamente a decisão para a concessão de benefícios;
c) comunicar o resultado do exame médico-pericial ao periciando, com a devida identificação do perito médico (CRM, nome e matrícula);
d) orientar o periciando para tratamento, quando eventualmente não o estiver fazendo.

Artigo 9º – Perito-Médico Judicial é aquele designado pela autoridade judicial ou policial, assistindo-a naquilo que a Lei determina.

Artigo 10º – Assistente Técnico é o médico que assiste às partes em litígio.

Artigo 11 – Em ações judiciais, o prontuário médico, exames complementares ou outros documentos só podem ser liberados por autorização expressa do próprio assistido.

Artigo 12 – São atribuições e deveres do perito-médico e assistentes técnicos:

a) Examinar clinicamente o trabalhador e solicitar os exames complementares necessários. Estes devem ser solicitados com critério, e sua negatividade, por si só, não é determinante da inexistência de moléstia.

b) O perito médico e assistentes técnicos devem fazer-se acompanhar, se possível, pelo próprio trabalhador que está sendo objeto da perícia, para melhor conhecimento do seu ambiente e de sua função, ao vistoriar o local de trabalho.

c) Estabelecer o nexo causal, considerando o exposto anteriormente sobre nexo.

Artigo 13 – Deve o perito-médico judicial, fornecer cópia de todos os documentos disponíveis para que os assistentes técnicos elaborem seus pareceres. Em caso da necessidade do perito-médico judicial vistoriar a empresa, (tanto os locais de trabalho como os documentos sob sua guarda), ele deverá informar oficialmente o fato, com a devida antecedência, aos assistentes-técnicos das partes (ano, mês, dia e hora dessa perícia).

Artigo 14 – O médico de empresa, o médico responsável por qualquer Programa de Controle de Saúde Ocupacional de Empresa e o médico participante do Serviço Especializado em Segurança e Medicina do Trabalho não podem ser peritos judiciais, securitários ou previdenciários, ou assistentes técnicos da empresa, em casos que envolvam a firma contratante e/ou seus assistidos (atuais ou passados).

Artigo 15 – A presente Resolução entrará em vigor na data de sua publicação, revogando-se as disposições em contrário.

São Paulo, 2 de julho de 1996.

Dr. Pedro Henrique Silveira
Presidente

APROVADO NA 1822ª REUNIÃO PLENÁRIA, REALIZADA EM 02/07/96.

ANEXO C – DECLARAÇÃO DOS DIREITOS HUMANOS

Declaração dos Direitos Humanos
Aprovada na III Sessão Ordinária da Assembléia Geral das Nações Unidas, a 10 de novembro de 1948.

A ASSEMBLÉIA GERAL
Proclama

A presente Declaração dos Direitos do Homem como o ideal comum a ser atingido por todos os povos e todas as nações, com o objetivo de que cada indivíduo e cada órgão da sociedade, tendo em mente uma declaração, se esforce, através do ensino e da educação, por promover o respeito e liberdade, e, pela adoção de medidas progressivas de caráter nacional e internacional, por assegurar o seu reconhecimento e a sua observância universais e efetivos, tanto entre os povos dos próprios Estados-Membros, quanto entre os povos dos territórios sob sua Jurisdição.

Artigo I – Todos os homens nascem livres e iguais em dignidade e direitos. São direitos de razão e consciência e devem agir em relação uns aos outros com espírito de fraternidade.

Artigo II – 1) Todo homem tem capacidade para gozar os direitos e as liberdades estabelecidos nesta Declaração, sem distinção de qualquer espécie, seja de raça, cor, sexo, língua, religião, opinião política ou de outra natureza, origem nacional ou social, riqueza, nascimento, ou qualquer outra condição.

2) Não será também feita nenhuma distinção fundada na condição política, jurídica ou internacional do país ou território a que pertença uma pessoa, quer se trate de um território independente, sob tutela, sem governo próprio, quer sujeito a qualquer outra limitação de soberania.

Artigo III – Todo homem tem direito à vida, à liberdade e à segurança pessoal.

Artigo IV – Ninguém será mantido em escravidão ou servidão; a escravidão e o tráfico de escravos serão proibidos em todas as suas formas.

Artigo V – Ninguém será submetido à tortura, nem a tratamento ou castigo cruel, desumano ou degradante.

Artigo VI – Todo homem tem direito de ser, em todos os lugares, reconhecido como pessoa perante a lei.

Artigo VII – Todos são iguais perante a lei e têm direito, sem qualquer distinção, a igual proteção da lei. Todos têm direito a igual proteção contra qualquer discriminação que viole a presente Declaração e contra qualquer incitamento a tal discriminação.

Artigo VIII – Todo homem tem direito a receber, dos tribunais nacionais competentes, remédio efetivo para os atos que violem os direitos fundamentais que lhe sejam reconhecidos pela constituição ou pela lei.

Artigo IX – Ninguém será arbitrariamente preso, detido ou exilado.

Artigo X – Todo homem tem direito, em plena igualdade, a uma pública e justa audiência por parte de um tribunal independente e imparcial, para decidir de seus direitos e deveres ou do fundamento de qualquer acusação criminal contra ele.

Artigo XI – 1) Todo homem acusado de um ato delituoso tem o direito de ser presumido inocente até que a culpabilidade tenha sido provada de acordo com a lei, em julgamento público no qual lhe tenham sido asseguradas todas as garantias necessárias à sua defesa.

2) Ninguém poderá ser culpado por qualquer ação ou omissão que, no momento, não constituam delito perante o direito nacional ou internacional. Também não será imposta pena mais forte do que aquela que, no momento da prática, era aplicável ao ato delituoso.

Artigo XII – Ninguém será sujeito a interferências na sua vida privada, na sua família, no seu lar ou na sua correspondência, nem a ataques à sua honra e reputação. Todo homem tem direito à proteção da lei contra tais interferências ou ataques.

Artigo XIII – 1) Todo homem tem direito à liberdade de locomoção e residência dentro das fronteiras de cada Estado.

2) Todo homem tem o direito de deixar qualquer país, inclusive o próprio, e a este regressar.

Artigo XIV – 1) Todo homem, vítima de perseguição, tem o direito de procurar e gozar asilo em outros países.

2) Este direito não pode ser invocado em caso de perseguição legitimamente motivada por crimes de direito comum ou por atos contrários aos objetivos e princípios das Nações Unidas.

Artigo XV – 1) Todo homem tem direito a uma nacionalidade.

2) Ninguém será arbitrariamente privado de sua nacionalidade, nem do direito de mudar de nacionalidade.

Artigo XVI – 1) Os homens e mulheres de maior idade, sem qualquer restrição de raça, nacionalidade ou religião, têm o direito de contrair matrimônio e fundar uma família. Gozam de iguais direitos em relação ao casamento, sua duração e sua dissolução.

2) O casamento não será válido senão com o livre e pleno consentimento dos nubentes.

3) A família é o núcleo natural e fundamental da sociedade e tem o direito à proteção da sociedade e do Estado.

Artigo XVII – 1) Todo homem tem direito à propriedade, só ou em sociedade com outros.

2) Ninguém será arbitrariamente privado de sua propriedade.

Artigo XVIII – Todo homem tem direito à liberdade de pensamento, consciência e religião: este direito inclui a liberdade de mudar de religião ou crença, pelo ensino, pela prática, pelo culto e pela observância, isolada ou coletivamente, em público ou em particular.

Artigo XIX – Todo homem tem direito à liberdade de opinião e expressão; este direito inclui a liberdade de, sem interferências, ter opiniões e de procurar, receber e transmitir informações e idéias por quaisquer meios e independentemente de fronteiras.

Artigo XX – 1) Todo homem tem direito à liberdade de reunião e associação pacíficas.

2) Ninguém pode ser obrigado a fazer parte de uma associação.

Artigo XXI – 1) Todo homem tem o direito de tomar parte no governo de seu país, diretamente ou por intermédio de representantes livremente escolhidos.

2) Todo homem tem igual direito de acesso ao serviço público de seu país.

3) A vontade do povo será a base da autoridade do governo; esta vontade será expressa em eleições periódicas e legítimas, por sufrágio universal, por voto secreto ou processo equivalente que assegure a liberdade de voto.

Artigo XXII – Todo homem, como membro da sociedade, tem direito à segurança social, e à realização, pelo esforço nacional, pela cooperação internacional e de acordo com a organização e recursos de cada Estado, dos direitos econômicos, sociais e culturais indispensáveis à sua dignidade e ao livre desenvolvimento da sua personalidade.

Artigo XXIII – 1) Todo homem tem direito ao trabalho, à livre escolha de emprego, a condições justas e favoráveis de trabalho e à proteção contra o desemprego.

2) Todo homem, sem qualquer distinção, tem direito à igual remuneração por igual trabalho.

3) Todo homem que trabalhar tem direito a uma remuneração justa e satisfatória que lhe assegure, assim como à sua família, uma existência compatível com a dignidade humana, e a que se acrescentarão, se necessário, outros meios de proteção social.

4) Todo homem tem direito a organizar sindicatos e a neles ingressar para proteção de seus interesses.

Artigo XXIV – Todo homem tem direito a repouso e lazer, inclusive à limitação razoável das horas de trabalho e a férias remuneradas periódicas

Artigo XXV – 1) Todo homem tem direito a um padrão de vida capaz de assegurar a si e à sua família saúde e bem-estar, inclusive alimentação, vestuário, habitação, cuidados médicos e os serviços sociais indispensáveis, e direito à segurança em casos de desemprego, doença, invalidez, viuvez, velhice ou outros casos de perda dos meios de subsistência fora de seu controle.

2) A maternidade e a infância têm direito a cuidados e assistência especiais. Todas as crianças, nascidas dentro ou fora do matrimônio, gozarão da mesma proteção social.

Artigo XXVI – 1) Todo homem tem direito à instrução. A instrução será gratuita, pelo menos nos graus elementares e fundamentais. A instrução elementar será obrigatória. A instrução técnico-profissional será acessível a todos, bem como a instrução superior, sendo esta baseada no mérito.

2) A instrução será orientada no sentido do pleno desenvolvimento da personalidade humana e no fortalecimento do respeito pelos direitos do homem e pelas liberdades fundamentais. A instrução promoverá a compreensão, a tolerância e a amizade entre todas a nações e grupos raciais ou religiosos, e coadjuvará as atividades das Nações Unidas em prol da manutenção da paz.

3) Os pais têm prioridade de direito na escolha do gênero de instrução que será ministrada a seus filhos.

Artigo XXVII – 1) Todo homem tem direito de participar livremente da vida cultural da comunidade, de usufruir as artes e de participar do progresso científico e de seus benefícios.

2) Todo homem tem direito à proteção dos interesses morais e materiais decorrentes de qualquer produção científica, literária ou artística da qual seja autor.

Artigo XXVIII – 1) Todo homem tem deveres para com a comunidade, na qual o livre e pleno desenvolvimento de sua personalidade é possível.

2) No exercício de seus direitos e liberdades, todo homem estará sujeito apenas às limitações determinadas pela lei, exclusivamente com o fim de assegurar o devido reconhecimento e respeito dos direitos e liberdades de outrem, e de satisfazer às justas exigências da moral, da ordem pública e do bem-estar de uma sociedade democrática.

3) Esses direitos e liberdades não podem, em hipótese alguma, serem exercidos contrariamente aos objetivos e princípios das Nações Unidas.

Artigo XXIX – Nenhuma disposição da presente Declaração pode ser interpretada como o reconhecimento a qualquer Estado, grupo ou pessoa, do direito de exercer qualquer atividade ou praticar qualquer ato destinado à destruição de quaisquer dos direitos e liberdades aqui estabelecidos.

ANEXO D – CÓDIGO DE CONDUTA PARA MÉDICOS DO TRABALHO

Código de Conduta para Médicos do Trabalho[32]

Redigido pela Diretoria da ANAMT, biênio 1993-1995

São deveres do Médico do Trabalho:

1. Atuar visando, essencialmente, à promoção da saúde dos trabalhadores.

2. Buscar, com os meios que dispõe, a melhor adaptação do trabalho ao homem e a eliminação ou controle dos riscos existentes no trabalho.

3. Exercer suas atividades com total independência profissional e moral, com relação ao empregador e ao empregado.

4. Conhecer os ambientes e as condições de trabalho, dos trabalhadores sob seus cuidados, para o adequado desempenho de suas funções nos exames ocupacionais e demais atribuições profissionais.

5. No exame admissional, compatibilizar a aptidão do candidato, do ponto de vista médico, ao posto de trabalho.

6. Não marginalizar, nos exames admissionais, portadores de afecções ou deficiências físicas, desde que as mesmas não sejam agravadas pela atividade laborativa e não exponham o trabalhador ou a comunidade a riscos.

7. Não considerar a gestação como fator de inaptidão ao trabalho, desde que não haja risco para a gestante e para o feto na atividade a ser desempenhada.

8. Ao constatar inaptidão por motivos médicos para determinado posto de trabalho, informar o interessado dos motivos.

9. Ao constatar enfermidade ou deficiência que incapacitem o empregado para funções que vinha exercendo, informá-lo e orientá-lo para a mudança de função.

10. Informar empregados e empregadores sobre os riscos existentes no ambiente de trabalho, bem como as medidas necessárias para o seu controle.

11. Não permitir que seus serviços sejam utilizados no sentido de propiciar direta ou indiretamente o desligamento do empregado.

12. Orientar o empregador e o empregado, no tocante à assistência médica, visando melhor atendimento à população sob seus cuidados.

13. Manter sigilo das informações confidenciais da empresa, técnicas e administrativas, de que tiver conhecimento no exercício de suas funções, exceto nos casos em que este sigilo cause dano à saúde do trabalhador ou da comunidade.

Referências Bibliográficas

1. JANINE RIBEIRO, R. – Ética profissional. *J. CREMESP,* 1996.
2. COHEN, C.; SEGRE, M. – Breve discurso sobre valores, moral, eticidade e ética. *Bioética,* **2**:19-24, 1994.

3. SEGRE, M. – Ética em Saúde Ocupacional. *Rev. Assoc. Med. Bras.*, **35**(2):75-78, 1989.
4. AW, T.C. – Ethical issues in occupational medicine practice: knowledge and attitudes of occupational physicians. *Occup. Med.* **47**(6):371-376, 1997.
5. ROTHSTEIN, M.A. – A proposed revision of the ACOEM Code of ethics. Americam College of Occupational and Environmental Medicine. *J. Occup. Environ. Med.,* **39**(7):616-622, 1997.
6. TEICHMAN, R.F. – ACOEM Code of ethical conduct. American College of Occupational and Environmental Medicine (Editorial). *J. Occup. Environ. Med.,* **39**(7):614-615, 1997.
7. HOMMEREN, O.J. – Occupational physician's roles and ethics. *Tidsskr. Nor. Laegeforen.,* **110**(4):509-511, 1990.
8. LURIE, S.G. – Ethical dilemmas and professional roles in occupational medicine. *Soc. Sci. Med.,* **38**(10):1367-1374, 1994.
9. BRANDT-RAUF, P.W. – Ethical conflict in the practice of occupational medicine. *Br. J. Ind. Med.,* **46**(1):63-66, 1989.
10. JOHANSSON, B. – The ethical committee of the national board of health and hashish testing – a clear example of state-controlled ethics. *Lakartidningen,* **85**(50):4402, 1988.
11. ZAHER, V.L. – *E a Profissão é Ser Médico... Médico do Trabalho. Uma Reflexão Sobre as Suas Condições de Trabalho.* Dissertação (Mestrado) – Faculdade de Medicina, Universidade de São Paulo. São Paulo, 1995.
12. McCUNNEY, R.J. – Preserving confidentiality in occupational medical practice. *Am. Fam. Physician.,* **53**(5):1751-1760. 1996.
13. TILTON, S.H. – Right to privacy and confidentiality of medical records. *Occup. Med.,* **11**(1)17-29, 1996.
14. ___________ – ACOEM position on the confidentiality of medical information in the workplace. The confidentiality of medical information in the workplace. *J. Occup. Environ. Med.,* **37**(5):594-596, 1995.
15. BARKEN, M.E. & MARKOWITZ, J.R. – Preparing the company physician to testify at legal proceedings. *J. Occup. Environ. Med.,* **30**(5):405-411, 1988.
16. SEGRE, M. – Questões suscitadas pela AIDS em saúde ocupacional. *Bioética,* **1**:61-65, 1994.
17. SEARLE, S.J. – Human immunodeficiency virus (HIV) and the occupational physician. *J. Soc. Occup. Med.,* **39**(2):45-48, 1989.
18. BEHLING, D. & GUY, J. – Who's protected? Legal, ethical issues in employing the immunosuppressed. *Occup. Health Saf.,* **62**(4):76-79, 1993.
19. WRIGHT, D.S. – Workplace urine screening for drug abuse. *J. Med. Ethics,* **23**(3):191, 1997.
20. FORREST, A.R. – Ethical aspects of workplace urine screening for drug abuse. *J. Med. Ethics,* **23**(1):12-17, 1997.
21. JACOBSSON, L. – Drug abuse testing at work. Not a difficult medical-ethical problem. *Lakartidningen,* **92**(50):4778-4779,1995.
22. RASKIN, C. – Drug and alcohol testing in the workplace: moral, ethical and legal issues. *Bull. Narc.,* **45**(2):45-81, 1993.
23. HANSON, M. – Overview on drug and alcohol testing in the workplace. *Bull. Narc.,* **45**(2):3-44, 1993.
24. ROSENSTOCK, L. & CULLIEN, M.R. – Routine urine testing for evidence of drug abuse in workers: the scientific, ethical and legal reasons not to do it. *J. Gen. Intern. Med.,* **2**(2):135-137, 1987.
25. KOH,D. & JEYARATNAM, J. – Biomakers, screening and ethics. *Occup. Med.,* **48**(1):27-30, 1998.
26. FRANK, A.L. Scientific and ethical aspects of human monitoring. *Environ. Health Perspect.,* **104**(3):659-662, 1996.
27. VAN DAMME, K.; CASTELEYN, L., HESELTINE, E.; HUICI, A.; SORSA, M.; VAN LAREBEKE, N.; VINEIS, P. – Individual susceptibility and prevention of occupational diseases: scientific and ethical issues. *J. Occup. Environ. Med.,* **39**(1):91-99, 1995.

28. MURRAY, T.H. – Ethical issues in human genome research. *FASEB J.*, **5**(1):55-60, 1991.
29. ANDREWS, L.B. & JAEGER, A.S. – Confidentiality of genetic information in the workplace. *Am. J. Law Med.*, 17:(1-2):75-108, 1991.
30. CONSELHO FEDERAL DE MEDICINA – *Código de Ética Médica*. Resolução CFM nº 1246/88. Brasília, CFM, 1988.
31. CONSELHO REGIONAL DE MEDICINA DO ESTADO DE SÃO PAULO – *Ética Médica*. São Paulo, CREMESP, 1996.
32. ASSOCIAÇÃO NACIONAL DE MEDICINA DO TRABALHO – *Código de Conduta do Médico do Trabalho*. Curitiba, ANAMT, 1993.

Ações Preventivas de Saúde no Trabalho

6

Práticas Preventivas na Atenção Primária à Saúde

Andrea Glezer
Cristiane Murta Ramalho Nascimento
Dulce Pereira de Brito
Glauco Souza Alvarenga
José Antonio atta
Eliana Battaggia Gutierrez
Marta Heloísa Lopes
Mario Ferreira Junior
José Eluf Neto
Mílton de Arruda Martins

Introdução

O exame médico periódico ("check-up") e o rastreamento de estados mórbidos (testes de "screening")* vêm ganhando importância cada vez maior entre médicos e leigos. A tecnologia de ponta é superestimada como sendo capaz do diagnóstico e tratamento precoces pela maior parte da população. Na literatura científica, no entanto, poucos procedimentos têm eficácia e efetividade comprovada até o momento.

As primeiras noções sobre o exame médico periódico foram introduzidas na Inglaterra, em meados do século XIX, porém, este começou a ser realizado, sistematicamente, apenas meio século após, com o apoio de compa-

* Os autores deste capítulo compõem um grupo de estudos que vem se dedicando à análise e recomendação de procedimentos de rastreamento, aconselhamento e profilaxia de doenças no Centro de "Check-up" e Promoção da Saúde do Hospital das Clínicas da FMUSP.

nhias de seguro. O alvo era a redução de custos através da prevenção.[1] Em 1979, a "Canadian Task Force on the Periodic Health Examination" introduziu um método de revisão crítica da literatura que gradua as evidências de acordo com a validade científica e produziu recomendações visando à manutenção da saúde. Mais recentemente, a US PREVENTIVE SERVICES TASK FORCE usou uma metodologia semelhante, publicada em seu *Guide to Clinical Preventive Services*.[2] Atualmente, várias associações médicas, de assistência primária ou de especialistas, publicam recomendações relativas a exames considerados preventivos, nem sempre concordantes entre si. Além da lógica de que é melhor prevenir do que tratar complicações, outras duas preocupações impulsionaram estudos nessa área: o alto custo do tratamento e questões éticas sobre a assistência médica, tal como o *primum non nocere*, ou seja, primeiro não lesar.

O objetivo deste capítulo é fornecer os conceitos básicos para permitir a análise crítica das recomendações sobre exame médico periódico em clínica geral, e apresentar, de forma prática, algumas recomendações enfocando, principalmente, o aspecto do rastreamento de enfermidades.

CONCEITOS

O exame médico periódico presta-se à realização de procedimentos para detecção precoce de fatores de risco ou doenças, em indivíduos *assintomáticos*. Além de história, exame físico e exames complementares, inclui intervenções como imunização, quimioprofilaxia e aconselhamento. A finalidade é realizar prevenção primária (para indivíduos livres de doença) e secundária (identificar e intervir em fatores de risco ou doença em fase subclínica). A história clínica é fundamental para estratificação dos riscos, direcionando a indicação e interpretação das medidas recomendadas e adotadas. O objetivo do exame médico periódico é reconhecer condições passíveis de intervenção, para diminuição de morbimortalidade.

Rastreamento ("screening") foi definido em 1951 pela "US Commission on Chronic Illness" como a identificação presuntiva de uma doença não reconhecida ou fator de risco, através do uso de testes, exames ou outros procedimentos que possam ser aplicados rapidamente. Testes de rastreamento classificam as pessoas aparentemente saudáveis em dois grupos: aquelas que, provavelmente, têm ou não uma doença. O teste de rastreamento não é diagnóstico, ou seja, nos indivíduos com teste positivo haverá necessidade de outros exames para confirmar ou descartar a doença correspondente.[3]

Alguns critérios são necessários para que um programa de rastreamento tenha sucesso. Primeiro, que tenha foco em doenças que sejam importantes causas de morbidade e/ou mortalidade. Segundo, que o tratamento da doença em estágio precoce seja efetivo. Terceiro, que o teste usado para rastreamento tenha alta sensibilidade e especificidade. Além disso, o teste deve ser simples, de baixo risco, baixo custo e tenha boa aceitação, tanto pelo examinador quanto pelo indivíduo que está sendo submetido ao rastreamento.[4,5]

Três são os principais problemas do rastreamento: inúmeras possibilidades de erros na interpretação dos exames, discordância a respeito das recomendações entre médicos de assistência primária e especialistas (estes últimos com tendência a solicitar mais testes da sua área), e o tempo necessário para realização de todos os procedimentos considerados eficazes, em uma única consulta médica. Na tentativa de resolver os dois primeiros, é preciso ter uma visão crítica sobre as publicações científicas (mesmo os consensos), conhecer as características do teste de rastreamento usado, bem como a população em questão. O terceiro problema, poderia ser superado, ao menos parcialmente, aproveitando oportunidades diversas como as consultas espontâneas, visitas domiciliares e internações hospitalares por outras razões, para rastrear doenças potencialmente preveníveis (busca de casos).

CARACTERÍSTICAS DOS TESTES DE RASTREAMENTO

Para avaliar um programa de rastreamento, é importante conhecer o desempenho do teste, medido pela sensibilidade e especificidade. A *sensibilidade* (S) é a proporção dos indivíduos com a doença, evento ou condição, que têm um teste positivo para a mesma; em outras palavras, a proporção de todos os pacientes com a doença, que são identificados corretamente pelo teste. A *especificidade* (E) é a proporção dos indivíduos sem a doença, cujo teste em foco é negativo.

Outra característica importante de um teste de rastreamento é o seu valor preditivo. Este varia bastante com a prevalência da doença na população estudada. O *valor preditivo positivo* (VPP) é a proporção de pessoas com teste positivo, que realmente tem a doença. Enquanto que o *valor preditivo negativo* (VPN) é a proporção de pessoas com teste negativo, que realmente não tem a doença (Tabela 6.1).

Tabela 6.1 – Medidas de desempenho dos testes de rastreamento.

Teste de rastreamento	*Diagnóstico definitivo*	
	Positivo	**Negativo**
Positivo	a	b
Negativo	c	d
S = a/a + c		E = d/b + d
VPP = a/a + b		VPN = d/c + d

S = sensibilidade; E = especificidade; VPP = valor preditivo positivo; VPN = valor preditivo negativo.

VIÉSES

Na avaliação de programas de rastreamento, alguns tipos de viéses ("bias") devem ser considerados.[6] O primeiro é o viés de tempo ganho ("lead-time bias"). Tempo ganho é o período de tempo entre a detecção de uma condição médica por rastreamento e o momento em que ela teria sido diagnosticada devido ao aparecimento de sintomas (Fig. 6.1). O tempo ganho pode introduzir um erro sistemático ao se comparar o tempo de sobrevida entre a população que recebeu o rastreamento e a que não recebeu. Pessoas nas quais uma doença é diagnosticada por rastreamento, em geral, vivem mais tempo desde o diagnóstico, se comparadas com aquelas em que o mesmo é feito após o início dos sintomas, seja o tratamento efetivo ou não. Em alguns casos, o rastreamento auxilia as pessoas a viverem mais tempo, mas na realidade o que lhes é dado é mais *tempo de doença* e não mais *tempo de sobrevida*.[6]

O outro tipo de viés é o de duração ("length-time bias") (Fig. 6.2). Este tipo de viés decorre do fato de que a proporção de indivíduos com lesões de crescimento ou evolução lentos, identificados durante programas de rastreamento, tende a ser maior do que em indivíduos sintomáticos. A seleção de casos com bom prognóstico poderia, portanto, superestimar o efeito positivo do rastreamento. Este tipo de viés é comum no início de um programa de rastreamento.[7]

O terceiro tipo de viés é o de auto-seleção. Este se refere ao fato de que os indivíduos que concordam em participar de um programa de rastreamento podem ter probabilidade diferente de desenvolver doenças em relação à população geral.[6,8] Ocorreria, assim, um viés de seleção, pois

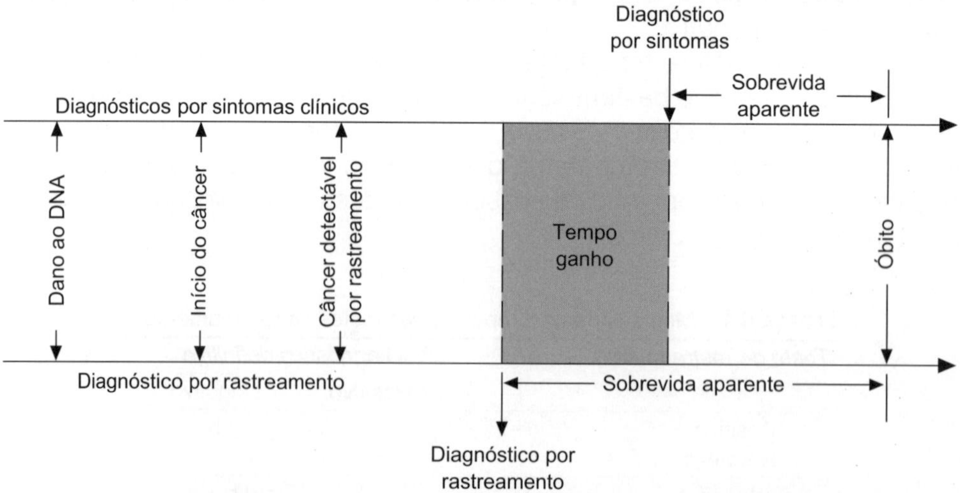

FIGURA 6.1 – Comparação entre a situação de diagnóstico clínico de câncer feito após o aparecimento de sintomas e a detecção precoce pelo rastreamento. A área sombreada ilustra o viés de tempo ganho (GREENBERG).

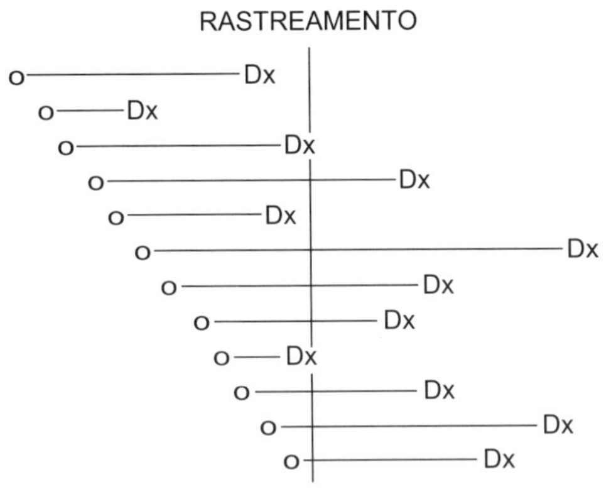

Figura 6.2 – O viés de duração: casos que progridem rapidamente até o momento do diagnóstico (Dx) dificilmente são diagnosticados através de rastreamento (Fletcher e cols.).

aqueles que aderem ao teste podem ter, de algum modo, características diferentes dos que não aderem.

Em nível de pesquisa, estes viéses podem ser evitados com a realização de ensaios clínicos controlados. Neste tipo de estudo, os indivíduos são solicitados de forma aleatória a entrarem ou não em um programa de rastreamento. Os dois grupos são então comparados quanto à morbidade e/ou mortalidade. Existem, contudo, várias dificuldades para a condução de ensaios clínicos para avaliar rastreamento. Os mais importantes são a necessidade de incluir milhares de pessoas e o seguimento por muitos anos.

GRADAÇÃO DAS EVIDÊNCIAS

A US Preventive Services Task Force (USPSTF), adaptando a metodologia desenvolvida pela "Canadian Task Force on the Periodic Health Examination", desenvolveu uma classificação dos procedimentos preventivos em função da qualidade da evidência científica existente:

- **I** Evidência obtida a partir de pelo menos um ensaio clínico controlado, randomizado.
- **II-1** Evidência obtida a partir de ensaios clínicos controlados, sem randomização.
- **II-2** Evidência obtida a partir de estudos de coorte ou caso-controle, preferencialmente realizados por mais de um centro ou grupo de pesquisa.
- **II-3** Evidência obtida a partir de múltiplas séries de tempo com ou sem intervenção, ou resultados surpreendentes em experimentos não controlados (por exemplo, os resultados da introdução do tratamento com a penicilina na década de 40).
- **III** Opiniões de autoridades respeitadas, baseadas em experiência clínica, estudos descritivos ou relatórios de comitês de especialistas.

FORÇA DAS RECOMENDAÇÕES

Com base nos critérios de validação que foram apresentados, a US PREVENTIVE SERVICES TASK FORCE classifica a força das suas recomendações, em relação à adoção dos procedimentos preventivos analisados, do seguinte modo:

A Existe boa evidência para recomendar a realização do procedimento preventivo durante um exame médico periódico.

B Existe evidência razoável para recomendar a realização do procedimento preventivo durante um exame médico periódico.

C Não existe evidência suficiente para recomendar ou contra-indicar a realização do procedimento preventivo durante um exame médico periódico.

D Existe evidência razoável para recomendar a exclusão do procedimento preventivo do exame médico periódico.

E Existe boa evidência para recomendar a exclusão do procedimento preventivo do exame médico periódico.

A determinação da qualidade da evidência na força da recomendação é baseada em três critérios: a carga de sofrimento devido à condição em questão, características e efetividade da intervenção como demonstrado em pesquisas publicadas.

A Figura 6.3 ilustra, com algumas modificações, as recomendações mínimas propostas, basicamente, no manual da USPSTF publicado em 1996. É importante ressaltar que algumas recomendações não são conclusivas por falta de estudos adequados, e muitas das intervenções aqui propostas são discordantes das recomendadas por outros grupos.

<table>
<tr><th>Idade (anos)</th><th>18</th><th>25</th><th>30</th><th>35</th><th>40</th><th>45</th><th>50</th><th>55</th><th>60</th><th>65</th><th>70</th><th>75</th><th>mais</th></tr>
<tr><td>Pressão arterial</td><td colspan="13">a cada 1 a 2 anos</td></tr>
<tr><td>Peso e altura</td><td colspan="13">periodicamente</td></tr>
<tr><td>Colesterolemia – homens</td><td></td><td></td><td></td><td colspan="7">a cada 5 anos</td><td></td><td></td><td></td></tr>
<tr><td>Colesterolemia – mulheres</td><td></td><td></td><td></td><td></td><td></td><td colspan="5">a cada 5 anos</td><td></td><td></td><td></td></tr>
<tr><td>Glicemia de jejum</td><td></td><td></td><td></td><td></td><td></td><td colspan="8">a cada 5 anos*</td></tr>
<tr><td>Mamografia</td><td></td><td></td><td></td><td></td><td></td><td></td><td colspan="6">a cada 1 a 2 anos</td><td></td></tr>
<tr><td>Papanicolaou</td><td colspan="10">a cada 1 a 3 anos</td><td></td><td></td><td></td></tr>
<tr><td>Sangue oculto nas fezes</td><td></td><td></td><td></td><td></td><td></td><td></td><td colspan="7">anual</td></tr>
<tr><td>Sigmoidoscopia</td><td></td><td></td><td></td><td></td><td></td><td></td><td colspan="7">a cada 5 a 10 anos</td></tr>
<tr><td>PSA/USTR</td><td></td><td></td><td></td><td></td><td></td><td></td><td colspan="5">anual*</td><td></td><td></td></tr>
<tr><td>Exame odontológico</td><td colspan="13">anual</td></tr>
<tr><td>Teste de Snellen</td><td></td><td></td><td></td><td></td><td></td><td></td><td></td><td></td><td colspan="5">periodicamente</td></tr>
<tr><td>Perguntas sobre audição</td><td></td><td></td><td></td><td></td><td></td><td></td><td></td><td></td><td colspan="5">periodicamente</td></tr>
</table>

PSA = antígeno prostático específico; USTR = ultra-sonografia transretal; TR = toque retal.
* Recomendações de outros grupos.

FIGURA 6.3 – Recomendações mínimas propostas no Manual da USPSTF.

Rastreamento Clínico e por Exames Complementares

Apresentam-se a seguir comentários sobre procedimentos preventivos para algumas doenças, que podem ser considerados validados com base em evidência epidemiológica, e outros, que ainda carecem de confirmação, mas que, em decorrência de seu uso difundido em nosso meio, merecem citação. As Tabelas 6.1 a 6.4 ilustram os tópicos abordados a seguir.

DOENÇAS CARDIOVASCULARES

Hipertensão – O rastreamento para hipertensão é recomendado para todas as pessoas com idade acima ou igual a 21 anos (recomendação A). O intervalo ótimo para o rastreamento não está bem estabelecido e é deixado a critério clínico. Na opinião de especialistas, adultos normotensos devem ter a pressão arterial (PA) medida no mínimo a cada 2 anos. A medida da PA também deve ser feita em crianças e adolescentes durante consultas médicas.

Doença coronariana em assintomáticos – Existem duas estratégias de rastreamento para reduzir a morbidade e mortalidade por doença arterial coronariana. A primeira envolve o rastreamento de fatores de risco que podem ser modificados, tais como hipertensão arterial sistêmica, hipercolesterolemia, tabagismo, inatividade física e dieta rica em gordura saturada.

A segunda estratégia é a detecção precoce de doença arterial coronariana assintomática através da utilização de exames complementares. O eletrocardiograma (ECG) de repouso apresenta baixa acurácia para este fim por-

Tabela 6.2 – Recomendações para rastreamento de doenças cardiovasculares Fonte: US Preventive Services Task Force, 1996.

Procedimento	*Classificação* Evidência	*Classificação* Recomendação
Hipertensão		
Medida periódica da pressão arterial em indivíduos > 21 anos	I	A
Doença coronariana em assintomáticos		
ECG de repouso ou de esforço acima de meia-idade	II-2	C
ECG de repouso em crianças, adolescentes ou adultos jovens	III	D
Estenose de artéria carótida assintomática		
US e ausculta de rotina da carótida	I, II-2	C
Doença arterial periférica		
História, palpação de pulsos periféricos, US, ou outros testes não invasivos em pessoas idosas	III	D
Aneurisma de aorta abdominal		
Palpação de rotina	II-2	C
US de rotina	II-2	C

ECG = eletrocardiograma; US = ultra-sonografia.

que as alterações inespecíficas são freqüentes, ou seja, grande número de falsos-positivos, e o exame normal não afasta riscos, resultando em falsos-negativos. Quanto ao ECG de esforço, foi realizada uma meta-análise que mostrou enorme variação da sensibilidade e especificidade deste exame.[9] Assim, as evidências são insuficientes para recomendar a favor ou contra a realização de rastreamento para doença arterial coronariana em homens e mulheres de meia-idade, ou mais velhos, utilizando ECG de repouso ou ECG de esforço (recomendação C).

Não há evidências a favor ou contra a realização de eletrocardiograma para aqueles com mais de 40 anos, sedentários, assintomáticos, que pretendem iniciar atividade física. Há evidências contra a realização de eletrocardiograma de rotina ou antes do início de condicionamento físico em crianças, adolescentes e adultos jovens (recomendação D).

Estenose da artéria carótida assintomática – Existem evidências insuficientes para recomendar a favor ou contra o rastreamento de estenose de artéria carótida em indivíduos assintomáticos utilizando exame físico e ultra-sonografia de carótida (recomendação C).

Doença arterial periférica – Rastreamento de rotina para doença arterial periférica, através da palpação de pulsos em indivíduos assintomáticos, não é recomendado (recomendação D).

Aneurisma de aorta abdominal – As evidências são insuficientes para recomendar a favor ou contra o rastreamento de aneurisma de aorta abdominal em indivíduos assintomáticos, utilizando palpação abdominal ou ultra-sonografia – US (recomendação C).

DISTÚRBIOS METABÓLICOS E NUTRICIONAIS

Obesidade – Deve ser realizada a medida de peso e altura, periodicamente, para indivíduos de qualquer idade. A periodicidade ideal não foi determinada. Para crianças, utiliza-se a curva de crescimento e, para adultos, o índice de massa corporal (IMC = peso, em quilogramas, dividido pelo quadrado da altura, em metros quadrados). O IMC normal varia de 20 a 25. Considera-se sobrepeso de 25 até 27,5, obesidade leve entre 27,5 e 30, moderada de 30 a 40 e mórbida acima de 40. Todos devem ser aconselhados para a promoção de atividade física e a adoção de dieta saudável.[10]

Alterações lipídicas – A hipercolesterolemia é um dos principais fatores de risco para doença cardiovascular e a medida do colesterol é facilmente obtida por punção venosa. A efetividade do controle da hipercolesterolemia é alta, reduzindo a mortalidade cardiovascular. Com a redução de 1% da taxa de colesterol total da população, a mortalidade cardiovascular seria diminuída em 2 a 3%.[2]

Recomenda-se a medida de colesterol total em homens entre 35 e 65 anos, bem como em mulheres entre 45 e 65 anos. A periodicidade da medida,

TABELA 6.3 – Recomendações para rastreamento de alterações metabólicas e nutricionais. Fonte: US PREVENTIVE SERVICES TASK FORCE, 1996.

Procedimento	*Classificação*	
	Evidência	Recomendação
Obesidade		
Medida de peso e altura	I, II-2, II-3	B
Dislipidemias		
Medida de colesterol total		
Homens 35-65 anos	I, II-2	B
Mulheres 45-65 anos	II-2	B
> 65 anos	II-2	C
< 35 anos	II-2	C
Medida de HDL	II-2, III	C
Medida de triglicerídeos	II-2	C
Diabetes melito (DM)		
Rastreamento populacional para DM Tipo 2	II-2	C
Rastreamento populacional para DM Tipo 1	III	D
Doenças da tireóide		
Avaliação da função tireoidiana	III	D
Anemia ferropriva		
Hematócrito/hemoglobina	I, II-1, II-2	C
Osteoporose		
Densitometria óssea para mulheres na pós-menopausa	II-2, III	C

HDL = lipoproteína de alta densidade.

se os valores estiverem normais, não é bem estabelecida; em geral propõe-se a cada 5 anos. Não há evidências contra ou a favor da dosagem de rotina de triglicerídeos ou colesterol em crianças, adolescentes, adultos jovens ou em maiores de 65 anos (recomendação C). Estas recomendações diferem de outros grupos, por exemplo, o "National Cholesterol Education Program" recomenda a dosagem de colesterol total e lipoproteína de alta densidade (HDL) para todos os indivíduos acima de 20 anos a cada 5 anos.[11,12]

Diabetes melito – Cerca de 10% da população apresenta diabetes melito, sendo 50% dos casos não diagnosticados.[13] É um importante fator de risco para doença cárdio e cerebrovascular, além de ser causa de polineuropatia, amputações, perda de visão, nefropatia, morte por descompensação aguda, malformações fetais, prematuridade e abortamento.

O melhor método de rastreamento é a dosagem da glicemia. Os estudos apontam uma variação de sensibilidade da glicemia de jejum entre 40 e 80% embora a especificidade se mantenha de 97 a 99%.[14] Não havia estudos bem delineados que comprovassem a diminuição de complicações de diabetes Tipo 2 com o tratamento agressivo da hiperglicemia, assim como há para diabetes Tipo 1. Recentemente, porém, foram publicados os dados de um estudo randomizado prospectivo, com 11 anos de seguimento em média, realizado em 23 centros no Reino Unido,[15] no qual observou-se que os índices de retinopatia, nefropatia e, possivelmente, neuropatia são beneficiados pela redução dos níveis glicêmicos no diabetes Tipo 2, por tratamento intensivo (combinações de medicamentos). O índice global de complicações microvasculares foi reduzido em 25%. Notou-se, no entanto, que a incidência de infarto agudo do miocárdio (IAM) e acidente vascular cerebral (AVC) não foi significativamente reduzida.

Outro argumento a favor da realização do diagnóstico na fase assintomática (rastreamento) é o início precoce da prevenção terciária. Esta consiste na redução de complicações da retinopatia, através da fotocoagulação com laser, da nefropatia, através do uso de inibidores da enzima conversora de angiotensinogênio, e controle da hipertensão arterial, bem como diminuição de amputações e detecção precoce de doenças cardiovasculares.[16] O rastreamento deve ser voltado, preferencialmente, para portadores de fatores de risco,[17,18] que são: idade acima de 45 anos, obesidade (IMC acima de 27,5 ou peso acima de 120% do peso ideal), ter parente de primeiro grau com diabetes, ser membro de grupo étnico com alta prevalência de diabetes (afro-americanos, nativos da América do Norte, hispânicos, asiáticos, proveniente de ilhas do Pacífico), mulher com filho pesando acima de 4kg ao nascer ou com diagnóstico de diabetes gestacional, hipertensão (PA acima de 140 x 90mmHg), hipercolesterolemia (HDL >35mg/dl e/ou triglicerídeos acima de 250mg/dl), ou teste de glicemia ou tolerância à glicose prévios alterados. Para a "American Diabetes Association" (ADA), indivíduos com fatores de risco devem ser submetidos à glicemia de jejum a cada 5 anos.[19]

Em que pese a controvérsia que ainda existe em torno da indicação ou não de rastreamento para diabetes, à luz dos resultados dos estudos mais recentes, pode-se dizer que há evidência de efeitos benéficos do diagnóstico precoce, pois as alternativas de tratamento reduzem de algum modo a morbidade da doença. Vale lembrar, entretanto, que tanto para o controle do próprio diabetes quanto de suas complicações estão indicadas: orientações em relação à dieta, exercícios físicos e atuação sobre outros fatores ou doenças de risco cardiovascular, como hipertensão, hipercolesterolemia e obesidade.

Não se recomenda a realização de rastreamento de diabetes Tipo 1 na população geral com marcadores imunes, uma vez que esta condição representa cerca de 10% do total de casos de diabetes. Em geral, o diagnóstico é realizado logo que surgem os primeiros sintomas, e o exame anteriomente citado é inviabilizado como teste de triagem pelo seu alto custo.

Tireoidopatia – Há evidências contra a realização de rastreamento de tireoidopatias em adultos assintomáticos (recomendação D). Não há evidências contra ou a favor do rastreamento em indivíduos de risco (idosos, puérperas e portadoras de síndrome de Down), ficando a critério do profissional realizá-lo ou não (recomendação C).

Anemia ferropriva – Não há evidências suficientes para recomendar a favor ou contra o rastreamento de anemia ferropriva através da dosagem da hemoglobina e hematócrito no sangue, em adultos assintomáticos (recomendação C).

Osteoporose da pós-menopausa – A osteoporose é uma condição de alto impacto na qualidade de vida dos idosos. Cerca de 70% das fraturas em pessoas acima de 45 anos estão relacionadas à osteoporose.[20]

A Organização Mundial da Saúde (OMS) definiu osteoporose como a ocorrência de densidade mineral do osso abaixo de 2,5 desvios padrão do valor médio do pico de densidade óssea de adultos jovens. A densitometria óssea é o exame indicado para esta avaliação e pode ser realizado em mulheres com fatores de risco (menopausa precoce, baixo índice de massa corporal, tabagismo e uso crônico de corticosteróides), em quem já apresentou fratura característica de osteoporose, se houver osteopenia ou deformidade na coluna em exames de imagem.[21,22]

Não há evidência contra ou a favor da realização de densitometria óssea em mulheres assintomáticas, após a menopausa (recomendação C). Todas as mulheres devem ser aconselhadas sobre exercícios físicos, dieta rica em cálcio, interrupção do tabagismo, reposição hormonal e prevenção de quedas.

NEOPLASIAS

Câncer de colo uterino – O câncer de colo uterino tem uma fase pré-clínica longa, permitindo assim o rastreamento pelo teste de Papanicolaou que é simples e de baixo custo. A USPSTF recomenda a realização do Papanicolaou para todas as mulheres sexualmente ativas e que tenham colo de útero (recomendação A). A realização do teste deve começar aos 18 anos ou quando é iniciada a atividade sexual e deve ser repetido a cada 3 anos, no mínimo. A idade em que o rastreamento deve ser interrompido é desconhecida, mas alguns grupos recomendam a interrupção depois dos 65 anos para aquelas mulheres que tenham exames prévios normais. As evidências são insuficientes para recomendar a favor ou contra o rastreamento através de colposcopia e a pesquisa de infecção pelo papilomavírus humano (recomendação C).

Câncer de mama – Os testes disponíveis para o rastreamento de câncer de mama são a mamografia, o exame clínico e o auto-exame de mama. O exame mais efetivo para o rastreamento é a mamografia, associada ou não ao exame clínico que, quando realizado em mulheres dos 50 aos 69 anos, reduz a mortalidade em 20 a 30% (recomendação A). A periodicidade ideal está entre 1 e 2 anos. Os ensaios clínicos não fornecem informações suficientes sobre a efetividade da mamografia em mulheres acima de 70 anos.

A realização do rastreamento em mulheres de 40 a 49 anos é controversa. Em janeiro de 1997 ocorreu uma reunião de consenso, promovida pelo National

TABELA 6.4 – Recomendações para rastreamento de neoplasias. Fonte: US PREVENTIVE SERVICES TASK FORCE, 1996.

Procedimento	*Classificação*	
	Evidência	**Recomendação**
Câncer de colo uterino		
Papanicolaou (mulheres sexualmente ativas e com colo de útero)	II-2, II-3	A
Interrupção do Papanicolaou em > 65 anos	III	C
Colposcopia	III	C
Teste para detecção de infecção pelo papilomavírus humano	III	C
Câncer de mama		
Mamografia a cada 1 – 2 anos com ou sem exame clínico da mama anual		
Mulheres com: 40 – 49 anos	I	C
50 – 69 anos	I, II-2	A
≥ 70 anos	I, II-3	C
Auto-exame de mama	I, II-2, III	C
Câncer de próstata		
Toque retal	II-2	D
Antígeno prostático específico ou outros marcadores sorológicos	I, II-2, III	D
Ultra-sonografia transretal	II-2, III	D
Câncer colorretal		
Pesquisa anual de sangue oculto nas fezes (50 anos)	I, II-1, II-2	B
Retossigmoidoscopia (≥ 50 anos)	II-2, II-3	B
Toque retal	III	C
Enema opaco	III	C
Colonoscopia	III	C
Câncer de pulmão		
Raio X de tórax e citologia de escarro	I, II-1, II-2	D
Câncer de pele		
Exame da pele de todo o corpo por clínico de atenção primária	II-3, III	C
Auto-exame de pele	II-3, III	C
Câncer oral		
Exame da boca por clínico de serviço de atenção primária	III	C
Câncer de bexiga		
Microscopia da urina	II-2, III	D
Citologia de urina	III	D
Câncer de tireóide		
Palpação do pescoço ou US	II-2, III	D
Câncer de pâncreas		
Palpação abdominal, US ou marcadores séricos tumorais	III	D
Câncer de ovário		
Exame pélvico, US e marcadores séricos tumorais	II-3, III	D
Câncer de testículo		
Auto-exame e exame médico do testículo	III	C

US = ultra-sonografia.

INSTITUTES OF HEALTH (NIH) dos EUA cuja principal conclusão foi não haver evidências de que a mamografia, nesse grupo etário, reduz a mortalidade e o seu uso deveria resultar de uma *decisão informada* entre o médico e sua paciente.[23] Dois meses depois, o NATIONAL CANCER INSTITUTE (NCI) dos EUA anunciou uma revisão da recomendação de janeiro: mulheres entre 40 a 49 anos devem fazer mamografia anual ou a cada dois anos.[24] Esta atitude do NCI foi criticada por alguns setores, que argumentaram que a mudança ocorrera devido à força da opinião pública e não pelo surgimento de novas evidências científicas.

Quanto ao auto-exame da mama, a grande maioria dos estudos não tem mostrado redução na mortalidade por câncer de mama. Em uma investigação recente, um ensaio clínico controlado conduzido em Shangai, 267.040 mulheres foram distribuídas aleatoriamente em dois grupos: um grupo foi treinado de maneira intensiva a realizar o auto-exame enquanto o outro não. Após 5 anos de seguimento, a mortalidade por câncer de mama foi semelhante nos dois grupos. A conclusão deste estudo foi de que não existem evidências a favor ou contra a realização do auto-exame de mama.[25]

Câncer de próstata – Não existem evidências para estabelecer se ocorre uma diminuição na mortalidade por câncer de próstata com o rastreamento através do toque retal, ultra-sonografia transretal ou marcadores sorológicos, incluindo o antígeno prostático específico (PSA). Portanto, não é recomendado o rastreamento para neoplasia de próstata, por qualquer destes métodos (recomendação D). Os pacientes que solicitarem o rastreamento devem ser informados dos riscos e benefícios da detecção precoce e do tratamento. Caso opte-se pela realização do rastreamento, escolher, preferencialmente, o toque retal e PSA para aqueles com expectativa de vida acima de 10 anos.

Câncer colorretal – Dos vários testes e procedimentos propostos no rastreamento do câncer colorretal destacam-se: o toque retal, a pesquisa de sangue oculto nas fezes e a retossigmoidoscopia.

Até o presente momento, o toque retal não foi avaliado em ensaio clínico controlado. A pesquisa de sangue oculto nas fezes é o método mais indicado para rastreamento deste câncer. Existem evidências de que a realização deste exame, a cada ano ou bienalmente, em indivíduos com idade maior ou igual a 50 anos, diminui a mortalidade por câncer colorretal. A realização da retossigmoidoscopia em indivíduos nessa faixa etária também reduz a mortalidade por esta neoplasia. Não existe evidência suficiente para determinar o melhor intervalo para este rastreamento.

Apesar de, teoricamente, a colonoscopia apresentar vantagens devido à sua alta sensibilidade e especificidade, não existem evidências diretas a favor ou contra a realização deste exame em pessoas assintomáticas.

Câncer de pulmão – O rastreamento com radiografia de tórax ou citologia de escarro em assintomáticos não é recomendado (recomendação D). Existe um consenso de que o procedimento mais efetivo contra o câncer de pulmão é a prevenção primária, ou seja, combate ou interrupção do hábito de fumar.

Câncer de pele – As evidências são insuficientes para estabelecer se ocorre redução da mortalidade por neoplasia com o exame rotineiro da pele. Também não existem evidências suficientes para recomendar a favor ou contra o auto-exame de pele. Contudo, as pessoas devem ser orientadas a evitar a exposição aos raios solares.

Câncer oral – As evidências são insuficientes para recomendar a favor ou contra o rastreamento para câncer oral em pessoas assintomáticas, por clínicos de serviços de atenção primária. Todos os pacientes devem ser aconselhados a parar de usar todas as formas de tabaco e a reduzir o consumo de bebidas alcoólicas.

Câncer de bexiga – Rastreamento para câncer de bexiga através da análise microscópica ou citologia de urina não é recomendado em pessoas assintomáticas (recomendação D).

Câncer de tireóide – O rastreamento de rotina para câncer de tireóide utilizando a palpação do pescoço ou ultra-sonografia não é recomendado para crianças e adultos assintomáticos (recomendação D). As evidências são insuficientes para recomendar a favor ou contra o rastreamento para indivíduos com história de irradiação na cabeça ou pescoço na infância, mas estas recomendações podem ser feitas por outros grupos.

Câncer de pâncreas – Não é recomendado o rastreamento para câncer de pâncreas em indivíduos assintomáticos, usando palpação abdominal, ultra-sonografia ou marcadores sorológicos (recomendação D).

Câncer de ovário – O câncer de ovário é uma doença insidiosa cujos sintomas são inespecíficos e aparecem quando a doença está avançada. Os testes de rastreamento mais freqüentemente estudados são a ultra-sonografia e o marcador sérico tumoral CA-125. Não é recomendada a realização de rastreamento de câncer de ovário em mulheres assintomáticas utilizando estes exames (recomendação D).

Câncer de testículo – A maioria das neoplasias de testículo é detectada pelo próprio paciente e, algumas, por exame médico de rotina. Contudo, não há estudos que determinem a efetividade do auto-exame do testículo em reduzir a mortalidade por este câncer (recomendação C).

DISTÚRBIOS AUDITIVOS E VISUAIS

Distúrbios auditivos – O rastreamento de déficit auditivo em idosos, através de questionário sobre desempenho auditivo e aconselhamento sobre órteses, periodicamente, é recomendação B. Naqueles que apresentem queixas, realiza-se otoscopia e audiometria. A periodicidade ideal para realização do questionário ainda não foi bem determinada.

O rastreamento em crianças abaixo de 3 anos não é recomendado (recomendação D). Em adultos, a recomendação é C, exceto para trabalhadores

TABELA 6.5 – Recomendações para rastreamento de distúrbios auditivos, visuais/oculares e uso de álcool. Fonte: US PREVENTIVE SERVICES TASK FORCE, 1996.

Procedimento	*Classificação*	
	Evidência	Recomendação
Distúrbios auditivos		
Questionar periodicamente idosos sobre a audição	I, III	B
Audiometria de rotina em idosos	I, III	C
Distúrbios visuais e oculares		
Teste de Snellen de rotina em idosos	II-3	B
Tonometria de rotina	I, II-2, III	C
Oftalmoscopia de rotina por clínicos de atenção primária	III	C
Rastreamento para uso de álcool		
Entrevista de rotina ou questionário padronizado		
Adolescentes e adultos	I, II-2	B
Mulheres grávidas	II-2	B

expostos a ruídos potencialmente deletérios, que devem ter sua audição testada periodicamente.

Acuidade visual – A diminuição da acuidade visual é importante em duas faixas etárias. A primeira compreende crianças na idade pré-escolar (até 3 a 4 anos), nas quais a detecção precoce de ambliopia e estrabismo reduz a chance de cegueira no olho são. A segunda faixa etária compreende os idosos, nos quais os problemas de visão são comuns e potencialmente graves, aumentando consideravelmente as chances de quedas e acidentes.

Para crianças até 3 a 4 anos, preconiza-se a realização de inspeção simples, teste de cobertura e acuidade visual (com cartões coloridos). Em relação aos idosos, sabe-se que os problemas visuais aumentam com a idade, e até metade deles não tem seus distúrbios corretamente diagnosticados ou tratados.[26] Os distúrbios mais comum são: presbiopia, catarata, degeneração macular relacionada à idade e glaucoma. Perguntas sobre visão na anamnese têm baixa sensibilidade de detecção de problemas, ao ser comparada com o teste de Snellen. O exame com oftalmoscópio revela a presença de catarata, a fundoscopia revela alterações maculares. Não há estudos que comparem o desempenho do clínico de atendimento primário ao do oftalmologista no diagnóstico precoce de alterações visuais.

O rastreamento de ambliopia e estrabismo em pré-escolares, bem como o rastreamento de alterações visuais em idosos, através do teste de Snellen, são recomendações B. A periodicidade ideal desses exames ainda não foi determinada. O exame com oftalmoscópio em idosos, realizado por clínicos de atendimento primário é classificado como recomendação C. O rastreamento de problemas visuais em escolares, adolescentes e adultos assintomáticos também é classificada como recomendação C, porque nessas faixas etárias o maior problema é o distúrbio de refração, cujo diagnóstico é pensado a partir dos sintomas e o diagnóstico tardio não é tão deletério.

Glaucoma – A recomendação para rastreamento de glaucoma, realizado por clínicos de atendimento primário é C. O rastreamento para glaucoma deve ser realizado por especialistas, com treinamento para visualização do disco óptico e aparelhagem para medir pressão intra-ocular, em indivíduos com alto risco. Fatores de risco incluem história familiar de glaucoma, diabetes melito, miopia grave, negros acima de 40 anos e brancos acima de 65 anos. A periodicidade de exames para esses pacientes ainda não é bem estabelecida.

DISTÚRBIOS MENTAIS E USO DE SUBSTÂNCIAS: ALCOOLISMO

Embora não haja evidência contra ou a favor da investigação de sinais e sintomas de demência, depressão, suicídio e uso de drogas ilícitas em indivíduos assintomáticos, o seu uso pode ser justificado em situações especiais, como idosos que moram sozinhos, jovens com mudança súbita de comportamento, queda de desempenho escolar e outros.

Por outro lado, a investigação sobre o uso de álcool sempre deve ser feita, para adolescentes e adultos de qualquer idade. A recomendação para perguntar ativamente sobre uso de álcool é classificada como B. Médicos generalistas devem rastrear a utilização, bem como estarem aptos a diagnosticar problemas relacionados com seu abuso, sejam eles crônicos ou agudos.

Cerca de metade dos pacientes com problemas relacionados ao álcool não são identificados, sendo esta porcentagem maior em mulheres.[27] Somem-se ao subdiagnóstico, o preconceito e obstáculos em motivar o paciente para o processo de mudança de comportamento, e o resultado é a enorme dificuldade no tratamento.

Inicialmente, deve ser investigado se o paciente faz ou já fez uso de álcool, e ainda, se há história familiar, importante fator de risco. O segundo passo é detalhar o uso (qualidade, quantidade e situações de ingesta). Um questionário simples, de fácil aplicação e que auxilia na quantificação do prejuízo trazido pelo álcool é conhecido como CAGE. Este consiste em perguntar sobre: a. a capacidade do paciente parar a ingesta, assim que o desejar ("*C*ut down"); b. se as críticas sobre o uso de álcool o aborrecem ("*A*nnoyed"); c. se sente-se culpado por beber ("*G*uilt"); d. se precisa de álcool logo ao acordar para diminuir sintomas de abstinência ("*E*ye-opener drink in the morning").

Faz parte da avaliação, identificar doenças psiquiátricas que favoreçam o uso de álcool (transtornos ansiosos, de humor ou de personalidade), além de afastar o uso de outras drogas. O tratamento necessita da participação ativa do paciente, podendo-se lançar mão de medicações no controle da abstinência, bem como grupos de auto-ajuda como os Alcoólicos Anônimos (AA). O tratamento geral também é eficaz, reduzindo a quantidade ingerida por semana, o número de ingestões maciças por mês e as hospitalizações.[28] Quando se fala de eficácia, vale lembrar que o alcoolismo é uma doença crônica e recaídas fazem parte do tratamento.

ACONSELHAMENTOS

Além de estabelecer critérios científicos para o rastreamento de doenças na prática clínica, a US PREVENTIVE SERVICES TASK FORCE contribui, também, com orientações que podem maximizar a atuação da equipe enquanto promotora de saúde. Usando a mesma metodologia descrita anteriormente, alguns aconselhamentos foram estudados em relação aos benefícios em reduzir os efeitos deletérios de certas doenças, e a efetividade em modificar comportamentos ou hábitos não saudáveis.

Esta abrangência dada à prática preventiva na clínica geral, bem detalhada em livro específico sobre o assunto,[29] abre uma dimensão nova em relação à atuação do médico e da equipe de saúde, qualquer que seja a sua inserção profissional ou institucional. Passa-se do diagnóstico e tratamento, puro e simples, de doenças atuais, ao rastreamento, orientação e intervenção visando à prevenção de doenças futuras. Isto certamente exige do médico uma migração do raciocínio clássico baseado em queixas, para o aprendizado do *raciocínio baseado em fatores de risco*, avaliação da efetividade da intervenção, e a motivação e monitorização da aderência do paciente ao que está sendo prescrito.

Para este fim, a equipe de saúde deve dispor de uma organização mínima que permita que os assuntos sejam abordados da forma mais completa, contando, se possível, com material informativo de apoio (folhetos, boletins, jornais, cartazes, vídeos), e retaguarda de especialistas, se necessário. Os serviços prestados devem ser registrados no prontuário, de modo a garantir a sua continuidade em todos os contatos subseqüentes com o cliente. Os exames periódicos obrigatórios por lei são momentos importantes para a prestação de serviços preventivos, porém, todo e qualquer contato do cliente com a equipe de saúde deve ser aproveitado para expandi-los. Contatos ativos por telefone, correio, podem ajudar no suporte ao cliente e na monitorização.

Foge do escopo deste texto aprofundar a análise global da promoção da saúde e prevenção de doenças, que, por si só, é assunto para um livro completo, entretanto, alguns comentários podem ser feitos. Por exemplo, aconselhamentos sobre assuntos como: tabagismo, nutrição, atividade física, prevenção de acidentes domésticos (por exemplo, evitar armas de fogo, proteção de escadas, janelas e balcões) ou automobilísticos (por exemplo, uso de cinto de segurança, assentos especiais para crianças no banco de trás, uso de capacete, não uso de álcool ou drogas ao dirigir), exposição à radiação ultravioleta, doenças sexualmente transmissíveis, sempre devem ser reforçados, durante as consultas médicas. A efetividade do aconselhamento depende, fundamentalmente, da freqüência, técnica motivacional empregada e confiança na relação médico-paciente.[29]

Vacinação de Adultos

As estratégias de vacinação não se restringem à faixa etária infantil. Os adultos devem manter seus esquemas vacinais iniciados na infância ou começar sua vacinação, caso não tenham sido vacinados anteriormente. No Brasil, embora os programas de vacinação venham sendo dirigidos prioritariamente às crianças, a vacinação de adultos deve ser uma preocupação dos responsáveis pela saúde. A disponibilidade de novos imunobiológicos e o avanço de conhecimentos vêm tornando esta atividade extremamente importante. Atualmente, determinadas doenças preveníveis por vacinação, como o tétano, por exemplo, atingem principalmente adultos, uma vez que as crianças dispõem de altas taxas de cobertura vacinal antitetânica.

Algumas vacinas são disponíveis a toda a população através da rede de saúde pública. Outras são disponíveis apenas para alguns grupos populacionais, com condições clínicas consideradas de alto risco para o desenvolvimento de determinadas doenças que podem ser prevenidas pela administração de imunobiológicos, vacinas ou imunoglobulinas, específicas. Para estes indivíduos, estes imunobiológicos estão disponíveis através do Programa de Imunobiológicos Especiais do Ministério de Saúde, que funciona em quase todos os estados brasileiros.[30]

Difteria e tétano – Todos os adultos, inclusive os de 65 ou mais anos, devem ser vacinados contra a difteria e o tétano (dT). Se já receberam o esquema completo de vacinação com três doses, com intervalo de 60 dias entre a primeira e a segunda, e de 180 dias entre a segunda, e a terceira doses, devem receber uma dose a cada 10 anos.* Os adultos não vacinados ou com esquema incompleto devem receber o esquema básico ou completá-lo, independente da idade. Esta vacina é disponível na rede pública de saúde em todo o país.

A vacina DPT (tríplice infantil) não deve ser administrada a partir dos 7 anos de idade.

Vacina contra sarampo, caxumba e rubéola – A vacina contra sarampo, caxumba e rubéola é recomendada para todos os adultos que não sejam imunes a estas doenças, em qualquer época da vida.

Vacina contra pneumococos – Recomenda-se, para adultos saudáveis, uma dose a cada 5 anos, a partir dos 60 anos de idade.

---

* Norma do Programa de Imunização. Secretaria de Saúde do Estado de São Paulo, 1998.

Em abril de 1997, os Centros de Controle e Prevenção de Doenças (CDC) dos EUA passaram a recomendar a administração de uma dose de reforço 5 anos após a primeira dose aos adultos vacinados antes dos 65 anos de idade. Para os vacinados a partir dos 65 anos, apenas uma dose, sem reforço posterior.[31]

Recomenda-se, também, a administração de uma dose, a cada 5 anos, em indivíduos maiores de 2 anos de idade, nas situações especiais a seguir discriminadas:*

- doença pulmonar ou cardiovascular crônicas, graves;
- insuficiência renal crônica;
- diabetes melito insulino-dependente;
- cirrose hepática;
- fístula liquórica.

Além disso, indica-se para adultos com:

- asplenia anatômica ou funcional;
- transplantados de medula óssea;
- imunodeficiência, inclusive síndrome da imunodeficiência adquirida (AIDS) sintomática.

Vacina contra influenza – Recomenda-se que os adultos saudáveis recebam uma dose anual a partir dos 60 anos de idade.[32]

Recomenda-se, também, a administração de uma dose anual para adultos e crianças a partir de 6 meses nas situações especiais a seguir discriminadas:

- doença pulmonar ou cardiovascular crônica, insuficiência renal crônica, diabetes melito insulino-dependente, cirrose hepática, hemoglobinopatias;
- infectados pelo vírus da imunodeficiência humana (HIV) ou imunodeprimidos;
- transplantados;
- que recebem aspirina cronicamente;
- contactantes dos pacientes anteriores.

Vacina contra hepatite B – Recomendada a todos os indivíduos não imunes, de qualquer idade, com esquema de três doses, com intervalo de 1 mês entre a primeira e a segunda doses e de 5 meses entre a segunda e terceira doses.

É disponível na rede pública, para crianças no primeiro ano de vida, e também para profissionais de saúde,[33] e profissionais do sexo oficialmente registrados.

---

* É fornecida nestas situações, na rede pública, através do Programa de Imunobiológicos Especiais.

Além das situações anteriores, recomenda-se a vacinação nas seguintes situações especiais.*

Pós-exposição, em:

- indivíduos com exposição sangüínea acidental;
- comunicantes sexuais de casos agudos de hepatite B;
- recém-nascidos de mães portadoras do antígeno de superfície do vírus da hepatite B ($AgHb_s$), associado à imunoglobulina humana contra hepatite B (HBIG).
- Vítimas de abuso sexual, associado à imunoglobulina humana contra hepatite B (HBIG).

Pré-exposição, em:

- indivíduos em hemodiálise (nestes casos recomenda-se a administração do dobro da dose habitual para adultos);
- pacientes infectados pelo vírus da imunodeficiência humana (HIV), adultos e crianças;
- transplantados;
- pacientes com doenças hematológicas com risco de transfusões múltiplas;
- comunicantes domiciliares, suscetíveis ao vírus da hepatite B, de portadores de antígeno de superfície do vírus da hepatite B e pacientes com hepatite crônica pelo vírus da hepatite B.

Vacina contra hepatite A – Pode ser administrada em qualquer idade a partir de 12 meses, a indivíduos suscetíveis à hepatite A, inclusive hepatopatas crônicos.

Vacina contra a varicela – Pode ser administrada em qualquer idade a partir de 12 meses, a indivíduos suscetíveis à varicela. Para adultos, recomendam-se duas doses com intervalo de 30 dias entre elas.

Em situações especiais, recomenda-se sua administração a:

- imunocomprometidos (indicações clássicas da literatura), como, por exemplo, portadores de leucemia linfóide aguda e tumores sólidos em remissão;
- candidatos a transplante de órgão sólido;
- comunicantes de imunocomprometidos suscetíveis.

* É fornecida nestas situações, na rede pública, através do Programa de Imunobiológicos Especiais.

OUTRAS VACINAS

Febre amarela – Recomenda-se, a partir de 6 meses de idade, para viajantes ou moradores de áreas endêmicas, uma dose a cada 10 anos.

Meningocócica – Deve ser administrada apenas em situações de epidemias, sob orientação das autoridades de saúde pública locais.

Antipólio inativada (IPV) – Em adultos não imunizados ou incompletamente imunizados contra a poliomielite recomenda-se a administração de IPV, devido ao menor risco de eventos adversos relacionados à vacina. O esquema de administração é de 3 doses (0, 2 meses, 6 meses).[34]

Raiva – Recomendada em esquema de pré-exposição apenas para profissionais em risco de contato com o vírus da raiva, como por exemplo, médicos veterinários, capturadores de animais errantes, profissionais de laboratório; a admistração pós-exposição deve ser feita após avaliação por profissional especializado, de acordo com as normas do Ministério e das Secretarias de Saúde.

Referências Bibliográficas

1. CHARAP, M.H. – The periodic health examination: genesis of a myth. *Ann. Int. Med.,* **95**:733-735, 1981.
2. US PREVENTIVE SERVICES TASK FORCE – *Guide to Clinical Preventive Services.* 2ª ed. Baltimore: Williams & Wilkins, 1996.
3. LAST, J.M. – *A Dictionary of Epidemiology.* 3ª ed. New York, Oxford University Press, 1995.
4. FLETCHER, R.H.; FLETCHER, S.W.; WAGNER, E.H. – Prevenção. **In:**______ *Epidemiologia Clínica.* 2ª ed. Porto Alegre, Artes Médicas, 1989. pp.207-224.
5. GREENBERG, R.S.; DANIELS, S.R.; FLANDERS, D.; ELEY, J.W. *et al.* – *Medical Epidemiology.* Connecticut, Appleton & Lange, 1993.
6. MORRISON, A. S. – *Screening in Chronic Diseases.* 2ª ed. New York, Oxford University Press, 1992.
7. MILLER, A.B. – *Screening for Cancer.* Orlando, Academic Press, 1985.
8. MacLEAN, C.D. – Principles of cancer screening. *Med. Clin. North. Am.,* **80**:1-14, 1996.
9. GIANROSSI, R.; DETRANO, R.; MULVIHILL, D. *et al.* – Exercise-induced ST depression in the diagnosis of coronary artery disease. A meta-analysis. *Circulation,* **80**:87-98, 1989.
10. HALPERN, A. – Obesidade. **In:** WAJCHENBERG, B.L. – *Tratado de Endocrinologia Clínica.* São Paulo, Editora Roca,1992. pp.911-928.
11. US DEPARTMENT OF HEALTH AND HUMAN SERVICES – Highlights of the Report of the Expert Panel on Blood Cholesterol Levels in Children and Adolescent. *National Cholesterol Program* – NIH Publication, 1993.
12. US DEPARTMENT OF HEALTH AND HUMAN SERVICES – Report of the Expert Panel on Population Strategies for Blood Cholesterol Reduction. *National Cholesterol Program* – NIH Publication, 1993.
13. HARRIS, M.I. & MODAN, M. – Screening for NIDDM. Why is there no national program? *Diabetes Care,* **17**:440-444, 1994.
14. DIABETES CONTROL AND COMPLICATION TRIAL RESEARCH GROUP – The effect of intensive treatment of diabetes on the development and progression of long-term complications in insulin-dependent diabetes mellitus. *N. Eng. J. Med.,* **329**:977-986, 1993.
15. UK PROSPECTIVE DIABETES STUDY (UKPDS) GROUP – Intensive blood-glucose control with sulphonylureas or insulin compared with conventional treatment and risk of complications in patients with type 2 diabetes (UKPDS 33). *Lancet,* **352**:837-353, 1998.

16. ENGELGAU, M.M.; AUBERT, R.E.; THOMPSON, T.J. *et al.* – Screening for NIDDM in nonpregnant adults. A review of principles, screening tests, and recommendations. *Diabetes Care,* **8**:1606-1618, 1995.
17. NEWMAN, W.P.; NELSON, R.; SCHEER, K. – Community screening for diabetes. Low detection rate in a low-risk population. *Diabetes Care,* **17**:363-365, 1994.
18. ________ – Report of the Expert Committee on the diagnosis and classification of DM. *Diabetes Care,* **21**:S5-S19, 1998.
19. HARRIS, M.I. – Undiagnosed NIDDM: clinical and public health issues. *Diabetes Care,* **16**:642-652, 1993.
20. ISKRANT, A.P. & SMITH Jr., R.W. – Osteoporosis in women 45 and over related to subsequent fractures. *Public. Health Rep.,* **84**:33-38, 1969.
21. CHRISTIANSEN, C.; RIIS, B.J.; RIDBRO, P. – Prediction of rapid bone loss in postmenopausal women. *Lancet,* **1**:1105-1108, 1987.
22. EASTELL, R. – Treatment of postmenopausal osteoporosis. *N. Eng. J. Med.,* **338**:736-746, 1998.
23. NATIONAL INSTITUTES OF HEALTH CONSENSUS DEVELOPMENT PANEL – National Institutes of Health Consensus Development Conference Statement: Breast Cancer Screening for women ages 40-49, January 21-23, 1997. *J. Natl. Cancer Inst.,* **89**:1015-1026,1997.
24. NATIONAL CANCER INSTITUTE – Statement from the National Cancer Institute on the National Advisory Board Recomendations on Mamography. CancerNet Press release March 27, 1997. Documento obtido via Internet em 21/05/98. http://www.cancernet.nci.nih.gov/news/klausnerstm.htm
25. THOMAS, D.B.; GAO, D.L.; SELF, S.G. *et al.* – Randomized trial of breast self-examination in Shanghai: methodology and preliminary results. J. Natl. Cancer. Inst., **9**:355-65, 1997.
26. TIELSCH, J.M.; SOMMER, A.; WITT, K.; KATZ, J.; ROYALL, R.M. – Blindness and visual impairment in an American urban population. The Baltimore Eye Survey. *Arch. Ophthalmol.,* **98**:1310-1315, 1991.
27. O'CONNOR, P.G. & SCHOTTENFELD, R.S. – Patients with alcohol problems. *N. Eng. J. Med.,* **338**:592-602, 1998.
28. FLEMMING, M.F.; BARRY, K.L.; MNWELL, L.B.; JOHNSON, K.; LONDON, R. – Brief physician advice for problem alcohol drinkers: a randomized controlled trial in community-based primary care practices. *JAMA,* **277**: 1039-1045, 1997.
29. WOOLF, S.H. – *Health Promotion and Disease Prevention in Clinical Practice.* Baltimore, Williams & Wilkins, 1996.
30. CENEPI/ CIAIM/ PNI. – *Ampliação de Indicações dos Imunobiológicos já Existentes.* Ministério da Saúde. Fundação Nacional de Saúde, 1998. pp.1-3.
31. CENTERS FOR DISEASE CONTROL AND PREVENTION – Advisory Committee on Immunizations Practices. Prevention of pneumococcal disease. *MMWR,* **46**(RR-18):1-19, 1997.
32. KILBOURNE, E.D. – Inactivated influenza vaccines. **In:** PLOTKIN, S.A. & MORTIMER Jr., E.M. *Vaccines.* 2ª ed. 1994. p.565.
33. CENTERS FOR DISEASE CONTROL AND PREVENTION – Advisory Committee on Immunizations Practices. Immunization on Health-Care Workers. *MMWR,* **46**(RR-18):22-23, 1997.
34. ________ – *Epidemiology and Prevention of Vaccine-Preventable Diseases* – Course text book: http:/www/cdc/gov/nip/epvtable.htm.

7

Agentes Químicos e Intoxicações Ocupacionais

José Tarcísio Penteado Buschinelli

Introdução

Os agentes químicos constituem um dos mais espinhosos problemas de saúde e trabalho que o profissional enfrenta, tanto pela complexidade do tema quanto pela grande diversidade das substâncias usadas na atividade humana.

Como é impossível abordar todo o assunto em um texto didático, o objetivo deste capítulo é dar ao leitor algumas informações sobre os agentes químicos e suas formas básicas de interação com os organismos vivos e entrar em alguns dos principais grupos de substâncias de importância ocupacional: metais, solventes, gases e vapores.

Longe de esgotar o tema, o objetivo desse capítulo é dar ao leitor um conjunto de conceitos básicos que lhe permita aproveitar melhor a miríade de fontes de informações disponíveis no nosso mundo cada vez mais informatizado e *internetizado.*

Toxicologia – Definições e Conceitos

A Toxicologia é o campo de conhecimento que se utiliza de várias ciências (principalmente a fisiologia, bioquímica e a química) para estudar os efeitos nocivos conseqüentes da interação entre substâncias químicas e organismos.

Denomina-se *intoxicação* o processo de alteração mórbida do organismo causado por substâncias endógenas ou exógenas (xenobióticos), e é caracterizado por desequilíbrio fisiológico provocado por alterações bioquímicas. Este processo pode ser evidenciado por um quadro clínico (sinais e sintomas) e/ou dados laboratoriais.[1]

Deve-se ressaltar que os dados laboratoriais citados anteriormente são os ligados aos desequilíbrios bioquímicos e fisiológicos, e não à simples dosagem da substância química no organismo, logo *intoxicação* pressupõe a ocorrência de processo patológico, ou seja, uma alteração do funcionamento normal (fisiologia) com repercussão clínica (doença).

A Toxicologia é dividida em Analítica, Clínica e Experimental. As áreas de atuação principais são: Ocupacional, Ambiental, Alimentos, Medicamentos e Social.

A Toxicologia Ocupacional estuda a interação entre as substâncias químicas estranhas ao organismo (xenobióticos) manuseadas nos ambientes de trabalho e os trabalhadores. Difere da Toxicologia Ambiental, fundamentalmente, por uma questão de intensidade (dose) de exposição. Em geral, as doses a que os trabalhadores estão expostos são dezenas, centenas, e até milhares de vezes maiores que as da população geral (não exposta ocupacionalmente).

Muitos dos efeitos de substâncias químicas são descobertos nos trabalhadores expostos, e muitas vezes eles são as principais (senão as únicas) vítimas.

DOSE E EFEITO

Um conceito fundamental na Toxicologia é que quanto maior a dose, maior o efeito. Se a interação entre uma substância química e o organismo não segue esta regra, a interação deve se dar em outro âmbito, como no terreno da alergia por exemplo, mas nunca no da Toxicologia.

Ainda dentro desse conceito, o tempo também é fundamental, pois quanto maior o tempo que o organismo tem contato com a substância, maior será o efeito. Assim, $E = d \times t$, onde *E* é efeito, *d* é dose (ou concentração) da substância e *t* é o tempo em que se mantém a dose.

Há uma variante para os efeitos chamados de *tudo ou nada*, como o carcinogênico, por exemplo (naturalmente não existe meio câncer), onde ao invés de *E* de efeito, tem-se a probabilidade de efeito (pE) relacionada à dose e ao tempo ($pE = d \times t$).

Pode-se ilustrar o fato, lembrando que quanto maior o número de cigarros fumados (dose) e quanto mais anos se fumou (tempo), maior a probabilidade (chance, risco) de se adquirir câncer de pulmão, mas não se pode afirmar que o indivíduo vai tê-lo. O fenômeno lembra muito os efeitos estocásticos (ou probabilísticos) das radiações ionizantes.

RECONHECIMENTO DE RISCO

A simples presença de uma determinada substância química perigosa (muito tóxica) em um ambiente de trabalho não significa risco *a priori*. Inicialmente deve(m) ser observada(s) a(s) forma(s) em que a substância é manuseada em relação à possibilidade de atingir o trabalhador e ser absorvida (quando for o caso).

Como exemplo, pode-se citar o chumbo inorgânico, que pode ser facilmente absorvido se há exposição a poeira de cloreto de chumbo (muito solúvel), mas a exposição à poeira de sulfeto de chumbo (totalmente insolúvel) não leva a risco de intoxicação, pois esse não é absorvido.

Por outro lado, uma solução aquosa de cloreto de chumbo (em forma líquida) não oferece risco, a não ser que exista processo de formação de névoa (nebulização por "spray", por exemplo), pois as gotículas da solução em suspensão podem carrear chumbo ao organismo, enquanto que a evaporação da solução não causa problema, já que o vapor é constituído de água pura.

É óbvio que se a solução for ingerida ou injetada na corrente sangüínea o risco de intoxicação aumenta significativamente, mas estas vias são quase estranhas à Toxicologia Ocupacional.

Se a substância está em uma forma que pode acarretar risco ao trabalhador, na seqüência devem ser observados: a dose (ou concentração) que existe ou pode eventualmente existir em algumas situações não usuais (manutenção, acidentes, desvios de processos de produção, etc.), o tempo que os trabalhadores permanecem no local ou exercem a atividade que envolve o risco, como esta é exercida, e quais as medidas de proteção existentes.

Estes raciocínios, aqui apresentados de forma simplista, são a essência da Higiene do Trabalho, área de conhecimento aplicado que se dedica à avaliação e controle dos riscos ocupacionais, entre eles os químicos.

NÍVEL ONDE OCORRE A INTERAÇÃO

O local da interação entre a substância química e o organismo é de grande importância. Existem algumas que sequer têm interação (gases inertes que serão vistos a seguir) e outras que somente interagem superficialmente com o organismo (como os gases irritantes). Somente as que são absorvidas para o interior do organismo podem interagir de forma interna ou sistêmica.

Naturalmente, as substâncias que interagem de forma sistêmica têm maior importância do ponto de vista toxicológico, mas isto não quer dizer que as que não têm esta característica não são perigosas. Mesmo gases inertes podem levar à morte, dependendo somente da concentração (dose) e tempo de exposição, conforme discutido no item anterior.

A possibilidade de ser absorvida não depende só do agente químico em particular, mas muito mais importantes são as características físico-químicas da apresentação em que se encontra (solubilidade, por exemplo), conforme já visto anteriormente em reconhecimento do risco.

INTERAÇÃO SISTÊMICA

As substâncias de ação sistêmica após serem absorvidas sofrem distribuição através do sangue para os diferentes tecidos do organismo. Uma vez nos tecidos, podem ligar-se a sítios críticos, em geral enzimas, e através de alterações bioquímicas produzir os seus efeitos biológicos.[2]

Há substâncias que podem sofrer reações químicas (biotransformação), sendo que os produtos formados (metabólitos) são também distribuídos pelos tecidos do organismo, podendo produzir efeitos (ativos) ou não (inativos).

É interessante que, para várias substâncias químicas, o efeito tóxico característico não é delas mesmas e sim de um ou mais metabólitos formados na sua biotransformação.

As moléculas do organismo que foram modificadas por ligação com a substância ou um seu metabólito (sítio crítico ou não) sofrem processos de reparo que geram produtos de degradação das moléculas (proteínas, ácidos nucléicos).

A excreção pode ser da própria substância química, de seus metabólitos, ou ainda dos produtos de degradação que foram objeto de reparação.

Os efeitos adversos ao organismo são inicialmente em nível bioquímico, ainda sem repercussão clínica, e em geral são facilmente reversíveis e não causam maiores danos. Se as doses e/ou tempo de exposição são maiores, pode haver repercussão no funcionamento normal do organismo.

Se a alteração ocorrida não provoca nenhum sintoma ou sinal no indivíduo, mas tão somente danos percebidos em exames laboratoriais, é chamada de pré-clínica; quando provoca sintomas e/ou sinais é denominada fase clínica.

Como já foi dito anteriormente, somente se diz que há *intoxicação* quando o indivíduo acometido está nas fases pré-clínica ou clínica.

Somente se fala em tratamento de intoxicação quando o indivíduo está intoxicado, mas, como se pode perceber, a instalação do quadro clínico é o final de longo processo que pode sofrer intervenção em qualquer uma das suas fases, por isso a Toxicologia Ocupacional é essencialmente preventiva, visto que um ambiente de trabalho pode ser totalmente controlado, desde a sua concepção.

SEQÜÊNCIA DE PROCEDIMENTOS NA PRÁTICA

Em primeiro lugar, deve-se trabalhar em um correto *reconhecimento de risco* (já mencionado anteriormente) para que se saiba bem o que realmente oferece perigo ao trabalhador em cada ambiente/situação/operação real, para não se deixar de levar em conta uma substância química, mas também para não se desperdiçar recursos no controle de outras, que serão manuseadas em formas pouco ou nada perigosas.

Havendo risco ao trabalhador, deve haver um grande investimento no sentido de controlá-lo lançando mão das inúmeras técnicas da Higiene do Trabalho, especialmente na área de ventilação industrial. O uso de equipamentos de proteção individual, como respiradores, deve ser deixado como um recurso provisório e/ou complementar.

As situações de exposição ocupacional podem ser monitoradas do ponto de vista ambiental e biológico. O *monitoramento ambiental* permite saber se a substância em questão está dentro de determinados parâmetros seguros para exposição, denominados genericamente de *limites de tolerância ambiental*. Um dos mais usados internacionalmente é o TLV ("threshold limit value") da ACGIH ("American Conference of Governmental Industrial Hygienists").

Para várias substâncias químicas, se a concentração ambiental está abaixo do TLV, isso pode ser conferido através do *monitoramento biológico* de exposição. A importância deste tema exige uma discussão mais aprofundada.

MONITORAMENTO BIOLÓGICO

O monitoramento biológico pode ser definido como *"a medida e avaliação de agentes químicos, ou de seus produtos de biotransformação, em tecidos, secreções, excreções, ar exalado ou alguma combinação desses, para estimar a exposição ou risco à saúde quando comparado com referência apropriada"* (comitê misto – Comunidade Científica Européia – CCE/"National Institute of Occupational Safety and Health" – NIOSH/"Occupational Safety and Health Administration" – OSHA).[3]

Basicamente, avalia-se a quantidade de substância presente no organismo, ou *dose interna*. Esta pode significar uma exposição recente, como no caso da dosagem do ácido hipúrico (metabólito do tolueno) na urina colhida no final da jornada, pode também revelar a quantidade armazenada em determinados tecidos, como o chumbo inorgânico nos ossos, ou ainda a quantidade do agente ligado aos sítios críticos para a ação, como no caso de cádmio no tecido renal.[3,4]

De forma geral, o resultado do monitoramento biológico não tem significado clínico direto, ou seja, somente revela a dose interna e assim se está havendo exposição excessiva ao agente pesquisado, não dando informação alguma sobre o estado de saúde do indivíduo em relação àquele agente, podendo, desta forma, ser classificado como indicador de exposição excessiva.

Uma exceção da regra anterior é o monitoramento de um determinado efeito, desde que seja um efeito biológico precoce e não tenha relação com dano à saúde, e que seja reversível. A avaliação da atividade da enzima d-LAD (delta-aminolevulínico-desidrase) inibida pelo chumbo inorgânico é um exemplo clássico de um monitoramento biológico de efeito.

Os indicadores de efeito, por outro lado, mostram que há alteração do organismo, e se determinados níveis de alteração forem alcançados, convém agir sobre o indivíduo afastando-o da exposição até que o indicador reverta. Pode-se dizer que têm significado clínico.[5]

Existem ainda indicadores que são de dose interna, mas que têm estreita correlação com os efeitos (e inclusive com indicadores de efeito) e assim, na prática, podem ser usados como indicadores clínicos. A dosagem de chumbo no sangue (Pb-S) pode ser incluída nesta categoria, naturalmente, em associação com os indicadores de efeito do chumbo inorgânico como o ALA-U (ácido aminolevulínico na urina), por exemplo.

A grande vantagem do monitoramento biológico sobre o ambiental é que o parâmetro biológico está mais diretamente relacionado com o risco à saúde. Inclusive, pode avaliar absorção por outras vias, como a cutânea, e levar em conta exposição prévia do trabalhador, e no caso de monitoramento biológico de efeito, identificar indivíduos hipersuscetíveis, que devem receber proteção especial.

No Brasil, o monitoramento biológico ganhou força em 1983, quando o Ministério do Trabalho começou a exigi-lo em trabalhadores que estavam expostos a certos agentes.

Atualmente, as empresas têm que elaborar e executar o Programa de Controle Médico de Saúde Ocupacional (PCMSO), e o monitoramento biológico é obrigatório para os agentes químicos citados na Norma Regulamentadora 7 (NR-7) do Ministério do Trabalho, da qual reproduzimos o Quadro I no Anexo A.

Algumas das substâncias que estão citadas no quadro serão tratadas nos itens específicos de Gases e Vapores, Solventes e Metais Pesados como modelos de ação de agentes químicos; outras, entretanto, não serão revistas. A seguir, são comentadas, a título exemplificativo, algumas que têm grande importância e, por esta razão, merecem destaque especial.

Anilina e nitrobenzeno – São substâncias líquidas (a anilina é incolor e o nitrobenzeno é levemente amarelado), que podem ser absorvidas através do contato com a pele íntegra, ou ainda, seus vapores podem ser absorvidos pela via respiratória. Uma vez absorvidas levam à metemoglobinemia. Este quadro é causado por oxidação de Fe^{++} a Fe^{+++} da hemoglobina, forma que não transporta oxigênio, levando a uma asfixia química (ver a seguir).

O comportamento da metemoglobina é muito semelhante ao da carboxiemoglobina em relação à sua interpretação clínica e condutas.

Ésteres organofosforados e carbamatos – São utilizados como inseticidas. São absorvidos através da pele íntegra e dos pulmões. O sítio crítico é a enzima acetilcolinesterase, que normalmente degrada a acetilcolina que é liberada na sinapse pelos neurônios colinérgicos.

Com a inibição desta enzima, poderá haver uma síndrome colinérgica potencialmente fatal, com confusão mental, náuseas, tonturas, miose intensa, diplopia, dispnéia (por hipersecreção brônquica que pode evoluir para edema agudo de pulmão), hipersalivação, convulsões.

A avaliação da atividade da acetilcolinesterase é o parâmetro que se utiliza normalmente, e se a atividade estiver abaixo dos limites preconizados para cada uma das suas isoenzimas, deve-se afastar o trabalhador da exposição, como acidente de trabalho (abertura de anteriormente CAT), mesmo assintomático, e acompanhar a atividade enzimática até a sua normalização, que pode demorar de semanas a meses.

VIGILÂNCIA À SAÚDE

São avaliações médico-fisiológicas periódicas feitas nos trabalhadores expostos a risco ocupacional, com o objetivo de prevenir o aparecimento de doença (intoxicação), através de métodos de detecção precoce.

A vigilância usa exames (clínicos e complementares) da medicina geral e não os indicadores usados no monitoramento biológico, mesmo os de significado clínico.

Todos os conceitos discutidos anteriormente podem ser visualizados pictoricamente na Figura 7.1.

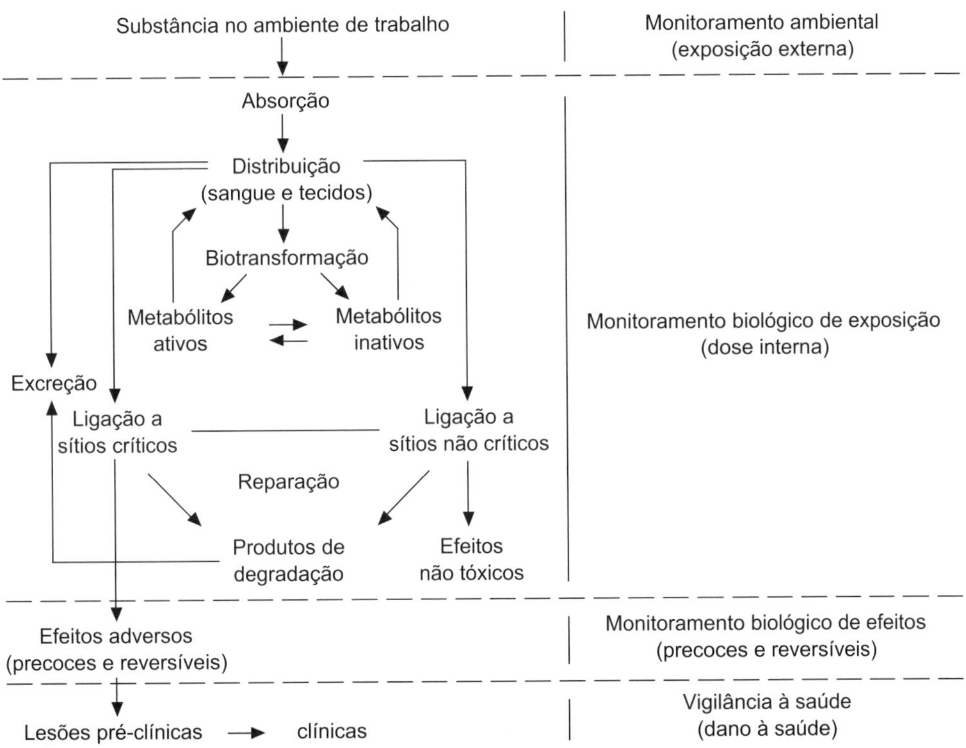

FIGURA 7.1 – Toxicocinética das substâncias químicas e procedimentos de controle por fase evolutiva (LAUWERYS).

PRINCIPAIS GRUPOS DE AGENTES QUÍMICOS

GASES E VAPORES

Os gases e vapores, em geral, se apresentam como: irritantes ou asfixiantes.

Gases e Vapores Irritantes (Tabela 7.1)

São substâncias que, em contato com tecidos, especialmente mucosas, provocam lesão direta deste e assim desencadeiam um processo inflamatório. Podem ser classificados em fortes (ou absolutos) e fracos (ou relativos). Os fortes são irritantes *per si* e mesmo em pequenas concentrações causam inflamação, enquanto que os fracos normalmente não têm este efeito bem marcado, mas quando presentes em grandes concentrações são irritantes, independente de outros efeitos sistêmicos que porventura possam ter. Os exemplos clássicos deste último grupo são os solventes orgânicos que serão abordados em item específico. Aqui veremos apenas os do primeiro grupo.

Irritantes Fortes ou Absolutos

São normalmente ácidos, álcalis ou oxidantes fortes como ácido clorídrico (vapor), cloro gasoso (Cl_2), óxidos de enxofre (SOx), óxidos de nitrogênio (Nox), amônia (NH_3), ozona (O_3), entre outros. A grande maioria deles não tem ação sistêmica, mas somente uma interação superficial nas regiões de contato, em geral mucosas e pele.

Em pequenas concentrações causam desconforto com ardor ocular, rinite, rinorréia, traqueíte e bronquite com tosse, dispnéia, desconforto respiratório e sensação de opressão torácica. Em altas concentrações, podem levar rapidamente à morte por edema agudo de pulmão. O edema pulmonar é inflamatório (não hemodinâmico).

TABELA 7.1 – Resumo dos gases e vapores asfixiantes ou irritantes.

	Irritantes	*Asfixiantes simples*	*Asfixiantes químicos*	
Exemplos	NH_3, SO_2, HCl, Cl_2, F_2, HF	Metano, Ar, N_2, He, H_2, CO_2	CO	HCN
Mecanismo/sítio de ação	Processo inflamatório no local de contato	Substitui o O_2 em espaços confinados	Liga-se com hemoglobina	Liga-se com citocromo
Monitoramento biológico	Não há (exceto para flúor e ácido fluorídrico)	Não há	Dosagem de Hb-CO	SCN^- para alguns autores

NH_3 = amônia; SO_2 = dióxido de enxofre; HCl = ácido clorídrico; CL_2= cloro gasoso; F_2 = flúor; HF = ácido fluorídrico; Ar = argônio; N_2 = nitrogênio; He = hélio; H_2 = hidrogênio; CO_2 = dióxido de carbono; O_2 = oxigênio; Hb-CO = carboxiemoglobina; SCN^- = tiocianato; HCN = ácido cianídrico.

Como estas substâncias são muito irritantes, existe um tendência natural de fuga do local à presença de baixas concentrações no ar, mas em condições de acidentes industriais, como o rompimento de tanques ou tubulações, pode haver morte muito rápida dos atingidos.

Há algumas substâncias que podem provocar efeito tardio (horas após a exposição): o dióxido de nitrogênio (NO_2) é um exemplo clássico. O fosgênio, ($COCl_2$) um gás clorado incolor e inodoro, é outro agente que pode causar grave edema agudo de pulmão cerca de 12h após a exposição. Este gás é formado por degradação térmica (aquecimento, chama direta ou faísca elétrica) de solventes clorados, muito usados na indústria e em locais próximos à soldagem. É imperceptível, pouco solúvel em água, atinge o trato respiratório inferior onde é decomposto em ácido clorídrico, responsável pela ação irritante.

Como a maioria desses produtos químicos não possui interação sistêmica não existe monitoramento biológico para eles. A exceção mais importante é o flúor, tanto em forma gasosa (F_2), quanto na forma de ácido fluorídrico (HF), as quais, além de irritantes fortes, têm importante interação sistêmica (causa fluorose, doença incapacitante que leva a calcificações de ligamentos) e podem ser monitoradas através da dosagem de fluoreto urinário.

Gases e Vapores Asfixiantes (ver Tabela 7.1)

Asfixiantes Simples

São os gases inertes, que não têm interação alguma com o organismo, tanto sistêmica quanto superficial. Como exemplos, podem-se citar: nitrogênio (N_2), dióxido de carbono (CO_2), metano (CH_4), argônio (Ar), hidrogênio (H_2), hélio (He), entre outros.

Agem por substituição (deslocamento) do oxigênio do ar, e levam à asfixia por falta deste último, e não por um efeito próprio. São perigosos quando presentes em concentrações elevadas, em espaços confinados como tubulações (esgotos, gasodutos, reatores químicos), poços, porões, silos, etc.

Quanto menor o teor de O_2 no ambiente mais letal será a ação do gás. Em geral, os efeitos são imediatos. Naturalmente, não existe monitoramento biológico de gases asfixiantes simples, pois estes não interagem com o organismo.

Asfixiantes Químicos

As substâncias deste grupo têm interação sistêmica com o organismo e assim agem de *per si* e em baixas concentrações.

Monóxido de carbono (CO) – É gerado pela combustão incompleta de combustíveis como a gasolina. Os gases oriundos de explosões (como em minas de carvão, onde o metano se combina com o oxigênio formando CO) têm alta proporção desta substância que é responsável por grande parte das mortes de mineiros. É usado como redutor nos altos-fornos de siderúrgicas, sendo o gás gerado a partir de carvão, nessa indústria, muito rico em CO.

Também é mais perigoso em locais fechados, mas por possuir ação sistêmica, é mortal mesmo em concentrações relativamente baixas e, como é incolor e inodoro, não pode ser percebido. É mais leve que o ar, o que explica a orientação dada pelos bombeiros de permanecer abaixado em caso de incêndio, pois o CO é uma das maiores causas de óbito neste tipo de ocorrência.

Mecanismo de ação – Liga-se com a hemoglobina, pois esta molécula tem uma afinidade 240 vezes maior por CO do que por O_2, bloqueando assim o transporte deste último para os tecidos. Forma um complexo CO-hemoglobina, a carboxiemoglobina (Hb-CO) que é bem mais estável que a oxiemoglobina.

Efeitos e quadro clínico – O efeito no indivíduo é ligado à concentração de carboxiemoglobina no sangue, sendo esse diretamente proporcional à concentração de CO no ambiente e o tempo que o indivíduo ali permanece. Em cerca de 1h, uma concentração de 0,02% de CO pode levar a 5% de Hb-CO e uma de 0,20% leva a 38% de Hb-CO (Tabela 7.2).

Tratamento

- Retirar a vítima do local contaminado e respiração artificial, se necessário.
- Administrar O_2 em alta concentração rapidamente (reverte mais rápido a ligação do CO com a hemoglobina).

Prevenção e monitoramento biológico – A porcentagem de Hb-CO no sangue é um excelente indicador da dose interna. A ACGIH estabelece o limite ocupacional de 25ppm (partes por milhão) ou 0,0025% para 8h de trabalho. Se este limite for obedecido, no final de 8h o indivíduo (não fumante) terá no máximo 3,5% de Hb-CO no sangue, se a amostra for colhida no final da jornada de trabalho: este é o limite biológico. O fumante não deve ser monitorado por causa da inalação da fumaça do tabaco (que possui elevada concentração de CO), e assim dificulta a interpretação dos resultados obtidos, já que o objetivo do monitoramento biológico é verificar se o CO no ambiente de trabalho está realmente dentro dos limites ambientais estabelecidos, e o resultado de um fumante falsearia totalmente as conclusões.

Como há estreita correlação entre efeito e Hb-CO, este seria um indicador de significado clínico, mas, na prática, funciona como de exposição excessiva, pois a meia-vida da Hb-CO é de cerca de 2 a 3h, e o resultado do laboratório chega normalmente alguns dias depois da colheita, não havendo sentido, portanto, em tomar providências de caráter médico individual.

Por outro lado, em casos de envenenamento agudo, no Pronto-socorro, pode-se usar este parâmetro no diagnóstico e acompanhamento do paciente intoxicado, sendo assim um indicador de significado clínico.

Deve-se ainda ressaltar que os limites permitidos de CO para ambientes gerais de cidades (poluição ambiental) são bem menores que os preconizados para ambientes ocupacionais, pois levam em conta um período de exposição maior (24h ao dia) e indivíduos mais suscetíveis, como portadores de doenças crônicas, pessoas idosas e crianças pequenas, dentre outros.

Tabela 7.2 – Efeitos do monóxido de carbono no indivíduo.[6]

Hb-CO (%)	*Efeitos observados*
10	Sonolência, dispnéia de grandes esforços
20	Dispnéia a médios esforços. Diminuição da velocidade de condução nervosa, cefaléia
30	Cefaléia intensa, irritabilidade, alterações visuais e de julgamento. Pode parecer que o indivíduo está embriagado
40 – 50	Cefaléias, confusão mental, náuseas, vômitos, perda de consciência em caso de esforço
60 – 70	Convulsões, coma e morte

Como a preocupação principal da Toxicologia Ocupacional é a prevenção, não se deve estabelecer a dosagem de carboxiemoglobina como rotina em um Programa de Controle Médico de Saúde Ocupacional (PCMSO) em situações em que a exposição a CO pode ser eliminada, como por exemplo o trabalho em garagens subterrâneas. Como existem meios de se eliminar o problema através de medidas de ventilação, mudança dos locais de permanência dos trabalhadores, entre outras, não há sentido em fazer este monitoramento.

Somente em situações em que o risco seja obrigatório, como nos altos-fornos, por exemplo, há sentido técnico de se fazer o monitoramento rotineiro de carboxiemoglobina. Neste caso, só se deve pedir esta avaliação no exame médico periódico, já que em situações de exame admissional e demissional, não há significado técnico na avaliação, tendo em vista a curtíssima meia-vida do agente.

Gás cianídrico (HCN) – Também conhecido como cianeto de hidrogênio é um das substâncias mais perigosas ao homem e aos animais. Era a substância classicamente usada para matar condenados nas câmaras de gás.[5]

É gerado por reações químicas, principalmente a reação de sais de cianeto com ácidos fortes. Sais solúveis de cianeto (por exemplo, KCN, NaCN) reagem com o HCl do estômago gerando HCN que é absorvido instantaneamente para o sangue através da própria parede gástrica.

O maior risco ocupacional é o manuseio de sais de cianeto em locais próximos ao de ácidos, especialmente em galvanoplastias que usam cianeto de sódio, como desengraxantes alcalinos, e ácidos fortes (clorídrico, crômico, sulfúrico).

Há ainda o uso de HCN como fumigante para matar ratos em silos ou porões de navios, onde também podem ocorrer acidentes.

Mecanismo de ação – O sítio crítico é a cadeia respiratória. O íon cianeto CN^- liga-se com o Fe^{+++} do citocromo bloqueando o uso de O_2 (respiração celular) nos tecidos e a formação de trifosfato de adenosina (ATP) nas células.

Efeitos e quadro clínico

- Agudos

  Os efeitos aparecem após segundos ou minutos da absorção. Em doses muito baixas pode causar discreta cefaléia, tonturas e náuseas. Em doses maiores leva, além da intensificação dos sintomas anteriores, à respiração rápida e superficial, sensação de opressão torácica, perturbação da visão, arritmias. O paciente fica intensamente vermelho, pois como o O_2 do sangue arterial não é usado pelos tecidos, o sangue venoso retorna tão oxigenado quanto o arterial.

  Podem ocorrer coma e convulsões. A morte pode chegar nesta fase. Em doses elevadas, a morte pode chegar em poucos minutos.[7]

  A base do tratamento é aumentar a oferta de Fe^{+++} livre no sangue, deslocando assim o íon cianeto do citocromo para este novo sítio, permitindo a respiração celular e a formação de ATP.

  Para isto, ministra-se solução aquosa de nitrito de sódio ($NaNO_2$ – 0,5g em 15ml) endovenosa. Esta solução provoca a formação de metemoglobina ($HbFe^{+++}$), a qual não transporta oxigênio, mas libera o citocromo do cianeto. Em casos muito urgentes, pode-se ainda ministrar nitrito de amilo (substância orgânica volátil), que também produz a metemoglobina.

  O CN^- pode ser removido do corpo, rapidamente, com uma solução aquosa de tiossulfato de sódio, que é inócua e reage com o cianeto formando tiocianato (SCN^-), íon que é excretado na urina. A metemoglobinemia pode ser revertida com o clássico tratamento com azul de metileno endovenoso, se necessário.

- Crônicos

  Em trabalhadores cronicamente expostos a baixas doses de cianeto, especialmente em galvanoplastias, pode ocorrer uma síndrome caracterizada por fadiga, dispnéia a grandes esforços e cefaléia. Também há a hipótese que este tipo de exposição pode levar a hipotireoidismo crônico. Este fato é comprovado em animais de experimentação. Talvez este efeito esteja ligado ao tiocianato (SCN^-), metabólito do CN^-.

Prevenção e monitoramento biológico – O limite de tolerância da ACGIH para HCN no ar é de 10ppm para 8h de exposição.

A correlação entre a exposição ao HCN e a excreção de SCN^- é um pouco complexa, e a ACGIH não traz esta substância como indicador biológico, embora alguns autores dêem o valor de 6,5mg/g de creatinina na urina (LAUWERYS) como limite biológico. A legislação brasileira não adota este indicador.

SOLVENTES ORGÂNICOS

Solventes são substâncias orgânicas, líquidas e voláteis, que pertencem a diversos grupos químicos. Em geral, pertencem a funções orgânicas como: cetonas, ésteres, álcoois, éteres, hidrocarbonetos alifáticos e aromáticos, derivados halogenados, nitro-amino-compostos, glicóis, entre outras. Como solventes, propriamente ditos, são utilizados para extrair, deslocar, aplicar, tratar, dissolver outras substâncias, sem reagir com estas.

São moléculas em geral apolares ou pouco polares e voláteis. Os principais grupos encontrados na prática da saúde ocupacional no Brasil são os hidrocarbonetos alifáticos e os aromáticos, álcoois, cetonas, éteres, hidrocarbonetos alifáticos halogenados, ésteres, entre outros.

Segundo dados internacionais, cerca de 50% dos solventes vão para a fabricação de vernizes, tintas, colas, cosméticos, 20% para a fabricação de sapatos, 10% para indústrias de agrotóxicos e 10% são usados na limpeza de metais, lavagem a *seco*, indústria têxtil e farmacêutica.

Também podem ser usados para outras finalidades, como matéria-prima da indústria química (na fabricação de plásticos, por exemplo) e combustíveis. Deve-se frisar que muitos produtos classificados e usados como solventes são também matéria-prima e podem ser usados como combustíveis.

Variáveis que Influem na Exposição Ocupacional

A pressão de vapor, temperatura de ebulição e a superfície de evaporação têm uma influência direta na quantidade do solvente presente no ar ambiente e, portanto, com potencial para atingir o organismo do trabalhador.

Quanto maior a superfície de evaporação, maior é a quantidade evaporada, por uma simples questão geométrica. Quanto maior a pressão de vapor e menor a temperatura de ebulição, mais volátil é o solvente, e maior a possibilidade de exposição.

Também, o coeficiente de partição óleo/água é importante na absorção sendo que os compostos com quase nenhuma solubilidade na água (como os hidrocarbonetos alifáticos) são menos absorvidos do que os que têm um certo caráter de hidrossolubilidade (como álcoois, cetonas e ésteres).

Este fato se deve à grande proporção hídrica do sangue que permite que os solventes com afinidade pela água sejam melhor transportados que aqueles muito hidrofóbicos, já que estes últimos dependem totalmente da pequena fração lipídica do sangue para serem transportados.

Naturalmente, algumas substâncias como cetonas, por exemplo, serão carreadas pelos dois meios, hídrico e lipídico, enquanto que hidrocarbonetos alifáticos dependerão quase que exclusivamente desta última.

Por outro lado, modificações do teor lipídico do sangue (inclusive fisiológicas) podem levar a uma grande mudança da situação anteriomente descrita. Como exemplo, podemos citar situações pós-prandiais, especialmente após refeições gordurosas, onde pode haver um incremento significativo da absorção de um solvente.

A carga física à qual o trabalhador está submetido interfere nesta questão. Quanto maior a ventilação pulmonar maior será a quantidade do vapor de solvente presente no ambiente de trabalho que atingirá a árvore respiratória e assim poderá ser absorvido.

Produtos Comerciais, Atividades Laborativas e Solventes

Citaremos alguns produtos largamente usados e sua composição típica no Brasil.

Hexano – Usado para extração de óleos comestíveis e essenciais.

Benzina* – Mistura de hidrocarbonetos alifáticos leves, especialmente ente 5 e 7 carbonos. Possui grande proporção de n-hexano.

Thinner – Mistura de solventes, complexa e variável. Não possui lote de fabricação ou composição fixa. Pode ter um pouco de álcool e cetona e/ou éster. Grande parte do volume é constituído de mistura de alifáticos (tipo querosene) e aromáticos como xileno e tolueno.

Tintas e vernizes – Em geral, os solventes são thinners. Até 1984 ainda podiam conter benzeno.

Cola de sapateiro – A mais comum é cola *benzina* que possui n-hexano e tolueno.

Produtos para lavagem a seco e desengraxe de peças – São usados solventes clorados, especialmente tetracloroetano e tricloroetileno.

Removedor de tintas – Em geral, contém cloreto de metileno.

---

* Benzina nada tem a ver com benzeno.

Toxicologia

Absorção

A principal via de absorção dos solventes orgânicos é a respiratória. Alguns também podem ser absorvidos pela via cutânea, mas do ponto de vista quantitativo a via pulmonar é a mais importante.

Os solventes orgânicos atingem o alvéolo e podem atravessar a barreira alvéolo-capilar rapidamente através de difusão simples, tendo em vista a natureza lipídica desta. O transporte é feito pelo sangue a todos os tecidos onde penetram, também por difusão simples.

Distribuição

A maior ou menor concentração de equilíbrio depende do coeficiente de partição óleo/água do composto e do teor lipídico do tecido atingido. Em geral, tecido adiposo e sistema nervoso central (SNC) são locais de alta concentração de solventes dado seu alto teor de gordura. Isto é mais verdadeiro quanto maior a lipofilia do composto.

O equilíbrio é dinâmico e é alcançado quando a concentração nos tecidos atinge o máximo em relação à concentração no ar do ambiente respirado. Continua a ocorrer troca, mas a quantidade que é absorvida é idêntica à que é excretada. Se ocorre uma variação da concentração ambiental do solvente (um aumento, por exemplo), o equilíbrio é rompido, mudando a concentração nos tecidos, até que uma nova situação de equilíbrio seja estabelecida.

Biotransformação

Os solventes são biotransformados principalmente em nível hepático, mas também há ação bioquímica pulmonar e renal, além de outros tecidos. Muitas vezes, as reações de biotransformação são chamadas de detoxificação ou desintoxicação, mas isto não é correto, visto que muitos efeitos deletérios de solventes (ou mesmo outros grupos de substâncias com interesse toxicológico) são causados pelo metabólito e não pela substância original.

O sistema citocromo P-450 é o principal responsável pelas reações oxidativas sofridas pelos solventes. Também há outras enzimas envolvidas como esterases, amidases, glicuroniltransferase e a glutationa-S-transferase.

Cada solvente tem características particulares em relação à proporção que sofre biotransformação. Podem-se citar alguns exemplos:

1. Cerca de 90 a 95% do álcool etílico é biotransformado em ácido acético e o restante tem excreção *in natura* por ar exalado e urina.
2. Aproximadamente 85% do benzeno é biotransformado em vários compostos, entre eles, fenol, catecol, hidroquinona e ácido *trans-trans*-mu-

cônico, que são excretados na urina, sendo os 15% restantes eliminados através do ar exalado.

3. No caso do tetracloroetileno (ou percloroetileno), somente 3% do absorvido é transformado em ácido tricloroacético, enquanto que 97% é eliminado pela via respiratória sem modificação.

Eliminação

Os solventes podem ser eliminados sem modificação, através da via respiratória (ar exalado) e urinária. Também podem sofrer processo de biotransformação (no fígado e/ou outros órgãos e tecidos) e ser excretados como metabólitos principalmente por via urinária.

Eliminação por ar exalado – Uma vez cessada a exposição ao solvente há um rompimento do equilíbrio dinâmico existente. A pressão de vapor do solvente no ar alveolar passa a ser zero, e como o sangue chega com alta concentração do composto, por simples gradiente, há trânsito do sangue para o alvéolo. Assim, o solvente vai paulatinamente sendo eliminado. Em geral, este fenômeno se mantém por várias horas, sendo mais intenso nas primeiras.

Eliminação urinária – Algum solvente sempre sai pela urina, mas a importância desta via depende do coeficiente de partição óleo/água da molécula. Quanto maior sua solubilidade na fração hídrica, maior será a sua excreção urinária. Na prática, esta via tem pouca expressão quantitativa, sendo importante apenas em alguns grupos como álcoois, ésteres e cetonas.

Monitoramento Biológico

A toxicologia ocupacional usa o conhecimento sobre a eliminação dos solventes para procurar parâmetros bioquímicos que, a partir de uma dosagem da substância ou de um metabólito, possam dar informações sobre a condição de exposição do trabalhador: se segura ou se excessiva.

Para isso, pode-se usar a dosagem do próprio solvente no sangue, na urina (depende da hidrossolubilidade) ou no ar exalado (o *bafômetro* usado para dosagem alcoólica de motoristas é um exemplo), ou a dosagem de um produto da biotransformação do solvente que se está monitorando. Como exemplo, podem-se observar os indicadores biológicos do tolueno, estireno, xileno, etilbenzeno, que constam no Quadro I da NR-7 (ver Anexo A).

A amostra biológica deve ser colhida no final da jornada de trabalho, desde que tenha havido exposição ao agente que se quer estudar, sob pena de se obter falsos-negativos.

Em qualquer caso, o indicador acima do índice biológico máximo permitido (IBMP) não faz diagnóstico de intoxicação, significa apenas que há exposição excessiva e o ambiente e a situação de trabalho devem ser revistos. A intoxicação por um solvente é caracterizada pela presença de danos detectados por meios clínicos ou laboratoriais (ver efeitos a seguir).

Efeitos dos Solventes Sobre a Saúde

Efeitos Agudos Comuns ou Inespecíficos

Estes efeitos são iguais para os solventes e aparecem durante a exposição, desaparecendo, paulatinamente, nas horas subseqüentes à da cessação da mesma. De modo geral, o principal efeito é a depressão do SNC. Variam muito conforme a dose, e vão de uma leve diminuição de reflexos e vigília, com baixas doses, até o coma e parada cardiorrespiratória, em doses extremamente elevadas, em geral, dentro de espaços confinados com grande evaporação de solventes.

Geralmente, os trabalhadores submetidos a exposição excessiva sofrem de cefaléia, sonolência, fadiga. Em doses mais elevadas podem ter tonturas, náuseas e perda do autocontrole. Pode haver ainda confusão mental, desorientação, diminuição da coordenação motora e queixas de parestesias em doses mais altas.

Se submetidos a testes psiconeurológicos, os expostos ainda sob estes efeitos agudos (minutos ou até poucas horas após cessação da exposição) demonstram atraso do tempo de reação, diminuição da memória, incoordenação motora e redução na velocidade de percepção.

Não há tratamento específico para este quadro agudo, sendo a retirada do local de exposição a providência essencial. Em casos muito graves, pode ser necessário o uso de ventilação forçada de urgência. Se houver contaminação cutânea, deve-se submeter o paciente a um banho com sabonete e troca da roupa banhada de solvente. Estes efeitos são rapidamente reversíveis.

Efeitos Crônicos Específicos

Enquanto os efeitos agudos comuns são característicos de doses relativamente elevadas, os crônicos (ou a longo prazo) são específicos, e podem, eventualmente, ser causados por concentrações muito baixas, dependendo do agente.

O tipo de efeito varia com cada solvente em particular. Em muitos casos, a mudança da posição de um carbono na molécula da substância muda completamente o efeito. Por isto, deve-se caracterizar bem a que solvente(s) o(s) trabalhador(es) está(ão) exposto(s), e buscar na literatura médica especializada os efeitos de cada um em particular.

Podemos aqui citar alguns exemplos mais importantes, tanto em relação à gravidade dos efeitos quanto em relação a freqüência de seu uso:

n-hexano – Este hidrocarboneto alifático de cadeia reta é muito volátil (ponto de ebulição – PE = 69ºC). No Brasil é o principal constituinte da mistura conhecida como benzina. Começou a ser usado nos anos 60 e 70 como alternativa ao benzeno, especialmente em colas de sapateiro. A cola *benzol* passou a chamar-se cola *benzina*. Também é usado na extração de óleos vegetais e essências.

A principal via de absorção são os pulmões. O n-hexano é biotransformado em vários metabólitos, como gama-valerolactona, 2-hexanol, 5-hidroxi-2-hexanona e 2,5-hexanodiona, entre outros.[8]

A exposição a altas concentrações deste solvente causa uma neuropatia sensitivomotora, especialmente em membros inferiores. É necessário um período de latência de cerca de 3 meses de exposição regular à substância, e após este prazo a neuropatia se instala muito rapidamente, em questão de dias.

O quadro clínico varia de parestesia e diminuição de força nas extremidade dos membros inferiores até anestesia *em bota* e paralisia com o *pé caído*. A eletroneuromiografia mostra potenciais de fibrilação nos acometidos, e na biópsia observa-se degeneração axônica.[9]

O efeito é causado por um dos metabólitos, a 2,5-hexanodiona, uma dicetona de cadeia reta, que é uma composto extremamente neurotóxico. Sabe-se hoje que somente cerca de 10% dos expostos sofrem formas clínicas da neuropatia. Os 90% restantes não têm efeitos, ou sofrem alguma forma subclínica muito leve e incaracterística, com eletroneuromiografia demonstrando apenas diminuição de velocidade de condução. Os 10% acometidos clinicamente teriam uma biotransformação mais eficiente para 2,5-hexanodiona que os demais.

A presença de metiletilcetona (MEK ou 2-butanona) em mistura com n-hexano aumenta o risco, pois ativa a biotransformação do último à dicetona tóxica. O tolueno, ao contrário, diminui o risco da neuropatia do n-hexano já que diminui a biotransformação. Outra cetona, a metilbutilcetona (MBK) ou 2-hexanona leva ao mesmo quadro clínico, através do mesmo metabólito, a 2,5-hexanodiona.

Na Itália, frente a um enorme número de casos graves entre artesões que usavam cola benzina (com n-hexano) em trabalho por conta própria em casa, e, portanto, sem controle ambiental, o governo proibiu o uso deste solvente em colas, obrigando os fabricantes a substituírem-no pelo ciclo-hexano que é muito menos neurotóxico.

Tratamento – Há evolução para cura após 18 a 24 meses de afastamento do trabalho. Deve ser feita fisioterapia.

Prevenção e monitoramento biológico – Devem-se controlar os ambientes de trabalho com técnicas de higiene do trabalho no sentido de deixar o n-hexano o mais abaixo possível do limite ambiental. Para a ACGIH o TLV é 50ppm para 8h por dia de trabalho.

O monitoramento biológico pode ser feito usando o metabólito 2,5-hexanodiona como indicador biológico com um limite de 5mg/g de creatinina (ver Quadro I da NR-7, no Anexo A). Apesar deste metabólito estar envolvido na gênese das manifestações clínicas, este indicador é de exposição excessiva.

Mesmo que o indicador se apresente elevado, não há incapacidade para o trabalho e a conduta deve ser no sentido de rever a eficácia da proteção dos trabalhadores, já que o monitoramento biológico mostra um descontrole da exposição.

Do ponto de vista prático, o monitoramento biológico do n-hexano somente deve ser realizado no exame periódico. No pré-admissional como não há exposição, não há o que avaliar. No demissional, como também não vai influir na decisão de aptidão ou não neste exame médico, não há necessidade de realizá-lo.

Vigilância à saúde – Deve-se realizar exame clínico com grande atenção ao exame neurológico dos membros inferiores. Em casos de suspeita de alteração, pode-se considerar a hipótese de realizar eletroneuromiografia. Em caso de suspeita de neuropatia periférica, no exame periódico ou no demissional, o trabalhador deve ser considerado inapto e afastado como suspeita de doença ocupacional/acidente de trabalho (abertura de CAT) para melhor investigação.

Solventes clorados – É um grupo grande de substâncias, muito usadas tanto em indústrias quanto em laboratórios. Podem-se citar clorofórmio, tricloroetileno, tetracloroetileno, tetracloroetano, diclorometano.

São usados puros em aplicações específicas, como o desengraxe de peças metálicas antes de pintura ou cromagem, na lavagem a seco de tecidos, e como parte de formulações para remoção de tintas e asfalto.

São absorvidos pelos pulmões e biotransformados principalmente no fígado e nos rins. Para a maioria dos solventes clorados, muito pouco do absorvido (3 a 5%) sofre biotransformação, e a maior parte do solvente é eliminada inalterada no ar exalado e na urina. Levam a lesão renal e, especialmente, hepática. O mecanismo de ação é através de metabólitos ativos.

No processo de oxidação há formação de vários metabólitos, sendo que um dos principais é o fosgênio ($COCl_2$), substância que gera ácido clorídrico por hidrólise. A formação intracelular deste ácido forte leva a lesões celulares, e a soma dessas ao longo de um período acarreta em quadro clínico de hepato e nefrotoxicidade. Como os outros tecidos do organismo não realizam a biotransformação, eles são menos afetados.

A lesão, inicialmente, é percebida apenas através da elevação das transaminases no sangue, discreta no início, e aumentando à medida que o indivíduo continua exposto. A lesão pode evoluir até esteatose e fibrose hepática. No começo, não há aumento de gama-glutamiltransferase (gama-GT) nem de bilirrubinas, mas com o agravamento da hepatite tóxica estas podem aparecer.

No rim podem ocorrer lesões tubulares, mas são em geral pouco importantes se comparadas com o quadro hepático, muito mais marcante. Há ainda referências sobre neurotoxicidade de alguns clorados, especialmente para pares cranianos. O clorofórmio e o tricloroetileno são ainda suspeitos de serem carcinogênicos para o fígado ("International Agency for Research on Cancer" – IARC).

Tratamento – Afastamento da exposição. Em geral há regressão total de casos leves e moderados. Casos graves podem deixar seqüelas hepáticas.

Prevenção e monitoramento biológico – Deve-se tentar reduzir a exposição ao máximo possível, inclusive com a substituição por processos alternativos que não utilizem estes solventes, especialmente no desengraxe de peças (água quente com sabões especiais).

Em caso de não se poder substituí-los, deve-se atuar no sentido de manter os ambientes de trabalho abaixo do limite de tolerância específico para cada solvente.

Monitoramento biológico – Há vários solventes clorados com indicadores biológicos. O tricloroetileno e tetracloroetano podem ser monitorados através dos triclorocompostos totais na urina, mas com valores diferentes para cada um deles (ver Quadro I da NR-7, no Anexo A); o tetracloroetileno pode ser monitorado através do ácido tricloroacético urinário. O diclorometano (ou cloreto de metileno) é pouco hepatotóxico e é monitorado através da avaliação de Hb-CO (como o CO). O clorofórmio e o tetracloreto de carbono não têm indicadores biológicos.

Todos eles são indicadores de exposição excessiva e não têm significado clínico. Assim, trabalhadores com indicadores acima dos respectivos IBMP não devem ser considerados inaptos ao trabalho, mas seus postos ou ambientes de trabalho devem ser alvo de melhorias.

Naturalmente, somente deve-se pedir estes indicadores biológicos nos periódicos, e nunca nos exames pré-admissionais ou demissionais.

Vigilância à saúde – O monitoramento da função hepática e renal é imperativo, pois os solventes clorados são extremamente agressivos a estes órgãos. Mesmo exposições intermitentes a estas substâncias podem levar a lesões. Há casos de dano hepático por clorofórmio após alguns meses de trabalho com 1 a 2 exposições (acima do TLV) por dia, com cerca de 20min cada.[10]

Pode-se fazer de rotina a dosagem sangüínea das transaminases glutâmico-pirúvica (TGP) e glutâmico-oxalacética (TGO) para verificar se está ocorrendo lesão de hepatócito. A dosagem da gama glutamil-transferrase (gama-GT) é opcional, já que não revela dano ao hepatócito, pelo menos inicialmente.

A situação renal pode ser monitorada de rotina através do exame da bioquímica e sedimento urinário (urina Tipo I), especialmente verificando-se proteinúria e densidade urinária. Em caso de anormalidades, podem-se agregar outros exames, mas sempre deve-se ter em mente que a nefrotoxicidade é secundária, devendo ser priorizado o monitoramento da integridade do hepatócito.

No PCMSO, é importante programar estas avaliações em todos os exames (pré-admissionais, periódicos e demissionais) e, em caso de alterações, o trabalhador deve ser considerado inapto para a função em que haja manuseio de solventes clorados, e sofrer investigação mais aprofundada. Se o exame for periódico ou demissional, deve-se afastá-lo como suspeita de doença profissional/acidente de trabalho.

Benzeno – Hoje em dia, o benzeno é usado quase exclusivamente na indústria petroquímica como matéria-prima. No passado era usado como solvente, e, assim, fazia parte da formulação de colas, thinners, tintas, vernizes, etc. Nos últimos 10 anos não tem sido encontrado nestes tipos de produtos no Brasil.

É absorvido através da pele íntegra e dos pulmões. Cerca de 60% é biotransformado a vários metabólitos como fenol, ácido fenilmercaptúrico, ácido *trans-trans*-mucônico, hidroquinona, catecol, benzoquinona, etc.

É um mielotóxico potente, podendo causar hipoplasia ou displasia de medula que, dependendo da gravidade, pode levar ou não a alterações de hemograma. Provoca, também, aplasia medular diretamente ou como evolução de hipo/displasias crônicas, sendo este efeito característico de exposição a doses elevadas (acima de dezenas de ppm).[11]

É cancerígeno para o homem, causando leucemias e linfomas. Existe risco destas doenças mesmo com exposições em nível de 1ppm de benzeno, e por isto esta substância foi banida de uso como solvente em quase todo o mundo. Quanto maior a exposição, maior a probabilidade da ocorrência de câncer.

Deve-se ressaltar que qualquer destes efeitos pode aparecer, inclusive após cessada a exposição.

O benzeno por si só não é tóxico. Seus efeitos são imputados aos produtos de biotransformação derivados da quebra do anel aromático, especialmente o benzeno epóxi.

Tratamento – Transplante de medula em caso de aplasia, e tratamento específico para o tipo de leucemia ou linfoma que o paciente for acometido.

Prevenção e monitoramento biológico – Deve-se eliminar totalmente o uso desta substância, sempre que possível. No Brasil, atualmente, há um acordo nacional entre empregados, empregadores e Estado, transformado em portaria do Ministério do Trabalho,[12] que, em linhas gerais, proíbe o seu uso em quase todas as atividades, e estabelece um limite tecnicamente possível de ser atingido para as atividades que ainda terão que conviver com esta substância. O valor de referência tecnológico-média ponderada no tempo (VRT-MPT) para a indústria petroquímica é de 1ppm enquanto que para a indústria siderúrgica é de 2,5ppm.

Até os anos 70, o limite de tolerância ocupacional era de cerca de 10ppm para 8h de jornada. Naquela época, fazia-se o monitoramento biológico da exposição através do fenol urinário (um metabólito), mas ele só é útil para exposições a concentrações por volta de 10ppm ou mais.

Para monitorar exposições a concentrações de cerca de 1 a 2,5ppm, que são os limites atuais, o fenol urinário é inútil. Como alternativa para o monitoramento, surgiu a possibilidade de se dosar o ácido *trans-trans*-mucônico e o ácido fenilmercaptúrico urinários que discriminam exposições excessivas nessas concentrações baixas de exposição. A ACGIH adotou recentemente o ácido fenilmercaptúrico urinário como indicador, com um limite de 25μg/g de creatinina. No Brasil, ainda não se adotou nenhum dos dois, até o momento.

Deve-se ressaltar que estes indicadores são de exposição excessiva, e não têm significado clínico, não sendo úteis em exames pré-admissionais e demissionais, e se os índices máximos forem ultrapassados nos periódicos, o trabalhador está apto (desde que não tenha repercussão clínico-laboratorial), mas o ambiente de trabalho deve ser revisto em relação à proteção à exposição ao benzeno.

Vigilância à saúde – A legislação brasileira atual exige o hemograma periódico independente da concentração no ambiente, mas de acordo com vários autores, inclusive nacionais,[14] somente há risco de depressão medular, e conseqüente alteração de hemograma compatível com a exposição, em níveis maiores que 50ppm. Nos níveis baixos (1 a 2ppm) o único efeito possível é a leucemia. Assim, o diagnóstico precoce através do hemograma não teria muito valor prático, sendo mais freqüente o encontro de falsos-positivos, especialmente leucopenias benignas ou de outra natureza. O fato anterior é ainda mais grave, pois no Brasil costuma-se fazer vigilância à saúde de trabalhadores expostos a qualquer solvente com hemograma (a esmagadora maioria não mielotóxico, mas com outros efeitos, que são ignorados), gerando-se assim um enorme contingente de trabalhadores com diagnóstico de *benzolismo* ou *leucopenia*, que na verdade têm outras alterações, em geral benignas.

Tolueno e xileno – O tolueno ou metilbenzeno é um dos solventes mais usados tanto puro quanto em misturas, em thinners, tintas, vernizes, gráficas, colas, etc. É absorvido através dos pulmões (a absorção por via cutânea é desprezível), biotransformado a vários metabólitos, sendo o principal o ácido hipúrico, que tem excreção urinária.

A biotransformação é feita no grupo metila fora do anel aromático, e por isso não tem os efeitos mielotóxicos e cancerígenos do benzeno. Apesar disto, até o final dos anos 60, era considerado um mielotóxico como o benzeno, pois a tecnologia industrial de então produzia freqüentemente tolueno com alta contaminação de benzeno, e a tecnologia química, ordinariamente disponível, não conseguia distingui-los analiticamente. Por isso, ainda hoje, confundem-se os efeitos do tolueno e do benzeno.

O tolueno é considerado um hepato e nefrotóxico discreto, muito menos agressivo que os solventes clorados. Também é neurotóxico, principalmente ao VIII par, podendo levar a alterações otovestibulares. A exposição concomitante ao tolueno e ruído (muito comum em vários ramos industriais) agrava a perda auditiva que haveria apenas pelo ruído.[15]

O xileno ou dimetilbenzeno tem características e uso muito semelhantes ao tolueno, mas é menos volátil e não tem a ototoxicidade desse.

Tanto o tolueno quanto o xileno aparecem em misturas, especialmente em thinners e em tintas. O tolueno é encontrado, também, junto com o n-hexano na composição da cola de sapateiro e de madeira, sendo, às vezes, usado puro como solvente de algumas tintas gráficas e de borracha.

Prevenção e monitoramento biológico – Sempre se deve minimizar a exposição a solventes através das técnicas de Higiene do Trabalho deixando os níveis ambientais abaixo dos limites preconizados. Pode-se, ainda, fazer o monitoramento biológico de metabólitos de excreção urinária, o ácido hipúrico para o tolueno e o ácido metil-hipúrico para o xileno.

No caso do ácido hipúrico deve-se tomar o cuidado adicional de evitar que os trabalhadores a serem monitorados ingiram alimentos e bebidas com ácido benzóico no dia do exame, pois este conservante alimentar também é excretado como ácido hipúrico na urina, provocando um erro de interpretação do indicador. Devem ser evitados principalmente os refrigerantes e sucos artificiais, embutidos e enlatados.

Ambos indicadores são de exposição excessiva, não havendo sentido afastar o(s) indivíduo(s) que tiver(em) índices elevados, mas sim rever os controles ambientais. Como os outros indicadores desse tipo, só deve ser realizado o monitoramento no exame periódico.

Deve-se frisar que não se deve realizar monitoramento de misturas de solventes com composição desconhecida ou variável como o thinner, entre outros, pois não há como interpretar o resultado, deixando dúvidas, especialmente em relação ao normal: o indicador é baixo por falta (ou proporção baixa) da substância que se está querendo avaliar, ou porque as condições de trabalho estão controladas?

Vigilância à saúde – Estes solventes são menos hepato e nefrotóxicos que os solventes clorados, mas se o trabalho exige exposição diária a tolueno ou a xileno, ao longo de toda a jornada, é recomendável a avaliação periódica das funções hepática e renal, nos mesmos moldes descritos no item dos solventes clorados.

A abordagem da exposição ao tolueno ainda exige preocupação com a ototoxicidade, embora os níveis para este tipo de dano sejam muito elevados. Em caso de aparecimento de alterações de pares cranianos, especialmente o VIII par, deve-se afastar o trabalhador como suspeita de acidente de trabalho (abertura de CAT) para investigação.

METAIS PESADOS (Tabela 7.3)

Características Físico-químicas

Mais da metade dos elementos presentes na tabela periódica são classificados como metais. Todos possuem características em comum, especialmente a capacidade de participar de ligações metálicas. Quando um metal encontra-se nesta forma, adquire o aspecto metálico típico que se observa, por exemplo, em uma peça de ferro, alumínio, chumbo, etc. Nesta forma, os metais têm, em geral, grande resistência mecânica e podem conduzir corrente elétrica. A notação química para esta forma é Me^0, como: Fe^0, Na^0, Al^0 e Pb^0.

Além da forma metálica, os metais podem aparecer oxidados com carga elétrica positiva (Me^+). Nesta forma, participam de ligações iônicas constituindo sais e óxidos do metal. Esta ligação existe por atração eletrostática entre o cátion positivo e o ânion negativo. Como exemplo, podemos citar: óxido de chumbo (PbO), óxido de ferro (Fe_2O_3), óxido de sódio (Na_2O), cloreto de chumbo (Cl_2Pb), cloreto de sódio (NaCl). Estas substâncias são, em geral, pós-friáveis, desmanchando ao manuseio, e muitas são solúveis na água.

Os metais também podem participar de ligações covalentes (R-Me), que são formadas por compartilhamento de nuvens eletrônicas de dois átomos. Vários metais podem ligar-se covalentemente, principalmente com carbono, formando compostos organometálicos, por exemplo, o chumbo tetraetila

TABELA 7.3 – Resumo dos danos à saúde e formas de monitorar as exposições e os efeitos provocados por metais.

Metal	*Principais efeitos*	*Indicadores biológicos e seu significado*	*Vigilância à saúde no controle médico*
Chumbo inorgânico	Anemia, neuropatia periférica, cólica abdominal, nefropatia	Pb-S – indicador de dose interna ALA-U – indicador de efeito	Pb-S e ALA-U
Mercúrio metálico	Tremor, alterações de memória recente e comportamento, nefropatias	Hg-U Indicador de exposição excessiva	Pesquisa de alterações neurológicas e renais
Manganês	Alteração de marcha, de humor, paralisia espástica	Não há	A pesquisa de alterações neurológicas é pouco eficiente
Cádmio	Lesões renais com proteinúria, enfisema pulmonar e câncer de próstata	Cd-U após afastamento da exposição Depósito potencialmente lesivo	Cd-U e raio X de tórax, função pulmonar e renal (com atenção especial à proteinúria
Cromo hexavalente	Lesões de pele e mucosas e câncer de pulmão	Cr-U Exposição excessiva	Clínica de pele e mucosas e raio X de tórax
Zinco (fumos)	Febre benigna	Não há	–

Pb-S = chumbo no sangue; ALA-U = ácido aminolevulínico na urina; Hg-U = mercúrio urinário; Cd-U = cádmio na urina; Cr-U = cromo urinário.

(Pb(Et)4, antidetonante de gasolina) e o metilmercúrio ($Hg-CH_3$). Estes compostos possuem características diversas dos metais em forma metálica (Me^0), ou iônica (Me^+) encontrada em sais e óxidos, pois são líquidos extremamente voláteis e lipossolúveis, e, em conseqüência, têm comportamento toxicológico muito diferente do mesmo metal na forma inorgânica.

Metais em forma metálica – Quando um metal está em forma metálica (Me^0), a exposição ao elemento somente pode se dar através da inalação de fumos metálicos gerados por aquecimento a altas temperaturas, ou por lixamento enérgico da superfície metálica. Em ambos os casos, há exposição ao metal na forma iônica, em geral, óxidos do metal, pois, quando há aquecimento, a *fumaça* que é emitida não é constituída por vapores do metal, mas de uma mistura complexa de substâncias com predominância dos óxidos formados pela reação entre o vapor do metal extremamente quente com o oxigênio atmosférico (fumos metálicos). No caso do lixamento, há o desprendimento de partículas dos óxidos formados pela oxidação natural da superfície do metal também pelo oxigênio do ar.

Deve-se frisar que alguns metais (chamados de metais nobres) não sofrem nenhuma oxidação natural pelo ar. Como exemplo, podemos citar o ouro e a platina. Outros, apesar de não serem tão nobres como estes últimos, são também muito resistentes ao ataque do oxigênio atmosférico. Como exemplo de um metal com estas características, pode-se citar o mercúrio metálico, líquido a temperatura ambiente, e que possui grande importância em toxicologia ocupacional.

Formas iônicas – As formas iônicas (sais e óxidos dos metais), quando manuseadas industrialmente, geram grande quantidade de poeira no ambiente de trabalho, sendo esta poeira absorvida pelo trato respiratório e digestivo. A absorção digestiva é normalmente indireta, por contaminação de alimentos porventura presentes nos locais de trabalho, ou pelo hábito de comer, fumar, beber com as mãos sujas da poeira de metais pesados. Quantitativamente, a exposição por via digestiva é pouco importante em saúde do trabalhador, a menos que a indústria tenha condições de higiene geral muito precárias. Exposição a metais por via digestiva é importante na Toxicologia Pediátrica.

A solubilidade em água do composto iônico determina a sua menor ou maior absorção, tanto através da via respiratória, quanto gastrointestinal. Quanto mais hidrossolúvel, melhor a absorção, pois esta ocorre na forma iônica do metal (Me^+), ou seja, se o composto é muito solúvel em água haverá maior oferta de íons para uma membrana absorver.

A absorção de metais por via dérmica é desprezível, pois estes são compostos por íons eletricamente carregados, e a barreira dérmica impede a passagem deste tipo de substância. No caso de impregnação da epiderme, pode haver fenômenos alérgicos por hipersensibilidade a metais, como no caso dos sais de cromo e níquel, que causam dermatite alérgica.

Formas orgânicas – Os compostos organometálicos são normalmente voláteis e lipossolúveis, e, por estas propriedades, são absorvidos pelas vias cutânea, respiratória e digestiva. Também, graças à lipossolubilidade, os seus efeitos geralmente são diferentes dos mesmos metais em forma inorgânica, isto é, metálica e iônica.

Este grupo tem pouca importância ocupacional, mas pode-se citar o Maneb (composto orgânico de manganês, usado como pesticida), e o chumbo tetraetila, já citado anteriormente, como exemplos de interesse. Por outro lado, há grande importância toxicológica ambiental de alguns produtos, entre eles os mercuriais orgânicos, como o metilmercúrio ($Hg\text{-}CH_3$), que causou uma grave epidemia em Minamata no Japão, nos anos 50 e 60.

Características Toxicológicas Gerais dos Metais Pesados

De maneira geral, o comportamento dos metais pesados é de acúmulo no organismo. São lentamente absorvidos, levando a um aumento gradativo da concentração do elemento nos tecidos. Normalmente, os metais se ligam a moléculas de vários tecidos, como, por exemplo, os grupos sulfidrilas (S-H) de proteínas. Muitos deles têm grande afinidade por um tecido específico, no qual podem se depositar. Como exemplos, pode-se citar a afinidade do chumbo inorgânico pelo tecido ósseo compacto e do cádmio pelo córtex renal.

Por outro lado, a excreção de um metal pesado é muito lenta, possuindo uma elevada meia-vida biológica. Esta meia-vida é diferente em cada tecido, sendo maior em tecidos em que há grande afinidade. Nos exemplos citados anteriormente, a meia-vida do chumbo no osso compacto é de 20 anos, e a do cádmio no rim é por volta de 15 anos.

A via de excreção mais importante é a urinária, mas há alguma eliminação por fezes, sudorese e descamação cutânea, e ainda, pelo crescimento de fâneros.

*Chumbo Inorgânico**

Fontes e usos – A fonte principal de chumbo é o sulfeto de chumbo (PbS), conhecido desde a antigüidade como galena. Este minério é extraído e refinado em chumbo metálico. Os principais usos são: na fabricação e reforma de acumuladores elétricos (baterias), em pigmentos usados em tintas e plásticos, revestimentos de pisos, azulejos e cerâmicas, fabricação de vidros e cristais, funilaria de automóveis, indústria gráfica (linotipia)** e solda de circuitos eletrônicos.

Exposição do trabalhador – O trabalhador pode se expor ao chumbo na forma de fumos metálicos ou poeiras de sais e óxidos.

O chumbo funde-se a cerca de 330°C, e pode ser manuseado com segurança até cerca de 550°C. Acima desta temperatura, há grande geração de fumos metálicos, levando assim a uma exposição perigosa dos trabalhadores. Como em muitos processos industriais, o objetivo é apenas obter-se o metal fundido para vazamento em moldes (como, por exemplo, na fabricação de

* O chumbo em sua forma orgânica não será tratado neste documento.

** O uso do chumbo na indústria gráfica é muito reduzido atualmente, devido à introdução de novas técnicas neste ramo de atividade.

grades de baterias), um simples controle da temperatura, mantendo-se o metal fundido entre 350 e 500ºC, já evitaria a exposição perigosa. Tal providência, em geral, não é tomada.

Em alguns processos, como na refinação do chumbo, há a necessidade de temperaturas elevadas (acima de 550ºC), devendo-se, neste caso, instalar um sistema de ventilação local exaustora, bem como o enclausuramento do forno, para reduzir ao máximo possível a liberação dos fumos para o ambiente.

O manuseio de pós de sais e óxidos de chumbo gera poeira para o ambiente, devendo-se adotar uma série de medidas para diminuir esta contaminação. Entre outras, podem-se citar: enclausuramento de equipamentos que geram poeiras, como moinhos e misturadores, ventilação local exaustora nos pontos de geração, umectação de solo e bancadas, para impedir que a movimentação de pessoas ou equipamentos dispersem a poeira no local de trabalho.

O uso de proteção respiratória (máscaras) é pouco eficiente, isoladamente, devendo-se sempre implantar preferencialmente as medidas de caráter coletivo citadas, tanto para fumos, quanto para poeiras.

Toxicologia do chumbo inorgânico – O chumbo é sempre absorvido por via respiratória ou digestiva como íon de chumbo livre e difusível (Pb^{++}). Após a entrada na corrente sangüínea, a maior parte dos íons livres liga-se a hemácias ou proteínas plasmáticas, ficando menos de 1% do chumbo total do sangue, ainda como forma livre e difusível. À medida que o sangue circula, na passagem por tecidos com baixo teor do metal, há uma difusão da fração livre no sangue para os tecidos. Com esta migração, uma porção ligada às hemácias e proteínas é liberada, mantendo assim um equilíbrio dinâmico. Nos tecidos, o chumbo liga-se, também, a macromoléculas (principalmente proteínas).

Quando o chumbo atinge o equilíbrio, a maior parte do metal (90%) está depositada nos ossos compactos e dentes, tecidos pelos quais possui maior afinidade. O restante é distribuído nos tecidos moles (rim, fígado, músculos, etc.), ossos trabeculados, e, ainda, uma pequena parte permanece no próprio sangue.

Em um indivíduo intoxicado por chumbo, o afastamento da exposição levará a uma diminuição da quantidade do metal nos tecidos, mas esta será desigual, dependendo dos diferentes níveis de afinidade. No caso do osso compacto, a meia-vida biológica ($T_{1/2}$) chega a cerca de 20 anos. Nos demais tecidos, há uma eliminação mais rápida, sendo que a meia-vida pode variar de semanas a meses.

Do ponto de vista toxicológico, o chumbo depositado no osso compacto é tão lentamente liberado, que na prática é inócuo. Pode ocorrer liberação acelerada deste chumbo ósseo em condições patológicas, nas quais sejam eliminadas grandes quantidades de cálcio do tecido esquelético, como em caso de tumores de paratireóide e acidose metabólica. Nestas condições, um indivíduo que trabalhou com chumbo no passado, mas está afastado há vários anos da exposição, pode apresentar um quadro clínico de intoxicação pelo metal, novamente.

Os principais efeitos metabólicos do chumbo inorgânico são na via da síntese da heme, onde há inibição de várias enzimas, e, em conseqüência, diminuição da formação desta molécula e seus derivados, como hemoglobina, mioglobina e citocromos. Também há aumento da circulação de substratos ou intermediários desta via metabólica por causa de sua não utilização, como o ácido aminolevulínico (ALA), coproporfirinas e protoporfirinas. As análises destas substâncias são usadas como indicadores da ação do chumbo no organismo. Além destes efeitos metabólicos, o chumbo pode causar outros, como uma vasoconstrição arteriolar.

As manifestações clínicas da intoxicação pelo chumbo são observadas em uma série de órgãos e sistemas, especialmente neurológicas, gastrointestinais, renais e hematológicas. Ainda são pouco claros todos os mecanismos envolvidos: alguns efeitos seriam causados pelo íon chumbo diretamente, outros por alterações metabólicas (como anemia por inibição da síntese da heme, por exemplo).

Há também hipóteses, bem aceitas atualmente, de que vários efeitos do chumbo seriam causados por aumento da concentração corpórea de substratos de vias metabólicas inibidas. O ALA por si só, ou os metabólitos desta substância formados no próprio organismo (chamados ALA-símiles), seriam extremamente neurotóxicos. Esta teoria explica a semelhança entre os vários aspectos clínicos do saturnismo e da porfiria intermitente subaguda, doença em que há distúrbio genético da síntese da heme, e também grande aumento da concentração de ALA no paciente.

Quadro clínico da intoxicação por chumbo inorgânico (saturnismo) – A intoxicação pelo chumbo inorgânico é também denominada de saturnismo. Esta doença é conhecida desde a antigüidade, quando era comum na mineração da galena (minério de chumbo) e na metalurgia do metal. Normalmente, divide-se a intoxicação em dois tipos:

- Intoxicação subaguda

  Quando há absorção de grandes quantidades de chumbo em curto espaço de tempo, em geral por condições de trabalho ruins, pode haver o aparecimento deste quadro. É usualmente chamado de saturnismo agudo, mas seria melhor a denominação de saturnismo subagudo, tendo em vista que um quadro agudo evolui em poucos horas, ou no máximo em dias, ao passo que este quadro evolui em algumas semanas de exposição.

  Geralmente, o indivíduo aparece em pronto-socorro, com um episódio de cólica intensa (chamada cólica satúrnica), podendo algumas vezes ser confundida com *abdome agudo*, tendo em vista a intensidade da dor abdominal. Também apresenta palidez intensa e oligúria ou mesmo anúria, vômitos e desidratação.

  A história de trabalho com chumbo há algumas semanas praticamente faz o diagnóstico, que pode ser confirmado por dosagens de Pb-S ou ALA-U, que estarão elevadas (ver Quadro I da NR-7 no Anexo A).

  O tratamento é feito com hidratação parenteral com soro fisiológico, e quando o paciente estiver bem hidratado, persistindo a oligúria ou anúria, deve-se provocar diurese hipertônica com o uso de Manitol a 5% EV lento. Recomenda-se ministrar 2 litros de soro fisiológico antes de cada dose do Manitol. Quando a diurese normaliza, pode-se interromper o tratamento diurético.

  O quadro doloroso melhora com a hidratação. O uso de analgésicos ou antiespasmódicos tem pouco ou nenhum efeito na dor abdominal. Não se deve usar tratamento quelante (ver abaixo na intoxicação crônica), como o ácido etilenodiaminotetraacético – EDTA, penicilamina, dimercaprol – BAL, ou qualquer outro, pois isto expõe o paciente ao risco do aparecimento de complicações neurológicas centrais, inclusive com encefalopatia.

  O doente deve receber alta do pronto-socorro com a melhora da dor, e encaminhado para acompanhamento ambulatorial, e posterior quelação, se necessária. Se o diagnóstico de saturnismo não é corretamente estabelecido, o doente pode ser submetido a laparotomia exploradora, com todas as complicações decorrentes, inclusive com o agravamento do quadro, pelo estresse cirúrgico e uma possível desidratação pós-cirúrgica.

- Intoxicação crônica

  A grande maioria dos casos de saturnismo é de evolução crônica, após meses ou anos de exposição ao chumbo inorgânico. A intoxicação subaguda vista anteriomente é muito rara, sendo saturnismo quase sinônimo de doença crônica.

  A moléstia possui várias fases, evoluindo de acordo com o maior acúmulo de chumbo no organismo do trabalhador:

  – Alterações subclínicas iniciais

    Esta fase é caracterizada por achados de exames específicos, especialmente a eletroneuromiografia, a qual mostra diminuição da velocidade de condução motora, ainda sem repercussão clínica. Também, testes neuropsicológicos de avaliação de desempenho mostram uma performance diminuída nestes grupos de trabalhadores, revelando assim alterações funcionais delicadas no cérebro.

Neste momento da evolução clínica, as dosagens de Pb-S e ALA-U estão abaixo dos limites de tolerância biológica.* No caso de alterações de velocidade de condução nervosa, plumbemias tão baixas como 45μg/100g de sangue já podem ser detectadas.

– Manifestações clínicas

No início, o trabalhador exposto vai, lentamente, acumulando chumbo em seus tecidos, e aos poucos começa apresentar alguns sintomas como: fraqueza, cansaço fácil; sonolência; irritabilidade, nervosismo; epigastralgia; empachamento pós-prandial.

Com o passar do tempo, os sintomas vão se agravando, especialmente a irritabilidade e a fraqueza, e aparecendo outros como dores abdominais em cólica, inicialmente em episódios esparsos, que vão aumentando em freqüência e intensidade, constipação e impotência sexual. Nesta fase, pode também aparecer uma palidez cutânea, não acompanhada por palidez de mucosa de igual intensidade (dissociação cutaneomucosa), apesar da anemia que, geralmente, está presente.

Também é clássico o sinal chamado de orla azul ou gengival de Burton. Trata-se de uma linha azul escura, quase negra, que pode aparecer na borda entre a gengiva e os dentes. Esta linha azul é constituída por sulfeto de chumbo, sal formado pela precipitação do chumbo circulante nos capilares, difundido no tecido extracelular, e ligado com o sulfeto produzido pelo metabolismo de microorganismos presentes nas placas bacterianas. Este sinal é considerado erroneamente como patognomônico de saturnismo por vários autores, pois além de poder ser formado nas intoxicações por outros metais (como mercúrio, por exemplo), pode não aparecer mesmo em intoxicações graves, se o paciente tiver uma higiene bucal mínima. Atualmente, a experiência de vários serviços é que a linha azul de Burton aparece em menos de 10% dos acometidos por saturnismo.

Na evolução da intoxicação por chumbo, é importante frisar que, além de um quadro com pobreza de sinais, os sintomas vão se instalando insidiosamente, e o próprio doente não se considera como tal, atribuindo os sintomas ao envelhecimento ou cansaço por trabalho em demasia. Como não se considera doente, pois ainda pode trabalhar, a exposição ocupacional ao chumbo continua, e o trabalhador poderá procurar um médico quando houver um agravamento do seu estado de saúde. Em geral, esta procura de atendimento ocorrerá se as cólicas forem muito fortes ou a fraqueza o impedir até de se locomover normalmente.

Os indicadores de exposição estão altos nesta fase. A plumbemia está geralmente acima de 60μg/100g, e o ALA-U é maior que 10μg/g creatinina. Há uma correlação entre a gravidade do quadro clínico e os indicadores biológicos, e à medida que o paciente continua exposto, existe uma elevação das concentrações destes, podendo a plumbemia chegar a níveis de 120 a 140μg/100g e o ALA-U a 100 a 250μg/g creatinina, em alguns casos.

Grupos de trabalhadores expostos em ambientes altamente contaminados, como em pequenas fábricas de baterias de carros, sabem por experiência de companheiros mais velhos, que aqueles sintomas descritos são causados pelo chumbo, mas somente procuram atendimento médico quando o quadro se agrava. É interessante notar que, muitas vezes, mesmo sabendo que a sua doença provém do trabalho com o metal, quando vão ao médico, nada falam espontaneamente sobre os riscos ocupacionais, e se o médico não tiver um bom conhecimento sobre o assunto, dificilmente fará o diagnóstico correto.

---

* A partir de 1992, nos EUA, o limite tolerável de plumbemia foi reduzido para 50μg/100g de sangue.

Se o indivíduo continuar a trabalhar com exposição ao metal, o seu quadro tenderá a se agravar, podendo ocorrer crises de cólicas tão fortes que são capazes de levar o acometido ao pronto-socorro, como nas intoxicações subagudas.

A vasoconstrição arteriolar, além de provocar a palidez cutânea, também afeta os rins, podendo, levar a alterações de função renal. Estas são *silenciosas* e podem ser detectadas por diminuição do "clearance" de creatinina, mas em alguns pacientes pode aparecer hipertensão arterial sistêmica, por baixo fluxo renal. Inicialmente, a alteração é apenas funcional, cedendo após o tratamento, porém, pode se transformar em lesão definitiva se a situação de intoxicação perdurar por muitos anos.

Por outro lado, o trabalhador pode ficar doente por anos, afastando-se do trabalho por algumas semanas, quando as crises de cólica são muito intensas, e melhorando um pouco após cada afastamento, por conta da excreção natural. Como não há cura real, o risco de lesão renal definitiva é alto nestes casos.

– As seqüelas do saturnismo crônico

Insuficiência renal, parcial ou total, pode acometer os indivíduos que tiveram mais de 5 anos de exposição perigosa. Se o tempo de exposição for menor que este, em geral, não é observada a seqüela renal, por mais grave que seja a intoxicação. Quanto maior o tempo de exposição, maior a chance do aparecimento desta seqüela.

Outra seqüela é a paralisia motora, que atinge principalmente os membros superiores, dando o quadro de *punho caído* clássico do saturnismo. Esta seqüela atualmente é muito rara, pois é conseqüência de casos graves e prolongados de intoxicação pelo chumbo, pouco freqüentes, pelo menos nos grandes centros.

– Tratamento

O tratamento consiste principalmente em afastar o trabalhador da exposição ao chumbo. O indivíduo deve ser afastado por acidente de trabalho (CAT). O afastamento propicia a excreção natural do chumbo, e a melhora gradativa do quadro clínico.

O acompanhamento é feito através das dosagens dos indicadores biológicos, como a plumbemia e o ALA-U. Quando estes estiverem abaixo dos valores de referência da normalidade (<40μg/100g de Pb-S e <4,5mg/g creatinina de ALA-U), o paciente pode receber alta, desde que não possua seqüelas renais ou neurológicas. Neste último caso, a alta deve ser acompanhada de indenização acidentária, variando de auxílio-acidente até aposentadoria por acidente do trabalho, dependendo do grau das seqüelas.

Há ainda a terapia quelante, que deve ser feita com o $EDTANa_2Ca$ (etilenodiaminotetraacético dissódico-cálcico), que seqüestra o chumbo e é excretado com facilidade pela urina. Desta forma, grandes quantidades do metal são tiradas do organismo em pouco tempo.

O EDTA pode ser usado em preparação endovenosa, com 1g diluída em 1 litro de soro fisiológico, que deve ser ministrado lentamente (em 2 a 3h), 1 vez por dia, por 3 dias seguidos, que consistem em uma sessão de terapia quelante. Entre cada sessão, deve haver pelo menos 3 dias de parada. Pode ser ainda usada a preparação de EDTA intramuscular, que segue os mesmos princípios da terapia EV. Como o EDTA é nefrotóxico, deve ser indicado com cuidado. As indicações para este tratamento são:

- quadro clínico intenso, com grande sofrimento do paciente;
- plumbemia mantida em níveis elevados, mesmo após várias semanas de afastamento (este caso é freqüente em pacientes com mais de 5 anos de exposição).

Em ambos os casos é necessário fazer, previamente, uma investigação da função renal, e se esta estiver muito alterada, não se recomenda o uso do quelante.

Prevenção, monitoramento biológico e vigilância à saúde – O ambiente de trabalho com chumbo inorgânico deve ser objeto de inúmeras ações da Higiene do Trabalho visando diminuir as concentrações ambientais abaixo do TLV do metal.

Os trabalhadores devem ser acompanhados com monitoramento biológico através, no mínimo, da dosagem da plumbemia e do ALA-U. Como o ALA-U é um indicador de efeito e a plumbemia tem uma estreita correlação com os efeitos, estes indicadores têm significado clínico e assim servem tanto para o monitoramento da exposição quanto da vigilância à saúde.

É recomendada a realização destas dosagens no exame pré-admissional, e é obrigatória no periódico e demissional. No pré-admissional será obrigatório somente se o candidato a emprego provém de uma empresa que também manuseia chumbo inorgânico, e, em caso de alteração, deve-se considerar o candidato inapto e encaminhá-lo à empresa anterior para que esta providencie a sua readmissão e afastamento por acidente de trabalho para tratamento.

Nos casos de plumbemia e ALA-U elevados, em exame periódico e demissional, sempre se deve considerar o examinado inapto para o trabalho e afastá-lo para tratamento através do acidente de trabalho, além de rever os controles ambientais do setor que originaram a intoxicação para prevenir outro(s) quadro(s) futuro(s).

Por ocasião do exame de retorno ao trabalho, após tratamento por saturnismo, deve-se realizar uma avaliação de seqüelas, especialmente a renal através de "clearance" de creatinina. Em caso de seqüelas, o trabalhador está inapto para reexposição ao chumbo e deve receber auxílio-acidente da Previdência Social.

Manganês

Usos e fontes – O manganês é um metal com características físico-químicas parecidas com as do ferro. O minério encontrado na natureza é o óxido de manganês. O principal uso deste metal (mais de 90% do minério) é a fabricação de ferroligas, que são ligas metálicas de ferro e manganês, usadas como aditivo do aço. Estas ligas têm um teor de cerca de 50% de manganês, e são produzidas em altos-fornos com altas temperaturas, onde pode haver uma grande liberação de fumos de ferro e manganês para o ambiente fabril, se não houver cuidados de ventilação e enclausuramento. O manganês também é usado na produção de pilhas, como matéria-prima na indústria química, e na fabricação de pesticidas.

Exposição do trabalhador – A exposição e absorção do manganês é semelhante à do chumbo inorgânico, ou seja, na forma de fumos e poeiras de sais e óxidos do metal. No Brasil, há muitos casos provenientes do trabalho em siderúrgicas de ferroligas que não têm controle da emissão de fumos e poeiras de manganês ao ambiente de trabalho.

Toxicologia do manganês inorgânico – O manganês é absorvido principalmente por via respiratória e distribuído por vários tecidos. A sua meia-vida é relativamente curta para um metal pesado, cerca de 20 dias para a maioria da população. Para cerca de 5% da população a meia-vida é de 56 dias (os chamados excretores lentos de manganês), e são estes os suscetíveis a adquirir a moléstia conhecida como manganismo, se forem submetidos a níveis perigosos de exposição.

O mecanismo de ação do metal é desconhecido, sabendo-se apenas que causa lesões irreversíveis nos núcleos da base do cérebro, especialmente nos neurônios dopaminérgicos.

As dosagens de manganês no sangue e na urina têm pouco ou nenhum valor, mesmo durante a vigência de exposição perigosa, tanto nos excretores normais quanto nos excretores lentos*. O único exame laboratorial positivo é o aumento do ácido homovanílico (HVA) na urina, em indivíduos que já estão no início da doença, e, portanto, sem grande utilidade prática.

---

* Não há possibilidade de serem diferenciados estes dois tipos de indivíduos, exceto por injeção de manganês radiativo.

Quadro clínico do manganismo – O manganismo pode evoluir em poucos meses de exposição a níveis acima do limite de tolerância ambiental permitido, se o indivíduo for suscetível (excretor lento). O quadro começa com alterações de humor, caracterizadas por crises de choro, alternadas por crises de riso (o doente tem consciência destas alterações, mas não consegue controlá-las), perda de equilíbrio com quedas sem tonturas, alterações de marcha (passo de bailarina), retropulsão e propulsão. Também há impotência sexual com aumento da libido, pesadelos, atos compulsivos e alucinações.

A evolução é inexorável, mesmo se há o afastamento da exposição em fases bem iniciais do quadro, e caracteriza-se por uma lenta melhora dos sintomas psíquicos e piora dos neurológicos, ao longo de 10 anos. Ao final deste período, o doente atinge um estado de paralisia espástica total, e este estágio é chamado, classicamente, de manganismo, cujo diagnóstico diferencial mais importante é a doença de Parkinson.

Não há tratamento para nenhuma fase da moléstia, mas na fase final de espasticidade, alguns doentes podem se beneficiar de altas doses de levodopa (L-DOPA), no sentido de aliviar este sintoma.

Prevenção, monitoramento e vigilância à saúde – Não há monitoramento biológico para o manganês. Quimicamente, a dosagem de manganês no sangue e na urina é possível, mas o resultado não possui relação com o quadro clínico e nem com a exposição excessiva.

Exames neurológicos podem ser feitos visando detectar precocemente alguma alteração do manganismo, mas como o quadro evolui independente da exposição posterior, uma vez iniciada a moléstia, pouca valia prática tem esta providência.

Também não há meio prático de detectar o hipersuscetível (o excretor lento de manganês), possível somente através de injeção de manganês marcado (radioativo). Além disso, esta seria uma conduta antiética, uma forma de discriminar pessoas com base na carga genética, enquanto que a verdadeira missão da Medicina do Trabalho é fornecer um ambiente saudável a todos, inclusive aos hipersuscetíveis.

Todo o trabalho deve ser no sentido de manter as concentrações ambientais de manganês o mais abaixo possível do TLV, sendo este estabelecido levando-se em conta, também, os hipersuscetíveis. Se esta conduta for seguida, ninguém sofrerá desta doença grave e incapacitante.

Mercúrio Metálico

Neste documento, trataremos apenas do mercúrio metálico ou elementar, tendo em vista a sua importância em Toxicologia Ocupacional. Além desta, há ainda as formas de mercúrio iônico (sais e óxidos), e os mercuriais orgânicos (como o metilmercúrio). Cada uma destas tem características fisico-químicas e toxicológicas diferentes entre si.

Usos e fontes – O mercúrio metálico é obtido a partir da refinação de um minério denominado cinábrio (sulfeto de mercúrio). É usado na fabricação de instrumentos de precisão, como termômetros, barômetros, esfigmomanômetros; na produção de lâmpadas fluorescentes e de vapor de mercúrio; e como matéria-prima na indústria química, para fabricação de compostos mercuriais. Mas o maior uso do mercúrio metálico é na fabricação de soda cáustica (NaOH), na qual o metal líquido é usado como eletrodo para a eletrólise da salmoura,* método que consome mais de 90% do mercúrio em nível mundial.

No Brasil, apesar de o país ser um grande produtor de soda cáustica, este ramo da indústria não é provavelmente o maior consumidor do metal, pois existem centenas de

* Há outros métodos que não usam o mercúrio como eletrodo, embora este último ainda seja o mais usado mundialmente.

milhares de garimpeiros que fazem uso de mercúrio metálico para extração de ouro, especialmente na região amazônica. Não há uma estatística sobre o volume consumido nesta atividade, mas é muito elevado, levando a uma grande contaminação dos garimpeiros e do ambiente.

Toxicologia do mercúrio metálico – O mercúrio metálico é um líquido extremamente volátil. Pode ser absorvido, tanto pela via respiratória, quanto através da pele íntegra (sendo o único metal absorvido em forma metálica), em função de uma série de características físico-químicas peculiares, principalmente, a de ser um líquido volátil, mesmo a baixas temperaturas, e ter grande resistência à oxidação pelo oxigênio atmosférico, permanecendo como átomo livre isolado apolar (Hg^0) no ambiente. Apesar destas características, não há absorção significativa pela via digestiva.

O Hg^0 absorvido circula por todo o organismo facilmente graças à sua lipossolubilidade que permite atravessar barreiras, inclusive a hematoencefálica. Por meio de ataque enzimático o Hg^0 vai sendo oxidado a Hg^+, que por sua carga elétrica, não encontra mais a facilidade de transpor barreiras. Desta forma, grandes quantidades de Hg^0, uma vez transformado em Hg^+, acumulam-se no tecido nervoso. Este fato explica a meia-vida elevada do mercúrio no cérebro (cerca de 2 anos) em relação a outros tecidos (semanas).

A maior parte do mercúrio elementar absorvido é excretada através da urina e a dosagem de Hg nesse meio biológico é usada como indicador de exposição excessiva ao metal em sua forma metálica. O valor de referência da normalidade é de 10µg/g creatinina e o limite de tolerância biológico é 35µg/g creatinina.

Quadro clínico da intoxicação pelo mercúrio metálico (hidrargirismo) – As alterações do SNC são as mais importantes, mas também podem ser encontradas outras. Em exposições a baixas concentrações, não há sintomas gerais, exceto gosto metálico na boca e, eventualmente, algumas parestesias difusas.

Em exposições a elevadas concentrações do metal, a grande impregnação por mercúrio pode causar queixas digestivas, periodontites, estomatite grave com perda de dentes, e infecções bacterianas secundárias nas gengivas. Eventualmente, pode haver diarréia. Acidentes, com inalação aguda de altas concentrações de vapores de Hg^0, podem levar a grave lesão pulmonar aguda do tipo pneumonite química com edema agudo não hemodinâmico, de alta mortalidade. Alguns trabalhadores podem apresentar queixas de fraqueza e formigamentos difusos em membros inferiores e membros superiores, podendo ser expressão de neuropatia periférica. Normalmente, todas estas alterações estão presentes durante a impregnação por mercúrio, mas desaparecem, gradativamente, após o afastamento do trabalhador da exposição, e dificilmente permanecem por mais de 6 meses.

Podem ocorrer, ainda, lesões tubulares renais com proteinúria (em geral de baixo peso molecular), e, excepcionalmente, diminuição de "clearance" de creatinina, mas estas são mais freqüentes com mercúrio iônico (em forma de sais ou óxidos).

O hidrargirismo pode provocar lesões de SNC que inicialmente se traduzem por alterações como: perda de memória recente, da capacidade de concentração, da atenção, da habilidade mecânica, da coordenação motora e mudanças de comportamento. Quando só há estas alterações, e de forma leve, o quadro pode ser chamado de micromercurialismo. Se o indivíduo continuar exposto, pode haver agravamento destas alterações e o aparecimento de tremores de movimento do tipo *parkinsoniano*, podendo, ainda, aparecer quadros psiquiátricos, com depressão e paranóia, muito variáveis entre os pacientes, e, em geral, irreversíveis. O tremor anteriormente citado, acomete inicialmente os membros superiores, e pode variar de leve (Grau I) a intenso ou generalizado (Grau V). Podem ocorrer alterações na letra do doente, levando a uma alteração de escrita chamada de escrita mercurial ou micrografia, pois a letra fica pequena e tremida.

Para o diagnóstico de hidrargirismo deve-se levar em conta a história da exposição ocupacional e o quadro clínico. Na avaliação do quadro clínico, pode-se recorrer ao auxílio de testes neuropsicológicos que avaliem as alterações descritas anteriormente, desde que aplicados por profissionais habilitados. Estes testes, no entanto, não são diagnósticos, devendo ser interpretados à luz do quadro clínico e da história ocupacional.

Como auxílio diagnóstico, ainda, pode-se lançar mão do clássico teste de escrita, para detectar tremores leves, comparando a letra atual do paciente com a escrita antes ou no início da exposição ao metal.

A exposição deve ser considerada com cuidado, se possível inspecionando o local de trabalho, verificando o histórico de mercúrio urinário e o tempo de exposição total do indivíduo.

O hidrargirismo não progride nem melhora, ficando o paciente estacionado no grau de alteração que possuía ao ser afastado. Não há tratamento específico para os intoxicados cronicamente por mercúrio metálico.

Prevenção, monitoramento biológico e vigilância à saúde – O mercúrio deve ser controlado com muito cuidado, não só a concentração no ar nos locais de trabalho, mas também em todos os setores que são freqüentados pelos trabalhadores que manuseiam o metal, especialmente vestiários, locais de descanso e refeitórios. Também, a presença do Hg^0 nas vestes deve ser objeto de preocupação, tendo em vista a possibilidade de absorção cutânea desse agente.

A avaliação de mercúrio urinário (Hg-U) é extremamente útil para se verificar o total da absorção que o trabalhador está tendo, mas deve ser feita somente após 1 ano de trabalho com o metal, pois somente nestas condições é que se terá uma boa correlação entre a absorção e a excreção do indivíduo. Dosagens antes deste período não devem ser efetuadas no monitoramento biológico. Se realizadas, devem ser interpretadas com cautela, pois apresentam grande variabilidade e não representam a exposição real.

O Hg-U, isoladamente, não tem valor diagnóstico, pois eleva-se em casos de exposição excessiva ao metal, sem que haja qualquer lesão instalada, ou, ainda, pode normalizar em poucas semanas após a cessação da exposição, em indivíduo irreversivelmente acometido pelo hidrargirismo. Em caso de concentrações de Hg-U muito elevadas (>150µg/g creatinina) pode haver concomitância entre os valores urinários e algumas manifestações clínicas, mas isto é uma exceção.

Diante das considerações anteriores, recomenda-se a avaliação de Hg-U no exame periódico, e, em caso do resultado apresentar-se acima do índice permitido, deve-se trabalhar na revisão dos controles ambientais, não havendo motivo *a priori* para afastamento do trabalho. Somente em casos de alterações clínicas suspeitas é que deve haver afastamento como acidente do trabalho (abertura de CAT) para melhor investigação, independente do valor de Hg-U.

No exame demissional não há necessidade da realização do Hg-U, mas somente de um bom exame clínico voltado para as alterações características do metal, e, em caso de suspeita de alteração deve-se considerar o trabalhador inapto para demissão e encaminhá-lo à investigação com CAT.

Cádmio

Esse metal ganhou importância nas últimas décadas, especialmente em aplicações na eletrônica, na fabricação de baterias recarregáveis, em ligas especiais e no uso como pigmento de tintas.

Quadro clínico – É um metal tóxico aos rins, pulmões e cancerígeno.[17] No rim, causa lesão tubular e glomerular com proteinúria característica, inicialmente de proteínas de baixo peso molecular, e, com o prosseguimento da exposição, também de moléculas maiores. Nesta fase, pode haver também lesão no glomérulo e perda importante da função renal. Toda lesão renal é bem correlacionada à quantidade de cádmio depositado no córtex renal, que, por sua vez, é proporcional à concentração urinária que o indivíduo apresenta fora da exposição corrente.

Além da nefrotoxicidade, no pulmão, causa enfisema, fibrose e doença pulmonar obstrutiva crônica, e está ligado a câncer de pulmão e de próstata. Quando polui o ambiente, pode causar grave doença óssea com fraturas espontâneas, dependendo das características da população afetada, como no caso da doença de Itai-Itai ocorrida no Japão. No caso de exposição ocupacional, pode ocorrer, também, doença óssea, mas esta seria secundária à insuficiência renal e não primária como na doença de Itai-Itai.

Monitoramento biológico e vigilância à saúde – O cádmio na urina (Cd-U) é um bom indicador, tanto da exposição corrente, como do depósito renal do metal, dependendo de como é a colheita e a interpretação. O Cd-U como indicador de depósito de metal deve ser colhido após alguns dias de afastamento do trabalho e antes do trabalhador se expor ao metal, não sofrendo assim interferência da exposição diária.

A NR-7 adotou o Cd-U como indicador de depósito renal, e desta forma é um indicador clínico, pois quando ultrapassa o índice máximo permitido demonstra que já há um depósito de cádmio elevado no rim, e como o depósito renal é estreitamente ligado à lesão deste órgão, uma alteração irreversível está prestes a se instalar, se não já estiver instalada.

No protocolo de exames de um PCMSO, deve-se colocar a avaliação de Cd-U em todos os exames: pré-admissional, periódico e demissional. Também, podem-se agregar avaliação clínica e laboratorial dos órgãos-alvo, como raio X de tórax, testes de função pulmonar e renal (com especial atenção à proteinúria). Qualquer alteração (inclusive do Cd-U em indivíduos sem exposição corrente) significa que o trabalhador está inapto a continuar a trabalhar com o metal. Em caso de ocorrer em exame periódico ou demissional, deve-se afastar para investigação com CAT.

Cromo

O cromo é usado principalmente em tratamento de superfície (cromagem), em ligas metálicas (aço inoxidável, por exemplo) e na composição de pigmentos. O metal possui várias formas químicas, sendo que a forma metálica (Cr^0), o cromo divalente (Cr^{++} ou Cr II, dos compostos cromosos), o cromo trivalente (Cr^{+++} ou Cr III, dos compostos crômicos) e a forma hexavalente (Cr^{++++++} ou Cr VI, dos compostos cromatos) são as mais importantes.

Do ponto de vista ocupacional, o Cr VI é o de maior importância; secundariamente, o Cr III, que é pouco tóxico. As maiores fontes de exposição ocupacional de cromo hexavalente são os fumos metálicos de ligas com alto teor de cromo, por exemplo, quando o cromo metálico é oxidado à forma iônica (na solda de aço inox, por exemplo), os sais de cromato usados como pigmentos, e as névoas de dicromato de potássio emanadas dos tanques de cromagem.

O Cr VI é cancerígeno comprovado para o ser humano, causando principalmente câncer brônquico, cuja incidência é cerca de 20 vezes maior nos expostos ocupacionalmente quando comparados com os não expostos. Também causa lesões de pele e de mucosas, sendo típica a ulceração e perfuração de septo nasal dos trabalhadores de galvanoplastias. O Cr VI absorvido é reduzido à Cr III, que é excretado principalmente através dos rins.

Prevenção, monitoramento biológico e vigilância à saúde – Sempre deve-se trabalhar no sentido de minimizar ao máximo a exposição a este metal, especialmente se estiver na forma de Cr VI. O monitoramento biológico é feito somente para esta forma de cromo, portanto, um bom reconhecimento do risco em relação ao número de valências do metal deve ser feito antes, pois o Cr III é praticamente não absorvível e não tem indicador biológico.

O Cr VI absorvido é reduzido à forma trivalente e assim excretado, podendo ser dosado como cromo urinário (Cr-U).

O Cr-U está no Quadro I da NR-7 (ver Anexo A) como um indicador de exposição excessiva, mas a sua interpretação pode ser complexa em virtude da grande variação da capacidade redutora de cromos VI a III entre os indivíduos e pelo fato da cromúria sofrer interferência do cromo acumulado, principalmente nos rins, nos indivíduos com muitos anos de exposição excessiva no passado. Nestes, a dosagem de Cr-U em amostras colhidas em dias em que estão afastados da exposição avalia a dose interna do metal acumulado (especialmente nos rins) e não reflete a exposição atual.

Por estes motivos recomenda-se sempre fazer o monitoramento em grupos de trabalhadores expostos e não interpretar os resultados individuais isoladamente. De qualquer maneira, a elevação do Cr-U acima do IBMP não significa que existe dano, não devendo o trabalhador ser afastado, mas sim servir de parâmetro para procurar as causas desta elevação, especialmente revisando as medidas de controle de exposição adotadas.

A vigilância à saúde deve se pautar nas lesões de pele e mucosas e no câncer brônquico. Os exames ocupacionais devem incluir uma observação atenta da pele de mucosas, especialmente a do septo nasal, e um raio X de tórax. O encontro de lesões de pele ou de mucosas compatíveis com Cr VI, ou em caso de suspeita de neoplasia de pulmão, indica que o trabalhador deve ser afastado com CAT e considerado inapto.

Recomenda-se ainda que após o desligamento da empresa, se continue um programa de exames médicos, através de raio X de tórax, semelhante ao que se faz com expostos ao amianto, tendo em vista o risco de aparecimento tardio do câncer. Este seguimento deve ser o mais longo possível, de preferência por toda a vida do indivíduo, e, em caso de encontrar-se câncer brônquico, deve-se emitir CAT e solicitar à Previdência Social que enquadre o caso como doença profissional.

Zinco

É um metal amplamente difundido na natureza, e está normalmente presente no solo, na água e nos vegetais em quantidades variáveis. Na indústria é usado na fabricação de inúmeras ligas metálicas, especialmente o latão (cobre com zinco), na zincagem de superfícies metálicas para proteção, pigmentos, revestimento de pilhas, e em peças elétricas e eletrônicas. Também é muito utilizado na construção civil como revestimento em telhados e calhas.

O Zn da dieta é absorvido pela via digestiva, e o proveniente de exposição ocupacional através da respiratória. Se forem administradas grandes quantidades de sais de zinco, oralmente, haverá um quadro de diarréia, com possível ulceração de mucosas. Alguns compostos de zinco são cáusticos e podem levar a lesão cutânea. Essas observações são provenientes de experimentos animais ou de ações dolosas.

Na prática ocupacional, a exposição mais freqüente é aos fumos do metal, e o seu efeito é o aparecimento de um quadro de febre algumas horas após a exposição, que atinge, em geral, 39°C, e é acompanhada de leucocitose. É um quadro benigno e limitado a algumas horas, conhecido como febre dos fundidores de latão (ou febre dos fumos metálicos), tendo em vista a enorme quantidade de fumos de zinco emanados durante a fabricação dessa liga. O quadro é causado pela liberação de pirogênio endógeno, e após um episódio, o indivíduo pode não ser afetado nos dias subseqüentes, mas depois de alguns dias de afastamento do trabalho.[18]

Não se conhece qualquer outro efeito sistêmico deletério do zinco por exposição ocupacional. Em relação a problemas pulmonares, há somente o registro de um caso em um indivíduo que foi exposto a enormes concentrações de estearato de zinco durante 30 anos, e apresentou um quadro granulomatoso pulmonar que foi relacionado à exposição.

Prevenção, monitoramento e vigilância à saúde – Deve-se ter cuidados com os fumos de zinco, especialmente quando o metal é fundido a temperaturas elevadas (> 500°C). Existe na literatura internacional, o monitoramento biológico em vários países através de zinco urinário ou sangüíneo, que são indicadores de exposição excessiva, sem significado clínico, entretanto, a ACGIH não os recomenda. O Brasil adotou a dosagem do zinco urinário em 1983, mas este fato provocou muita confusão tendo em vista que a experiência mostrou que praticamente todas as pessoas não expostas ao metal tinham valores acima do índice biológico máximo permitido, provavelmente por questões próprias do clima, alimentação, solo, entre outros fatores. A causa desse fenômeno não foi esclarecida, mas, mesmo assim, o Quadro I da NR-7 (ver Anexo A) em vigor atualmente, não traz este indicador, que, portanto, não deve ser realizado, enquanto não estejam estabelecidos os parâmetros do valor de referência de normalidade (VRN) e índice biológico máximo permitido (IBMP), para o nosso meio.

ANEXO A

ABREVIATURAS

IBMP Índice biologico máximo permitido é o valor máximo do indicador biológico para o qual se supõe que a maioria das pessoas ocupacionalmente expostas não corre risco de dano à saúde. A ultrapassagem deste valor significa exposição excessiva.

VR Valor de referência da normalidade; valor possível de ser encontrado em populações não expostas ocupacionalmente.

NF Não fumantes.

MÉTODO ANALÍTICO RECOMENDADO

E Espectrofotometria ultravioleta/visível.

EAA Espectrofotometria de absorção atômica.

CG Cromatografia em fase gasosa.

CLAD Cromatografia líquida de alto desempenho

IS Eletrodo íon seletivo.

HF Hematofluorômetro.

CONDIÇÕES DE AMOSTRAGEM

FJ Final do último dia de jornada de trabalho (recomenda-se evitar a primeira jornada da semana).

FS Final do último dia da jornada da semana.

FS+ Início da última jornada da semana.

PP+ Pré e pós a 4ª jornada de trabalho da semana.

PU Primeira urina da manhã.

NC Momento de amostragem *não crítico*: pode ser feita em qualquer dia e horário, desde que o trabalhador esteja em trabalho contínuo nas últimas 4 semanas sem afastamento maior que 4 dias.

T-1 Recomenda-se iniciar a monitorização após 1 mês de exposiçao.

T-6 Recomenda-se iniciar a monitorização após 6 meses de exposição.

T-12 Recomenda-se iniciar a monitorização após 12 meses de exposição.

O-1 Pode-se fazer a diferença entre pré e pós-jomada.

INTERPRETAÇÃO

EE O indicador biológico é capaz de indicar uma exposição ambiental acima do limite de tolerância, mas não possui, isoladamente, significado clínico ou toxicológico próprio, ou seja, não indica doença, nem está associado a um efeito ou disfunção de qualquer sistema biológico.

SC Além de mostrar uma exposição excessiva, o indicador biológico tem também significado clinico ou toxicológico próprio, ou seja, pode indicar doença, estar associado a um efeito ou uma disfunção do sistema biológico avaliado.

SC+ O indicador biológico possui significado clínico ou toxicológico próprio, mas, na prática, devido à sua curta meia-vida biológica, deve ser considerado como EE.

VIGÊNCIA

P-12 A inspeção do trabalho passará a exigir a avaliação deste indicador biológico 12 meses após publicação desta norma.

P-18 A inspeção do trabalho passará a exigir a avaliação deste indicador biológico 18 meses após a publicação desta norma.

P-24 A inspeção do trabalho passará a exigir a avaliação deste indicador biológico 24 meses após a publicação desta norma.

RECOMENDAÇÃO

Recomenda-se executar a rnonitorização biológica no coletivo, ou seja, monitorizando os resultados de grupos de trabalhadores expostos a riscos quantitativamente semelhantes.

QUADRO 7.1 – Parâmetros para controle biológico da exposição a alguns agentes químicos.

Agente químico	*Indicador biológico*		*VR*	*IBMP*	*Método analítico*	*Amos-tragem*	*Inter-pretação*	*Vigência*
	Material biológico	**Análise**						
Anilina	Urina	p-aminofenol e/ou		50mg/g creat.	CG	FJ	EE	
	Sangue	metemoglobina	até 2%	5%	E	FJ0-1	SC+	
Arsênico	Urina	Arsênico	até 10µg/g creat.	50µg/g creat.	E ou EAA	FS+T-6	EE	
Cádmio	Urina	Cádmio	até 2µg/g creat.	5µg/g creat.	EAA	NC T-6	SC	
Chumbo inorgânico	Sangue	Chumbo e	até 40µg/100ml	60µg/100ml	EAA	NC T-1	SC	
	Urina	Ác. delta aminolevulínico ou	até 4,5mg/g creat.	10µg/g creat.	E	NC T-1	SC	
	Sangue	Zincoprotoporfinina	até 40µg/100 ml	100µg/100ml	HF	NC T-1	SC	
Chumbo tetraetila	Urina	Chumbo	até 50µg/g creat.	100µg/g creat.	EAA	FJ0-1	EE	
Cromo hexavalente	Urina	Cromo	até 5µg/g creat.	30µg/g creat.	EAA	FS	EE	
Diclorometano	Sangue	Carboxiemoglobina	até 1% NF	3,5% NF	E	FJ0-1	SC+	
Dimetiformamida	Urina	N-metiformamida		40mg/g creat.	CG ou CLAD	FJ	EE	P-18
Dissulfeto de carbono	Urina	Ac. 2 Tio-tiazolidina		5mg/g creat.	CG ou CLAD	FJ	EE	P-24
Ésteres organofosforados e carbamatos	Sangue	Acetil colinesterase eritrocitária ou colinesterase plasmática ou colinesterase eritrocitária e plasmática (sangue total)	Determinar a atividade pré-ocupacional	30% de depressão da atividade inicial 50 % de depressão da atividade inicial 25% de depressão da atividade inicial		NC	SC	
Estireno	Urina	Ác. mandélico e/ou		0,8g/g creat.	CG ou CLAD	FJ	EE	
		Ác. fenil-glioxílico		240mg/g creat.	CG ou CLAD	FJ	EE	

(*Continua*)

QUADRO 7.1 (*cont.*) – Parâmetros para controle biológico da exposição a alguns agentes químicos.

Agente químico	*Indicador biológico*		*VR*	*IBMP*	*Método analítico*	*Amostragem*	*Interpretação*	*Vigência*
	Material biológico	**Análise**						
Etilbenzeno	Urina	Ác. mandélico		1,5g/g creat.	CG ou CLAD	FS	EE	
Fenol	Urina	Fenol	20mg/g creat.	250mg/g creat.	CG ou CLAD	FJ0-1	EE	
Flúor e fluoretos	Urina	Fluoreto	até 0,5µg/g creat.	3mg/g creat. no início da jornada e 10mg/g creat. no final da jornada	IS	PP+	EE	
Mercúrio inorgânico	Urina	Mercúrio	até 5µg/g creat.	35µg/g creat.	EAA	PU T-12	EE	
Metanol	Urina	Metanol	até 5mg/l	15mg/l	CG	FJ0-1	EE	
Metil-etil-cetona	Urina	Metil-etil-cetona		2mg/l	CG	FJ	EE	P-12
Monóxido de carbono	Sangue	Carboxiemoglobina	até 1% NF	3,5% NF	E	FJ0-1	SC+	
n-hexano	Urina	2,5 hexanodiona		5mg/g creat.	CG	FJ	EE	P-18
Nitrobenzeno	Sangue	Metemoglobina	até 2%	5%	E	FJ0-1	SC+	
Pentaclorofenol	Urina	Pentaclorofenol		2mg/g creat.	CG ou CLAD	FS+	EE	
Tetracloroetileno	Urina	Ác. tricloroacético		3,5mg/l	E	FS+	EE	
Tolueno	Urina	Ác. hipúrico	até 1,5g/g creat.	2,5g/g creat.	CG ou CLAD	FJ0-1	EE	
Tricloroetano	Urina	Triclorocompostos totais		40mg/g creat.	E	FS	EE	
Tricloroetileno	Urina	Triclorocompostos totais		300mg/g creat.	E	FS	EE	
Xileno	Urina	Ác. metil-hipúrico		1,5g/g creat.	CG ou CLAD	FJ	EE	

Referências Bibliográficas

1. OGA, S. – *Fundamentos de Toxicologia.* São Paulo, Atheneu, 1996. 497p.
2. LAUWERYS, R. – *Toxicologie Industrielle et Intoxications Profissionnelles.* Paris, Masson, 1990. 693p.
3. Della ROSA, H.V.; SIQUEIRA, M.E.P.B.; FERNÍCOLA, N.A.G.G. – *Monitorização Biológica da Exposição Humana a Agentes Químicos.* São Paulo, FUNDACENTRO, 1993. 67p.
4. LAUWERYS, R. & HOET, P. – *Industrial Chemical Exposure. Guidelines for Biological Monitoring.* Boca Ratón, Lewisa Publishers, 1993. 318p.
5. BUSCHINELLI, J.T.P.; KATO, M. – *Monitoramento Biológico de Exposição a Agentes Químicos.* São Paulo, FUNDACENTRO, 1992. 30p.
6. MORRONE, L.C. – *Gases Perigosos.* Faculdade de Ciências Médicas da Santa Casa de São Paulo, 1997. 10 p. Mimeo.
7. SARTORELLI, E. – *Manuale di Medicina del Lavoro.* Padova, Piccin Ed., 1998. 571p.
8. AMBROSI, L.E.; FOÁ, V. – *Trattato di Medicina del Lavoro.* Torino, UTET, 1996. 670p.
9. WORLD HEALTH ORGANIZATION – *n-Hexane.* Geneva, Internacional Programe on Chemical Criteria, 1991. 164p.
10. WORLD HEALTH ORGANIZATION – *Chloroform.* Geneva, Internacional Programe on Chemical Criteria, 1994. 174p.
11. MINOIA, C.; APOSTOLI, P.; BARTOLUCCI, G. B. – Il *Benzene: Tossicologia, Ambienti di Vita e di Lavoro.* Milano, Morgan Ed., 1995. 455p.
12. MINISTÉRIO DO TRABALHO – Instrução Normativa nº 1, de 20 de dezembro de 1995, que dispõe sobre a "Avaliação das Concentrações de Benzeno em Ambientes de Trabalho", DOU de 4 de janeiro de 1996.
13. MINISTÉRIO DO TRABALHO – Instrução Normativa nº 2, de 20 de dezembro de 1995, que dispõe sobre a Vigilância de Saúde dos Trabalhadores na Prevenção da Exposição Ocupacional ao Benzeno, DOU de 4 de janeiro de 1996.
14. VERRASTRO, T. & MENDES, R. – Sangue e orgãos formadores. **In**: MENDES, R. *Patologia do Trabalho.* São Paulo, Atheneu, 1995. pp. 229-252.
15. MORATA, T. – Occupational exposure to noise and ototoxic organic solvents. *Arch. Environ. Health,* **49**(5):359-365, 1994.
16. ZENZ, C. – *Occupational Medicine.* London, Mosby, 1994. 1316p.
17. WORLD HEALTH ORGANIZATION – *Cadmium.* Geneva, Internacional Programe on Chemical Criteria, 1992. 279p.
18. SARTORELLI, E. – *Trattato di Medicina del Lavoro.* Padova Piccin Ed., 1982. 1213p.

8

Dermatoses Ocupacionais

Salim Amed Ali

Introdução

As dermatoses ocupacionais ocupam posição de destaque entre as doenças profissionais. Há cerca de 20 anos, nos países desenvolvidos, elas respondiam por cerca de 50% das doenças ocorridas no trabalho.[1] Graças aos aperfeiçoamentos obtidos no desenvolvimento de máquinas automatizadas, robôs e outros, estes níveis foram reduzidos significativamente. Medidas de higiene, uso de equipamentos de proteção individual (EPI) e outras medidas apropriadas têm reduzido o contato de agentes potencialmente perigosos com a pele do trabalhador. Cremes de proteção de melhor qualidade e mais específicos têm contribuído para minimizar problemas cutâneos, naquelas situações onde o uso do EPI é contra-indicado. Normas de segurança e higiene em trabalhos que envolvem riscos de agressão à pele podem e devem ser estimuladas.

Não obstante todo o avanço tecnológico visando oferecer mais segurança, ainda temos índices preocupantes de agressões à pele na área ocupacional, principalmente, nos países chamados de subdesenvolvidos ou em desenvolvimento.

Dermatose ocupacional pode ser definida como toda alteração da pele, mucosas e anexos direta ou indiretamente causada, condicionada, mantida ou agravada por tudo aquilo que seja utilizado na atividade profissional ou exista no ambiente de trabalho.[2] Os principais agentes produtores de dermatoses podem ser classificados em agentes químicos, físicos e biológicos.

Agentes Químicos

São os mais importantes produtores de dermatoses ocupacionais e não ocupacionais na atualidade (Tabela 8.1).

A ação mais freqüente produzida por substâncias químicas na pele de trabalhadores expostos é do tipo irritativo e conhecida como dermatite irritativa de contato (DIC). Esta irritação pode ser forte ou fraca, dependendo principalmente da toxicidade, concentração e do tempo em que a substância permanece em contato com a pele. Pode ocorrer, também, outro tipo de dermatose, bem menos freqüente, que é a dermatose alérgica conhecida como dermatite alérgica de contato (DAC).

As DIC são aquelas que ocorrem com maior freqüência na área ocupacional[3]. Cerca de 70% das dermatoses ocupacionais são ocasionadas por agentes irritantes para a pele e seus anexos. Os demais 30% podem ser distribuídos pelos demais quadros de dermatoses que atingem o tegumento e seus anexos (Tabela 8.2).

Agentes Físicos

São importantes fontes produtoras de dermatoses e o conhecimento apropriado de como estas estão ocorrendo na área ocupacional permitiria estabele-

Tabela 8.1 – Agentes químicos causadores de dermatoses.

Principais agentes irritantes	Detergentes, solventes orgânicos e inorgânicos, resinas, óleos de corte
Principais agentes alergênicos	Borracha e seus aditivos, cromatos, resinas, metais, plásticos, tintas e pigmentos, madeiras

Tabela 8.2 – Dermatoses ocupacionais por agentes químicos.

Agentes químicos	**Dermatite de contato**	Irritativa (DIC) Alérgica (DAC) Fototóxica Fotoalérgica
	Discromias	Hipocromias (vitiligo ocupacional) Hipercromias
	Erupções acneiformes	Elaioconioses Furunculoses Cloracnes
	Câncer cutâneo ocupacional	
	Onicopatias ocupacionais	

cer estratégias para se minimizar suas ações sobre a pele de trabalhadores expostos. Citemos, como exemplo, a *síndrome do dedo branco* ("white finger"), que acomete trabalhadores expostos a vibrações de alta freqüência (motosserra, furadeira, máquinas pneumáticas e outros). Avanços tecnológicos importantes na fabricação desses equipamentos, reduzindo-se a ação vibratória destes sobre as mãos dos operadores, produziu uma resposta positiva no decréscimo da prevalência de dedo branco nesta atividade ocupacional.

Outro exemplo: trabalhadores que exercem sua atividade expostos à radiação ultravioleta (UV)[4] devem ser protegidos com vestuário adequado e cremes protetores. Muitos agentes físicos podem acometer a pele de trabalhadores expostos e sem proteção conveniente (Tabela 8.3).

Agentes Biológicos

As dermatoses por agentes biológicos geralmente ocorrem de forma mista, ou seja, surgem associadas a dermatites as mais diversas, principalmente, às infeções bacterianas e fúngicas. Todavia, muitos outros agentes biológicos podem acometer o tegumento de trabalhadores expostos e indevidamente protegidos. A correlação e o estabelecimento correto do nexo são fatores importantes, visando-se assegurar ao trabalhador os benefícios estabelecidos pela legislação acidentária (Tabela 8.4).

Como se comportam as dermatoses ocupacionais em nosso meio? Esta é uma pergunta difícil de ser respondida. Nossos dados estatísticos decorrentes dos registros de acidentes do trabalho não contemplam as dermatoses ocupacionais. De forma isolada, o Programa de Saúde dos Trabalhadores da Zona Norte – SUDS R/6 – Mandaqui – São Paulo, imprimiu em novembro de 1993 o Manual do Sistema CAT para Vigilância Epidemiológica de Acidentes e Doenças do Trabalho (SISCAT), visando através da avaliação das comunicações de acidentes do trabalho (CAT) colher dados estatísticos sobre acidentes do trabalho.[5] As dermatoses ocupacionais foram contempladas e codificadas (Tabela 8.5).

Tabela 8.3 – Principais agentes físicos produtores de dermatoses ocupacionais.

Temperatura
Frio
Calor
Eletricidade
Radiações
Ionizantes
Não ionizantes
Agentes mecânicos
Traumas, atrito, pressão, vibrações
Microondas

TABELA 8.4 – Principais agentes biológicos produtores de dermatoses ocupacionais.

Bactérias
Fungos
Leveduras
Vírus
Artrópodes
Animais terrestres
Animais aquáticos
Ofídios
Tecidos e secreções orgânicas
Helmintos, protozoários, outros

TABELA 8.5 – Doenças da pele e tecido celular subcutâneo.

692.0	Dermatite de contato e outros eczemas – por detergentes
692.1	Dermatite de contato e outros eczemas – por óleos e graxas
692.2	Dermatite de contato e outros eczemas – por solventes
692.3	Dermatite de contato e outros eczemas – por drogas e medicamentos em contato com a pele
692.4	Dermatite de contato e outros eczemas – por outros produtos químicos em contato com a pele
692.8	Dermatite de contato e outros eczemas – por outros agentes especificados
692.9	Dermatite de contato e outros eczemas – de causa não especificada
701.1	Ceratoderma adquirido
701.4	Cicatriz quelóide
701.8	Outras doenças dos pêlos e folículos pilosos (foliculite, elaioconiose)

Estudos sobre a incidência de dermatoses em nosso meio têm sido marcados por relatos isolados e sem englobar os dados oficiais, que são informados sem mencionar os tipos de doenças ocupacionais específicas. A dificuldade em se conhecer a ocorrência dessas dermatoses em nosso meio esbarra, por exemplo, em não se ter registros adequados ou pela falta de emissão da comunicação de acidente do trabalho – CAT (Tabela 8.6).

Outro aspecto importante diz respeito aos critérios utilizados para se afastar da atividade os trabalhadores com quadro clínico compatível com dermatose ocupacional. Normas são adotadas pelo INSS, porém, em muitos

TABELA 8.6 – Dificuldades na obtenção de dados estatísticos.

Falta emissão de CAT pelas empresas
Convênios médicos fazem poucos diagnósticos de dermatoses ocupacionais
Serviços especializados no atendimento ao trabalhador têm dificuldades em estabelecer o(s) verdadeiros(s) agentes causais
Falta de recursos para a feitura de exames adequados a cada caso, tais como: micológico, histopatologia, testes de contato, teste de puntura e outros

casos, o critério é pessoal e intransferível; cada perito utiliza o seu próprio critério, muitas vezes adquirido ao longo dos anos de experiência. Outros peritos, por não possuírem critérios e conhecimentos adequados na área da dermatologia ocupacional agem em benefício excessivo do trabalhador e em detrimento do empregador. Este tipo de procedimento penaliza o trabalhador e o empregador.

Algumas dermatoses ocupacionais apresentam características próprias que não exigem, necessariamente, o afastamento do trabalhador de sua principal atividade. Às vezes, uma simples mudança temporária de setor pode ajudar a regredir a lesão. Muitas dermatoses, na realidade, podem limitar mas não incapacitar (Tabela 8.7).

O diagnóstico das dermatoses ocupacionais baseia-se, fundamentalmente, nas manifestações evidenciadas no exame físico do tegumento associadas à história de exposição ocupacional.

Como método complementar, hoje, é possível detectar alergias por meio de testes epicutâneos, também conhecidos como testes de contato ou "patch test", que são as mais importantes ferramentas auxiliares no diagnóstico das dermatites alérgicas de contato (DAC).

TESTES EPICUTÂNEOS

O teste epicutâneo é um método exato e científico de investigação alérgica com regras e fundamentos bem estabelecidos. O veículo ideal para os testes de contato é a vaselina (*petrolatum* USP), contudo, dependendo da substância, podem-se usar água, óleo de oliva, acetona ou álcool.

O teste de contato deve ser feito sobre a pele normal não pilosa; é preferível área coberta por vestuário, pois, caso haja reação fortemente positiva, esta ficará protegida pelas roupas. As áreas de eleição para se aplicar o teste de contato são o dorso e, em segundo lugar, a face externa do braço.

Os testes são aplicados na segunda-feira – Dia 0; retirados na quarta feira – Dia 2, aguardam-se cerca de 20min e faz-se a primeira leitura; na sexta-feira – Dia 4, 48h após a retirada do teste, faz-se a leitura final. A positividade é indicada a seguir, conforme padrão estabelecido pelos grupos europeus e norte-americanos.

TABELA 8.7 – Dermatoses ocupacionais limitantes e incapacitantes.

Limitam	Esporadicamente	Melhora nas medidas de higiene e proteção
	Freqüentemente	Mudança de função
	Totalmente	Mudança de setor
Incapacitam	Parcial	
	Total	Mudança de atividade, de especialidade ou de empresa

+ Reação fraca – eritema + pápula
++ Reação forte – eritema + pápula + vesículas isoladas
+++ Reação muito forte – edema + pápulas + vesículas coalescentes formando vesículas maiores

Eritema no local do teste de contato, que se mantém ou aumenta na leitura de 96h, é sugestivo de sensibilização. Eritema que esmaece ou desaparece 24 ou 48h após a remoção dos adesivos está possivelmente associado a ação irritante da substância testada.

Medicamentos tópicos, cosméticos e vestuário podem ser testados como se apresentam. Entretanto, muita precaução deve ser tomada quando se testar substâncias não padronizadas para teste de contato. A concentração deve ser tal que não cause reação na pele dos pacientes não sensibilizados. Nestes casos, devem-se usar 10 ou mais controles.

No uso de produtos naturais em teste de contato, as dificuldades são maiores, pois, armazenamento, oxidação, degradação e calor podem alterar a proporção dos sensibilizantes existentes. O material aquoso deve ser guardado em geladeira para maior durabilidade.

No caso de substâncias sólidas, deve-se reduzi-las, em pequenas lâminas, a partículas ou pó, e aplicá-las sobre a fita, umedecidas com água destilada ou óleo de oliva. Partículas sólidas podem produzir reações falsos-positivas, em virtude da pressão exercida no local do teste, particularmente, na área de maior contato. Se a reação desaparecer na leitura de 96h, o teste é negativo. Caso persistam eritema, edema ou vesiculação, o teste é positivo.

Nos testes para verificação de alergia a tecidos, estes podem ser recortados em pedaços com cerca de 1cm^2, aplicados diretamente sobre fita "micropore", em seguida, umedecidos com água destilada ou óleo de oliva e aplicados no dorso do paciente.

Cosméticos e medicamentos são produtos que, por definição, não podem irritar o tegumento. Por essa razão, reações fracamente positivas ou suspeitas a estas substâncias serão cuidadosamente avaliadas. Sempre que possível, tenta-se identificar a substância ou substâncias contidas no cosmético ou medicamento que induziu(iram) a reação alérgica.

Além dos casos anteriores, pode-se proceder a testes de contato com bateria padrão ou de outras substâncias suspeitas. Quando possível, devem-se utilizar as tabelas de concentração padronizadas pelo Grupo de Estudos das Dermatites de Contato da Sociedade Brasileira de Dermatologia (Tabela 8.8).

Pode-se, também, testar simultaneamente as substâncias referidas pelo paciente na anamnese (suspeitos), que deve ser bem elaborada e cuidadosa. No caso de uso de produtos trazidos pelo trabalhador, manuseados no ambiente de trabalho, e de composição desconhecida, todas as precauções de segurança devem ser tomadas.

Tabela 8.8 – Modelo de planilha com a bateria padrão adotada pelo Grupo de Estudos das Dermatites de Contato da Sociedade Brasileira de Dermatologia.

	Nome das substâncias	*Conc. (%)*	*Leitura** 48h	96h	*Principais usos*
1	Antraquinona	2v			Corantes de tecidos (lã, seda, nylon) papel, couro. Repelente de insetos. RC com PPDA
2	Bálsamo do Peru	25v			Tópicos, cosméticos, perfumes, supositórios, casca de frutas. RC com colofônia, ácido benzóico, eugenol. Pode causar UC
3	Benzocaína	5v			Tópicos. RC com grupo *para*. Pode causar UC
4	Butilfenol p-terciário	1v			Colas, plásticos, germicidas, resinas
5	Carba mix. (a)	3v			Borracha, pesticidas
6	Cloreto de cobalto	2aq			Cimentos, ligas metálicas, tintas para cerâmica
7	Colofônia	20v			Sabões, adesivos, colas, tintas jornais. Pode dar RC com bálsamo do Peru, terebintina, óleos vegetais
8	Dicromato de potássio	1v			Cimento, couros, tintas, fósforo, fotografia, fios para tecidos, ligas metálicas, anticorrosivo, mordente de tecidos, etc.
9	Etilenodiamina (ETDA)	2v			Tópicos, corantes, borracha, resinas, ceras, fungicidas, inseticidas. Tintura de mertiolate RC com aminofilina, piperazina
10	Formol ou formaldeído	2aq			Cosméticos, xampus, resinas, acabamento de tecidos, fungicidas, inseticidas, agente anti-rugas, colas diversas
11	Hidroquinona	1v			Revelador fotográfico, antioxidante da borracha RC com resorcina, pirocatecol, monobenziléter de hidroquinona (MBEH)
12	Irgarsan DP 300	1v			Tópicos, cosméticos, xampus, sabonetes
13	Kathon CG	1v			Preservativo em cosmético e xampus. Óleos industriais
14	Lanolina	NE			Indústria farmacêutica, cosméticos, adesivos
15	Mercaptoben-zotiazol mix. (MBT)	1v			Acelerador da borracha. RC com grupo mercapto
16	Neomicina	20v			Tópicos
17	Nitrofurazona	1v			Tópicos
18	Parabens mix.	3v de cada			Conservante de tópicos e cosméticos
19	Parafenilenodiamina (PPDA)	1v			Corantes, tintura para cabelos
20	Perfume mix.	8v			Perfumes, cosméticos, tópicos
21	PPDA mix.	1v			Borracha
22	Prometazina	NE			Tópicos. RC com clorpromazina
23	Propilenoglicol	1v			Veículo de tópicos e cosméticos
24	Quaternium 15	5aq			Tópicos, cosméticos
25	Quinolina mix.	3v			Tópicos

TABELA 8.8 – Modelo de planilha com a bateria padrão adotada pelo Grupo de Estudos das Dermatites de Contato da Sociedade Brasileira de Dermatologia.

	Nome das substâncias	*Conc. (%)*	*Leitura** 48h	96h	*Principais usos*
26	Resina epóxi	5v			Resina, tintas, colas do grupo epóxi
27	Sulfato de níquel	5aq			Niquelação, mordente em tinturaria de tecidos, fungicidas, ligas metálicas, bijuterias. Pode causar UC
28	Terebintina	1v			Resinas, vernizes, adesivos, tópicos, solventes, tinta para jornal
29	Mertiolate	1:1.000			Preservativo em cosméticos, tópicos, solução para lente de contato, dentifrícios, etc.
30	Tetrametiltiuram dissulfeto (TMTD)	1v			Acelerador da borracha, fungicida, inseticidas, germicidas, tópico (nobecutane). RC com bebidas alcoólicas

v = vaselina; NE = no estado; aq = solução aquosa; o/o = óleo de oliva; PRC = pode dar reação cruzada; RC = reação cruzada; UC = urticária de contato; mix. = mistura; Conc. = concentração.

* Os campos de leitura devem ser preenchidos de acordo com o resultado dos testes, conforme a legenda: RI = irritante; (-) = negativo; (+) = positivo fraco; (++) = positivo forte; (+++) = positivo muito forte.

Causas de reações falsos-positivas

- a substância testada está em concentração elevada;
- o teste de contato foi aplicado em áreas em que a pele estava irritada;
- o veículo usado para o teste de contato é irritante para aquele paciente;
- reações pela fita adesiva mascarando a área de teste, e simulando reações positivas;
- substâncias em veículo líquido que se tornaram concentradas com o tempo (usadas após expiração do prazo).

Causa de reações falsos-negativas

- a concentração do alérgeno está baixa;
- a substância a ser testada está em concentração errada;
- o veículo não é adequado;
- a oclusão é insuficiente;
- exposição ao sol durante uma ou mais semanas, pode inibir a resposta ao teste;
- leitura em menos de 48h;
- uso de corticóide tópico no local do teste deprime a reação;
- corticóide oral em doses de 20mg ou mais deprimem a reação ao teste de contato.

Reações fracamente positivas

Reações fracamente positivas, com exceção de tópicos e cosméticos, na sua grande maioria são de pouco significado clínico. Controle de pacientes com reações fracas a dicromato de potássio e parafenilenodiamina (PPDA) durante 20 anos mostraram que estes indivíduos permaneceram livres de dermatoses. É possível que estes níveis baixos de sensibilização sejam uma expressão imunológica que previna sensibilizações mais potentes.

Dermatoses Ocupacionais na Construção Civil

O cimento é um ligante hidráulico usado em edificações e na Engenharia Civil. É um pó fino obtido da moagem do clínquer (calcário + argila + gesso), cozido a altas temperaturas, que variam entre 1.400 e 1.500°C.

A adição de água ao cimento torna-o pastoso, posteriormente endurecido com a secagem. Pode-se misturá-lo à cal, areia e pedras de várias granulometrias para se obter argamassa e concreto.

Existem dois tipos de cimento: natural e artificial. O cimento artificial é obtido pelo cozimento e moagem de calcários apropriados. Pode apresentar composição química variável e é classificado em dois tipos principais: cimento Portland e cimento aluminoso.

Aditivos são substâncias adicionadas intencionalmente ao concreto, visando reforçar ou melhorar suas características, e facilitar seu preparo e utilização. Alguns desses aditivos podem produzir irritação ou sensibilização. Os principais aditivos utilizados no cimento são: aceleradores, anticongelantes, antioxidantes, corantes, fungicidas, impermeabilizantes e plastificantes. Dentre as ações do cimento e da poeira de cimento sobre o tegumento e as conjuntivas, destacam-se:[6]

- dermatites irritativas de contato (DIC);
- dermatites irritativas de contato forte (DICF) ou queimaduras pelo cimento;
- dermatites alérgicas de contato (DAC);
- hiperceratose ("hardening");
- hiperceratose subungueal;
- paroníquias;
- onicólises;
- conjuntivites e ulceração da córnea.

ETIOPATOGENIA DAS DERMATITES DE CONTATO

A alcalinidade do cimento atua sobre o tegumento do trabalhador exercendo efeito irritante sobre a camada córnea e removendo o manto lipídico. Podem ocorrer lesões secas fissuradas, ceratólise e exulceração. Em algumas atividades, o pedreiro pode estar sujeito a dermatoses devido ao contato com a massa de cimento úmida e com o concreto.

Vários pesquisadores mencionam que o grande poder oxidante do cimento úmido seria parcialmente responsável pela ação irritante sobre a pele. Outro fator importante é a suscetibilidade individual, ou mesmo, a presença de dermatose preexistente, por exemplo, dermatite atópica, ictiose vulgar e xerose.

Dermatites irritativas de contato – O cimento é muito irritante para a pele, em virtude de ser abrasivo, higroscópico e altamente alcalino. Sua alcalinidade, muitas vezes, atinge pH próximo a 14. Por esta peculiaridade, o cimento deve ser manipulado observando-se os cuidados com a higiene e a proteção pessoal. Várias dermatoses podem ocorrer após o contato do cimento úmido com a pele de trabalhadores suscetíveis. Entre estas, a que ocorre com maior freqüência é a DIC. Quando ocorrem lesões próximas às porções distais dos dedos, pode-se ter paroníquias e, muitas vezes, quadros de infecção secundária associados à dermatite irritativa. As lesões podem levar algum tempo para surgir, dependendo do tempo de exposição ao agente químico.

Fatores constitucionais, e vários outros listados a seguir, concorrem para o aparecimento das dermatites irritativas produzidas pelo cimento:

- fatores constitucionais: xerose, atopia, ictiose e psoríase
- fatores devidos ao meio ambiente: frio, calor, umidade e microtraumatismos repetidos
- fatores devidos ao agente: abrasivo, alcalino e higroscópico

Dermatites irritativas de contato forte – Irritantes fortes são substâncias químicas que produzem graves lesões inflamatórias ao primeiro contato com a pele. A gravidade da lesão depende da toxicidade, tempo de contato e concentração do agente químico.

Por ser abrasivo, alcalino, oxidante e altamente higroscópico, o cimento produz ulcerações rasas e profundas, quando em condições especiais de contato com a pele. O tempo de contato da massa ou calda de cimento associado à pressão e ao atrito exercido pelo vestuário e calçado contra o tegumento são fatores importantes no aparecimento destas lesões. A queda de cimento ou de concreto dentro do calçado do trabalhador, mais a pressão e o atrito, produz, inicialmente, eritema intenso e, posteriormente, exulceração, ulceração e necrose na área atingida.

A alcalinidade do cimento é fator importante na gênese dessas lesões ulceradas. Os fatores *pressão e atrito* são condicionadores, visto que as lesões ocorrem com maior gravidade nos locais onde existe acúmulo de massa de cimento ou de concreto. O quadro clínico em geral é o seguinte:[7] algumas horas após o contato inicial da pele com o cimento dentro do calçado do trabalhador ocorre eritema com prurido, queimação e ardor. No dia seguinte, já se podem observar as lesões em fase ativa, exulceradas e ulceradas, que evoluem para necrose, dependendo tão somente do tempo de contato e da alcalinidade do cimento ou concreto.

Em nosso meio, muitos trabalhadores têm o hábito de introduzir a extremidade da calça para dentro das botas. Isto facilita a queda acidental da massa de cimento dentro delas, produzindo lesões ulceradas graves nos membros inferiores.

Dermatites alérgicas de contato – As dermatites alérgicas de contato provocadas por contaminantes do cimento, em especial, o cromo e o cobalto,[8] são eczematosas agudas e muito pruriginosas. De modo geral, com o retorno à atividade, são recidivantes, rebeldes e tendem a se tornar crônicas com maior freqüência que os demais eczemas ocupacionais. As lesões iniciais são constituídas por eritema, edema, vesiculação e posterior exsudação e descamação nas áreas de contato. O prurido é fator importante no estabelecimento do diagnóstico.

Hiperceratoses e outros – Hiperceratoses plantares podem ocorrer em decorrência do uso de botas. A ação da massa úmida de cimento pode causar ceratoses subungueais e onicólises enquanto que paroníquias seguidas de infecção secundária ocorrem em trabalhadores muito expostos.

Aqueles que trabalham no ensacamento e transporte do cimento armazenado em sacos ficam expostos ao pó, que pode atingir os olhos, causando conjuntivites irritativas e, em alguns casos, ulceração da córnea.

CRONICIDADE DAS DERMATOSES ALÉRGICAS PELO CIMENTO

Este é, talvez, o aspecto mais preocupante das dermatoses alérgicas provocadas pelo cimento. Em nosso meio, os trabalhadores sensibilizados ao cimento são tratados e depois de *curados* retornam à sua atividade profissional, embora novo contato com o agente sensibilizante produza recidivas das lesões dermatológicas (Fig. 8.1). Nestes casos, impõe-se o afastamento[9] do trabalhador; a troca de profissão torna-se muito difícil, pois grande parte dos trabalhadores da construção civil é de analfabetos ou semialfabetizados, o que dificulta a reintegração em outras atividades profissionais.

Fatores importantes tornam crônicos os eczemas produzidos pelo cromo (cromatos) e cobalto. A presença destes como impurezas do cimento e fonte de sensibilização é fato comprovado. A sensibilização ocorre mesmo em quantidades pequenas de cromato, cerca de 2ppm. Em exames efetuados em sete tipos de cimento, na Bélgica, foram encontrados de 19 a 100ppm de cromo, contra cerca de 30 a 250ppm, na França. Segundo a Associação Brasileira de Cimento Portland (ABCP), o teor de cromatos no cimento brasileiro varia de 19 a 220ppm. Recidivas freqüentes da dermatose indicam a necessidade de orientar o trabalhador para outra atividade profissional.[9] Às vezes, a incidência de sensibilização pelo cobalto e níquel é muito inferior à do cromo, embora se saiba que ambos os metais estão presentes na composição do cimento brasileiro.

Vários fatores podem ser apontados como causadores de dermatoses crônicas em pacientes sensibilizados aos cromatos:

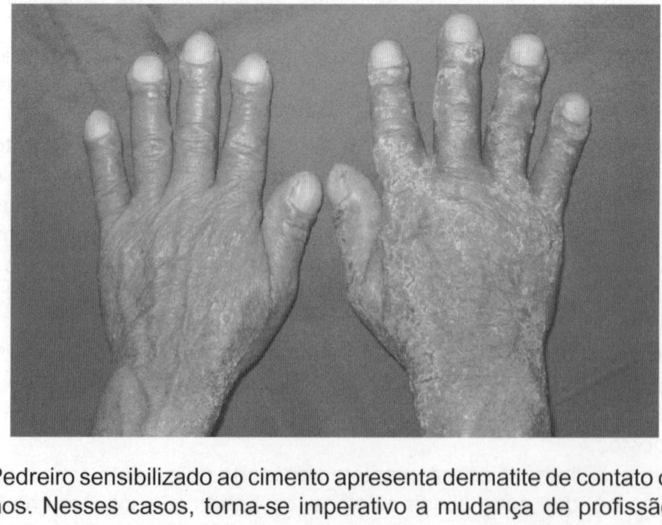

FIGURA 8.1 – Pedreiro sensibilizado ao cimento apresenta dermatite de contato cronificada nas mãos há 7 anos. Nesses casos, torna-se imperativo a mudança de profissão. A fim de se prevenir recidivas, deve-se evitar todo e qualquer contato com cimento ou massa de cimento.

- as múltiplas formas de utilização do cromo e seus derivados na indústria contribuem para a contaminação do tegumento de trabalhadores e manutenção da dermatose em trabalhadores sensibilizados;
- a ingestão de cromo e seus derivados por meio de alimentos é também um fator agravante.

Alguns autores têm preconizado a adição de substâncias químicas[10,11] na preparação da massa de cimento, com a finalidade de reduzir todo o cromo hexavalente para a forma trivalente. O sulfato ferroso está sendo usado como agente redutor em vários países, em função de sua capacidade de gerar o cromo em forma trivalente, que apresenta baixo potencial sensibilizante.

PREVENÇÃO

O ambiente de trabalho inadequado possibilita a ocorrência de acidentes graves, até mesmo fatais e, portanto, é um dos fatores que contribui, também, para agressões à pele do trabalhador. O meio ambiente, as más condições de trabalho e fatores pessoais associados, são os principais responsáveis pelo elevado índice de dermatoses no setor da construção civil.

A Tabela 8.9 relaciona os itens mais importantes em relação à prevenção.

Tabela 8.9 – Prevenção das dermatoses ocupacionais pelo cimento.

Higiene pessoal
Evitar o trabalho com ferramentas que estejam sujando a pele
Se a pele for atingida ou as mãos forem afetadas, fazer a higiene do local atingido, rapidamente
Se a massa de cimento, concreto ou calda de concreto cair dentro das botas e luvas, removê-las e lavar a área afetada e o interior da bota e da luva com água corrente
Usar equipamento de proteção individual (EPI)
Adequado, sempre que a pele necessitar proteção
Orientação
Fornecer orientação ao trabalhador, por meio de palestras e audiovisuais sobre riscos e medidas de segurança
Condições ambientais de segurança
Arranjo físico apropriado de equipamentos e materiais em movimentação na obra
Piso apropriado, andaimes, passarelas, e escadas adequadas e sem entulho
Instalações elétricas adequadas e protegidas
Fatores concorrentes
Baixo nível cultural, inexperiência profissional, violência temperamental, preocupações pessoais, alcoolismo e drogas são fatores importantes que devem ser conhecidos e neutralizados paulatinamente
Adição de sulfato ferroso para minimizar a ação sensibilizante do cimento[12]
Modo de preparo: diluir 1kg de sulfato ferroso em 3 litros de água, e adicionar a cada 100kg de cimento a ser preparado
Usar sempre preparações frescas, guardadas em recipiente escuro, durante 4 dias no máximo

Dermatoses Ocupacionais por Componentes da Borracha

São necessários muitos componentes no processo de produção industrial da borracha. Várias substâncias químicas empregadas são potencialmente causadoras de dermatite alérgica de contato.

A borracha é constituída por monômeros que podem estabelecer ligações entre si, formando polímeros com longas cadeias de alto peso molecular. O processo de ligação é chamado vulcanização, e a capacidade de se estabelecerem ligações pode ser estimulada pelo uso de determinadas substâncias químicas, hoje conhecidas como agentes de vulcanização.

Inúmeras outras substâncias são usadas na fabricação de borracha com finalidades variadas, entre as quais, obter um produto de melhor qualidade, facilitar o processamento durante a fabricação, baixar o custo da produção. Estes componentes ultrapassam, hoje, mais de mil substâncias. Mencionam-se os mais importantes, como possíveis causadores de dermatoses alérgicas:

Agentes de vulcanização
- enxofre, selênio, telúrio, peróxidos, doadores de enxofre, óxido de zinco e óxido de magnésio

Aceleradores
- lentos: aldeído, aminas e sulfenamidas
- médios: tiouréias e guanidinas
- rápidos: mercaptos
- ultra-rápidos: carbamatos, tiurans e xantatos
- diversos: peróxidos, 4,4-ditiomorfolina (4,4-DTM)

Ativadores
- óxidos: chumbo, magnésio e zinco
- ácidos: esteárico, oléico e láurico
- glicol: dietilenoglicol
- amina: trietanolamina (TEA)

Antioxidantes
- derivados da parafenilenodiamina, aminas, oxinas, fosfitos, quinonas, cresóis e tioésteres

Plastificantes
- ftalatos, óleos parafínicos, naftênicos, aromáticos, resinas alifáticas, parafinas cloradas, difenilcloretos, epóxidos

Cargas reforçadoras
- brancas: sílica, silicato, fibra de vidro, carbonato de magnésio
- pretas: negro de fumo
- poliméricas: resina estirênica, amídica, fenólica e olefínica

Pigmentos
- orgânicos: negro de fumo, ftalociaminas, antraquinonas, azo-pigmentos, quinacridonas, perilene, dioxazinas e isoindolinonas

- inorgânicos: compostos de bário, cálcio, cádmio, chumbo, cromo, ferro, magnésio, titânio e zinco

Corantes
- nitratos, azóicos, difenilmetano, trifenilmetano e complexos metálicos

Retardadores
- sílica, caulim, anidrido ftálico, ácido salicílico e ácido benzóico

A proteção da pele do trabalhador contra a ação de agentes químicos potencialmente perigosos é necessária em numerosas atividades profissionais. Em tais situações, as empresas são obrigadas a fornecer, gratuitamente, equipamento de proteção individual (EPI) adequado (luvas, botas, máscaras, capacetes, etc.) aos trabalhadores.

A maioria dos equipamentos de proteção individual (EPI) é confeccionada com borracha. É sabido que substâncias contidas na borracha são sensibilizantes freqüentes e muitos trabalhadores podem adquirir DAC. A sensibilização ocorre, provavelmente, com maior freqüência no tegumento previamente lesado. O trabalhador desenvolve dermatose por irritação à cal, cimento e outros agentes, e na tentativa de continuar trabalhando, procura proteger mãos ou pés usando luvas ou botas de borracha sobre a pele irritada. Isto facilita muito a entrada de componentes da borracha no tegumento, produzindo sensibilização por contato.

Uma pergunta que se faz com freqüência é: como o trabalhador se sensibiliza pelo uso de EPI de borracha? Uma das hipóteses aventadas para explicar a sensibilização por componentes da borracha é a seguinte: no processo de vulcanização, microcristais de aceleradores, antioxidantes e outros componentes ficam livres, e, desse modo, podem penetrar no tegumento, em condições apropriadas. Esta penetração pode ocorrer devido a lesões preexistentes, sudorese, pressão e atrito. Os agentes da borracha, chegando ao tegumento, podem se ligar a células da epiderme e desenvolver reação imunológica.

As substâncias utilizadas na fabricação da borracha que mais sensibilizam trabalhadores, em nosso meio e em outros países, estão relacionadas a seguir:

Aceleradores
- *grupo tiuram*
  tetrametiltiuram dissulfeto (TMTD)
  tetrametiltiuram monossulfeto (TMTM)
  tetraetiltiuram dissulfeto (TETD)

- *grupo mercapto*
  mercaptobenzotiazol (MBT)
  ciclobenzotiazol sulfenamida (CBS)
  dibenzotiazoldissulfeto (MBTS)

- *grupo guanidina*
  difenilguanidina (DPG)
  diorto tolil guanidina (DOTG)

- *grupo carbamato*
  dietilcarbamato de zinco (ethasan)
  dimetil carbamato de zinco (methasan)

- *aldeído-aminas*
  hexametilenotetramina
  cicloexiletilamina
  polietileno poliamina

Antioxidantes
derivados da parafenilenodiamina: isopropilparafenilenodiamina
monobenziléter de hidroquinona (MBEH)
naftilaminas

Plastificantes
ftalatos: dibutil, dioctil e dimetilftalatos

Pigmentos e corantes
óxidos de cromo
dicromatos

Retardadores
ácido benzóico, ácido salicílico, difenilnitrosamina

Dermatite alérgica de contato – Entre os numerosos produtos que entram na composição da borracha, os aceleradores do grupo tiuram, mercapto, carbamatos, e antioxidantes do grupo da parafenilenodiamina,[13,14,15,16] são aqueles que têm sido detectados, por meio de testes epicutâneos, como os maiores causadores de DAC (Fig. 8.2). Outros antioxidantes (Fig. 8.3) e aceleradores podem causar sensibilizações, todavia, são menos freqüentes.[17]

Os aceleradores e antioxidantes, são substâncias de baixo peso molecular e estrutura química simples e podem penetrar através da epiderme com relativa facilidade.

Grande número de dermatoses alérgicas em trabalhadores tem sido causado por EPI. Algumas categorias profissionais são mais atingidas em virtude do uso de EPI em circunstâncias especiais. Os trabalhadores da indústria da construção civil constituem a categoria mais comprometida em nosso meio, e as principais razões para que isso ocorra são:

- uso de EPI quando as mãos e os pés já se acham irritados e com eczema;
- uso de EPI com tamanho inadequado;
- uso de EPI furado ou rasgado.

Inúmeras dermatoses alérgicas ocupacionais e não ocupacionais são causadas por produtos confeccionados em borracha.

Dermatite alérgica de contato pelo látex – Com o advento da AIDS, o risco de contaminação hospitalar cresceu assustadoramente. Surgiu, pois, a necessidade de proteção através

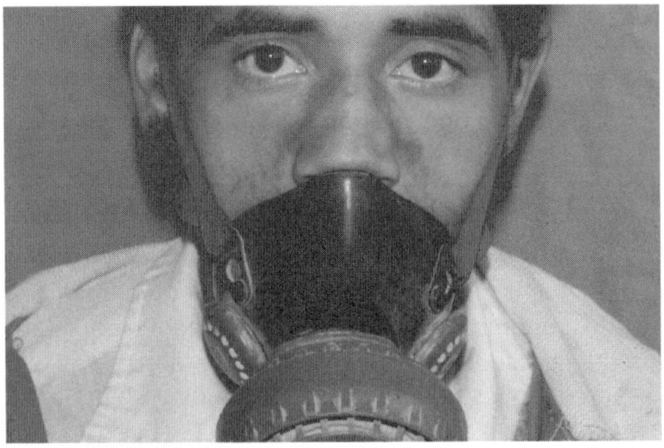

FIGURA 8.2 – Dermatite alérgica de contato (DAC) pela máscara de borracha. Notar a hipercromia pós-contato.

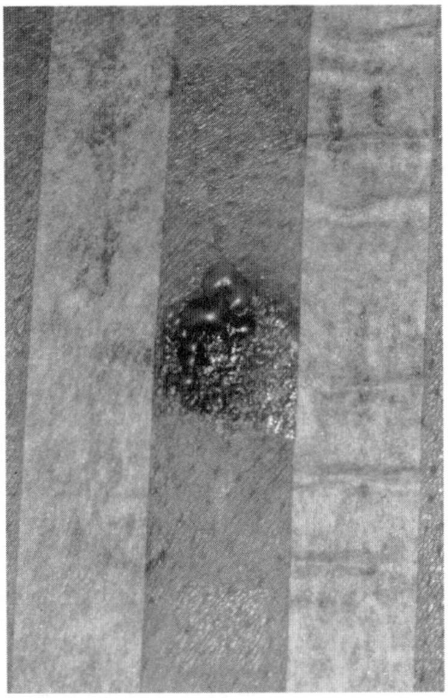

FIGURA 8.3 – Testes epicutâneos fortemente positivos para isopropilparafenilenodiamina, substância utilizada como antioxidante da borracha.

do uso de luvas de látex e outros. O crescimento na fabricação dessas luvas e mudanças no processo de produção aumentaram os riscos de exposição a proteínas do látex provocando, em trabalhadores da área hospitalar, o aparecimento de reações cutâneas e sistêmicas. O quadro clínico é constituído por urticária de contato e/ou reações urticarianas nas mãos, face, pescoço, seguidas ou não de prurido; espirros, prurido e congestão nasal, prurido ocular, tosse, chiado e/ou aperto no peito.[18] Reações anafiláticas ocorreram em atópicos devido à inalação de proteína do látex com o talco de luvas.

A prevenção das DAC deve ser feita na área industrial, através da redução da proteína do látex presente no produto acabado, e pelo usuário final adotando as seguintes medidas simples e práticas:

- Identificar e afastar da exposição os trabalhadores potencialmente sensíveis.
- Redução do uso de luvas com talco.
- Uso de luvas de látex pré-lavadas no processo industrial.
- Uso de luvas com outro tipo de material, sempre que possível.

Dermatite irritativa de contato – Reações irritativas causadas pelo uso de luvas, botas, máscaras e outros equipamentos de proteção individual (EPI) de borracha ou PVC ocorrem em razão de vários fatores, tais como, costura interna saliente ou presença de emendas que provocam atrito e irritação da área comprometida, uso de equipamento sujo ou contaminado por irritantes, uso de equipamento de tamanho inadequado e equipamentos utilizados por trabalhadores que apresentam sudorese excessiva, entre outros.

"Hardening" – Hiperceratoses palmoplantares difusas podem ocorrer em trabalhadores expostos a substâncias potencialmente sensibilizantes. O espessamento da camada córnea age como barreira à penetração do agente e impede o aparecimento da dermatose, protegendo a pele contra a ação de possíveis sensibilizantes. O processo de adaptação ocorre após exposição freqüente ao agente, mas pode ser rompido por microtraumatismos, possibilitando o aparecimento de DAC por componentes da borracha.

Discromias por aditivos da borracha

Hipercromia – Dermatoses hipercrômicas têm sido descritas em trabalhadores que utilizam EPI de borracha ou entram em contato freqüente com outros artefatos deste material. Em alguns casos ocorre prurido localizado. A histopatologia das lesões mostra infiltrado linfocitário perivascular e muitos melanófagos no derma superior, sugerindo processo pigmentar pós-inflamatório.

Testes de contato em determinados pacientes foram positivos à parafenilenodiamina (PPDA). Esta substância e seus compostos entram na composição de inúmeros antioxidantes da borracha.

Trabalhadores com dermatite hipercrômica na face e outros locais, que entrem em contato com EPI de borracha, devem ser submetidos a testes epicutâneos. Respostas positivas à PPDA e/ou a seus derivados podem ajudar na identificação do possível agente causal.

Hipocromia – As reações hipocrômicas pela borracha têm diminuído sensivelmente em nosso meio. O agente responsável detectado por meio dos testes de contato é o monobenziléter de hidroquinona (MBEH), hoje pouco utilizado.

Quadros hipocrômicos em trabalhadores sensibilizados ao MBEH, que utilizavam luvas de borracha, podem ser eventualmente diagnosticados. As lesões iniciais são eritematodescamativas, discretamente pruriginosas, surgindo depois hipocromia nas áreas de maior contato com o material de proteção.

Reações anômalas ao grupo tiuram – Os trabalhadores expostos e sensibilizados às substâncias do grupo tiuram podem apresentar reações do tipo eritema acentuado, prurido difuso, urticária e, às vezes, adinamia e/ou sonolência, quando ingerem bebidas alcoólicas.

Câncer cutâneo ocupacional e outras reações – No processo de vulcanização podem ser utilizadas substâncias que formam subprodutos potencialmente cancerígenos.[19]

Solventes e outros podem interagir com componentes da luva e ocasionar reações alérgicas.[20]

PREVENÇÃO

O uso do EPI de borracha deve ser avaliado criteriosamente para cada tipo de atividade. Várias alterações podem ocorrer com esses protetores devido a imperfeições que surgem nesses materiais, em decorrência do uso freqüente e defeitos de fabricação, como por exemplo:

Permeação – Processo no qual um líquido, vapor ou gás pode atravessar uma barreira. Após certo tempo de uso, luvas e outros dispositivos podem apresentar permeação e impedir que a pele do trabalhador seja completamente protegida.

Penetração – Certas substâncias químicas podem passar através de imperfeições existentes no material, e atingir com perigo a pele.

Degradação – Após certo tempo de uso, luvas e outros podem ter suas propriedades físicas alteradas pelo contato freqüente com substâncias químicas e deixar de proteger a contento a integridade física do trabalhador.

A prevenção seria feita, principalmente, através de treinamento, no qual o usuário do EPI receberia orientação adequada em relação à segurança e às limitações do equipamento a ser utilizado naquela atividade específica. Hábitos de higiene, com lavagem das luvas, inclusive antes da remoção, devem ser estimulados a fim de evitar a contaminação das mãos.

Dermatoses na Indústria de Eletrodeposição de Metais

No processo de galvanização de metais, o trabalhador pode entrar em contato com substâncias potencialmente prejudiciais à sua saúde como, por exemplo: cromo, níquel, zinco, cobre, cádmio, estanho, ácidos e álcalis.

A galvanização é uma atividade industrial que utiliza processos químicos e eletrolíticos para revestir superfícies metálicas. As peças a serem cromadas são polidas e limpas por processo eletrolítico ou com solventes, conhecido como pré-tratamento. Neste processo, podem ocorrer agressões à pele do trabalhador, como dermatites irritativas devido ao contato com solventes diversos. Do mesmo modo, o contato com ácidos e soluções alcalinas pode causar lesões mais graves, como queimaduras químicas, com áreas ulceradas e de cicatrização demorada.

Após o pré-tratamento, as peças estão prontas para receber revestimento metálico. Na cromagem de metais ferrosos, a eletrodeposição pode ser feita na ordem seguinte: banho de cobre alcalino e de cobre ácido, banho de níquel e, finalmente, banho de solução contendo ácido crômico.

Nesta fase, pode ocorrer liberação de névoas de banho, se medidas de proteção adequadas forem negligenciadas. As névoas podem atingir os olhos (conjuntivas) do trabalhador, podendo causar conjuntivites irritativas. A inalação freqüente de névoas crômicas pode irritar as narinas e perfurar o septo nasal. O contato do líquido do banho com a pele previamente lesada ocasiona o aparecimento de lesões ulceradas de tratamento demorado, conhecidas como úlceras de cromo. A inalação de névoas ácidas presentes em vários banhos pode causar a destruição do esmalte e a subseqüente erosão e destruição dos dentes.

Entre 1994 e 1995, 21 empresas de eletrodeposição de metais foram avaliadas quanto ao meio ambiente e às condições de trabalho. Neste mesmo período, 497 trabalhadores foram examinados.

As empresas empregavam banhos diversos nos quais se utilizava, em sua maioria, cromo, níquel e zinco. Algumas delas usavam ainda banhos de estanho. Na fase de preparação desses processos, havia substâncias diversas, como ácido nítrico, ácido clorídrico, ácido sulfúrico e soda. Várias dermatoses foram encontradas nos trabalhadores envolvidos.

Esta avaliação pormenorizada mostrou que, nos últimos 25 anos, houve sensível melhora na proteção cutânea desses trabalhadores, com significativa redução das lesões produzidas pela exposição ao cromo, embora ainda haja incidência elevada de agressões ao septo nasal e vias áereas superiores (Tabela 8.10).

SAIS DE CROMO

O cromo VI (hexavalente) age sobre o tegumento e as vias áreas de trabalhadores.[21] O ácido crômico utilizado na eletrodeposição de metais apresenta-se na forma hexavalente. O cromo hexavalente é irritante para o tegumento e vias aéreas superiores. A forma trivalente é menos irritante e tóxica. A forma hexavalente é reduzida na pele à forma trivalente pela metionina, cistina e cisteína. Acredita-se que, após redução à forma trivalente, o cromo se ligue a proteínas para formar o complexo hapteno-proteína, sensibilizando o trabalhador afetado.

Dermatite irritativa de contato: úlceras do cromo – Em muitas empresas, a cromagem de peças pequenas é feita manualmente pelo trabalhador, que as coloca em gancheiras que são mergulhadas em tanques com a solução de ácido crômico. Neste trabalho, o líquido do banho pode chegar à pele do trabalhador. O contato da solução com a pele, previamente

Tabela 8.10 – Evolução da prevalência de lesões produzidas pela exposição a cromo hexavalente em empresas de eletrodeposição de metais.

Empresas avaliadas	*Trabalhadores examinados (nº)*	*Úlceras do cromo*	*Ulceração do septo nasal*	*Perfuração do septo nasal*
GOMES E.R (1970) 54 empresas	303	113/303 (37,20%)	99/303 (32,70%)	71/303 (23,40%)
ALI S.A. (1987) 10 empresas	201	2/201 (1,0%)	16/201 (8,0%)	3/201 (1,50%)
ALI S.A (1994/1995) 21 empresas	497	8/497 (1,67%)	60/494 (12,10%)	20/494 (4,0%)

lesada por arranhões causados pelas gancheiras e outros materiais, pode ocasionar ulcerações locais. Essas lesões são conhecidas como úlceras do cromo, e caso sejam tratadas de modo inadequado podem apresentar cicatrização muito lenta.

As lesões são geralmente arredondadas, muitas vezes em forma de anel com borda dupla, e tendem a necrosar na parte central. O tamanho depende fundamentalmente da área lesada. A queixa de dor local varia de acordo com o processo inflamatório presente.

Dermatite alérgica de contato por cromato – A alergia decorrente do contato da pele com o líquido de banhos que contêm ácido crômico (cromo hexavalente) é rara. Em nosso meio, a alergia por cromato ocorre com maior freqüência em trabalhadores da construção civil em contato com o cimento úmido.[22] A alergia por cromatos (cromo hexavalente) tem sido descrita em muitas atividades industriais (Tabela 8.11).

Ações do cromo hexavalente sobre as vias aéreas superiores – O cromo hexavalente é irritante para as vias aéreas superiores. A inalação de névoas provenientes dos tanques de cromagem pode irritar e perfurar o septo nasal de trabalhadores suscetíveis (Fig. 8.4). A inalação de névoas de ácido crômico durante vários anos pode causar o aparecimento de carcinoma broncogênico, se as medidas de proteção não forem observadas.

Exposição às névoas de ácido crômico em concentrações maiores que 2ppm pode causar em trabalhadores suscetíveis manifestações clínicas, tais como: irritação das conjuntivas, coceira e irritação nasal, eritema e congestão da mucosa nasal, exulceração, úlcera nasal, perfuração do septo (Fig. 8.5), coloração marrom na língua e dentes de pacientes não fumantes e carcinoma broncogênico. Quadros de sensibilização em decorrência de exposição às névoas de ácido crômico não têm sido referidos.

Erupções acneiformes e miliária rubra – As peças a serem cromadas e niqueladas precisam ser lixadas, polidas e limpas. O polimento final pode ser feito usando politrizes com tiras de couro, sobre as quais se coloca sebo. Nesta fase, sujeira, partículas das peças polidas e sebo podem atingir a pele exposta e, também, o vestuário do trabalhador, caso as medidas de higiene sejam descuradas. O vestuário sujo pode contaminar a pele e irritar o óstio folicular causando lesões acneiformes. Este processo é conhecido como elaioconiose. Muitas vezes pode ocorrer também irritação e obstrução das glândulas sudoríparas, conhecida como miliária rubra.[23] Na fase de preparação das peças a serem cromadas ou niqueladas, podem coexistir quadros clínicos distintos ou conjuntos de elaioconiose e miliária rubra.

TABELA 8.11 – Principais atividades em que ocorre exposição ocupacional a cromatos.

Cromagem do couro
Eletrodeposição de metais
Fabricação de palitos de fósforo
Fabricação de papéis especiais de parede
Fundição
Indústria do vidro
Indústria cerâmica
Industria de cinescópio para televisão e monitores de vídeo
Indústria fotográfica
Indústria de preservativos para madeiras
Indústria de tecidos e fios
Indústria de vulcanização da borracha
Litografia
Mordente em tinturaria
Processo de soldagem de aço cromo
Tintas anticorrosivas

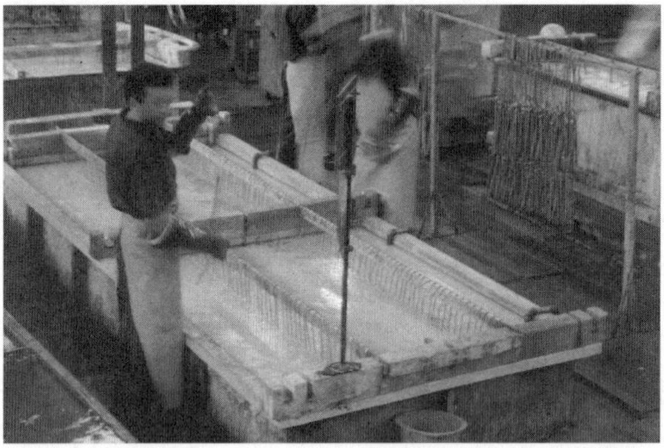

FIGURA 8.4 – Tanque de cromagem. No processo de cromagem, se medidas preventivas forem negligenciadas, pode haver desprendimento de névoas que chegam até as vias aéreas e podem irritar e perfurar o septo nasal de trabalhadores suscetíveis.

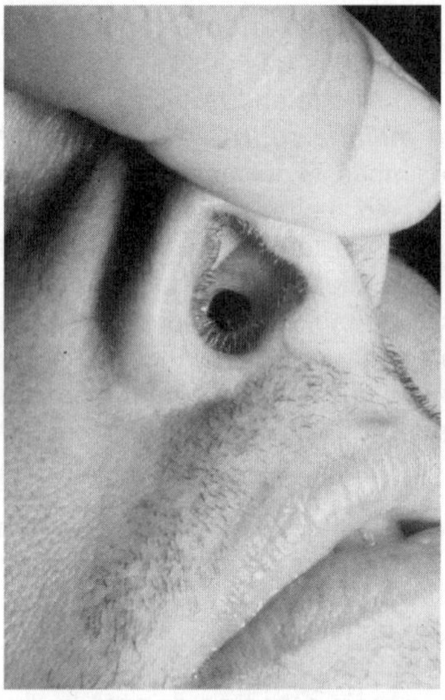

FIGURA 8.5 – Perfuração do septo nasal. A inalação de névoas de ácido crômico desprendidas do tanque de cromagem pode provocar a perfuração do septo nasal de trabalhadores suscetíveis em cerca de 3 meses.

O tratamento das dermatoses do cromo consiste em reduzir o cromo hexavalente para o cromo trivalente na área da lesão. Para isso utilizam-se substâncias que reduzam o cromo VI a cromo III, como cisteína, glicina, glutationa e ácido ascórbico.

Preparações frescas de ácido ascórbico podem ser obtidas a partir da vitamina C efervescente de 1g, dissolvendo-se um comprimido em

10ml de água destilada ou em solução salina. A solução, embebida em algodão ou gaze, deve ser aplicada sobre a lesão por cerca de 1 a 2h. A solução deve ser guardada em frasco escuro e mantida em local fresco ao abrigo da luz. Em razão da instabilidade da solução, recomenda-se nova preparação a cada 5 dias.

A prevenção coletiva pode ser feita pela automatização das várias fases do processo de eletrodeposição de metais, enquanto, individualmente, deve-se recorrer à utilização de equipamentos de proteção individual (EPI) como luvas, aventais, botas e máscaras apropriadas, quando o processo ou fases dele não forem automatizadas.

NÍQUEL

Antes de serem cromadas, douradas ou receber outro tipo de revestimento, as peças metálicas são banhadas de níquel. Nesta fase, os trabalhadores desenvolvem dermatoses por terem partes do tegumento expostas aos líquidos do banho.

Dois quadros clínicos têm sido comumente descritos: uma forma irritativa que apresenta micropápulas escoriadas, que atingem o dorso dos dedos, mãos, punhos, antebraços e abdome, conhecida como *sarna dos niqueladores* (Fig. 8.6); e outra com lesões vesicoeritematoedematosas no dorso das mãos

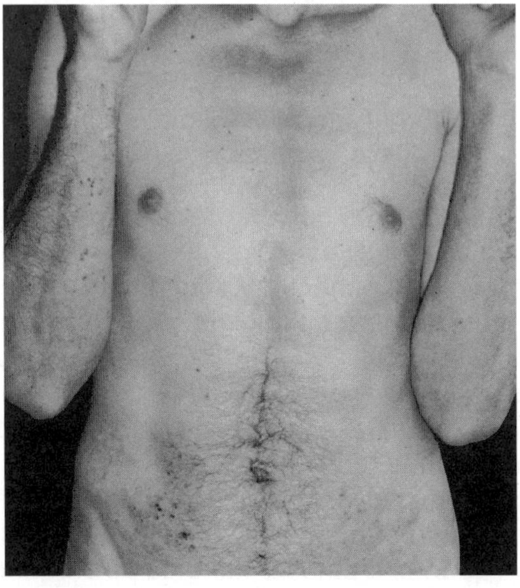

FIGURA 8.6 – Sarna dos niqueladores. Quadro clínico exuberante comprometendo antebraços e região abdominal, em ajudante de galvanoplastia. Notar a presença de áreas escoriadas. Nesses casos, os testes epicutâneos podem ser positivos.

e antebraços que, quando se tornam crônicas, podem atingir outras áreas do tegumento. Nesses casos, os testes epicutâneos, freqüentemente, são positivos (forma alérgica). Há, ainda, uma terceira forma anômala e rara, que acomete, principalmente, trabalhadores da raça negra: é a forma eritematoliquenóide, inicialmente pruriginosa que, com o afastamento das atividades de trabalho e terapêutica tópica, remite rapidamente. O aspecto clínico lembra muito o líquen plano.

Dermatite alérgica de contato pelo níquel – O níquel é um dos alérgenos mais comuns da atualidade.[24] A alergia ao níquel ocorre de forma predominante no sexo feminino em virtude do uso de vários adornos niquelados, como colares, pulseiras, brincos, fivelas, correntes e outros.

Na Europa, até 1930, a dermatose pelo níquel era predominantemente ocupacional e ocorria na maioria das vezes em trabalhadores da galvanoplastia. Desde então, este quadro mudou sensivelmente. Estudos feitos entre 1936 e 1955 mostraram que 4% dos indivíduos sensibilizados provinham da indústria da galvanoplastia, 86,5% sensibilizaram-se pelo contato com objetos niquelados e 9,5% por outras formas de contato. De modo geral, acredita-se que a sensibilização primária ao níquel se dê pelo contato da pele com adornos e outros objetos niquelados, não obstante as mulheres trabalharem hoje em atividades industriais que, até alguns anos atrás, eram de competência preferencial do sexo masculino.

Na área ocupacional, a incidência de sensibilização ao níquel tem sido menor do que aquela encontrada na população em geral. A sensibilização ao níquel no sexo feminino chega a ser 12 vezes maior do que no sexo masculino. Desde o processo de extração e refino do níquel, o trabalhador pode ser afetado pela exposição a subprodutos do metal, que podem causar inúmeras patologias no trabalhador.

Urticária de contato pelo níquel – A urticária de contato por objetos niquelados[25] pode ocorrer principalmente em indivíduos atópicos. Os testes de contato, geralmente, são negativos. O "Prick-test" com sulfato de níquel a 2,5% em vaselina pode ser positivo. As leituras devem ser efetuadas após cerca de 20min.

O conhecimento sistematizado do agente e do meio ambiente facilita a adoção de medidas preventivas em todos os níveis. Em nível primário:

- propiciar ao trabalhador o conhecimento prévio dos riscos produzidos pela exposição ao níquel e seus compostos;
- possibilitar o enclausuramento e a automatização dos processos de produção, a fim de reduzir ao mínimo o eventual contato do metal com a pele do trabalhador;
- fornecer botas, luvas, aventais e outros EPI em policloreto de vinila (PVC), quando o trabalhador necessitar entrar em contato com os tanques de niquelagem e cromagem (sabe-se que os sais de níquel conseguem penetrar nas luvas de borracha, mas não nas de PVC);
- manter rigorosa higiene pessoal, incluindo vestiário e armário individualizados; quando a pele for atingida pelo banho de níquel, deve-se lavá-la imediatamente, e substituir prontamente a roupa atingida por respingos ou umedecida pelo contato com as bordas de tanques de niquelagem;

- fornecer equipamento respiratório, quando a concentração de fumos e vapores de níquel no ambiente de trabalho exceder os limites estabelecidos na legislação;
- realizar exames periódicos freqüentes.

ZINCO

O zinco é muito utilizado no processo de revestimento metálico. Nos banhos de zinco quente, quando as peças metálicas são mergulhadas nos tanques, ocorrem explosões que lançam respingos em áreas contíguas. Neste momento, o trabalhador deve se posicionar em locais protegidos, a fim de evitar que os respingos de zinco quente atinjam sua pele.

Pesquisas efetuadas em 22 empresas de eletrodeposição de metais entre 1994 e 1995, por técnicos da FUNDACENTRO, mostraram que a incidência de queimaduras pelo zinco quente atinge 2,8% dos trabalhadores do setor.

Sais e óxidos de zinco podem ser irritantes à pele do trabalhador e causar dermatites de contato irritativas (DIC), desde leve a severas.[26]

Dermatites de contato irritativas pelos sais de zinco – O cloreto de zinco pode causar dermatites irritativas e até mesmo ulcerações, que lembram as úlceras do cromo. O cromato de zinco (mistura de óxido de zinco com o ácido crômico) é usado como agente anticorrosão e pode causar dermatites irritativas e alérgicas.

A chamada febre de fumos metálicos também pode ocorrer. Quando submetidos a soldagem, superfícies metálicas recobertas por zinco (Zn) podem liberar fumaça que causa intoxicação aguda, se inalada em concentrações maiores que 5 a 10mg Zn/m.[3] Durante o processo de soldagem, se medidas protetoras forem negligenciadas, os níveis de concentração de fumos metálicos podem chegar a 100mg Zn/m^3 no ambiente de trabalho. Sintomas de intoxicação aguda manifestam-se por cefaléias e dores musculares, que podem perdurar por cerca de dois dias.

COBRE

O cobre é um metal vermelho-escuro muito utilizado na fabricação de ligas metálicas. O latão é resultante de uma liga metálica que contém cerca de duas partes de cobre para uma de zinco. O bronze é uma liga metálica na qual predominam o cobre e o estanho.

Os sais de cobre são usados como mordente em tinturaria, germicida, preservativo para madeiras e tintas, e no processo de eletrodeposição de metais, no qual são utilizados sais de cobre, ácidos e alcalinos.

Dermatite irritativa de contato pelo cobre – É pouco freqüente, mas pode ocorrer. O contato com a pele e a inalação de certos sais de cobre podem causar processos irritativos similares àqueles encontrados na exposição aos cromatos. Em situações especiais, pode causar ulceração (Fig. 8.7) e perfuração do septo nasal.

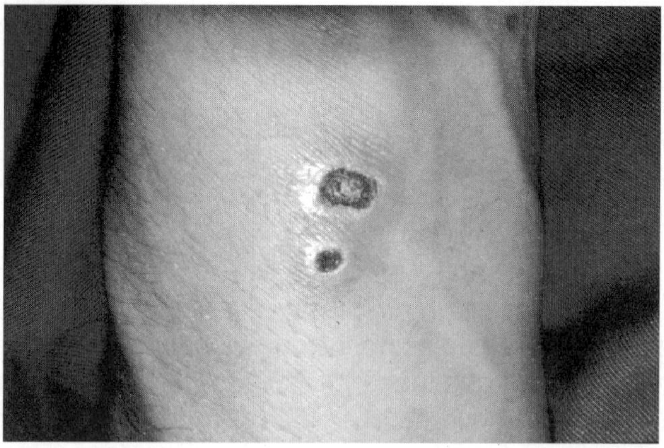

Figura 8.7 – Úlcera do cobre. Ajudante de galvanoplasstia apresentou ulcerações severas após contato com cianeto de cobre. As lesões se assemelham àquelas causadas pelo ácido crômico.

Dermatite alérgica de contato pelo cobre – É pouco freqüente em razão do baixo potencial alergênico dos sais de cobre. No aquecimento desse metal pode pode haver liberação de fumos, que podem causar a febre dos fumos metálicos.

CÁDMIO

O cádmio e seus compostos encontram ampla aplicação industrial. São utilizados na fabricação de baterias de níquel-cádmio, em processos de soldagem, fundição e preparação de ligas metálicas, eletrodeposição de metais e, também, como pigmentos e estabilizadores de plásticos.

A exposição ao cádmio e seus compostos pode causar várias patologias, entre elas, alterações no sistema cardiovascular, imune, reprodutivo, respiratório, além de nefro e hepatoxicidade.

O cádmio e seus compostos apresentavam classificação no grupo 2A da "International Agency for Research on Cancer" – IARC (provável cancerígeno para o homem), todavia estudos atualizados mudaram-na para o grupo 1 (cancerígeno para o homem).

Dermatites alérgicas de contato (DAC) têm sido descritas em trabalhadores expostos a compostos de cádmio. Dermatites irritativas de contato (DIC) podem ocorrer em trabalhadores na indústria de eletrodeposição de metais.[27] Em uma grande empresa, que utilizava processo de cadmiagem, um dos trabalhadores expostos apresentou processo irritativo nas mãos, em virtude do contato com o líquido do banho.

Reações fototóxicas foram descritas pelo sulfeto de cádmio. Em alguns casos, a ação de sais de cádmio sobre a pele de trabalhadores pode promover lesões tipo granuloma.

ESTANHO

O estanho vem sendo utilizado desde os primórdios da civilização. Pode ser empregado na confecção de diversas ligas metálicas, entre elas, a liga estanho-níquel, que tem propriedades alergênicas baixas, se comparada ao níquel, isoladamente.

A exposição a fumos de estanho pode provocar quadros pulmonares conhecidos como estanose, que são, geralmente, assintomáticos e apresentam alterações radiológicas significativas. Dermatites de contato pelo estanho são raras e pouco descritas na literatura especializada.

Dermatite irritativa de contato pelo estanho – Óxidos e compostos orgânicos de estanho podem ser irritantes para a pele. Dermatites de contato severas foram descritas em trabalhadores que utilizavam tintas especiais contendo em sua formulação o tributil-estanho.[28]

Dermatite irritativa de contato acneiforme por fumos de estanho metálico – O exame de 13 trabalhadores envolvidos no processo de revestimento de canos de escapamento para automóveis, mergulhados em pequenos tanques com estanho fundido, mostrou que nove deles apresentaram erupções acneiformes, em razão da grande liberação de fumos de estanho. As lesões eram foliculares papulopustulosas e comprometiam tronco, ombros, pescoço e a região mentoniana.

Dermatite alérgica de contato pelo estanho – O estanho é considerado um alérgeno raro. Testes positivos de contato ao estanho metálico têm sido encontrados em pacientes sensibilizados ao níquel, embora o significado verdadeiro não seja ainda bem conhecido.

ÁCIDOS, ÁLCALIS E SOLVENTES

Dermatoses ocupacionais por ácidos, álcalis e solventes são freqüentes nas indústrias metalúrgicas e de eletrodeposição de metais. É sabido que os ácidos, álcalis e solventes são irritantes para a pele, embora a ação irritativa dependa do tipo de substância, concentração e tempo de contato dessas substâncias com a pele do trabalhador. Elas podem causar dermatoses leves, moderadas ou severas.

Dependendo do tempo de exposição, ácidos ou álcalis fortes podem causar lesões ulceradas graves, conhecidas como queimaduras químicas. Névoas ácidas e alcalinas podem irritar os olhos e causar conjuntivites e erosões no esmalte dos dentes dos trabalhadores.

Em estudos efetuados em 52 trabalhadores expostos a névoas de ácido sulfúrico (17 a 30% em solução) em concentrações $\geq 200\mu g/m^3$ no ar ambiental, a biópsia do septo nasal mostrou metaplasia escamosa em 79% das amostras estudadas através de método imuno-histoquímico, análise qualitativa da proteína P 53 e estudo da presença do antígeno Ki 67 na camada superficial do epitélio escamoso.[29] Medidas de proteção rigorosas como exaustão e automatização desses processos devem ser instituídas, pois expõem os trabalhadores a riscos, inclusive, de câncer no septo nasal.

Dermatoses na Indústria Metalúrgica

As indústrias metalúrgicas são constituídas, em sua grande maioria, por empresas de pequeno e médio porte. Muitas delas apresentam espaço físico complexo, às vezes, desordenado, onde máquinas e equipamentos se distribuem de forma desorganizada, dando a impressão de improviso. Nestes ambientes, a proteção e a segurança não são eficientes e causam riscos à integridade física do trabalhador. Acidentes e agressões à pele passam a ser ocorrências habituais. Nas empresas que utilizam óleos de corte na usinagem de metais, programas de prevenção de dermatoses e riscos de acidentes são de fundamental importância.

Os óleos de corte são substâncias químicas largamente utilizadas nas indústrias metalúrgicas com a finalidade de se obter melhor rendimento e acabamento do material em operações de corte e usinagem de metais. Compreendem quatro grandes grupos: óleos minerais insolúveis, óleos solúveis, sintéticos e semi-sintéticos. No processo de usinagem de metais, várias lesões podem ocorrer por causa do contato dos óleos de corte com a pele do trabalhador.

Traumatismos e ferimentos diversos – Ocorrem, principalmente por causa da queda de peças metálicas, que atingem pés e pernas dos trabalhadores. Aparas de metal resultantes do processo de usinagem também podem causar ferimentos, com ou sem infecção secundária.

Granulomas de corpo estranho – São encontrados de forma ocasional em exames periódicos dos trabalhadores e, muitas vezes, sem queixa específica.

Dermatite irritativa de contato – Em seu trabalho, o trabalhador coloca e retira peças da máquina operatriz na usinagem de metais. Neste processo, as mãos são atingidas várias vezes pelo óleo solúvel. A imersão da mão em soluções alcalinas pode destruir o manto lipídico da epiderme de trabalhadores suscetíveis, produzindo secura da pele, eritema, fissuras e descamação.

As dermatoses irritativas são as mais freqüentes na usinagem de metais.[30-32] Os óleos de corte utilizados são alcalinos (pH 8,0 a 9,5) e o contato freqüente com dorso das mãos e antebraços pode fazer surgir processos irritativos em trabalhadores suscetíveis, que podem ser minimizados com o uso de cremes de proteção específicos e de boa qualidade.

Solventes derivados de petróleo são, também, utilizados na lavagem das peças. Medidas de proteção adequadas devem ser adotadas, a fim de evitar o contato da pele com esses solventes, e o aparecimento de DIC (Fig. 8.8)

Sarna do óleo de corte – São dermatoses irritativas com aspecto clínico semelhante ao da escabiose. A ação direta de alguns óleos de corte sobre a pele produz ressecamento e irritação folicular. As lesões são pruriginosas e, ao serem escoriadas, mostram aspecto micropapuloso, recoberto por crostículas sero-hemáticas que se assemelham à escabiose (Fig. 8.9).

Dermatite alérgica de contato – Na grande maioria, os componentes dos óleos de corte são pouco sensibilizantes para a pele e, por esta razão, as dermatoses alérgicas são menos freqüentes (Fig. 8.10). Vários componentes[33] dos óleos de corte têm sido identificados como causadores de dermatoses alérgicas. Os principais deles se encontram entre os bactericidas.[34]

Câncer cutâneo – A exposição crônica da pele a óleos minerais pode causar ceratoses que podem evoluir para epiteliomas do tipo escamoso (espinocelular). Os agentes causadores destas dermatoses situam-se no grupo dos hidrocarbonetos aromáticos policíclicos (HAP).

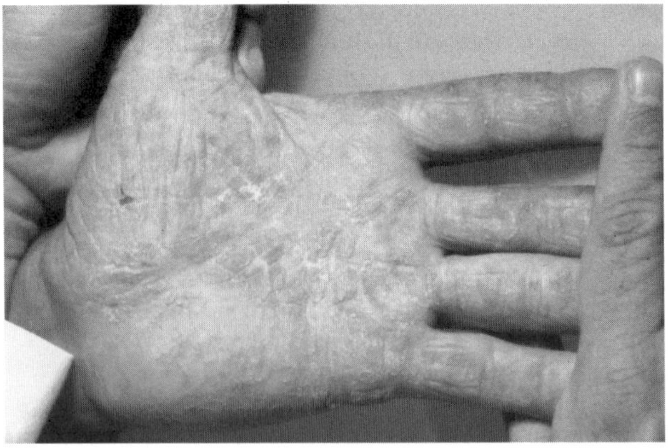

FIGURA 8.8 – Dermatite irritativa de contato (DIC). Processo irritativo severo nas mãos, em trabalhador sem proteção adequada, causado pelo contato com solventes na lavagem de peças.

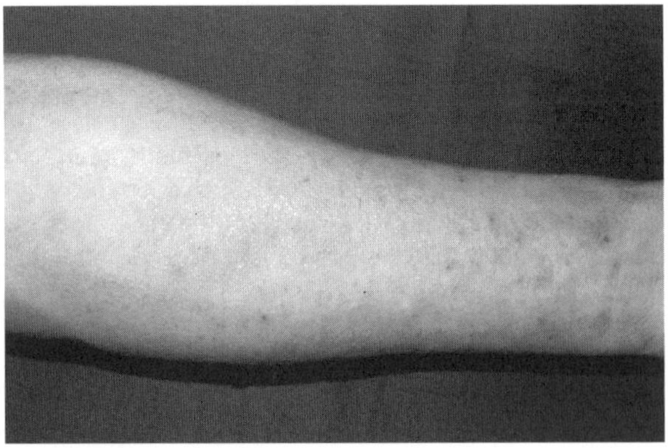

FIGURA 8.9 – Sarna do óleo de corte.

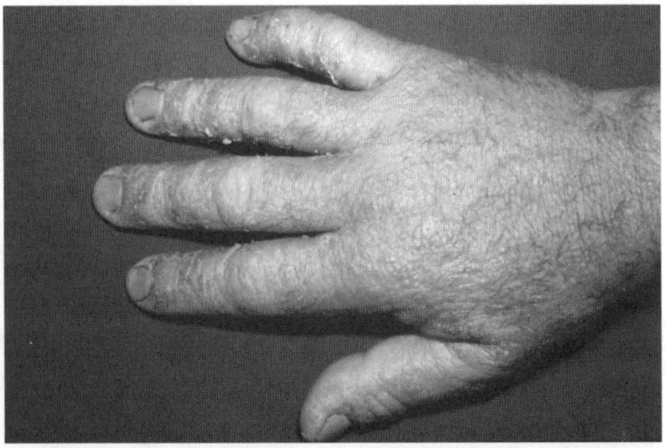

FIGURA 8.10 – Dermatite alérgica de contato (DAC) nas mãos de trabalhador de uma indústria de buzinas para autos, fortemente sensibilizado ao óleo de corte.

Graças a processos de refino mais modernos, estes hidrocarbonetos encontram-se presentes nos óleos minerais lubrificantes em quantidades baixas, sendo incapazes de ocasionar ação cancerígena. O teor de HAP, no entanto, cresce de forma desproporcional nos óleos usados, devido à ação do calor e de outros fatores, representando perigo potencial para trabalhadores expostos, como, por exemplo, os mecânicos de manutenção.

Erupções acneiformes – Óleos minerais, lubrificantes, de corte, e outros tipos, podem desencadear processos irritativos nos folículos pilossebáceos, quando em contato freqüente com a pele de trabalhadores suscetíveis.

O aspecto e a localização destas lesões são muito características, pois acometem, principalmente, o dorso das mãos, antebraços, abdome e face anterior das coxas. Em casos mais graves, outras áreas podem ser também comprometidas.

As erupções acneiformes são classificadas da seguinte maneira:

- superficiais, também conhecidas como elaioconiose, quando acometem a epiderme superficial;
- profundas, também conhecidas como furunculose ocupacional, quando acometem a derme e o tecido subcutâneo.[35]

Três formas clínicas de elaioconiose podem ocorrer, a saber: a forma papulosa (Fig. 8.11), a pustulosa e a mista ou papulopustulosa. É interessante salientar que as formas puras são muito raras, sendo as formas mistas mais freqüentes. Muitas vezes, a elaioconiose pode coexistir com lesões furunculóides.

A ação irritativa dos óleos de corte e outros tipos de óleos ocorre sobre o óstio folicular, causando irritação e obstrução. Nos casos de furunculose ocupacional, o agente pode penetrar o ducto piloso, produzindo sua distensão e facilitando a infecção bacteriana. É importante ressaltar que elaioconioses e furunculoses graves têm ocorrido em trabalhadores que apresentaram no passado quadro de acne severa (Graus III e IV).

Discromias – Podem ocorrer hipocromias e hipercromias devido ao contato com óleos de corte:

- hipocromias ou vitiligo ocupacional pode ocorrer em trabalhadores suscetíveis, devido à presença de substâncias fenólicas na composição de alguns óleos de corte.
- hipercromias são raras, todavia, podem ocorrer, principalmente em trabalhadores da raça negra.

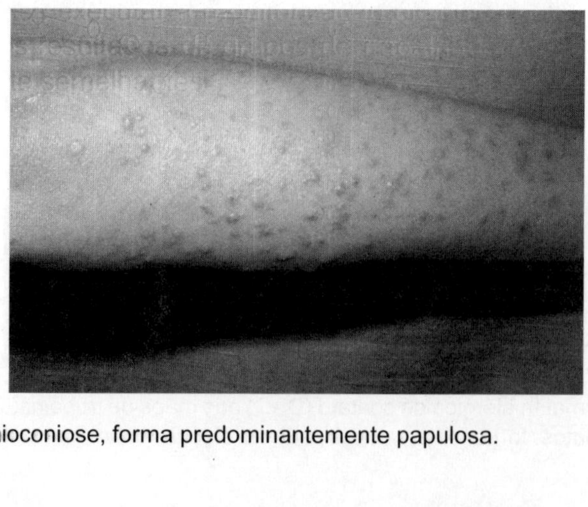

FIGURA 8.11 – Elaioconiose, forma predominantemente papulosa.

PREVENÇÃO

Em termos de prevenção, no processo de usinagem de metais e em outras operações em que se utilizam óleos de corte, devem-se adotar medidas que minimizem ou evitem o contato com a pele do trabalhador exposto.[36]

Névoas de óleos de corte podem atingir as conjuntivas e causar conjuntivites irritativas. As névoas, em trabalhadores suscetíveis, podem irritar as narinas, faringe, e vias aéreas, causando rinite e asma ocupacional.

No manuseio dos óleos de corte, a prevenção das dermatoses ocupacionais deve levar em conta os aspectos básicos preconizados por Leavel & Clark:

- fatores relativos aos agentes;
- fatores relativos ao trabalhador;
- fatores relativos ao meio ambiente.

É muito importante termos fixados estes aspectos para que um esquema o mais seguro possível possa ser montado para proteger o trabalhador.

Fatores relativos aos agentes (óleos de corte) (ver Tabela 8.12)

- Ponto de ebulição baixo: maior ação solvente sobre a pele, ressecando-a.
- Ponto de ebulição elevado: maior capacidade de se exercer ação obstrutiva sobre os poros dos folículos pilossebáceos levando ao aparecimento de erupções acneiformes.
- Aditivos e bactericidas: podem ter ação irritante ou sensibilizante sobre a pele do trabalhador.
- pH: em sua maioria, os óleos de corte são alcalinos e exercem ação detergente e irritante sobre a pele, em trabalhadores suscetíveis.

Tabela 8.12 – Recomendações de segurança para o trabalho com óleos de corte.

Fazer a remoção imediata de substâncias potencialmente irritantes ou sensibilizantes que entrarem em contato com a pele
Roupas sujas ou contaminadas devem ser substituídas imediatamente
Nunca usar solventes para limpar a pele, pois isto é causa freqüente de dermatoses.
Evitar o uso de sabão em pasta para limpeza das mãos, pois é muito alcalino
Lavar as mãos antes de usar o sanitário, isto não é apenas higiênico, mas muito importante, pois evitará a contaminação genital com óleos, graxas e outras substâncias potencialmente perigosas
Lavatórios e sanitários devem ser construídos em local próximo e de fácil acesso. Deverão ser mantidos sempre limpos, pois isso exerce influência benéfica sobre o trabalhador
As máquinas, ferramentas e o local de trabalho devem ser limpos diariamente, enquanto que entulhos e restos de material usado devem ter destino adequado

- Mudança na composição do óleo por ação do calor.
- Presença de impureza no óleo reutilizado, pequenos fragmentos metálicos podendo produzir microtraumas.
- Presença de microorganismos (fungos, leveduras, bactérias diversas) produzindo a formação de compostos capazes de irritar a pele do trabalhador.
- Usar óleos de corte de boa qualidade, e renová-los periodicamente.

Fatores relativos ao ambiente de trabalho

- Máquinas mal protegidas ou desprotegidas.
- Exposição contínua ou intermitente; tempo total de contato com o agente.
- Presença de névoas de óleos de corte na ambiente de trabalho.
- Ventilação exaustora inexistente ou deficiente.
- Ambiente sujo e mal arrumado exerce efeito negativo quanto aos cuidados com a higiene.
- Sanitários limpos e próximos ao local de trabalho têm efeito positivo na higiene.
- Ruído, calor excessivo, aerodispersóides.

Fatores relativos ao trabalhador

- Atopia: os trabalhadores atópicos são mais suscetíveis às irritações na pele e afecções respiratórias, crises asmatiformes, irritações nas conjuntivas e rinites.
- Dermatose preexistente, como eczema atópico, eczema seborréico, eczema numular, psoríase, ictiose vulgar, pode ser agravada em contato com os óleos de corte.
- Fatores psicossomáticos e psicossociais podem favorecer a baixa da produtividade bem como acidentes gerais e cutâneos: política salarial inadequada, atitudes inamistosas da chefia, atrito com colegas e superiores, estresse, alcoolismo, drogas, dívidas, doenças em familiares, brigas, desajustes no lar e outros.

Após as considerações sobre os fatores anteriores podemos dividir as medidas preventivas em dois grandes grupos: *coletiva* e *individual*.

A *proteção coletiva* deve ser preferida, pois elimina ou minimiza o risco em todo o grupo exposto ao agente ou agentes. As medidas de prevenção coletiva mais usadas compreendem:

Enclausuramento – O agente fica completamente fechado em recipientes, tornando a exposição praticamente impossível, salvo para os operadores na manutenção, quando necessitam fazer reparos ou limpeza, ou quando ocorreram acidentes liberando o agente para o ambiente. Em ambos os casos, medidas especiais de proteção individual deverão ser tomadas para se evitar riscos de contaminação para o trabalhador. Por exemplo, risco de contaminação por polibifenilclorado (PCB), em serviços de transporte ou reparo de capacitores danificados.

Automatização – A automatização diminui, acentuadamente, ou elimina a exposição a muitos agentes químicos perigosos para a pele e outros órgãos do trabalhador. O uso de robôs em operações que envolvem maiores riscos para o trabalhador está sendo gradualmente implementado nas grandes indústrias.

Substituição – Consiste na eliminação de determinado produto potencialmente perigoso substituindo-o por outro menos agressivo para o trabalhador. Por exemplo, substituição de solventes aromáticos nas operações de limpeza e desengraxe por solventes alifáticos; quando possível, usar substância em forma de grânulos ao invés de usá-la em pó, pois isto reduz a presença de poeira no ambiente de trabalho. Substituir o nitrito de sódio e etanolaminas dos óleos de corte por outras substâncias, a fim de se impedir a formação de N-nitrosoaminas.

A *proteção individual* com EPI é por vezes utilizado em muitas operações industriais por ser o único meio de proteção disponível. De um modo geral, ela é paliativa e expõe o trabalhador a riscos que, a longo prazo, podem ser perigosos para sua saúde. Vários aspectos devem ser enfocados com relação ao EPI: uso correto do equipamento, sua qualidade, conforto para 8h ou mais de uso contínuo, e a reposição de componentes com a freqüência indicada pelo fabricante ou por critérios técnicos.

Em muitas situações, quando se trabalha com máquinas, fresas, tornos ou outras que envolvem riscos de acidentes, o uso de luvas, aventais e o vestuário com mangas compridas devem ser evitados. Nestes casos, pode-se recorrer ao uso de cremes de proteção,[37] os quais, se usados dentro de critérios técnicos específicos, podem ser de grande valia.

HIGIENE INDIVIDUAL

A limpeza pronta e rápida de áreas da pele atingidas por agentes químicos irá evitar ou atenuar o aparecimento de lesões cutâneas devidas à ação de substâncias potencialmente irritantes ou sensibilizantes. Como regra, lavar imediatamente as áreas atingidas com água corrente. Se forem substâncias cáusticas ou ácidos fortes, fazê-lo durante cerca de 15min. A limpeza das mãos e antebraços quando sujas com óleos, graxas, tintas, vernizes pode ser feita com uma mistura de óleo vegetal (soja, milho, arroz) mais querosene em proporções iguais. Por exemplo, umedecer um pedaço de pano ou de estopa com esta mistura e limpar as áreas atingidas; lavar, em seguida, com sabão de coco ou sabonete.

Oriente o trabalhador a evitar o uso de pastas de areia pois estas são muito alcalinas e podem irritar a pele. O uso de solventes também pode prejudicar a pele, pois eles desenvolvem ação desengordurante, podendo desencadear dermatoses irritativas.

O uso de ar comprimido na limpeza de pele deve ser rigorosamente desencorajado, pois pode produzir ou agravar dermatoses preexistentes. Lavando as mãos antes de usar o sanitário, o trabalhador evitará contaminar a região genital, impedindo no futuro o aparecimento de dermatoses neste local. Pequenos ferimentos devem ser prontamente limpos e tratados de forma apropriada.

Dermatoses por Resinas

As resinas representam, na atualidade, um importante grupo de substâncias que podem causar dermatoses em trabalhadores expostos. Elas são muito utilizadas na indústria eletroeletrônica, automobilística, aeronáutica, na preparação de tintas especiais, colas, adesivos e outros produtos.

As principais resinas são: epóxi, fenólicas, aminoplásticas, acrílicas-cianoacrilatos, alquídicas, poliésteres, polivinílicas, poliuretanas, celulose-éster plástica.[38]

Resinas Epóxi (ver Tabela 8.13)

De um modo geral, é uma das resinas mais importantes na indústria. A resina epóxi não curada é obtida da condensação de epicloridrina com um poliálcool ou polifenol, sendo o mais comum o bisfenol A. As resinas do grupo epóxi têm como característica o grupamento:

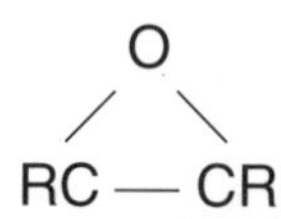

Esta resina é curada ou polimerizada quando se adicionam endurecedores ou agentes de cura, como: aminas, poliamidas, anidridos de ácidos, compostos fluorados inorgânicos. É importante salientar que, após curada, a resina torna-se dura, inerte, passando a ter propriedades não irritantes, não sensibilizantes.

Agentes de cura ou catalisadores são substâncias que aumentam a velocidade de polimerização das resinas. As resinas podem ser curadas desde a temperatura ambiente até altas temperaturas. Os endurecedores usados com esta finalidade são divididos em quatro categorias:

- endurecedores ácidos: ácidos policarboxílicos e seus anidridos;
- endurecedores aminados: poliaminas, aminopoliamidas;

TABELA 8.13 – Recomendações de segurança para o trabalho com resina epóxi.

Quando houver riscos de contato com a pele, usar: EPI, luvas, óculos, aventais e outros
Evitar remover respingos de resina com solventes. Usar água e sabão
Roupas contaminadas devem ser prontamente trocadas
Evitar a exposição a vapores de resinas e outros componentes do processo de cura
Na higiene das mãos, sempre que possível, usar toalhas de papel ou toalhas descartáveis
Respingos de substâncias nos olhos devem ser prontamente lavados em lava-olhos ou com água corrente, durante 10 a 15min

- condensação de aldeídos: fenol-formaldeído, uréia-melanina;
- compostos metálicos orgânicos e inorgânicos: fluoreto de boro, éter-ácido de titânio, alcoolato de alumínio.

Dermatite alérgica de contato – Entre os agentes de cura, encontram-se vários sensibilizantes e irritantes. As resinas epóxi de cura rápida são mais sensibilizantes que as demais. Na indústria, o trabalhador pode se sensibilizar nas áreas expostas (face, região do V esternal, pescoço), em decorrência do desprendimento de vapores durante o processo de cura.[39]

Desta exposição, o indivíduo sensibilizado pode apresentar eritema periorbicular com ou sem eritema facial. O contato com a pele pode também desencadear dermatoses alérgicas de contato[40,41] (Fig. 8.12).

Colas e resinas à venda em dois recipientes ou embalagens distintas podem ser do grupo epóxi. Em um dos recipientes encontra-se a resina e no outro, o endurecedor ou agente de cura. Outros componentes das resinas epóxi, como modificadores, plastificantes, diluentes, amaciantes, podem ser sensibilizantes, porém a incidência tem sido pequena.

Alergia respiratória – Além do quadro cutâneo, a inalação dos vapores produz quadros alérgicos como rinite, asma e conjuntivite. Episódios de irritação de vias aéreas superiores decorrentes da inalação dos vapores desprendidos no processo de cura, como tosse espamódica e dispnéia, desaparecem com o afastamento do trabalhador e retornam após novas exposições aos vapores.

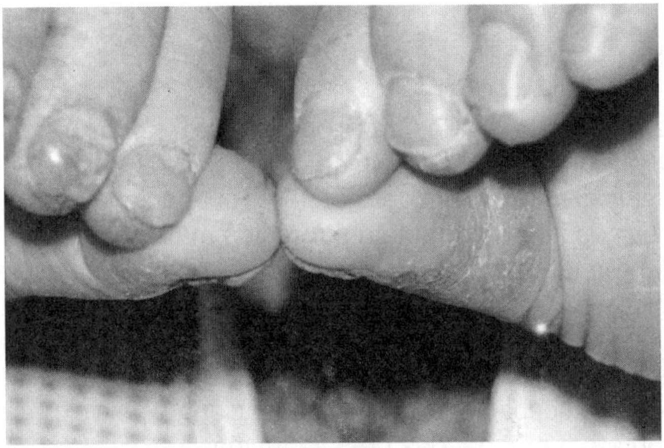

FIGURA 8.12 – Dermatite alérgica de contato (DAC) na extremidade das mãos causada pelo contato com resinas do grupo epóxi. Notar o acometimento da lâmina ungueal.

Prevenção

No processo de cura pode haver liberação de vapores de substâncias de baixo peso molecular, que podem atingir a pele ou ser inaladas, com riscos para a saúde. As seguintes medidas preventivas gerais são recomendadas:

- promover boa ventilação exaustora no local de trabalho;
- reduzir a formação de vapores;
- nos processos de cura com temperaturas elevadas, usar respiradores ou máscaras apropriadas;
- manter os recipientes que contenham substâncias voláteis, sempre que possível, fechados;
- nas áreas de processamento e armazenamento de resinas deve ser terminantemente proibido fumar, ingerir líquidos ou alimentos, devido ao risco de absorção oral.

Nível primário

- enclausuramento e automatização do processo de produção, a fim de reduzir ao mínimo os eventuais contatos com a pele do trabalhador;
- uso de EPI quando for necessário entrar em contato com resinas no processo de mistura;
- educação do trabalhador, ensinando-o a manipular corretamente as resinas e apontando os riscos a que se acha exposto.

Nível secundário

Os pacientes sensibilizados às resinas deverão ser afastados do contato, caso apresentem testes epicutâneos positivos e eczemas recidivantes em decorrência da exposição ocupacional.

Nível terciário

Medidas de reabilitação profissional para os trabalhadores fortemente sensibilizados à resina epóxi ou seus componentes deverão ser adotadas.

RESINAS FENÓLICAS

Compreendem três grandes grupos, que são: *resinas fenol-formaldeído, cresol-formaldeído, resorcinol-formaldeído.*

O grupo mais conhecido em dermatologia ocupacional é aquele que compreende as resinas fenol-formaldeído. A resina mais importante deste grupo é o butilfenol p-terciário; essa resina é muito utilizada em colas para calçados de couro, moldes para fundição, na indústria de plásticos laminados, de material elétrico, na fabricação de lixas, esmeris e outros produtos similares. Ela tem sido responsabilizada por grande número de casos de dermatites de contato e discromia ocupacional (vitiligo ocupacional), pela exposição de áreas da pele ao contato e emanações dessas resinas.

Tivemos a oportunidade de examinar vários trabalhadores que apresentavam vitiligo ocupacional decorrente da exposição ocupacional ao butilfenol p-terciário utilizado na indústria de calçados, na fabricação de lixas, esmeris e rebolos à base de sílica, limalha de ferro e resinas.

Vários outros derivados fenólicos, componentes de desinfetantes e produtos de limpeza (Tersyl) podem, quando em contato com a pele, levar ao aparecimento de hipocromia. Pelo seu alto poder hipocromiante, essas resinas e outros produtos que contenham derivados fenólicos devem ser utilizados com medidas preventivas adequadas para cada caso. Em caso de DAC, testar as resinas suspeitas e, se possível, os componentes descritos a seguir:

RESINAS AMINOPLÁSTICAS

Essas resinas são obtidas da policondensação de formaldeído com aminas. Elas são utilizadas especialmente na fabricação de chapas plásticas de fórmica e, também, em colas especiais. Compreendem quatro grupos, que são: *uréia-formaldeído, tiouréia-formaldeído, melanima-formaldeído e anilina-formaldeído.*

Dermatites de contato por essas resinas são freqüentes. Tivemos a oportunidade de atender trabalhadores de uma grande indústria de fórmica, de São Paulo, que apresentavam quadro eczematoso agudo de contato nas mãos e antebraços, por terem utilizado papel contaminado por essas resinas para se enxugar.

Como proceder com os testes epicutâneos nesses casos? Devido ao grande número de resinas neste grupo, com formulações diferentes, em caso de dermatite alérgica de contato, devem-se testar as substâncias suspeitas diluídas em vaselina a 10%.

RESINAS ACRÍLICAS – CIANOACRILATOS (ver Tabela 8.14)

Essas resinas são largamente utilizadas no acabamento de artefatos de couro, na indústria têxtil, na indústria de tintas e colas especiais (Loctite). São geralmente divididas em quatro grupos: *éster-acrílica, éster-metacrílica, acrilonitrila e seus derivados, acrilamida e seus derivados.*

As reações de polimerização de acrilatos em sistemas abertos podem causar dermatites de contato. Luz ultravioleta (UV) tem sido utilizada na cura de acrilatos, visando à aceleração da polimerização.

As resinas acrílicas apresentam, como componentes importantes, as seguintes substâncias:

Resinas – monômero acrílico
Corante – sulfeto de cádmio
Catalisadores – peróxido de benzoíla e peróxido de metiletilcetona
Inibidor – hidroquinona
Plastificante – dimetilftalato

TABELA 8.14 – Cuidados no manuseio de colas cianoacrílicas.

No procedimento de colagem (por exemplo, uso cirúrgico)

- Usar dois pares de luvas nas mãos
- Usar espátulas apropriadas para aplicar o material (por exemplo, cimento para próteses)
- Fazer uma boa higiene das mãos após a remoção das luvas

Após o contato com a pele

- Mergulhar a parte afetada da pele em um recipiente contendo um pouco de sabão diluído em água morna, e lavando-a várias vezes. A acetona pode ser usada caso seja necessário diluir a resina grudada na pele
- Pele fortemente colada à resina, cuidado! Não tentar descolá-la, pois isto poderá resultar em ferimento desnecessário. Aguardar algumas horas para que a pele se desgrude. O tempo para isto ocorrer irá depender da quantidade de cola que atingiu o tegumento
- Evitar todo e qualquer procedimento cirúrgico que vise separar pele colada. Tentar apenas os procedimentos anteriormente recomendados

As colas cianoacrílicas de secagem ultra-rápida (*Super-bonder*) são muito irritantes para a pele, olhos e vias aéreas superiores, por apresentarem reações de cura muito rápidas em contato com as camadas superficiais. Reações alérgicas de contato não têm sido encontradas.

Seu uso em próteses ortopédicas permite que componentes do cimento, principalmente monômero acrílico e metilmetacrilato, atravessem luvas cirúrgicas e produzam dermatites de contato em pessoal médico e paramédico exposto a esses produtos.

RESINAS ALQUÍDICAS

São resinas utilizadas pela indústria automotiva, e também na fabricação de tintas especiais. DAC por essas resinas é pouco freqüente. Os principais componentes dessas resinas são: anidrido ftálico, glicerol e ácidos graxos.

RESINAS POLIÉSTERES

Essas resinas são bastante utilizadas na indústria aeronáutica e automotiva, bem como no isolamento de cabos e fios elétricos. Em contato com a pele do trabalhador, essas resinas podem desencadear dermatites de contato irritativas e alérgicas.

Os principais agentes irritantes nas resinas poliésteres são os solventes (vinilbenzeno, acetona, anidrido ftálico) e fibra de vidro, enquanto que os principais sensibilizantes são: resina poliéster, peróxido de benzoíla, dimetilanilina, naftenato de cobalto, propilenoglicol. Após o processo de polimerização (cura), essas resinas tornam-se inertes, sendo pouco sensibilizantes.

RESINAS POLIVINÍLICAS

Essas resinas são obtidas da polimerização do cloreto de vinila, utilizando-se peróxidos como catalisadores. Do cloreto de vinila obtém-se o policloreto de vinila (PVC), produto mais importante desse grupo. Outros nomes utilizados para o cloreto de vinila são cloreto de etileno e cloroeteno.

O cloreto de vinila é encontrado na forma gasosa ou líquida, dependendo das condições de temperatura e pressão. A exposição ocorre, principalmente, pela inalação de seus vapores. Na forma líquida ou de vapor, o cloreto de vinila é inflamável e pode causar explosão, pois seus vapores formam uma mistura muito explosiva com o ar. Os principais usos dessas resinas são:

- *construção civil:* cabos e fios elétricos, canalizações, encanamentos, revestimentos para assoalhos, molduras, painéis, tanques;
- *indústria automobilística*: forração, tapetes, coberturas, peças diversas;
- *decoração*: móveis e acessórios, utensílios domésticos, revestimentos;
- *indústria de vestuário*: botas, calçados diversos, capas protetoras;
- *embalagens*: frascos diversos, indústria cosmética, farmácia, tampas, lâminas, garrafas;
- *lazer*: discos, brinquedos, material para esportes;
- *outros*: ferramentas, papelaria, área médica, área agrícola, etc.

Em nosso meio, a exposição ocupacional ao cloreto de vinila tem sido evidenciada. Em certa indústria da Grande São Paulo, os trabalhadores afetados operavam no setor de produção e se expunham ao agente, principalmente, quando procediam à limpeza dos reatores.

Cerca de 10 trabalhadores apresentaram alterações nos dedos das mãos, ocorrendo tumefação na extremidade das falanges distais dos dedos. A contaminação dos dedos e a absorção percutânea do monômero do cloreto de vinila podem produzir alterações circulatórias e ósseas, denominadas acrosteólise.

Vários sinais e sintomas ocorrem em decorrência da exposição crônica ao cloreto de vinila. Eles podem iniciar com cefaléias periódicas, irritabilidade, sonolência, distúrbios do sono, fraqueza geral (astenia), parestesias, formigamento dos membros, anorexia, epigastralgias, hepatosplenomegalia, fibrose hepática, angiossarcoma hepático, fibrose pulmonar.[42] Na pele, podem ocorrer dermatites de contato irritativas e alérgicas, escleroderma e acrosteólise.

Acrosteólise – Foi uma das primeiras patologias bem estudadas e correlacionadas com a exposição ao cloreto de vinila em trabalhadores que procediam à limpeza de reatores. As lesões aparecem em uma ou mais falanges dos dedos expostos das mãos. Ocorre encurtamento da falange e da lâmina ungueal, que fica mais alargada e mais curta. O dedo compro-

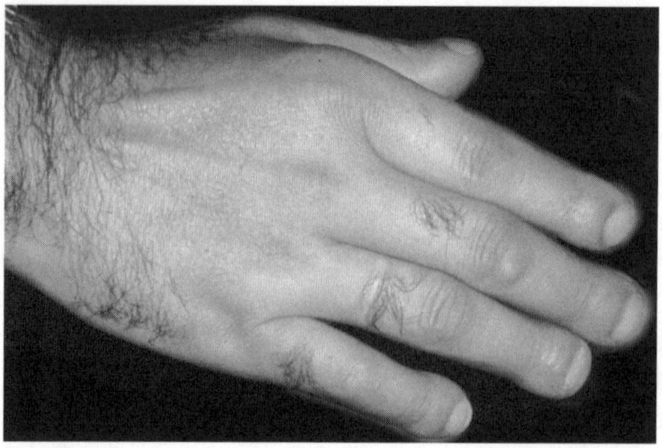

FIGURA 8.13 – Acrosteólise pelo contato das mãos com cloreto de vinila. Notar o aspecto dos dedos em baqueta de tambor.

metido assume aspecto de baqueta de tambor (Fig. 8.13). Raios X das falanges comprometidas mostram rarefação óssea.

As queixas clínicas relatadas pelos trabalhadores referem-se a formigamento e pontadas nas extremidades das mãos, bem como sensibilidade anormal ao frio, resultando, com freqüência, o fenômeno de Raynaud. Nos antebraços, podem ocorrer enrijecimento do tecido conjuntivo da pele, apresentando aspecto esclerodérmico. Estes achados clínicos foram descritos, primeiramente, em 1966, e considerados desde então como manifestação ocupacional de exposição a cloreto de vinila. É interessante notar que esses achados clínicos não foram considerados, pelos especialistas da época, como afecção séria à saúde do trabalhador.

As medidas de prevenção para as complicações do contato com cloreto de vinila incluem:

1. Utilização de máscaras apropriadas, quando houver exposição acima dos limites de tolerância estabelecidos; na maioria dos países esses limites situam-se em torno de 1ppm para 8h diárias de trabalho e 40h semanais;
2. Monitorização das áreas onde a concentração de vapores de cloreto de vinila possa exceder os limites mínimos estabelecidos; os aparelhos utilizados nessas operações devem estar bem calibrados e em perfeito funcionamento;
3. Arquivar os dados obtidos na monitorização para análise em caso de inspeção ou fiscalização; áreas monitorizadas onde estejam ocorrendo picos de exposição deverão ser reestruturadas, visando manter ambientes seguros e sem riscos para o trabalhador;
4. Utilizar vestuário apropriado, quando a exposição ao agente for possível, em operações especiais de limpeza dos reatores ou em casos de emergência;

5. Oferecer treinamento adequado e atualização diante dos riscos de acidentes com os trabalhadores envolvidos na área de produção, manutenção e armazenamento de cloreto de vinila;
6. Os trabalhadores expostos ao cloreto de vinila deverão receber informações por escrito sobre os possíveis riscos de danos à saúde; para aqueles com dificuldade de leitura, as informações devem ser passadas por audiovisuais ou palestras;
7. Enfatizar a importância em seguir com rigor as normas previamente estabelecidas, operando corretamente os equipamentos e seguindo os procedimentos, para se evitar erros que possam resultar em acidentes.

O exame médico ocupacional deverá ser o mais completo possível, incluindo a parte clínica e laboratorial, voltada para todas as possíveis manifestações clínicas. No que se refere à pele, o exame deve ter uma atenção especial para o tegumento das extremidades das mãos e dos pés. Palpação e testes de disfunção hepática devem fazer parte do exame.

É aconselhável que a ficha clínica juntamente com os exames laboratoriais sejam mantidos por um período de 30 anos. Do prontuário deverão constar, obrigatoriamente, além dos dados pessoais, as respostas às seguintes indagações: Trabalha regularmente em áreas de possível exposição ao cloreto de vinila? Onde? Na produção? Faz limpeza do reator? Manuseia, armazena ou tem outras formas de contato ou contaminação ocasional ou acidental com cloreto de vinila?

RESINAS POLIURETANAS

Essas resinas são obtidas da reação dos diisocianatos com poliálcoois e poliésteres, utilizando-se aminas terciárias, sais de níquel e cobalto como catalisadores.

Os principais usos industriais relacionam-se à fabricação de fibras sintéticas, tintas especiais, borracha sintética, colas, vernizes, revestimentos de superfícies. Trabalhadores expostos podem desenvolver quadros de irritação e sensibilização pulmonar e dermatites tanto alérgicas como irritativas.

Asma e rinite ocupacional têm sido descritas por vários autores. Os principais agentes responsabilizados têm sido: 2,4-tolueno diisocianato (TDI); 4,4-difenilmetano diisocianato (MDI) e 1-6-hexametileno diisocianato (HDI). A seguir, são apresentados os principais isocianatos utilizados na indústria plástica:

DMDI	Diciclo-hexilmetano diisocianato
HDI	1-6-hexametileno diisocianato
IPDI	Isophorone diisocianato

MDI	Difenilmetano diisocianato
NDI	Naftaleno diisocianato
PAPI	Polimetileno polifenil isocianato
TDI	Tolueno diisocianato
TMDI	Trimetil-hexametileno diisocianato
TPMTI	Trifenilmetano triisocianato

Dermatites irritativas de contato – Tivemos a oportunidade de tratar cinco trabalhadores do laboratório de uma indústria de tintas, que ficaram expostos de maneira acidental aos componentes dessas resinas. Todos apresentaram dermatites irritativas no dorso das mãos, antebraços e áreas expostas da face e da região do V esternal. A exposição principal deveu-se ao diciclo-hexilmetano diisocianato (DMDI). Além desse agente, várias aminas utilizadas como catalisadores são também potentes irritantes.

Dermatites alérgicas de contato – DAC são menos freqüentes no grupo das resinas poliuretanas do que no grupo das resinas epóxi, porém, elas podem ocorrer principalmente no processo de preparação dessas resinas.

RESINAS CELULOSE-ÉSTER PLÁSTICAS

Essas resinas são obtidas da polpa da madeira e das fibras de algodão. Sua utilização é muito importante na fabricação de inúmeros objetos de grande consumo pela sociedade atual, como: armações plásticas para óculos, botões, brinquedos diversos, cabos plásticos para ferramentas diversas, canetas, celulóide, escovas para cabelos, escovas de dentes, papel celofane, e outros artigos similares.

As resinas de celulose apresentavam pequena durabilidade, quando ficavam expostas à luz solar. Para aumentar a vida média desses produtos foi necessário utilizar inibidores de luz UV. Os principais inibidores usados são: monobenzoato de resorcinol, benzofenonas, benzotriazóis, salicilato de fenila, hidroxibenzoatos. De um modo geral, essas resinas, quando acabadas, apresentam potencial de sensibilização muito baixo, não obstante casos de DAC tenham sido encontrados por meio de testes epicutâneos aos componentes usados em sua fabricação.

Tivemos a oportunidade de estudar três casos de pacientes sensibilizados ao material plástico de óculos. Foi possível obter testes epicutâneos positivos ao raspado do material umedecido com óleo de oliva. Hoje podemos proceder a testes epicutâneos mais acurados pois existem padrões de diluição já estabelecidos para a maioria dos componentes dessas resinas.

DERMATOSES OCUPACIONAIS POR FIBRA DE VIDRO

A fibra de vidro é fabricada, desde a década de 30, a partir da sílica e outros óxidos, que podem ser adicionados quando se deseja obter produtos com qualidade diferenciada.[43] A fibra de vidro é usada na produção de filtros de ar, isolantes térmicos, elétricos e acústicos. Quando usada em camadas, pode reforçar materiais plásticos na fabricação de tanques, piscinas, barcos, veículos, cabines, materiais esportivos e outros produtos.

No processo de fabricação, vários tipos de resinas, entre elas a epóxi, são utilizadas para adesão da própria fibra de vidro ou desta a outros materiais. Os produtos obtidos exigem acabamento e, ao cortar, lixar ou polir, pequenas partículas podem cair sobre o vestuário do trabalhador e, às vezes, atingir a epiderme, ocasionando processo irritativo localizado. Na forma de tecido ou manta é pouco irritante para a pele.

O aspecto clínico[44] mais comum lembra a *miliária rubra*. Às vezes, lesões localizadas nos folículos pilossebáceos lembram foliculite, elaioconiose papular e, quando agrupadas, assumem aspecto furunculóide. De modo geral, as lesões são eritematopurpúricas (Fig. 8.14) e, predominantemente, irritativas. Em alguns casos, aspectos telangiectásico e urticariano podem ser observados.*

Granulomas de corpo estranho podem ocorrer em virtude da reação celular com os fragmentos da fibra de vidro, que podem ficar retidos na pele. A penetração de espículas de fibra de vidro no leito ungüeal do paciente pode ocasionar paroníquias. No lixamento ou polimento dos produtos, é possível que algumas partículas caiam dentro do EPI do trabalhador, podendo ocasionar dermatites irritativas também nos pés.

Trabalhadores atópicos e outros com dermografismo sintomático são, geralmente, mais sensíveis à ação pruriginosa das espículas da fibra de vidro em contato com a pele.

Dermatite irritativa de contato – A dermatite irritativa de contato pela fibra de vidro está relacionada com o diâmetro e com o comprimento da fibra e, também, com o alto poder de penetração de pequenas partículas provenientes da quebra ou do lixamento da fibra de vidro, que penetram no vestuário do trabalhador e chegam até a pele. Esta dermatite irritativa é pruriginosa, e o ato de coçar produz o rompimento de pequenos vasos nas áreas onde os fragmentos estão presentes, ocasionando extravasamento de hemácias com característico aspecto purpúrico.

Há casos de trabalhadores que se tornam mais resistentes à ação irritativa destas partículas na pele. Este fenômeno é conhecido como "hardening" ou adaptação.

Dermatite alérgica de contato – Pode ocorrer durante o processo de preparação da fibra de vidro. Os sensibilizantes mais comuns são as resinas,[45-47] principalmente aquelas do grupo epóxi, fenol-formaldeído, uréia-formaldeído e outras. Diagnóstico diferencial deve ser feito com a escabiose.

---

* A lã de vidro, conhecida também como algodão mineral e algodão de sílica, é usada na indústria como material isolante de frio ou calor. A dermatite de contato irritativa provocada pelo contato da lã de vidro com a pele do trabalhador é similar àquela ocasionada pelas espículas de fibra de vidro. Muitas vezes, é difícil diferenciar as lesões provocadas por ambas as dermatites.

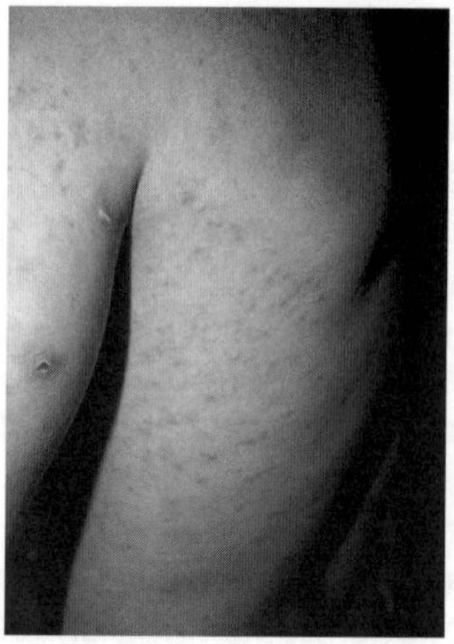

FIGURA 8.14 – Dermatite irritativa de contato (DIC) devido à exposição de partículas de fibra de vidro. Lesão ulcerada e aspecto difuso eritematopurpúrico na região infra-axilar esquerda.

Ação sobre as vias aéreas do trabalhador – Fibras menores que 5μ podem atingir os pulmões do trabalhador e causar reação do tipo irritativa. A reação é mecânica e passageira, e a fibra de vidro é eliminada pelos pulmões. A resposta não é granulomatosa e não tem efeito carcinogênico.

O diagnóstico das lesões cutâneas por fibra de vidro pode ser feito através de exame microscópico de material raspado das regiões suspeitas, em lâmina ou lamínula, adicionando hidróxido de potássio a 20%. A presença de pequenas espículas de fibra de vidro confirmam o diagnóstico.

Testes de contato ou epicutâneos, quando efetuados com a fibra de vidro ou com material contaminado por esta, podem apresentar resultado falso-positivo, visto que sua ação sobre a pele é predominantemente irritativa.

PREVENÇÃO

Nos processos de polimento ou lixamento da fibra de vidro é necessário usar sistema de exaustão adequado, luvas de cano longo e também vestuário folgado que reduza ou bloqueie a passagem de pequenas partículas, a fim de minimizar a penetração na pele.

A higiene pessoal é importante para minimizar a contaminação pela fibra de vidro. Nunca se deve usar ar comprimido para a limpeza do vestuário ou da pele. Para esta limpeza usar aspirador.[48]

O banho após a jornada de trabalho é fator importante na prevenção. O vestuário do trabalhador deve ser trocado diariamente e lavado na empresa, isoladamente, para impedir nova contaminação. Há casos descritos de dermatite irritativa em esposas de trabalhadores, que lavaram roupas contaminadas com espículas de fibra de vidro.

Proteção respiratória deve ser utilizada quando grande quantidade de partículas for gerada no processo de trabalho. Manter sempre limpo o local de trabalho.

TRATAMENTO

Áreas da pele contaminadas pelas fibras de vidro devem ser lavadas de imediato com água e sabão. Caso haja prurido, este pode ser aliviado com anti-histamínicos. Infecção secundária, se ocorrer em áreas fortemente contaminadas, pode ser tratada com creme de corticóide associado a antibiótico.

No caso da contaminação dos olhos por partículas de fibra de vidro, lavar os olhos com bastante água por cerca de 15min. Caso ocorra irritação, queimação, fotofobia, encaminhar o trabalhador de imediato ao oftalmologista. Observação importante: evitar o uso de lentes de contato quando manipular material com partículas de fibra de vidro.

Dermatoses Ocupacionais por Solventes

Solventes são, geralmente, compostos líquidos a temperatura ambiente e pressão atmosférica normal. Normalmente, têm como características: aparência clara ou incolor, alta volatilidade, neutralidade físico-química, hidrofobia, degradabilidade, e toxicidade e odor variáveis. São capazes de dissolver outras substâncias sem alterá-las.[49]

Os solventes podem ser classificados em: aromáticos, halogenados e miscelânea (terebintina, cetonas, ésteres, álcoois, glicóis, água, dissulfeto de carbono). Além de vários efeitos sistêmicos, os solventes, de um modo geral, podem causar DIC e DAC.

Dermatite irritativa de contato – Muitos solventes têm ação tóxica sobre a pele. Eles podem atuar de dois modos:

- ação desengordurante por remoção da camada lipídica, causando ressecamento, fissuras e sangramentos, e facilitando a penetração de sujeiras, partículas e infecções diversas;
- ação tóxica irritativa, que causa o aparecimento de vesículas, edema e inflamação local.

O solvente pode agir causando reação inflamatória com vermelhidão na área atingida, surgindo edema e vesículas subseqüentes.

Dermatite alérgica de contato – As alergias devido ao contato com solventes são raras, mas se ocorrerem, pode ser com estas substâncias mesmo em baixas concentrações. A alergia depende de vários fatores importantes:

- baixo peso molecular da substância;

TABELA 8.15 – Diferenças entre ação irritante e corrosiva.[50]

Ação físico-química	
Irritante	– Causa destruição da camada córnea
Corrosivo	– Causa destruição tecidual com alterações irreversíveis em menos de 4h de exposição
Ação biológica	
Irritante	– Reação inflamatória irritativa com eritema e edema
Corrosivo	– Necrose, morte tecidual em mais de 4h

- boa absorção percutânea;
- suscetibilidade individual.

Observação importante: apesar das reações do tipo irritativo dos solventes, reações corrosivas não foram descritas. Ação corrosiva ocorre quando em contato freqüente com ácidos e álcalis fortes, compostos quaternários de amônio, aminas primárias e terciárias (Tabela 8.15).

Alguns solventes podem ser absorvidos rapidamente através da epiderme chegando à circulação e causando reações as mais diversas. Citamos alguns deles a seguir: acetato de butilglicol, acetato de etilglicol, anilina, benzeno, dimetilacetamida, dimetilformamida, dioxano, etilbenzeno, etilglicol, isopropilglicol, dissulfeto de carbono, metanol, metilglicol, metilciclo-hexano-2-one, 4-metil-2-pentanol, nitrobenzeno, nitrotolueno, isopropilbenzeno, 1,1,2,2-tetracloroetano, tetraclorometano.

Alguns são reconhecidamente cancerígenos (benzeno) e uma série é suspeita de ser cancerígena: cloroetano, diclorometano, 1,4-dioxano, 1,1,2,2-tetracloroetano, tetracloroetileno, tetraclometano, 1,1,2-tricloroetano, tricloroetileno, triclorometano.[51, 52]

PREVENÇÃO

- Evitar o contato de solventes com a pele, mucosas e conjuntivas.
- Inalação de vapores de solventes deve ser evitada.
- Observar as instruções de manuseio e uso fornecidas pelo fabricante.
- Usar luvas específicas para cada tipo ou grupo de solventes.
- Máscaras específicas são necessárias quando da exposição a solventes potencialmente tóxicos.
- Trocar imediatamente vestuário contaminado por solventes.
- Alguns solventes evaporam com facilidade na temperatura ambiente e são potencialmente inflamáveis.

Incêndio pode ocorrer com cigarro, isqueiro, fósforo, eletricidade estática, solda, mesmo em pontos mais distantes da fonte. Todo o cuidado preventivo deve ser adotado nestas situações.

Dermatoses Ocupacionais por Madeiras

A pesquisa sobre os componentes da madeira e sua ação na saúde dos seres humanos ainda representa enorme desafio para os estudiosos. As reações alérgicas produzidas por inúmeros vegetais e madeiras já são bem conhecidas dos especialistas. Apesar do número de pacientes com dermatoses alérgicas pelo contato com a madeira ser desconhecido, sabe-se de inúmeros casos de sensibilização.

Os principais componentes da madeira são a celulose, a lignina e a hemilignina. Inúmeros outros produtos podem ser extraídos da madeira, entre eles resinas, ceras, óleos, látex, corantes, taninos, gorduras, alcalóides, glicosídeos, amido, cânfora, essências, sais minerais, ácidos orgânicos e inorgânicos.[53] Muitas dessas substâncias contribuem para a proteção do vegetal contra lesões mecânicas ou por fungos, bactérias, insetos e larvas. Outras são produtos do metabolismo final e não apresentam utilidade aparente. Cerca de 500 compostos químicos são obtidos de madeiras. Muitos deles são potencialmente alergênicos, em caso de manipulação freqüente. Os quadros já descritos incluem:

- dermatite irritativa de contato (DIC);
- dermatite alérgica de contato (DAC);
- hipercromia;
- conjuntivites;
- rinites e asma ocupacional;
- câncer do septo nasal.

O pó da madeira pode atingir a pele, mucosas e vias aéreas superiores do trabalhador, podendo ocasionar dermatoses diversas e reações alérgicas. Vários autores descrevem a DIC causada pela seiva ou resina de certas árvores das famílias das moráceas, urticáceas, euforbiáceas, apocináceas e outras.

A ação alérgica pelo pó da madeira é freqüentemente encontrada em trabalhadores, como: carpinteiros, marceneiros, serradores e polidores. As lesões surgem em regiões expostas, como o dorso das mãos, antebraços, pescoço (Fig. 8.15), face, pálpebras e couro cabeludo, em trabalhadores calvos.[54]

O quadro dermatológico tem início com prurido e eritema, que progride para lesões eritematovesicoedematosas. Às vezes, ocorre exsudação que, quando há remissão, deixa lesões descamativas.

Irritação da mucosa nasal e conjuntivas também pode ocorrer. As vias aéreas superiores podem ser atingidas,[55] desencadeando quadros asmatiformes em trabalhadores suscetíveis.

Trabalhadores expostos ao pó de algumas madeiras podem desenvolver hipercromia ocupacional,[56,57] principalmente, na face e no pescoço. Foram estudados e tratados cinco trabalhadores do setor de polimento de uma fá-

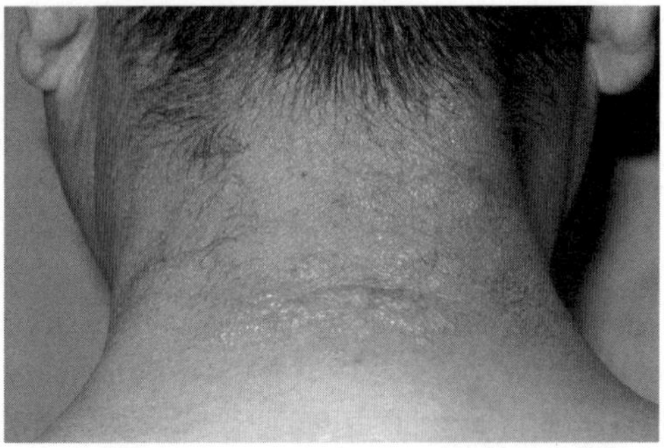

FIGURA 8.15 – Dermatite alérgica de contato (DAC) em marceneiro, sensibilizado ao pó da madeira ipê do nordeste. Os testes epicutâneos foram positivos para a madeira e lacol, resina extraída de madeira do gênero *Rhus.*

brica de puxadores de madeira para móveis. O pó da madeira conhecida como pau-ferro, *Machaerium scleroxylon* desencadeou várias patologias: quatro trabalhadores desenvolveram DAC com testes epicutâneos positivos ao pó e aos fragmentos da madeira suspeita; um dos polidores desenvolveu eritema na face, pescoço e pavilhões auriculares com prurido discreto, e cerca de 3 semanas depois do desaparecimento do eritema, surgiram máculas hipercrômicas nestes locais (Fig. 8.16).

A hipercromia pode remitir após alguns meses de afastamento do trabalhador. Dois desses trabalhadores desenvolveram, também, quadros de broncospasmo, que melhoravam com o afastamento da atividade e se agravavam com a reexposição. É interessante salientar que os trabalhadores com DAC puderam retornar à atividade, sem que ocorressem recidivas graves. Isto demonstra que o trabalhador pode, em determinadas situações, desenvolver tolerância quando reexposto ao agente.

Muitas lesões hipercrômicas apresentam componentes fototóxicos. Algumas máculas hipercrômicas lembram verdadeiras tatuagens. Inúmeras alterações na cor da pele do trabalhador podem ocorrer quando ele é exposto a determinados agentes. Estas alterações acontecem, geralmente, por impregnação externa de agente químico na pele.

Destaca-se, ainda, que processos inflamatórios podem deixar seqüelas residuais hipo ou hipercrômicas, sendo as mais comuns aquelas decorrentes dos processos eczematosos, nos quais a grande maioria evolui para a cura espontânea.

Vários relatos em países da Europa[58] mostram que a exposição ao pó da madeira pode causar câncer nos seios paranasais. Todavia, em nosso meio, este tipo de câncer (adenocarcinoma) não tem sido correlacionado com a exposição. Estudos realizados na Inglaterra revelam que a incidência de câncer nasal na população é de 7 a 12 por milhão, enquanto nos trabalhadores que lidam com a madeira é de 7 a 10 por 1.000/ano.

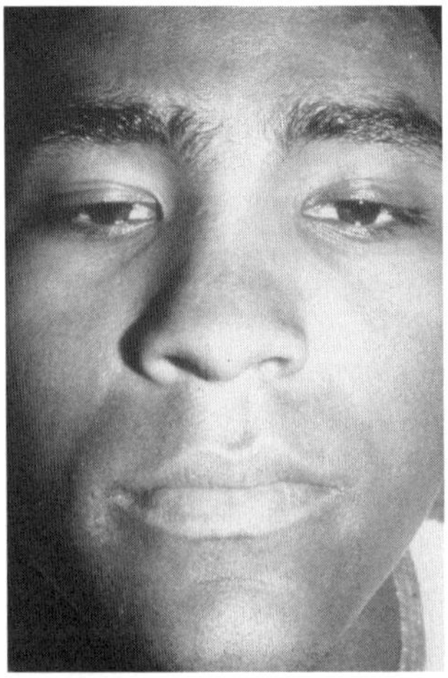

FIGURA 8.16 – Hipercromia ocupacional causada pela exposição ao pó da madeira caviúna pau ferro (*Machaerium scleroxylum*). Essas lesões podem ser tratadas com cremes ou pomadas com hidroquinona a 5%.

PREVENÇÃO

No sentido de se evitar as conseqüências do contato cutâneo com pó de madeira, deve-se estar atento para:

- o controle do pó originado do polimento mecânico, tendo como base a recomendação de 1 a 10mg/m^3 de partículas no ambiente de trabalho
- ventilação exaustora nos locais de polimento, da serra circular, fresas e outras máquinas
- umectação do ambiente, quando o polimento liberar partículas maiores que 5μ de diâmetro
- roupas especiais, que não ofereçam risco de ficarem presas nas máquinas, e máscaras
- lavatórios, chuveiros e sanitários limpos, próximos ao local de trabalho e de fácil acesso

Referências Bibliográficas

1. BIRMINGHAM, D.J. – Overview:Occupational skin diseases. **In**:*Encyclopaedia of Occup. Health and Safety.* 4ª ed. Geneva, International Labour Office, 1998. p.12.
2. ALI, S.A. – Dermatoses ocupacionais. **In**: MENDES, R. *Patologia do Trabalho.* São Paulo, Ed. Atheneu, 1995. p. 141.
3. EMMETT, E.A. – Occupational skin disease. *J. Allergy Clin. Immunol.,* **72**(6):649-656, 1983.
4. DUCATMAN, A.M. & HAES Jr., D.L. – Nonionizing radiation. ROSENSTOCK, L. & CULLEN, M.R. *Text Book of Clinical and Occupational Medicine.* Philadelphia, W.B. Saunders Co., 1994. pp. 653-654.

5. PROGRAMA DE SAÚDE DOS TRABALHADORES DA ZONA NORTE. SUDS R/6 – MANDAQUI. *Manual do SISCAT*. São Paulo, Fundacentro, 1993.
6. ALI, S.A. – *Dermatoses Ocupacionais*. São Paulo, Fundacentro, 1997. pp.64-67.
7. ALI, S.A. – *Atlas de Dermatoses Ocupacionais (CD), Dermatoses Ocupacionais na Construção Civil*. São Paulo, Fundacentro,1999.
8. IRVINE,C.; POUGH, C.E.; HANSEN, E.J. *et al*. – Cement dermatitis in underground workers during construction of the channel tunnel. *Occup.Med.*, **44**:17-23, 1994.
9. LIPS, R.; RAST, H.; ELSNER, P. – Outcome of job change in patients with occupational chromate dermatitis. *Contact Dermatitis*, **34**:268-271, 1996.
10. AVNSTORP, C. – Risk factors for cement eczema. *Contact Dermatitis*, **25**:81-88, 1991.
11. ZACHARIAE, C.O.C.; AGNER, T.; MENNÉ, T. – Chromium allergy in consecutive patients in a country where ferrous sulfate has been added to cement since 1981. *Contact Dermatitis*, **35**:83-85, 1996.
12. ADAMS, R. – *Occupational Skin Disease*. Grene & Straton, New York, 1983. p.173.
13. ALI, S.A. – *Dermatoses Ocupacionais*. São Paulo, Fundacentro, 1997. pp. 124-129.
14. KNUDSEN, B.B. & MENNÉ, T. – Contact allergy and exposure paterns to thiurams and carbamates in consecutive patients. *Contact Dermatitis*, **35**:97-99, 1996.
15. HOLNESS, D.L. & NETHERCOTT, R.R. – Results of patch testing with a special series of rubber allergens. *Contact Dermatitis*, **36**:207-211, 1997.
16. HANSSON, C.; BERGENDORFF, M.; EZZELARAB, M. *et al*. – Extraction of mercaptobenzothiazole compounds from rubber products. *Contact Dermatitis*, **36**:195-200, 1997.
17. NISHIOKA, K.; MURATA, M.; ISHIKAWA, T. *et al*. – Contact dermatitis due to rubber boots worn by Japanese farmers, with special attention to 6 ethoxy-2,2,4-trimethyl-1,2-dihydroquinoline (ETMDQ) sensitivity. *Contact Dermatitis*, **35**:241-245, 1996.
18. HUNT, L.W.; BOONE-ORKE, J.L.; FRANSWAY, A.F. *et al*. – A Medical-Center-Wide, Multidisciplinary Approach to the Problem of Natural Rubber Latex Allergy. *JOEM*, **38**:765-770, 1996.
19. SORAHAN, T.; PARKES, H.G.; VEYS, C.A. *et al*. – Cancer mortality in the British rubber industry:1946-80. *Br. J. Ind. Med.*, **43**:363-373, 1986.
20. ESTLANDER, T.; JOLANKI, R.; KANERVA, L. – Rubber glove dermatitis: a significant occupational hazard-prevention. **In**:ELSNER, P. *et al*. *Prevention of Contact Dermatitis*. vol. 25. Basel, Karger, 1995. pp.170-176.
21. ALI, S.A. – *Dermatoses Ocupacionais*. São Paulo, Fundacentro.1997. pp.104-105.
22. ANDERSEN, K.E.; BURROWS, D.; WHITE, I.R. – Allergens from standard series. **In**: RYCROFT, R.J.G; MENNE,T.; FROSCH, P.J.; BENEZRA, C. *Text Book of Contact Dermatitis*, Berlim, Ed. Springer-Verlag, 1995. pp. 422-423.
23. ALI, S.A. – *Atlas de Dermatoses Ocupacionais (CD), Eletrodeposição de Metais*. São Paulo, Fundacentro,1999.
24. ROMAGUERA, C.; GRIMALT, F.; VILAPLANA, J. – Contact dermatitis from nickel an investigation of its sources. *Contact Dermatitis*, **19**:52-57, 1988.
25. FISHER, A.A. – *Contact Dermatitis*. 3ª ed. Philadelphia, Lea & Febiger, 1986. p. 698.
26. BRUYNZEEL, D.P.; HENNIPMAN, G.; van KETEL, W.G. – Irritant contact dermatitis and chrome passivated metal. *Contact Dermatitis*, **19**:175-179, 1988.
27. RUDZKI, E. *et al*. – Reactions to cadmium. *Contact Dermatitis*, **18**(3):183-184, 1988.
28. GOH, C.L. – Irritant dermatitis from tri-N-butyl tin oxide in paint. *Contact Dermatitis*, **12**:161-163, 1985.
29. GRASEL, S.C. – *Efeitos do Ácido Sulfúrico sobre a Mucosa Nasal Humana. Estudo Clínico, Histopatológico e Imuno-histoquímico em Trabalhadores Expostos a Névoas de Ácido Sulfúrico*. Tese (doutorado). Faculdade de Medicina da Universidade de São Paulo, 1997.
30. POPENDORF, W. *et al*. – The utility of preliminary surveys to detect the cause of acute metalworking fluid hazards. *Am. J. Ind. Med.*, **30**:744-749, 1996.

31. HUNER, A. *et al.* – The irritant effect of different metalworking fluids. *Contact Dermatitis*, **31**:220-225, 1994.
32. GOH, C.L. & GAN, S.L. – The incidence of cutting fluid dermatitis among metalworkers in a metal fabrication factory:a prospective study. *Contact Dermatitis*, **31**:111-115, 1994.
33. NIKLASSON, B.; BJORKNER, B.; SUNDBERG, K. – Contact allergy to a fatty acid ester component of cutting fluids. *Contact Dermatitis*, **28**:265-267, 1993.
34. De BOER, E.M.; van KETEL, W.G.; BRUYNZEEL, D.P. – Dermatoses in metal workers. (I). Irritant contact dermatitis. *Contact Dermatitis*, **20**:212-218, 1989.
35. ALI, S.A. – *Dermatoses Ocupacionais.* São Paulo, Fundacentro, 1997. pp. 92-93.
36. FUNKE, U.; DIEPGEN, T.L.; FARTASCH, M. – Risk-group-related prevention of hand eczema at the workplace, **In**:ELSNER, P. *et al. Prevention of Contact Dermatitis.* Karger, Basel, 1996. pp. 123-132.
37. LACHAPELLE, J.M. – Efficacy of protective creams and/or gels. **In**: ELSNER, P. *et al. Prevention of Contact Dermatitis.* Karger, Basel, 1996. pp.182-192.
38. ALI, S.A. – *Dermatoses Ocupacionais.* São Paulo, Fundacentro, 1997. pp.165-182.
39. ANDERSEN, K.E.; BURROWS, D.; WHITE, I.R. – Allergens from standar series. **In**:RYCROFT, R.J.G; MENNE, T.; FROSCH, P.J.; BENEZRA, C. *Text Book of Contact Dermatitis,* 1995. pp. 451-455.
40. CASTELAIN, P.Y.; COM, J.; CASTELAIN, M. – Occupational dermatitis in the aircraft industry:35 years of progress. *Contact Dermatitis*, **27**:31-316, 1992.
41. CONDÉ-SALAZAR, L.; GUIMARAENS, D.; VILLEGAS, C. *et al.* – Occupational allergic contact dermatitis in construction workers. *Contact Dermatitis*, **33**:226-230, 1995.
42. JONES, R.D.; SMITH, D.M.; THOMAS, P.G. – A mortality study of vinyl chloride monomer workers employed in the United Kingdom in 1940-1974. *Scand. J. Work. Environ. Health*, **14**:153-160, 1988.
43. ADAMS, R. – *Occupational Skin Disease.* New York, Grene & Straton, 1983. p.10.
44. ALI, S.A. – *Atlas de Dermatoses Ocupacionais – Dermatoses por Fibra de Vidro.* São Paulo, Fundacentro,1999.
45. TARVANEIN, K.; JOLANKI, I., FORSMAN-GRONHOLM *et al.* – Exposure, skin protection and occupational skin diseases in the glas-fiber-reinforced plastics industry. *Contact Dermatitis,* **29**:119-127, 1993.
46. HEINO, T., HAAPA, K., MANELIUS, F. – Contact sensitization to organosilane solution in glass filament production. *Contact Dermatitis*, **34**:294, 1996.
47. JOLANKI, R., TARVAINEN, K., TATAR,T. *et al.* Occupational dermatoses from exposure to epoxy resin compounds in a ski factory. *Contact Dermatitis*, **34**:390-396, 1996.
48. DINIZ, D. – Saúde Ocupacional na indústria de fibras de vidro. *OCFatos, O Jornal da Fiberglas.* **9**(17):4, 1986.
49. STOYE, D. – Solvents. **In**:ELVERS, B.; HAWKINS, S.; RUSSEY, W.; SCHULZ, G. *Ullmann's Encyclopedia of Industrial Chemistry*, 1993. pp. 438, 454-455.
50. LEWIS, R.W. & BASKETTER, D.A. – Transcutaneous electrical resistance:application in predicting skin corrosives. **In**:ELSNER, P. & MAIBACH, H.I. *Irritant Dermatitis. New Clinical and Experimental Aspects.* Karger, Basel, 1995. pp. 243-255.
51. NATIONAL INSTITUTE FOR OCCUPATIONAL SAFETY AND HEALTH – NIOSH – *Current Intelligence Bulletin 48. Organic Solvent Neurotoxicity.* U.S. Department of Health and Human Services, Public Health Services, 1987.
52. FRANGOS, S.A. & PETERS, J.M. – Chlorinated hydrocarbon solvents: substituting our way toward human carcinogenicity. *Am. J. Ind. Med.,* **24**:355-364, 1993.
53. WOODS, B. & CALNAN, C.D. – Toxic woods. *Br. J. Derm.*, **49**(13):1-97, 1996.
54. MAIBACH, B. – *Occupational and Industrial Dermatology.* 2ª ed. Chicago, Year Book Medical Publishers, 1987. pp. 384-388.

55. NATIONAL INSTITUTE FOR OCCUPATIONAL SAFETY AND HEALTH – NIOSH – *Health and Safety Guide for Wooden Furniture Manufacturing.* U.S. Department of Health, and Welfare. Public Health Services. Center for Disease Control. National Institute for Occupational Safety and Health, 1975. p. 22.
56. ALI, S. – *Dermatoses Ocupacionais.* São Paulo, Fundacentro, 1997. pp.159-161.
57. MASCANI, M. & CARVALHO, L.P. – Reações à caviuna (*Machaerium sleroxylon*). *Rev. Bras. Alerg. Imunop.*, **1**(2):89-96, 1979.
58. DEMERS, P.A.; KOGEVINAS, M.; BOFFETTA, P. *et al.* – Wood dust and sino-nasal cancer:pooled reanalysis of twelve case-control studies. *Am. J. Ind. Med.*, **28**:151-166, 1995.

9

Agentes Inaláveis e Doenças Respiratórias Ocupacionais

EDUARDO ALGRANTI

INTRODUÇÃO

Nas últimas 5 décadas, assistimos à transformação do modelo econômico e produtivo brasileiro, que se caracterizou por um intenso desenvolvimento industrial, reordenação populacional e grande crescimento dos centros urbanos. Estas mudanças resultaram em impacto no estilo de vida da população, que se refletiu, entre outros, numa mudança do quadro nosológico. As doenças decorrentes de exposições ocupacionais diversificadas tornaram-se presentes na prática clínica de rotina. Dentre elas, as relacionadas ao aparelho respiratório apresentam-se como de grande relevância tanto pela gravidade, como pela dificuldade de controle e prevenção.[1] As doenças pulmonares relacionadas ao trabalho constituem-se num dos principais problemas de saúde ocupacional, destacando-se dois grupos principais: as doenças das vias aéreas, tendo como principal exemplo a asma ocupacional (AO), e as do tecido pulmonar, onde se destacam as pneumoconioses.

As doenças ocupacionais do sistema respiratório podem ser entendidas, em uma ampla visão, como doenças ambientais, constituindo-se em problema de saúde pública, uma vez que são responsáveis por uma importante fração das doenças respiratórias, associam-se a uma alta morbidade, oneram os gastos relativos ao orçamento pessoal e público, e são, em sua grande maioria, *preveníveis*. É necessário o correto entendimento deste grupo de doenças para que seja possível o seu controle a médio e longo prazo.

Agentes Inaláveis

Para que haja doença do sistema respiratório associada a exposições ocupacionais é necessário que seja inalado um agente agressor presente no processo de trabalho ou no ambiente de trabalho. Agentes inaláveis podem ser encontrados sob a forma de gases, vapores, névoas ou particulados. Estes últimos são conhecidos como aerossóis. Define-se aerossol como a suspensão de partículas sólidas ou líquidas (meio descontínuo) no ar (meio contínuo).[2] Para haver penetração de aerossóis no trato respiratório, é necessário que o diâmetro aerodinâmico das partículas seja inferior a 10μm. Esta faixa de diâmetros é denominada fração respirável. É importante notar que a constituição da fração respirável nem sempre é a mesma do material bruto que a gerou. O fracionamento de minerais em partículas respiráveis pode gerar diferentes proporções de diâmetros de partículas, como, por exemplo, o carvão antracitoso e betuminoso. O primeiro gera uma proporção maior de partículas de menor diâmetro, e isto leva a uma diferença em termos de área (superfície) de contato entre as partículas e a região alveolar, o que tem expressão na reação tecidual correspondente.

Partículas maiores que 10μm de diâmetro ficam retidas no compartimento extratorácico, ao passo que as menores depositam-se em qualquer nível. Os mecanismos que regem a deposição das partículas no trato respiratório são semelhantes ao mecanismos físicos que regem deposição em geral. Os mais atuantes são a inércia, a sedimentação, a difusão e a interceptação.[3] A Figura 9.1 mostra curvas de deposição nas regiões nasal, traqueobrônquica e alveolar.[4]

Em segundo lugar, os agentes inaláveis devem interagir com os tecidos, evocando uma reação defensiva que leva a alterações fisiológicas e/ou estruturais do sistema respiratório. O tipo de interação do agente com o tecido irá determinar o padrão de manifestação fisiológica, clínica e anatomo-

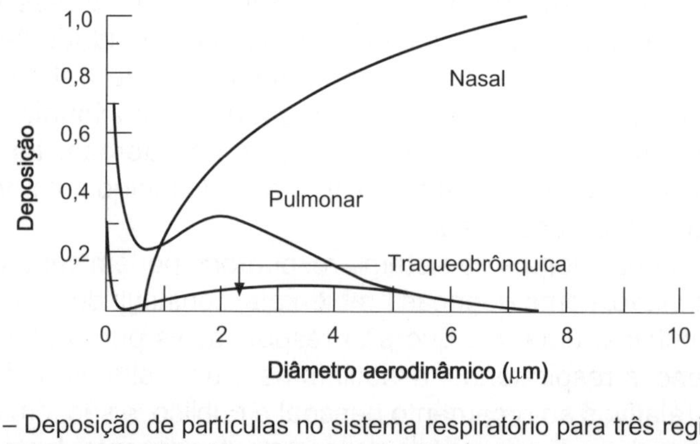

Figura 9.1 – Deposição de partículas no sistema respiratório para três regiões distintas. Os dados são para uma freqüência respiratória de 15pm e volume de 1,45 litros (traduzido e reproduzido com permissão dos responsáveis pelo Task Group on Lung Dynamics Committee).[4]

patológica. Da mesma forma que o efeito de uma droga, ou um agente tóxico, a intensidade e a duração da exposição podem influenciar na forma de expressão clínica da doença.

Suponha que ocorra um vazamento de gás cloro numa planta industrial de celulose. Este gás é lipossolúvel e, conseqüentemente, tende a interagir com a mucosa respiratória proximal, causando uma intensa inflamação local. Um trabalhador que esteja nas cercanias do acidente pode desenvolver ardor de mucosas, tosse irritativa e, eventualmente, broncospasmo reacional. Um outro trabalhador que se encontra próximo ao vazamento, e é exposto a altas concentrações do gás, pode desenvolver um quadro clínico diferente, uma vez que uma parte do gás irá agredir as zonas mais distais do pulmão, podendo levar a edema agudo não cardiogênico. Da mesma forma, um moldador de uma fundição que utiliza areia em seu processo produtivo, submete-se à inalação crônica de poeiras contendo sílica, desenvolvendo silicose clássica após 20 anos de exposição. Já um companheiro de empresa, encarregado de jatear com areia peças metálicas de grande porte, desenvolve um quadro de silicose aguda após 3 anos de trabalho.

Portanto, o processo de deposição de partículas é extremamente dinâmico, variando de acordo com as condições fisiológicas de momento, ambientais, parâmetros de dose e intensidade de exposição.

Tipos de Reação Tecidual

Os modelos de toxicidade de agentes inaláveis são dinâmicos, dependendo de características inerentes ao agente, ambiente e hospedeiro. Gases e vapores interagem com a mucosa respiratória na dependência de suas características de pH, solubilidade e ligações químicas. A toxicidade de aerossóis sólidos depende de sua composição química, propriedades de superfície e forma física. Aerossóis sólidos depositam-se em diferentes áreas do trato respiratório, sendo carreados através do transporte mucociliar e, quando depositados em regiões onde não há epitélio ciliado, fagocitados pelos macrófagos alveolares. Macrófagos carregados de partículas podem permanecer no local da fagocitose, migrar para áreas de epitélio ciliado ou penetrar no interstício alveolar. A interação entre o macrófago alveolar e as partículas fagocitadas determinam o tipo de reação tecidual.

Partículas como o ferro, titânio, carbono, por exemplo, apresentam pouca toxicidade para os macrófagos. Estes permanecem viáveis com as partículas fagocitadas presentes em seu citoplasma. São chamadas de poeiras inertes ou não fibrogênicas. Poeiras inertes causam pneumoconiose por acúmulo, mais do que por reação tecidual, que se expressa por um aumento de reticulina. Poeiras de sílica e asbesto, por sua vez, têm a capacidade de alterar as propriedades de superfície das membranas celulares, causando lise celular por reações de oxirredução e por alterações de permeabilidade das membranas lipoprotéicas. São chamadas de poeiras fibrogênicas, causando pneumoconiose por uma rica reação tecidual.

O substrato anatômico das pneumoconioses varia de um leve acúmulo de reticulina a uma intensa fibrose tecidual. Normalmente, aerossóis contendo mais de 7,5% de sílica cristalina têm o potencial de causar silicose. Abaixo dessa porcentagem, as reações anatomopatológicas não são as da silicose clássica, podendo entrar no grupo das pneumoconioses por poeiras mistas, siderose, antracose e outras. A Figura 9.2 relaciona o conteúdo de poeira total ao conteúdo de sílica em pulmões necropsiados, e mostra o espectro de algumas pneumoconioses. É interessante notar que a figura traduz o potencial fibrogênico de diferentes exposições.[5]

Poeiras minerais também depositam-se nas vias aéreas. Embora sejam quase que totalmente eliminadas através do escalador mucociliar, elas causam uma reação irritativa e inflamatória local que, se persistente, leva a uma proliferação de células produtoras de muco e espessamento da membrana basal do epitélio com células inflamatórias no interstício. Em vias aéreas de maior cali-

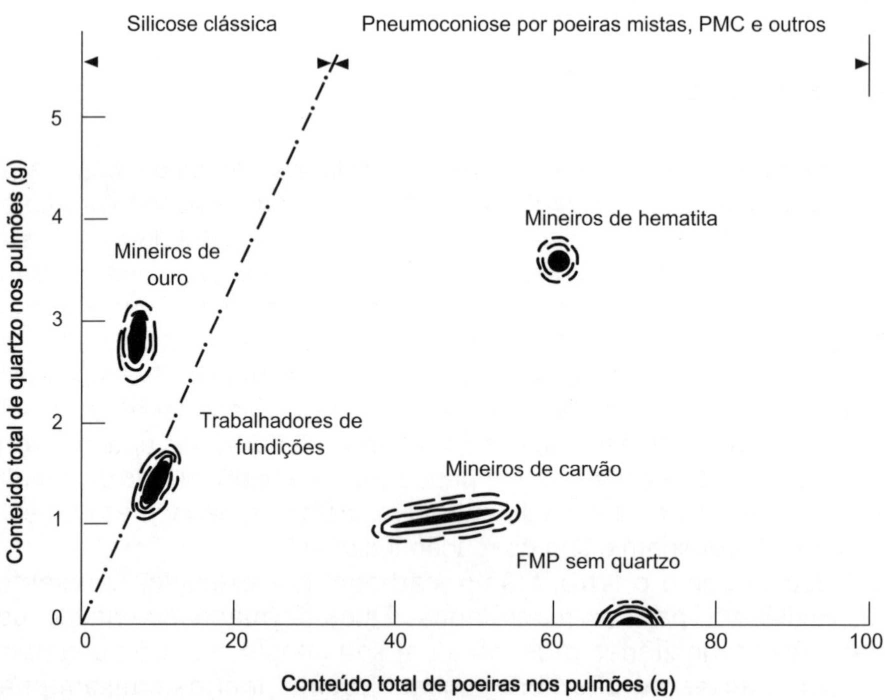

FIGURA 9.2 – Associação entre conteúdo de quartzo e conteúdo de poeira total em pacientes com pneumoconiose avançada. Traduzido e reproduzido com permissão.[5] PMC = pneumoconiose de mineiros de carvão; FMP = fibrose maciça progressiva.

bre, determinam hipersecreção de muco e discreto estreitamento de lúmen, porém, em vias aéreas de pequeno calibre, a reação inflamatória pode levar a fibrose peribrônquica e obstrução ao fluxo aéreo. Uma detalhada revisão sobre os mecanismos de defesa envolvidos na resposta à deposição de poeiras pode ser encontrada no livro-texto de PARKES [6-8] e na revisão de CAPELOZZI. [9]

Agentes químicos podem atuar como irritantes de mucosa brônquica, causando reação inflamatória local, desnudamento de epitélio e aumento da permeabilidade brônquica. Alguns atuam como antígenos, podendo levar à sensibilização e conseqüente liberação de mediadores inflamatórios que atuam na mucosa e na musculatura das vias aéreas.

ESPECTRO DAS DOENÇAS

Há diferentes formas de se classificar as doenças respiratórias ocupacionais (DRO), seja através dos tipos de agentes, tipos de reações anatomopatológicas, e formas de acometimento clínico. A classificação clínica é a que mais se adequa às finalidades deste texto. A Tabela 9.1[10] divide as DRO em formas agudas e crônicas.

É interessante notar que tanto as formas de acometimento agudo quanto crônico podem afetar o sistema respiratório globalmente, exceção feita aos cânceres do sistema respiratório, que normalmente são formas de acometimento de longo período de latência. O alvo deste capítulo são as doenças ocupacionais pulmonares (DOP).

IMPORTÂNCIA EPIDEMIOLÓGICA

A fonte básica de informações sobre DOP é o registro de comunicação de acidente de trabalho (CAT). Como o acesso aos dados não é de domínio público, é difícil a obtenção de números confiáveis. Desde 1996, as pneumoconioses são doenças de notificação compulsória, o que até o presente não trouxe melhorias nas informações, uma vez que a determinação não tem sido cumprida. Porém, já há dados epidemiológicos pontuais sobre grupos ocupacionais selecionados que apontam para uma situação preocupante nos ambientes de trabalho. Nos últimos 19 anos foram diagnosticados 4.500 casos de silicose somente na região de mineração de ouro de Nova Lima/MG (comunicação pessoal – DRA. A. SILVEIRA). Na região nordeste do Estado de São Paulo foram identificados 818 casos de silicose pulmonar, principalmente entre trabalhadores das indústrias cerâmicas e metalúrgicas.[11] Entre cavadores de poços nos Estados do Ceará e Piauí, mais de 300 trabalhadores são portadores de silicose, correspondendo a 26,7% da amostra investigada.[12] Prevalência semelhante (23,6%) ocorre entre os jateadores de areia de estaleiros do Estado do Rio de Janeiro.[13]

TABELA 9.1 – Classificação clínica das doenças respiratórias ocupacionais (DRO).[10]

Doenças agudas
Trato respiratório alto
Irritação/inflamação de cavidades nasais e seios da face, faringe e laringe, por inalação de gases ou particulados irritantes e/ou tóxicos
Rinite alérgica
Trato respiratório baixo
Asma ocupacional (incluindo bissinose e síndrome de disfunção reativa das vias aéreas)
Doenças do parênquima pulmonar
Pneumonites por hipersensibilidade
Pneumonites tóxicas
Doenças pleurais
Derrame pleural
Doenças crônicas
Trato respiratório alto
Úlcera de septo nasal
Trato respiratório baixo
Bronquite crônica ocupacional
Enfisema pulmonar
Limitação crônica ao fluxo aéreo
Doenças do parênquima pulmonar
Silicose
Asbestose
Pneumoconiose dos mineiros de carvão
Outras pneumoconioses (incluindo reações granulomatosas)
Doenças pleurais
Fibrose pleural (em placas ou difusa)
Carcinomas do trato respiratório
Adenocarcinomas dos seios da face
Carcinoma broncogênico
Mesotelioma

Na bacia carbonífera catarinense cerca de 3.000 casos de pneumoconiose de mineiros de carvão (PMC) foram identificados nos últimos 26 anos (comunicação pessoal – DR. A. SOUZA FILHO). A prevalência pontual de PMC em mineiros ativos foi calculada em 5,6%.[14] Um estudo prospectivo mostrou que o risco de adquirir PMC era de 20% após 15 anos de trabalhos nas frentes de lavra (subsolo).[15] Além disso, o tempo de exposição necessário para o desenvolvimento da doença era cerca de um quarto a um terço do tempo médio registrado em outros países, como a Grã-Bretanha e Alemanha.[16,17] Portanto, espera-se que trabalhadores expostos a poeiras minerais em minas de subsolo venham a desenvolver a doença após o seu desligamento da indústria, quando já aposentados (mineiros de subsolo têm aposentadoria especial após 15 anos de trabalho na áreas de frente de lavra).

Diferentemente de países desenvolvidos, a produção brasileira de asbesto aumentou paulatinamente na década de 80, assim como a sua utilização industrial. No presente, são produzidas cerca de 200.000 toneladas/ano de asbesto do tipo crisotila, sendo 90% destinadas ao consumo industrial de produtos de cimento-amianto. Há dados epidemiológicos escassos na literatura nacional sobre doenças associadas ao asbesto, porém em um levantamento realizado na segunda metade da década de 80, em indústrias de cimento-amianto de médio porte, a prevalência de casos de asbestose em trabalhadores ativos foi de 5,8%; quando restringiu-se a análise a trabalhadores com mais de 10 anos de exposição, a prevalência elevou-se a 18,7%.[18] Três casos de carcinoma broncogênico associados à presença de fibras no tecido pulmonar foram descritos em 1989.[19] Três casos de mesotelioma de pleura relacionados com exposição ao asbesto foram recentemente publicados.[20]

Outras pneumoconioses como a siderose,[21] a pneumoconiose por rocha fosfática,[22] talcose,[23] pneumoconiose por óxido de alumínio[24] e outros abrasivos[25] foram descritas na literatura nacional.

A asma ocupacional (AO) é a DOP mais prevalente no ambulatório da FUNDACENTRO. Entre 1984 e 1994, representou 32% das DOP diagnosticadas.[26] Este dado não reflete a sua distribuição em relação às outras DOP, uma vez que há referência preferencial à suspeita de AO, em razão da maior dificuldade diagnóstica. Em um estudo prospectivo recente (janeiro a dezembro de 1995), englobando três ambulatórios de saúde do trabalhador da Prefeitura Municipal de São Paulo e a FUNDACENTRO, foram diagnosticados 132 casos novos de AO. Utilizando-se dados do DIEESE, este levantamento parcial mostra uma incidência de 17 casos por 10^6 trabalhadores ativos.[27] Os principais ramos industriais causadores de AO em São Paulo são a indústria plástica e de borrachas, elétrica e eletrônica, química e farmacêutica.

A bronquite crônica ocupacional é de estimativa mais difícil, uma vez que seu diagnóstico em nível individual (clínico), é obscurecido por variáveis de confusão, notadamente, o hábito de fumar. Entretanto, é possível estimar-se a participação das exposições ocupacionais quando se estudam grupos, a partir de métodos de análise multicausais. A prevalência de bronquite crônica em mineiros de carvão foi estimada em 28,5%[15] e em trabalhadores de uma fiação de linho em 15%.[28]

Investigação Epidemiológica e Clínica

DOENÇAS OCUPACIONAIS PULMONARES

A epidemiologia é uma ferramenta de grande importância na investigação das DOP. Pode ser utilizada como instrumento de geração de hipóteses, associações, estabelecimento de causalidade e de medidas de prevenção e controle. Não é o intuito deste texto analisar com profundidade os métodos de investigação epidemiológica nas DOP, porém é importante salientar que, em contraste com a investigação clínica (individual), a avaliação de grupos permite o estabelecimento de causalidade via análise multicausal de fatores potencialmente implicados com o surgimento de determinadas DOP.[29] Por exemplo: em um grupo de mineiros acompanhados com espirometria ao longo do tempo, há interesse em se saber o que é mais importante em relação ao declínio longitudinal do volume expiratório forçado no primeiro segundo (VEF_1). Num modelo estatístico de análise multicausal, como a regressão logística, pode-se ponderar as contribuições relativas do hábito de fumar e da exposição ocupacional. Este tipo de análise é de extrema importância, uma vez que estas informações são úteis em ações preventivas, conhecimento clínico e benefícios previdenciários.

A atual edição da NR-7[30] privilegia a utilização da epidemiologia nos Programas de Controle Médico de Saúde Ocupacional (PCMSO), pois tem um caráter eminentemente preventivo. Os instrumentos utilizados em investigações epidemiológicas são similares aos utilizados na avaliação de pacientes com sintomas respiratórios: história ocupacional, questionário de sintomas respiratórios, exame clínico, provas de função pulmonar, exames de imagem e anatomia patológica.

Os tipos de estudo mais empregados na investigação de DOP são:

Estudos transversais – Identifica-se uma determinada população-alvo em um determinado momento e aplicam-se os instrumentos de investigação adequados. São estudos rápidos e de baixo custo, geram dados descritivos, prevalências e hipóteses. Pelo fato de abordarem a população num determinado momento, sofrem as limitações de efeitos de seleção, pois não analisam trabalhadores que se encontram afastados da atividade, que se retiraram por problemas de saúde, ou falecidos.

Estudos longitudinais (coorte) – Acompanha-se uma determinada população ao longo do tempo, com métodos de observação previamente definidos. Podem ser prospectivos ou retrospectivos (a partir da definição de uma população com exposição conhecida). São estudos longos, custosos, obrigam a um constante contato com os membros participantes da coorte. Exigem uma equipe de trabalho coesa. Os métodos de observação e intervenção não devem ser alterados ao longo do seguimento.

Estudos de caso-controle – Constituem-se em alternativa para os estudos longitudinais. A partir da identificação de uma determinada doença/efeito selecionam-se controles adequados, pareados por critérios definidos e comparam-se os grupos de casos e controles em relação a variáveis de interesse, possivelmente associadas ao aparecimento dos casos. São estudos rápidos e de baixo custo. A principal dificuldade reside na escolha de controles adequados.

HISTÓRIA OCUPACIONAL E VISITA AO LOCAL DE TRABALHO

Na história ocupacional, freqüentemente, limita-se a perguntar a profissão do paciente. Isto não somente auxilia pouco, como pode induzir a falsas conclusões, uma vez que o título da profissão pode não refletir a atividade rotineira de trabalho.

A história ocupacional engloba as atividades de rotina do paciente, sem esquecer que, com freqüência, existem atividades ocasionais. Isto significa uma detalhada descrição do local de trabalho, da manipulação de substâncias e exposição a poeiras, gases e vapores. É importante saber detalhes do processo de trabalho, tais como se há aquecimento de determinadas substâncias, se há exposição a baixas temperaturas e outros. No local de trabalho, muitas vezes, há a manipulação de produtos por companheiros que ficam próximos, e se isto não for especificamente indagado, é uma informação perdida. Freqüentemente, depara-se com informações incompletas ou mal caracterizadas, com nomes de produtos comerciais que não permitem o reconhecimento imediato da fórmula, ou, comumente, com o pouco entendimento das informações obtidas. Nestes casos, é conveniente que se faça uma visita ao local de trabalho. A visita costuma ser ilustrativa auxiliando a compreensão dos possíveis riscos respiratórios, possibilitando a obtenção de amostras para análise, e/ou fórmulas de produtos suspeitos.

As relações temporais entre exposição e sintomas devem ser bem caracterizadas. Isto é particularmente importante nas doenças com manifestações agudas como a AO ou a pneumonia de hipersensibilidade. Informações sobre horários dos sintomas, dias da semana preferenciais, persistência dos sintomas nos fins de semana ou nas férias, auxiliam no estabelecimento do nexo causal.

A história ocupacional deve englobar exposições pregressas, mesmo que remotas e de curta duração. Nas décadas de 70 e 80 na Grã-Bretanha, houve inúmeros casos de mesotelioma em mulheres e homens, que trabalharam por curtos períodos (6 meses) na fabricação de máscaras contra gases, durante a segunda guerra mundial.[31] Muitos pacientes têm atividades de lazer que também devem ser indagadas apesar de não se tratar propriamente de doença ocupacional (criação de pássaros, operação com solda e outros). Exposições pregressas a escapes acidentais de gases irritantes podem relacionar-se à ocorrência de asma e/ou bronquiolite posteriores ao evento.

Finalizando, a história ocupacional é uma fonte de informações e aprendizado valiosa para o médico atendente. Com a sua aplicação rotineira, visitas aos locais de trabalho, consultas bibliográficas e estudos de toxicologia, muitas das doenças respiratórias rotuladas como intrínsecas ou idiopáticas podem ter suas etiologias estabelecidas, o que, muitas vezes, implica na resolução dos problemas clínicos, orientação adequada ao paciente e recomendações referentes aos locais de trabalho.

QUESTIONÁRIOS DE SINTOMAS RESPIRATÓRIOS

Questionários de sintomas respiratórios são normalmente utilizados em avaliação de grupos, porém, eles podem ser utilizados em avaliações individuais, como instrumento complementar da anamnese.

A principal vantagem do questionário é a padronização de informações. Para ser um instrumento útil, ele deve obedecer a princípios de validade e confiabilidade (capacidade de reproduzir resultados).[32,33] A validade é estimada através de cálculos de sensibilidade e especificidade, Na literatura, apenas as questões referentes ao catarro foram adequadamente validadas.[34] Questões referentes a dispnéia, tosse e chiado não têm validade estabelecida, e, quando o questionário for utilizado em avaliações individuais, devem apenas complementar a anamnese. Em situações de investigação de grupos, como a intenção das informações é epidemiológica, as discrepâncias entre respostas e diagnósticos clínicos são esperadas.[35] A confiabilidade é, em resumo, a consistência das respostas a uma mesma pergunta.

Na prática, dois questionários são utilizados: o questionário de bronquite crônica britânico (MRC) e o questionário de sintomas respiratórios da AMERICAN THORACIC SOCIETY (ATS). Este último pode ser preenchido pelo próprio entrevistado. Na Fundacentro, optou-se pela tradução do questionário britânico, que é mais breve e, conseqüentemente, mais vantajoso para trabalhos de campo[15] (ver Anexo A no final do capítulo). Ambos têm a possibilidade de codificação simples das respostas e não há diferenças em relação à sua validade e confiabilidade.

SAMET[35] coloca uma série de fontes de viéses na aplicação de questionários:

Ligados ao entrevistador – O treinamento de entrevistadores é fundamental. Não há necessidade de que sejam médicos. As questões devem ser formuladas conforme estão no texto, com uma instrução inicial para o entrevistado fornecer respostas objetivas, do tipo sim ou não. Às vezes, é necessário uma pequena explicação adicional, porém, com o cuidado de evitar induções a determinadas respostas. Normalmente, o treinamento de entrevistados é feito sob supervisão de entrevistadores experientes que, antes de saírem a campo, devem sempre conduzir um número mínimo de entrevistas, em indivíduos com e sem sintomas respiratórios, como forma de familiarizar-se com as questões, esclarecer dúvidas e conferir as respostas obtidas.

Ligados à época em que é aplicado – Indivíduos entrevistados durante a época mais fria do ano costumam apresentar mais queixas respiratórias, possivelmente, pelas flutuações temporais de irritações/infecções de vias aéreas. Apesar deste viés descrito na literatura, não se nota um controle para esta variável em trabalhos publicados. Na verdade, relatos de sintomas obtidos em épocas de maior incidência podem melhor corresponder às taxas verdadeiras de casos novos no período.

Ligados à alteração na estrutura original – A tradução do questionário deve obedecer à sua estrutura original. Algumas questões devem ser adequadas à intelecção da população em que será aplicado. Sugere-se que, caso haja alterações na estrutura original, estas sejam avaliadas quanto à sua validade.

EXAME CLÍNICO

Os achados do exame clínico nas DOP são dependentes do local de acometimento preferencial. Um derrame pleural conseqüente à exposição ao asbesto se manifestará ao exame clínico como uma síndrome de derrame. Uma pneumonia tóxica aguda pode-se apresentar com cianose, taquipnéia e estertores crepitantes difusos.

Nas pneumoconioses, os achados de exame físico são escassos nas fases iniciais da doença. Nas que cursam com fibrose intersticial, por exemplo, a asbestose, os achados clínicos podem ser mais precoces, com o aparecimento de estertores crepitantes basais e, ocasionalmente, baqueteamento digital.

A AO manifesta-se clinicamente e ao exame físico como asma, ou seja, com o aparecimento de sibilos, roncos e, em crises graves, cianose. Na bronquite crônica ocupacional pode-se encontrar murmúrio vesicular rude, com expiração prolongada e roncos esparsos.

PROVAS DE FUNÇÃO PULMONAR

Espirometria

Em pneumologia, a espirometria é a forma de avaliação funcional mais corriqueira. É um exame rápido, de fácil aplicação, baixo custo, que é útil, desde que utilizado com critérios, gerando informações de aplicações práticas, tanto clínicas quanto em relação ao ambiente de trabalho.

No âmbito ocupacional, as principais indicações do exame são:

- Avaliação de trabalhadores sintomáticos respiratórios.
- Avaliação de disfunção e de incapacidade respiratória.
- Seguimento longitudinal de grupos expostos (tanto em programas preventivos, quanto em investigações).

Sua utilidade em avaliações individuais (clínicas) de trabalhadores que procuram atenção médica por queixas respiratórias é semelhante à da prática clínica rotineira. A avaliação de disfunção/incapacidade será tratada adiante. O interesse maior prende-se à sua utilização em investigações epidemiológicas e programas de avaliação respiratória conduzidos em empresas.

A padronização da espirometria é o primeiro passo para a sua aplicação. Os equipamentos devem obedecer aos critérios do I Consenso Brasileiro sobre Espirometria[36] e, de preferência, possuir registros gráficos que permitam cálculos manuais para calibração e validação do funcionamento, assim como uma boa visualização para o verificação das curvas. Há espirômetros no mercado que operam de formas distintas, tais como espirômetros mecânicos de campânula em água, de fole, de pistão e eletrônicos como o pneumotacógrafo. Os técnicos em espirometria devem ser treinados, aptos a identificar manobras necessárias e a fazer cálculos manuais. Os valores de volume e fluxo obtidos devem ser corrigidos para as condições corporais de temperatura e pressão (BTPS). Fatores de correção para temperatura podem chegar a até 15% do valor obtido (dentro da faixa de temperatura recomendada para espirometria). Todos os serviços que realizam espirometria necessitam de um termômetro de precisão e um barômetro, embora os fatores de correção para pressão barométrica sejam discretos. As tabelas de valores normais disponíveis trazem seus resultados corrigidos para BTPS. Como exemplo, quando se faz o acompanhamento espirométrico longitudinal de um paciente, analisam-se dados colhidos em épocas aleatórias; erros originados pela não correção para BTPS podem ser muito superiores às diferenças esperadas pelo declínio etário.

A definição dos objetivos da espirometria deve ser clara. Nota-se, entretanto, que quando aplicado como exame periódico em um grupo exposto a risco respiratório, com freqüência os resultados são mal utilizados. Isto porque existe um conceito errôneo, de que a espirometria é um indicador precoce de comprometimento respiratório em grupos expostos a risco de pneumoconiose, ou mesmo, de doenças de vias aéreas. Em investigações efetuadas nos últimos 15 anos pela FUNDACENTRO com diferentes grupos ocupacionais, os resultados mostraram, quase sempre, uma monótona obtenção de espirometrias normais. Qual a razão destes achados, uma vez que se analisam resultados de trabalhadores submetidos a irritantes, sensibilizantes e outros agentes tóxicos para o sistema respiratório? A explicação é relativamente simples: somente indivíduos selecionados permanecem em ambiente de trabalho agressivo. Em epidemiologia ocupacional, este fenômeno é conhecido como *efeito do trabalhador sadio.*[37,38] Como então demonstrar efeitos deletérios da exposição ocupacional através da espirometria? Atualmente, uma série de publicações vem abordando a análise do comportamento longitudinal do VEF_1: através da obtenção de VEF_1 seriados a intervalos relativamente constantes, pode-se calcular para cada indivíduo o seu declínio anual. Este método é vantajoso, pois permite a utilização do indivíduo como o seu próprio controle, além de evitar a rotulação dos resultados pontuais como normais ou anormais.[39-41] Existe um grande intervalo ao redor da equação de regressão que possibilita classificar os resultados pontuais como normais, porém, a inclinação da curva de regressão individual ou as taxas médias de queda anual do VEF_1 podem ser maiores do que as esperadas. Nestes casos, pode-se suspeitar de efeitos deletérios sobre a função pulmonar.[39] A Figura 9.3 exemplifica estes conceitos.

Não há dados conclusivos publicados sobre o declínio anual longitudinal do VEF_1 considerado como *esperado*. Alguns estudos estão em curso e, certamente, serão uma contribuição maior para a análise de espirometrias seriadas de grupos ocupacionalmente expostos a riscos respiratórios.

Um ponto polêmico refere-se às equações de normalidade recomendadas. Os critérios de seleção de equações de valores normais encontram-se bem discutidos na revisão da ATS de 1991[42] e no I Consenso Brasileiro sobre Espirometria.[36] Acrescente-se que, preferencialmente, as equações de valores normais não devem ser antigas (mais de 15 anos), para evitar o efeito das modificações seculares dos indicadores espirométricos.[43] Um procedimento prático para seleção de valores de referência foi proposto por BECKLAKE.[44] Selecionam-se cerca de 30 espirometrias de trabalhadores assintomáticos respiratórios, não fumantes, sem alterações radiológicas de importância no tórax, oriundos do grupo a ser estudado/acompanhado. Compara-se com as equações disponíveis e, aquela que mais se aproximar dos resultados obtidos é selecionada.

Valores espirométricos de referência para a população brasileira adulta da raça branca[45] e raça negra[46] estão disponíveis. Estas opções devem ser incluídas no leque de valores normais publicados por autores de outros países. Como fato interessante, o estudo de valores normais na população negra brasileira mostra, em contraste com equações do hemisfério norte, resultados superponíveis aos da população branca.

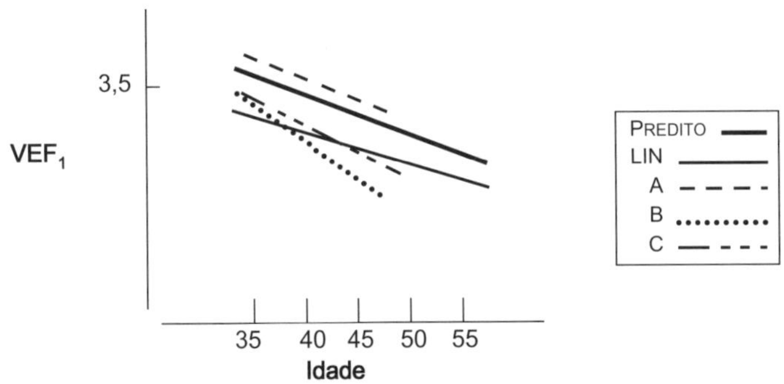

FIGURA 9.3 – Modelos hipotéticos de declínio longitudinal entre os 35 e 50 anos em três trabalhadores. LIN = limite inferior de normalidade; A = trabalhador com valores normais entre 35 e 50 anos e inclinação normal da curva; B = trabalhador apresentando queda acelerada do VEF_1. Até os 38 anos dentro da faixa de normalidade; C = trabalhador com queda acelerada do VEF_1. Os valores pontuais são normais até os 42 anos.

Embora baste o título de médico para que não haja restrições formais quanto à qualificação dos responsáveis pela supervisão e interpretação das espirometrias, é recomendável que na implantação de serviços próprios em empresas, ou na contratação de serviços de terceiros para esta finalidade, busque-se qualidade, utilizando-se profissionais que tenham conhecimento sólido da especialidade e experiência em espirometria, pois há uma direta relação entre a qualidade e a utilidade do exame dentro do PCMSO.

Curvas Seriadas de Pico de Fluxo Expiratório

Em asma ocupacional (AO), as curvas seriadas de pico de fluxo expiratório (PFE) são um método prático de estabelecimento do nexo causal entre o trabalho e os sintomas. Porém, elas não são capazes de determinar o agente responsável pelo quadro.

A história clínica detalhada permite que o médico programe um registro de medidas adequado. Nas situações em que a exposição causa sintomas imediatos, os registros podem ser de curta duração, cerca de 1 a 2 semanas, com medições feitas em horários próximos (a cada 2h), sem período de afastamento. Sintomas predominantemente noturnos exigem uma duração da curva maior (3 a 5 semanas), incluindo um período de afastamento, que também será orientado pela história clínica: a) quando o paciente refere melhora nos finais de semana, normalmente, um período de afastamento de 10 dias é suficiente; b) quando não há melhora nos finais de semana, é necessário um afastamento de 2 a 3 semanas. Provavelmente, o período de recuperação/estabilidade do PFE tem relação com o grau de inflamação brônquica preexistente.

Alguns fatores interferem nos resultados e interpretação da curva. Pacientes em uso contínuo ou esporádico de broncodilatadores, cromoglicato ou corticóides, ou, sujeitos a exposições ocupacionais intermitentes, devem ter estas variáveis ponderadas na interpretação dos resultados. O uso ocasional de broncodilatadores antes do horário de medida, pode aumentar desmesuradamente os valores de pico de fluxo. Às vezes, durante a realização da curva, não há exposição ao agente suspeito, por este não ser de uso rotineiro, o que invalida conclusões referentes à sua análise. O baixo nível de escolaridade tem sido um fator impeditivo de realização de curvas, em casos de suspeita de AO.[47]

Até recentemente, o único método de análise da curva era o visual, através da busca de padrões típicos de declínio.[48,49] Trabalhos atuais têm proposto formas de análise da curva através de métodos estatísticos,[47] porém, até o momento, a inspeção visual da curva é o método de maior especificidade e sensibilidade quando comparado à broncoprovocação específica.[49,50]

A fidelidade do registro de valores tem sido uma preocupação na interpretação dos achados da curva, visto que são passíveis de manipulações e incorreções. Já há no mercado, medidores de PFE que registram, eletrônicamente, o horário e o valor do fluxo obtido, que podem ser comparados com os valores anotados pelo paciente. Embora estes equipamentos não evitem as manobras inadequadas, eles são úteis. Para profissionais habituados a analisar registros seriados de pico de fluxo, a simples inspeção dos dados anotados dá uma boa idéia da fidelidade dos registros.

Outros Métodos de Análise da Função Pulmonar

Algumas situações exigem uma maior sofisticação da exploração da função pulmonar, principalmente a avaliação da disfunção e incapacidade respiratória conseqüentes a uma DOP, para fins de compensação previdenciária e reparações cíveis. O estudo da difusão de monóxido de carbono (D_LCO) e a avaliação da capacidade de exercício destacam-se pela propriedade de melhor avaliar as queixas de dispnéia, nem sempre expressas por alterações espirométricas. Estes métodos normalmente estão disponíveis em serviços de referência em pneumologia.

Capacidade de difusão pulmonar – A aferição da difusão do monóxido de carbono, através de técnicas padronizadas,[51,52] mede a capacidade de transporte de gases através da interface alveolocapilar. É um método útil, particularmente, na avaliação de pneumoconioses que cursam com fibrose intersticial difusa (por exemplo, asbestose, pneumoconiose por metais duros). Pneumoconioses que cursam com lesões predominantemente nodulares (por exemplo, silicose, pneumoconiose de mineiros de carvão), normalmente, não levam a alterações das trocas gasosas, por não comprometerem o interstício pulmonar de forma difusa.

Avaliação da capacidade de exercício – Este teste mede variáveis metabólicas, ventilatórias e cardiovasculares, durante uma sessão de exercícios predeterminada. É um método de extrema utilidade para se correlacionar queixas respiratórias com aptidão funcional e apontar para o sistema que a limita.[53] As doenças de causa respiratória, que levam a uma diminuição da capacidade de exercício, reduzem o consumo máximo de oxigênio (VO_2máx.). O VO_2máx. pode ser correlacionado com o grau de demanda de determinada ocupação, sendo importante no estabelecimento da incapacidade respiratória. Da mesma forma que a capacidade de difusão do CO, é um método que exige equipamento sofisticado, restrito a centros especializados.

MÉTODOS DE IMAGEM

A radiologia do tórax é o principal método de investigação de doenças que afetam o parênquima pulmonar. A tomografia computadorizada de alta resolução tem sido um método de imagem cotejado, recentemente, para algumas indicações específicas. Ambos descrevem alterações anatômicas, que não são, isoladamente, patognomônicas de pneumoconiose. Desde 1930, a Organização Internacional do Trabalho (OIT) edita publicações sobre a classificação radiológica das pneumoconioses. A versão de 1980 (quinta revisão da classificação) está em uso no momento.[54] Isto deu um importante impulso, não só ao estudo da radiologia das pneumoconioses como também de outras doenças intersticiais pulmonares, pois não somente a parte interpretativa é abordada, como também os critérios técnicos para radiografias de padrão adequado para leitura.

Radiografia Convencional

As alterações radiológicas iniciais das doenças intersticiais pulmonares crônicas são discretas, confundindo-se com a vasculatura normal do parênquima pulmonar. Portanto, não é difícil deduzir que pequenos desvios da técnica radiológica ideal, como, por exemplo, uma penetração inadequada, podem tanto magnificar como eliminar as alterações aos olhos de um leitor inexperiente (e experiente).

Infelizmente, a qualidade das radiografias de tórax da maioria dos serviços de radiologia públicos brasileiros, incluindo locais onde há formação de especialistas, seja por falta de equipamentos adequados, dificuldades na sua manutenção e compra de materiais de consumo, sobrecarga de trabalho, ou por formação inadequada do pessoal técnico responsável, está moldada dentro de um padrão sofrível, na rotina clínica.

A utilização da técnica radiológica adequada, que engloba bom equipamento, posicionamento correto, fatores de exposição satisfatórios e revelação de boa qualidade, são úteis não somente para o diagnóstico de doenças intersticiais, como também para outras doenças do tórax. Mesmo uma visualização melhor da região mediastinal e retrocardíaca pode ser obtida, com um comprometimento mínimo da resolução para parênquina pulmonar, com combinação écran-filme adequada.

O texto da classificação radiológica das pneumoconioses da OIT, incluindo a classificação, propriamente dita, técnicas e equipamentos, vêm junto com o jogo de radiografias padrão da OIT (há versões nas três línguas oficiais da organização: inglês, francês e espanhol),[54] ou, sem as radiografias, em tradução oficial para o português.[55] Não é intenção, neste texto, descrever os detalhes da classificação radiológica de pneumoconioses, mas comentar alguns aspectos práticos e polêmicos de sua utilização.

A classificação aborda a análise radiológica do tórax quanto a:

- qualidade técnica da radiografia;
- parênquima pulmonar;

- pleura;
- símbolos; *e*
- comentários.

Normalmente, a classificação é feita em folha de leitura apropriada que engloba a identificação do exame e do leitor. A folha permite a codificação dos achados possibilitando a criação de bancos de dados. Apesar de óbvio, é necessário salientar que é fundamental a identificação correta do exame que se está interpretando, principalmente por problemas de ordem legal. Em regiões aonde o problema de pneumoconioses é conhecido, já houve tentativas de deturpação de resultados, seja por troca de pacientes, por troca de radiografias, e outros meios mais curiosos.

A Figura 9.4 traz um algoritmo prático para a utilização da classificação radiológica.[56] É um fluxo de tomada de decisões que tem como pontos terminais:

- uma radiografia inadequada (qualidade 4);
- uma radiografia normal;
- uma radiografia alterada com imagens compatíveis com pneumoconiose; *e*
- uma radiografia alterada com imagens distintas das causadas por exposição a poeiras.

Não se faz classificação radiológica sem o jogo de chapas padrão da OIT, pois a análise das alterações observadas, notadamente a profusão e o tipo das pequenas opacidades, é feita comparativamente.

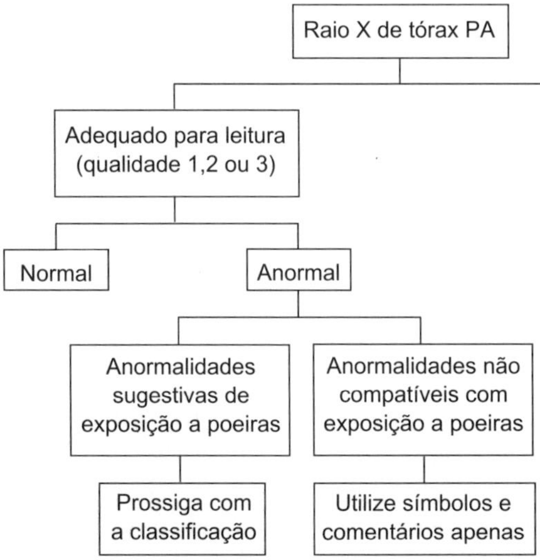

FIGURA 9.4 – Algoritmo prático de classificação radiológica.[55]

No Brasil não há regras estabelecidas para treinamento e credenciamento de leitores em classificação radiológica. Normalmente, o treinamento é feito através de um curso e, seqüencialmente, através da prática e do convívio com leitores experientes (da mesma forma que em países desenvolvidos). O único país que adota exames para credenciamento e recredenciamento periódico são os Estados Unidos da América, e como isto envolve estrutura institucional e administrativa sólidas, é possível que a criação deste procedimento ainda levará alguns anos para ser formalizada no Brasil.

Tomografia Computadorizada

A tomografia computadorizada vem sendo cada vez mais utilizada como método de imagem em doenças pulmonares. A sua aplicação em pneumoconioses ganhou impulso com o método de alta resolução, principalmente em casos de exposição ao asbesto. Normalmente, a asbestose é diagnosticada através de uma história ocupacional de exposição associada à radiografia de tórax anormal, compatível com a doença. No entanto, estudos de correlação clínica, anatomopatológica e radiológica demonstram que em até 20% dos casos pode haver asbestose com radiografias interpretadas como normais.[57,58]

Estudos de alterações tomográficas em pacientes com asbestose,[59] de correlação entre tomografia e anatomia patológica,[60] e entre radiografia simples e tomografia [61] colocam a tomografia de alta resolução como um método diagnóstico valioso em trabalhadores expostos ao asbesto. As principais indicações da sua utilização, no presente momento são:[62]

- avaliação de pacientes com radiografias suspeitas;
- doença pleural extensa, dificultando o julgamento do parênquima pulmonar; *e*
- avaliação de pacientes com evidências clínicas de asbestose e radiografia de tórax normal.

Nas pneumoconioses nodulares, como a silicose ou a pneumoconiose de mineiros de carvão (PMC), a situação é diversa. A dissociação clínico-radiológica não é tão importante como na asbestose. Além disso, opacidades do tipo “p” são de visualização mais difícil mesmo à alta resolução.[63] A maior parte dos estudos publicados, até o momento, refere-se a métodos tomográficos comuns,[64,65] e indica que a visualização de nódulos “q” e “r” não é superior à radiografia de tórax normal. Entretanto, a tomografia convencional é superior à radiografia de tórax na detecção de coalescência de nódulos e de grandes opacidades,[64,66] sendo um excelente método no diagnóstico de pneumoconioses complicadas.

Com a rápida evolução das técnicas de tomografia, o barateamento do custo do exame e uma maior disponibilidade de equipamentos, que já estão ocorrendo em algumas áreas do país, é possível que dentro de poucos anos, ela também seja de utilidade no diagnóstico precoce das pneumoconioses nodulares.

ANATOMIA PATOLÓGICA E DOENÇAS OCUPACIONAIS PULMONARES

As indicações de exames anatomopatológicos em doenças ocupacionais pulmonares são restritas, na prática, às doenças de parênquima pulmonar. Alguns estudos de caráter experimental descrevem a utilização de biópsias de mucosa brônquica no estudo de alterações morfológicas associadas à asma ocupacional,[67] porém, isto não faz parte da metodologia corriqueira de investigação.

O diagnóstico de doenças ocupacionais que acometem o parênquima pulmonar é feito com história clínica e ocupacional, e a radiografia de tórax. Este critério é internacionalmente aceito. Excepcionalmente, a biópsia pulmonar poderá ser indicada nas situações resumidas a seguir:[10]

1. Alteração radiológica compatível com exposição ocupacional, mas com

- história ocupacional incaracterística ou ausente;
- história de exposição a poeiras ou outros agentes não descritos na literatura como causadores de doença;
- tempo de exposição insuficiente para causar as alterações observadas; *ou*
- aspecto radiológico discordante com o tipo de exposição referida.

2. Trabalhadores expostos ao asbesto com sintomas e sinais clínicos da doença, prova funcional alterada, porém com radiografia e tomografia computadorizada de tórax normais.
3. Em casos de disputas judiciais, após discordância entre leitores devidamente treinados para interpretação da classificação internacional de pneumoconioses da OIT.

A biópsia por toracotomia limitada é o método de escolha, pois permite, além dos exames histológicos convencionais, a pesquisa de minerais no tecido pulmonar, que é necessária em alguns casos. Porém, por tratar-se de procedimento invasivo, pode-se indicar inicialmente a biópsia transbrônquica, mais rápida e prática, realizada mesmo ambulatorialmente.

DIAGNÓSTICO E ESTABELECIMENTO DO NEXO CAUSAL

O diagnóstico das pneumoconioses é feito essencialmente através da anamnese, com ênfase na história ocupacional de exposição a poeiras minerais, e da radiografia do tórax. Em casos de suspeita de doenças associadas ao asbesto, a tomografia computadorizada tem sido utilizada de forma crescente, pois permite uma melhor avaliação da pleura, da região dos recessos diafragmáticos, além de permitir o diagnóstico diferencial com outras patologias, notadamente o enfisema pulmonar. Excepcionalmente, métodos mais invasivos são necessários para o diagnóstico das pneumoconioses.

A asma ocupacional exige, além da história ocupacional e clínica detalhadas, a avaliação funcional através da curva seriada de pico de fluxo expiratório (PFE). Um dos problemas na investigação da asma ocupacional é que alguns pacientes, quando chegam à consulta, encontram-se afastados do trabalho, seja por benefício previdenciário, ou por não mais estarem na empresa. Nestes casos, deve-se tentar a reintegração ao emprego por suspeita de doença ocupacional, para o prosseguimento da investigação. Quando não for factível, o diagnóstico deverá ser embasado na história clínica sugestiva, associada à exposição a um determinado agente reconhecidamente relacionado à asma ocupacional. É importante lembrar que alguns pacientes com asma, afastados do trabalho por incapacidade, não podem ser readmitidos ao seu setor original, por risco de desenvolver broncospasmo grave. A história clínica, com referência de crises graves e internações hospitalares, é indicativa da gravidade do quadro. Na literatura, há descrições de casos de morte de trabalhadores quando reexpostos no ambiente de trabalho.[67] A identificação do agente responsável pelo quadro é complexa, uma vez que, em geral, as exposições ocupacionais a agentes químicos são múltiplas. Na suspeita de determinado agente, a curva de PFE pode ser programada para avaliar a associação, porém, o método ideal para a identificação é a provocação brônquica específica que, normalmente, requer ambiente hospitalar para a sua realização, devido à possibilidade de reações espásticas de forte intensidade.

Sintomas compatíveis com bronquite crônica, tosse e catarro matinais por um período de 90 ou mais dias em dois anos consecutivos, podem ser de causa ocupacional, notadamente em situações de exposições crônicas a poeiras minerais. Na avaliação individual, o diagnóstico de bronquite crônica ocupacional é difícil de ser estabelecido na presença de fatores de confusão, como o hábito de fumar, atual ou pregresso. Em pacientes não fumantes, ou, quando existe uma grande diferença entre as magnitudes da exposição ocupacional e à fumaça de tabaco, é possível se firmar o diagnóstico.

O nexo causal é a associação entre uma doença e seu(s) fator(es) etiológico(s). É embasado em princípios de *consistência, força, relações dose-resposta, especificidade, coerência* e *plausibilidade biológica.*[68] O diagnóstico de uma DOP traz implícito o reconhecimento de uma associação entre os sinais e sintomas apresentados e a(s) exposição(ões) ocupacional(ais). Como na maior parte dos diagnósticos médicos, isto é baseado em probabilidades.

Parâmetros Clínicos e Funcionais de Avaliação de Disfunção e Incapacidade

Devido às implicações legais conseqüentes a uma doença ocupacional, é importante que as repercussões na vida diária sejam qualificadas e quantificadas. A *disfunção*, é a repercussão da doença em parâmetros funcionais. É, portanto, um parecer médico. Por sua vez, a *incapacidade* reflete a influência da doença na vida diária. É uma definição médico-legal. A incapacidade pode aparecer em nível de atividades de trabalho ou da vida diária. Nem sempre uma disfunção leva à incapacidade.[69]

Após o diagnóstico firmado de uma DOP, estuda-se a repercussão funcional da doença. Tanto nas doenças do parênquima pulmonar, como nas das vias aéreas, os pacientes devem ser avaliados com questionário de sintomas respiratórios e espirometria. O principal sintoma relacionado à avaliação de pacientes com pneumoconiose é a dispnéia, pois pode ser graduada de acordo com escala própria. Em pacientes com AO, além da dispnéia, é importante a freqüência, intensidade e gravidade das crises, assim como avaliar a necessidade de medicação do paciente.

O estudo da difusão do CO (D_LCO) e o teste de exercício são exames complementares de utilidade, porém não disponíveis em grande escala.

A Tabela 9.2 traz o sistema de graduação da disfunção respiratória, que foi adotado pelo I Consenso Brasileiro sobre Espirometria.[36] Os parâmetros de análise são clínicos (dispnéia) e funcionais. Nas Tabelas 9.3 e 9.4 propõe-se a graduação da asma, de acordo com critérios espirométricos, testes de reversibilidade e/ou provocação brônquica, e medicação necessária para seu controle.[70]

O estabelecimento da incapacidade laborativa é um terceiro passo. Depende, fundamentalmente, da repercussão da disfunção respiratória na atividade laborativa. Para a avaliação da incapacidade, é importante que o profissional tenha bom conhecimento do tipo de tarefa habitual do paciente, para que possa associá-la com a doença e suas repercussões funcionais. É uma avaliação importante pelas suas conseqüências, pois o estabelecimento da incapacidade pode acarretar uma quebra na carreira profissional do trabalhador, perdas monetárias, dificuldades para obtenção de novos empregos e discriminação social. Por outro lado, não se pode permitir a continuidade de determinados trabalhos que exijam maior esforço por parte do trabalhador, ou no qual exista o risco de agravamento de DOP mesmo assintomática e sem repercussões funcionais.

Conduta Médico-Legal

Uma DOP diagnosticada deve ser objeto de emissão de CAT, independente da necessidade de afastamento. A CAT pode ser emitida por qualquer

TABELA 9.2 – Graduação da disfunção respiratória.[a] (36,39)

Grau Variável	*I – Sem Disfunção*	*II – Disfunção Leve*	*II – Disfunção Moderada*	*IV – Disfunção Acentuada*
Sintoma				
Dispnéia	Ausente	Andando rápido no plano ou subindo ladeira devagar	Andando no plano com pessoa da mesma idade ou subindo lance de escada	Andando devagar no plano 100m esforços menores ou mesmo em repouso
Espirometria[b]				
% CVF[c]	> LI nl[e]	60 – LI nl	51 – 59	< 50
%VEF_1, VEF_1[d]/CVF%		60 – LI nl	41 – 59	< 40
Difusão[b]				
D_LCO (% previsto)	> 70	60 – 69	41 – 59	< 40
Exercício[b] VO_2máx. (% previsto)	> 70	60 – 69	41 – 59	<40 ou <1 litro/min

[a] = Modificada de American Medical Association – Guide to the evaluation of permanent impairment. 4ª ed. Chicago, *AMA*, 1993. pp. 115-129.
[b] = Os valores previstos da normalidade deverão seguir as normas da Sociedade Brasileira de Pneumologia e Tisiologia (I Consenso Brasileiro sobre Espirometria).[36]
[c] = É a variável fundamental para a graduação do distúrbio restritivo.
[d] = É a variável fundamental para a graduação do distúrbio obstrutivo.
[e] = Limite inferior da normalidade – limite inferior do intervalo de confiança de 95% ($\bar{x}$=1,64 DP).
VEF_1 = volume expiratório forçado no 1° segundo; CVF = capacidade vital forçada; D_LCO = difusão do monóxido de carbono; VO_2máx. = consumo máximo de oxigênio. DP = desvio padrão.

profissional médico que atenda o paciente, devendo ser acompanhada de relatório com as informações clínicas necessárias e relevantes que levaram ao diagnóstico, sugestão de necessidade de afastamento e tempo de tratamento. De maneira geral as emissões de CAT são feitas pelos serviços médicos de empresas (próprios ou contratados) e, mais recentemente, por serviços médicos de sindicatos e pela rede pública.

A CAT tem por finalidade o registro de acidentes típicos e doenças profissionais. É o instrumento de entrada do trabalhador no sistema de seguro social público. Caso haja necessidade de afastamento do trabalho superior a 15 dias, o paciente é encaminhado para uma perícia médica, feita por profissionais do Instituto Nacional do Seguro Social (INSS), ou prestadores de serviço do Instituto, que irão julgar a necessidade de manutenção do afastamento e o período indicado. Caso a incapacidade laborativa se confirme, o trabalhador recebe o auxílio-doença acidentário, pelo período em que durar o afastamento. Cessado o motivo que gerou o afastamento, o paciente recebe alta do benefício, tendo direito ao recebimento do auxílio-acidente, caso a

TABELA 9.3 – Quantificação da disfunção respiratória para doenças com anormalidade funcional variável.[70]

Escore	*VEF_1 pós-broncodilatador*	*Modificação do VEF_1 pós-broncodilatador ou Grau de hiper-responsividade brônquica[b]*		*Mínima medicação necessária[c]*
		Melhora VEF_1 pós-broncodilatador (%)	**PC_{20}, (mg/ml)[d]**	
0	> LI nl[a]	< 10	> 8	Sem medicação
1	70 – LI nl	10 – 19	8 – 0,5	Broncodilatador e/ou cromoglicato ocasionalmente
2	60 – 69	20 – 29	0,5 – 0,125	Broncodilatador ou cromoglicato diariamente e/ou esteróides inalados em baixa dosagem (< 800μg de beclometasona ou equivalente)
3	50 – 59	> 30	< 0,125	Broncodilatador quando necessário e altas doses diárias de esteróides inalados (> 800μg beclometasona ou equivalente) ou cursos ocasionais de esteróide sistêmico (1 – 3/ano)
4	< 50	–	–	Broncodilatador quando necessário e altas doses de esteróides inalados (> 1.000μg diários de beclometasona ou equivalente) e esteróide sistêmico diários

[a] Limite inferior da normalidade: limite inferior do intervalo de confiança de 95%.
[b] VEF_1 basal acima do LI normal: utilizar hiper-responsividade brônquica; quando abaixo do LI normal: utilizar grau de reversibilidade ao broncodilatador.
[c] Necessidade mínima de medicação para controle sintomático.
[d] Concentração de metacolina que provoque redução de 20% nos valores basais de VEF_1.

doença tenha deixado seqüelas que interfiram na sua capacidade de trabalho. É possível que, no momento do diagnóstico ou no decurso do afastamento, o perito julgue que o paciente apresente incapacidade para qualquer tipo de atividade adequada ao seu perfil profissional. Nestes casos, concede-se aposentadoria acidentária.

Paralelamente ao processo de julgamento da concessão de benefício previdenciário por incapacidade laborativa, o paciente com DOP pode reque-

TABELA 9.4 – Classes de disfunção em asma, conforme soma de escores clínico-funcionais.[70]

Classe de disfunção	*Escore total*
	0
I	1 – 3
II	4 – 6
III	7 – 9
IV	10 – 11
V	Asma não controlada apesar de tratamento máximo: VEF_1 < 50% do previsto apesar do do uso de 20mg/dia ou mais de prednisona

rer compensação por danos à sua saúde na área cível. Este processo diferencia-se da compensação previdenciária, uma vez que admite como suficiente a presença de doença ocupacional, independente da coexistência de disfunção e/ou incapacidade.

A identificação de uma pneumoconiose exige avaliação clínica e funcional para determinar-se o grau da disfunção e auxiliar no estabelecimento da incapacidade. O diagnóstico, por si só, implica numa imediata intervenção ocupacional, independentemente do julgamento da incapacidade. Este ponto é relevante, pois é possível a notificação da doença mesmo sem afastamento do trabalho, no caso de inexistência de incapacidade. Este fato, de nenhuma forma, isenta a empresa de tomar as medidas preventivas adequadas para se evitar a continuidade da exposição e a progressão da doença. Faz exceção, um caso de pneumoconiose diagnosticada durante atividade profissional posterior àquela que gerou a doença, e seja isenta do agente causal e/ou outros agentes agressores do sistema respiratório. A relação entre pneumoconiose, disfunção e incapacidade está ilustrada na Figura 9.5.

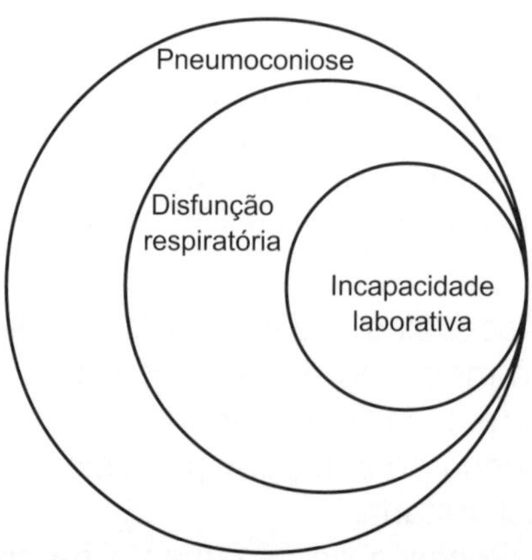

FIGURA 9.5 – Relação entre pneumoconiose, disfunção e incapacidade.

A correlação entre o comprometimento radiológico, sintomas respiratórios e função pulmonar não é direta e não guarda proporcionalidade. O encontro dos casos radiologicamente avançados com pouca repercussão clínica e funcional, assim como casos iniciais com sintomas e/ou alterações funcionais de importância, não é raro.[71] Fatores associados, como hiper-reatividade brônquica, tabagismo e doenças respiratórias pregressas, contribuem para que isto ocorra.

O potencial progressivo das pneumoconioses fibrogênicas (silicose e asbestose) deve balizar os procedimentos de acompanhamento clínico da doença. Uma avaliação pericial, que inicialmente descaracterize uma incapacidade laborativa, não implica que a progressão da moléstia ou a concomitância de intercorrências clínicas não leve ao estabelecimento de incapacidade temporária ou permanente no futuro.

A asma ocupacional (AO) é uma doença que torna o trabalhador *permanentemente impedido* para qualquer atividade que envolva exposição, em qualquer concentração, ao agente que a desencadeou,[72] pois a continuidade da exposição envolve risco de progressão dos sintomas (freqüência e intensidade), e risco de vida.[73] A doença também pode incapacitá-lo para outros tipos de atividade laborativa, seja de modo temporário, na sua fase aguda (por ocasião do diagnóstico) ou permanente, pois na maioria dos casos (60 a 90%) a doença se torna crônica, com continuidade dos sintomas mesmo vários anos após o afastamento da exposição.[74]

Os critérios clínicos de estabelecimento de incapacidade laborativa na AO são semelhantes aos critérios de avaliação de casos de asma não ocupacional. A diferença aparece por ocasião da alta do benefício, pois o retorno ao trabalho deve se dar em ambiente isento do(s) fator(es) desencadeante(s). Isto nem sempre é possível, pois, com freqüência, o ambiente de trabalho é único, não havendo possibilidade de uma adequada proteção respiratória do trabalhador, o que coloca o paciente e as instituições envolvidas (a empresa e os serviços públicos) frente a um jogo, em que o perdedor é conhecido.

Prevenção

As pneumoconioses são doenças totalmente preveníveis e passíveis de erradicação. Nos países desenvolvidos, casos de pneumoconioses estão se tornando raros, fazendo com que as doenças ocupacionais de vias aéreas (asma ocupacional, bronquite crônica ocupacional) liderem as estatísticas de prevalência e incidência.

O Brasil, como outros países em desenvolvimento, vive um momento em que estas doenças estão emergindo e, embora haja o conhecimento ocupacional e clínico acumulado pela experiência de outros países, os meios para implementar e manter programas de controle de riscos são sofríveis, dentro da estrutura de saúde pública vigente. Nas próximas décadas, as pneumoconioses estarão limitadas a países subsenvolvidos e em desenvolvimento.

A edição da NR-7 pelo Ministério do Trabalho, em dezembro de 1994, veio alterar conceitos da prática da saúde ocupacional, pois privilegiou programas de saúde ocupacional adequados aos riscos de cada empresa, com um enfoque epidemiológico. Empresas que possuam situações de risco de doenças ocupacionais pulmonares necessitam adotar um Programa de Proteção Respiratória (PPR) que contemple ações de prevenção primária e secundária. Portanto, teoricamente, estes dois níveis estão alocados dentro de um mesmo programa.

A prevenção primária em pneumoconioses refere-se à prática de medidas de proteção coletiva que visem diminuir a emissão de poeiras para o ambiente através de:

- adequação de sistemas de ventilação e/ou exaustão;
- trabalhos a úmido;
- isolamento de áreas críticas;
- alterações de processos (matérias-primas – máquinas – fluxo, etc.); *e*
- organização do trabalho.

Em situações especiais, quando os meios de proteção coletiva não sejam suficientes e eficientes, a utilização de equipamentos de proteção individual (EPI) pode estar indicada. Estes equipamentos devem ser adequados ao tipo das poeiras geradas e ser bem controlados quanto à sua utilização e manutenção corretas.[75,76]

A prevenção secundária visa à monitorização habitual do meio ambiente e da população exposta para identificar problemas de exposição às poeiras. Os métodos de controle médico utilizados para grupos expostos a poeiras minerais são os questionários de sintomas respiratórios, a radiografia do tórax e a espirometria. A periodicidade destas avaliações está definida na NR-7.[30] A prevenção secundária gera dados ambientais, parâmetros clínicos, funcionais e radiológicos que alimentam o sistema de vigilância epidemiológica.

A prevenção terciária, em casos de pneumoconioses, visa ao acompanhamento clínico do paciente, assim como medidas preventivas que diminuam o risco de possíveis complicações no curso da doença (por exemplo, prevenção da silicotuberculose).

Empresas que tenham seu próprio serviço de saúde ocupacional têm melhores condições de implantar o PPR. Empresas pequenas e médias dependem de assessorias de serviços privados e públicos para que estas ações possam ocorrer com êxito.

A asma ocupacional pode ser induzida por substâncias irritantes ou sensibilizantes. O controle da exposição a substâncias irritantes, no ambiente de trabalho, através de medidas de higiene industrial e medidas educativas, é importante tanto para a asma induzida ou agravada por irritantes como para aquela induzida por sensibilizantes.

As medidas preventivas em AO podem ser assim exemplificadas:

1. A prevenção primária consiste no controle da exposição e de outros determinantes da doença. A eliminação do agente sensibilizante (através de substituição, mudança de processos ou outros métodos), a redução da exposição (através de medidas de isolamento, ventilação, supressão da poeiras, fumos, vapores e gases, práticas de trabalho, equipamentos de proteção individual e outras) e a redução do número de indivíduos expostos, são partes da proteção primária. O controle do hábito de fumar e da exposição a agentes irritantes no ambiente de trabalho pode reduzir o número de indivíduos sensibilizados. Até o momento, não há evidências de que a exclusão de indivíduos atópicos em exames de seleção para trabalhos que envolvam exposição a substâncias sensibilizantes seja efetiva para reduzir a incidência de AO.
2. As medidas preventivas secundárias consistem na avaliação periódica de trabalhadores expostos a agentes sensibilizantes, na tentativa de identificar, precocemente, casos de AO, a fim de minimizar a duração e severidade da doença. Esta avaliação periódica pode ser feita através de questionário de sintomas respiratórios padronizado, testes de função pulmonar antes e após a jornada de trabalho, curvas de pico de fluxo expiratório (PFE) em casos onde houver suspeita da doença, e testes imunológicos (cutâneos ou sorológicos). Entretanto, cabe salientar que a espirometria tem baixa sensibilidade para o diagnóstico, enquanto os testes imunológicos indicam sensibilização, que nem sempre se acompanha de asma. Quando se diagnostica um caso de AO, o ambiente de trabalho deve ser avaliado e trabalhadores com a mesma exposição devem ser examinados.
3. Em nível terciário, dispõe-se do tratamento clínico do trabalhador afetado e a correta intervenção ocupacional. A remoção da exposição deve ser feita prontamente, pois crises de asma podem ser desencadeadas por doses baixíssimas do agente causador.

Anexo A

Questionário de Sintomas Respiratórios e Exposições Inalatórias Ocupacionais (traduzido e adaptado)[30]

Nome ____
Endereço ______________________________ Telefone __________
Sexo ______________________________ ☐
Cor ______________________________ ☐
Data de nascimento ______________________________ ☐☐☐☐☐☐
Idade ______________________________ ☐☐
Estado civil ______________________________ ☐
Indústria ______________________________ ☐
História profissional ______________________________
____
______________________________ ☐☐☐☐☐☐☐☐☐☐☐
Data do questionário ______________________________ ☐☐☐☐☐☐
Entrevistador ______________________________ ☐☐

Adaptado do Questionário de Sintomas Respiratórios Medical Research Council – Grã-Bretanha – 1976.

Coloque as questões conforme a relação a seguir. Assinale nos boxes 1 = Sim, 2 = Não, ou outros códigos previamente estabelecidos. Quando em dúvida, assinale *Não*. Informe ao entrevistado sobre o questionário, orientando-o para responder, Sim ou Não, toda vez que possível.

1. Tosse

1.1. Você geralmente tosse ao acordar? ☐
1.2. Você geralmente tosse durante o dia ou a noite? ☐

Caso *Sim* para 1.1 ou 1.2
1.3. Você tosse pelo menos 3 meses por ano ao acordar? ☐

2. Catarro

2.1. Você geralmente escarra ao acordar? ☐
2.2. Você geralmente escarra durante o dia ou a noite? ☐

Caso *Sim* para 2.1 ou 2.2
2.3. Você escarra pelo menos 3 meses por ano ao acordar? ☐

3. Tosse e catarro

(Em caso de questões 1.3 e 2.3 serem positivas)
3.1 Há quantos anos você apresenta tosse e catarro matinais? ☐☐

4. Dispnéia

Caso o entrevistado tenha uma limitação à deambulação por problemas que não sejam de ordem pulmonar ou cardíaca, assinale "1" e omita as questões de n°s 10, 11 e 12. ☐

4.1. Você sente falta de ar ao andar apressado no plano ou numa subida leve? ☐

Caso *Sim* para 4.1:
4.2. Você consegue acompanhar os passo de pessoas de sua idade, andando no plano? ☐

Caso *Sim* para 4.1 ou 4.2:
4.3. Voce tem de parar para descansar quando anda no plano em passo normal? ☐

5. Chiado

5.1. Você já notou *chiado*, *apitos* ou *miados* no seu peito? ☐
5.2. Você já apresentou algum episódio de chiado com falta de ar? ☐

Caso Sim para 5.2, prossiga com as questões referentes ao chiado:
5.3. Sua respiração é normal entre estes episódios? ☐
5.4. Com que idade começou a apresentar chiado? ☐☐

Com relação à jornada de trabalho, escreva os episódios de chiado no peito:

5.5. Cronologia: ____

____

____ ☐☐☐

5.6. Relação com determinadas substâncias ou atividades no ambiente de trabalho: ____

____ ☐

5.7. Existe alguma diferença nos sintomas, durante os fins de semana ou nas férias: ____

____ ☐

5.8. Relação com determinadas substâncias ou atividades fora do ambiente do trabalho: ____
____ □□□

6. Doenças respiratórias recentes

6.1. Durante os últimos 3 anos você apresentou alguma doença respiratória que o afastasse das atividades por pelo menos 1 semana? □

Caso *Sim* para 6.1:
6.2. Neste episódio, aumentou a quantidade de escarro? □
6.3. Quantos episódios semelhantes à penúltima questão nos últimos 3 anos? □

7. Outras doenças respiratórias ou correlacionadas

7.1. Você apresenta(ou):

Trauma de tórax	(=1)
Fratura de costela	(=2)
Cirurgias torácicas	(=3)
Bronquite crônica	(=4)
Asma brônquica	(=5)
Enfisema	(=6)
Tuberculose	(=7)
Pneumonia	(=8)
Derrame pleural	(=9)
	□□□

8. Tabagismo

8.1. Você fuma? □
8.2. Você já fumou pelo menos 1 cigarro ao dia por 1 ano? □

Caso *Não* para 8.2, omita as questões restantes referentes ao fumo:
8.3. Quantos cigarros por dia? □□
8.4. Com que idade começou a fumar? □□
8.5. Tabagismo em anos/maço? □□□

Para ex-fumantes
8.6. Há quantos anos parou de fumar? □□

9. Exposição a poeiras orgânicas e inorgânicas (em outros empregos)

9.1. Você já trabalhou diretamente exposto ou próximo à emissão de poeiras? ☐

Caso *Sim* para 9.1:

9.2. Quais: ______________________________

____

______________________________ ☐☐

Peso (kg): ______________________________ ☐☐

Altura (cm): ______________________________ ☐☐

Prova de função pulmonar

VEF_1 (1)	☐☐☐
CVF (1)	☐☐☐
FEF (1/s)	☐☐☐
PFE (1/m)	☐☐☐

Comentários adicionais:

____

Referências Bibliográficas

1. ALGRANTI, E. – Occupational lung diseases in Brazil. **In**:BANKS, D.E. & PARKER, J.E. *Occupational Lung Diseases – An International Perspective.* Londres, Chapman and Hall, 1998. pp. 105-116.
2. MORROW, P.E. – An evaluation of the physical properties of monodisperse and heterodisperse aerosols used in the assessment of bronchial function. *Chest*, **80**:809-813, 1981.
3. AGNEW, J.E. – Physical properties and mechanism of deposition of aerosols. **In**:CLARKE, W.; PAVIA, D. *Aerosols and the Lung.* Londres, Butterworths, 1984. pp. 49-70.
4. TASK GROUP ON LUNG DYNAMICS COMMITTEE II – International committee on radiological protection. Deposition and retention models for internal dosimetry of the human respiratory tract. *Health Phys.*,**12**:173-208, 1966.
5. NAEGELSCHMIDT, G. – The relation between lung dust and lung pathology in pneumoconiosis. *Br. J. Ind. Med*, **17**:247-259, 1960.
6. PARKES, R.W. – Aerosols:their deposition and clearance. **In**:PARKES, R.W. *Occupational Lung Disorders*, 3ª ed. Oxford, Butterworths, 1994. pp. 35-49.
7. HASLAM, P.L. – Basic immunology and immunopathology. **In**:PARKES, R.W. *Occupational Lung Disorders.* 3ª ed. Oxford, Butterworths, 1994. pp. 50-99.
8. HEPPLESTON, A.G. – Pathogenesis of mineral pneumoconiosis. **In**: PARKES, R.W. *Occupational Lung Disorders.* 3ª ed. Oxford, Butterworths, 1994. pp. 100-134.
9. CAPELOZZI, V.L. – Efeitos da poluição, tabagismo e poeiras minerais sobre o aparelho respiratório. *J. Pneumol.,* **20**:157-164, 1994.
10. ALGRANTI, E.; De CAPITANI, E.M.; BAGATIN, E. – Sistema respiratório. **In**:MENDES, R. *Patologia do Trabalho.* São Paulo, Atheneu, 1996. pp. 89-137.
11. BAGATIN, E.; JARDIM, J.R.B.; NERY, L.E. *et al.* – Ocorrência de silicose pulmonar na região de Campinas – SP. *J. Pneumol.*, **21**:17-26, 1995.
12. HOLANDA, M.A; HOLANDA, M.A.; MARTINS, M.P.S.; FELISMINO, P.H.; PINHEIRO, V.G.F. – Silicose em cavadores de poços:história natural, epidemiologia e medidas de controle. *J. Pneumol.* **21**:27-33, 1995.
13. CASTRO, H.A. & BETHLEM, E. – Comissão Técnica Estadual de Pneumopatias Ocupacionais do Estado do Rio de Janeiro – A silicose na indústria naval do Estado do Rio de Janeiro:análise parcial. *J. Pneumol.,* **21**:13-16, 1995.
14. ALGRANTI, E.; SOUZA FILHO, A.J.; MENDONÇA, E.M.C.; SILVA, R.C.C.; ALICE, S. – Pneumoconiose de mineiros de carvão:dados epidemiológicos de minas da bacia carbonífera brasileira. *J. Pneumol.* **21**:9-12, 1995.
15. ALGRANTI, E. – *Doenças Respiratórias Associadas à Mineração de Carvão:Estudo de Corte de 5 anos.* Tese de Doutorado, Faculdade de Medicina da Universidade de São Paulo, São Paulo, 1991.
16. HURLEY, J.F.; BURNS, J.; COPLAND, L. *et al.* – Coalworkers' simple pneumoconiosis and exposure to dust at 10 British coalmines. *Br. J. Ind. Med.*, **39**:120-127, 1982.
17. VAUTRIM, H. J.; MORFELD, P.; KAMPMANN,B. – Prevalence, incidence densities and cummulative incidences of pneumoconiotic changes for two groups of miners of a mine in Western Germany coal mining. **In**:*Proceedings, VII International Pneumoconioses Conference.* US Department of Health and Human Services (NIOSH Publication 90-108, Part I), 1990. pp. 132-135.
18. AMÂNCIO, J.B.; BONCIANI, M.; URQUIZA, S.D. – Avaliação radiológica de trabalhadores da indústria de fibrocimento do Estado de São Paulo. *Rev. Bras. Saúde Ocup.*, **63**:51-55, 1988.
19. ALGRANTI, E.; LIMA, C.Q.B.; VIEIRA, A.V. – Asbesto e carcinoma broncogênico:pesquisa de fibras em tecido pulmonar de três pacientes com carcinoma broncogênico. *Rev. Paul. Med.*, **107**:133-138, 1989.

20. De CAPITANI, E.M.; METZE, K.; FRAZZATO Jr., C. *et al.* – Mesotelioma maligno de pleura com associação etiológica a asbesto:a propósito de 3 casos clínicos. *Rev. Assoc. Med. Bras.*, **43**:265-272, 1997.
21. ALGRANTI, E.; MORRONE, L.C.; MORRONE, N. *et al.* – Siderose pulmonar por óxido de ferro em trabalhadores:uma poeira inerte? *Rev. Paul. Med,* **103**:259-264, 1985.
22. De CAPITANI, E.M. – Prevalência de pneumoconiose em trabalhadores expostos a rocha fosfática. *Rev. Saúde Publ.,* **23**:98-106, 1989.
23. CHIBANTE, A.M.; PADILHA, C.P.; BETHLEM, E.P. *et al.* – Pneumoconiose dos moedores de talco:estudo de sete casos. *J. Pneumol.,* **16**:57-61, 1990.
24. De CAPITANI, E.M. – *Alterações Respiratórias em Trabalhadores Expostos a Poeira de Corindo.* Tese de Doutorado. Faculdade de Ciências Médicas da Universidade de Campinas, 1996.
25. CUKIER, A.; ALGRANTI, E.; TERRA FILHO, M. *et al.* – Pneumoconiose em trabalhadores de indústria de abrasivos. *Rev. Hosp. Clin. Fac. Med. São Paulo*, **46**:180-183, 1991.
26. MENDONÇA, E.M.C.; ALGRANTI, E.; SILVA, R.C.C.; BUSCHINELLI, J.T.P. – Ambulatório de pneumopatias ocupacionais da Fundacentro:resultados após 10 anos. *Rev. Bras. Saúde Ocup.*, **22**:7-13, 1994.
27. MENDONÇA, E.M.C.; ROSA, E.; FREITAS, J.B.P. *et al.* – Occupational asthma in the city of São Paulo. **In**:CHYIOTANI, Y.; HOSODA, Y.; AIZAWA, Y. *Advances in the Prevention of Occupational Respiratory Diseases.* Amsterdam, Elsevier Sciences, 1988. pp. 445-451.
28. MENDONÇA, E.M.C.; ALGRANTI, E.; SILVA, R.C.C.; RIBEIRO, M.C.S.A. – Bissinose e asma ocupacional em trabalhadores de uma fiação de linho em Sorocaba – São Paulo. *J. Pneumol.*, **21**:1-8, 1995.
29. BECKLAKE, M. – Occupational exposures:evidence for a causal association with chronic obstructive pulmonary disease. *Am. Rev. Resp. Dis.*, **140**:585-591, 1989.
30. BRASIL – Portaria nº 24 de 29 de dezembro de 1994. Nova redação da NR-7 – Programa de Controle Médico de Saúde Ocupacional, Diário Oficial da União, 30 de dezembro de 1994.
31. ACHESON, E.D.; GARDNER, M.J.; PIPPARD, E.C. – Mortality of two groups of women who manufactured gas masks from chrysoyile and crocidolite asbestos:a 40-year follow-up. *Br. J. Ind. Med.*, **39**:344-348, 1982.
32. BENNET, A.E. & RITCHIE, K. – *Questionnaires in Medicine.* Londres, Oxford University Press, 1975.
33. FLOREY, C.D.& LEEDER, S.R. – *Methods of Cohort Studies of Chronic Airflow Limitation.* Copenhagen, WHO Regional Publications (European Series nº 12), 1982.
34. FLETCHER, C.M.; ELMES, P.C.; FAIRBARN, A.S.; WOOD, C.H. –The significance of respiratory symptoms and the diagnosis of chronic bronchitis in a working population. *Br. Med. J.,* **2**:257-266, 1959.
35. SAMET, J.H. – A historical and epidemiological perspective on respiratory symptoms questionnaires. *Am. J. Epidemiol.,***108**:435-446, 1978.
36. PEREIRA, C.A.C. – I Consenso Brasileiro sobre Espirometria. *J. Pneumol.*, **22**(3), 1996.
37. McMICHAEL, A.J. – Standardized mortality ratios and the "healthy worker effect":scratching beneath the surface. *J. Occup. Med.*, **18**:165-168, 1976.
38. EISEN, E.A.; WEGMAN, D.H.; LOUIS, T.A. – Effects of selection in a prospective study of forced expiratory volume in Vermont granite workers. *Am. Rev. Respir. Dis.*, **128**:587-591, 1983.
39. BURROWS, B.; LEBOWITZ, M.D.; CAMILLI, A.E.; KNUDSON, R.J. – Longitudinal changes in forced expiratory volume in one second in adults. *Am. Rev. Respir. Dis.*, **133**:974-980, 1986.
40. GLINDMEYER, H.W.; DIEM, J.E.; JONES, R.N.; WEILL, H. – Noncomparability of longitudinally and cross-sectionally determined annual changes in spirometry. *Am. Rev. Respir. Dis.*, **125**:544-548, 1982.

41. BURROWS, B,; KNUDSON, R.J.; CAMILLI, A.E.; LYLE, S.K.; LEBOWITZ, M.D. The "horse racing effect" and predicting decline in forced expiratory volume in one second from screening spirometry. *Am. Rev. Respir. Dis.*, **135**:788-793, 1987.
42. AMERICAN THORACIC SOCIETY – Lung function testing:selection of reference values and interpretative stategies. *Am. Rev. Respir. Dis.*, **144**:1202, 1991.
43. LEBOWITZ, M.D. & HOLBERG, C.J. – Comparison of spirometric reference values and the proportions of abnormal subjects among male smokers and those symptomatic in a community population. *Am. Rev. Respir. Dis.*, **141**:1491-1496, 1990.
44. BECKLAKE, M.R. – Concepts of normality applied to the measurement of lung function. *Am. J. Med.*, **50**:1158-1164, 1986.
45. PEREIRA, C.A.C.; BARRETO, S.P.; SIMÕES, J.G. *et al.* – Valores de referência para espirometria em uma amostra da população brasileira adulta. *J. Pneumol.*, **18**:10-22, 1992.
46. COSTA, F.S. – *Valores de Referência para Espirometria em uma Amostra da População Brasileira Adulta da Raça Negra.* Tese de Mestrado, Universidade Federal de São Paulo, Escola Paulista de Medicina, 1994.
47. MENDONÇA, E.M.C.; ALGRANTI, E.; SILVA, R.C.C. – Asma ocupacional – diagnóstico objetivo através de curvas de pico de fluxo expiratório. *J. Pneumol.*, **16**:181-186, 1990.
48. BURGE, P.S.; O´BRIEN, J.M.; HARRIES, M.G. – Peak flow rate records in the diagnosis of occupational asthma due to colophony. *Thorax*, **34**:308-316, 1979.
49. BURGE, P.S. – Single and serial measurements of lung function in the diagnosis of occupational asthma. *Eur. J. Respir. Dis.,* **63**:(123):47-59, 1982.
50. PERRIN, B.; LAGIER, F.; L'ARCHEVEQUE, J. *et al.* – Occupational asthma:validity of monitoring of peak expiratory flow rates and non-allergic bronchial responsiveness as compared to specific inhalation challenge. *Eur. Respir. J.,* **5**:40-48, 1992.
51. AMERICAN THORACIC SOCIETY – D_LCO Standardization Conference – Single breath carbon monoxide diffusing capacity (transfer factor). Recommendations for a standard technique. *Am. Rev. Respir. Dis.* **136**:1299-1307, 1987.
52. AMERICAN THORACIC SOCIETY. Single-breath carbon monoxide diffusing capacity (transfer factor). Recommendations for a standard technique – 1995 update. *Am. J. Respir. Crit. Care Med.*, **152**:2185-2198, 1995.
53. NEDER, J.A. – *Consumo Máximo de Oxigênio na Avaliação da Disfunção Aeróbia de Pacientes com Pneumoconiose. Nova Proposta de Classificação da Perda Funcional.* Tese de Doutorado, Universidade Federal de São Paulo – Escola Paulista de Medicina, São Paulo, 1995.
54. INTERNATIONAL LABOUR OFFICE – *Guidelines for the Use of ILO International Classification of Radiographs of Pneumoconiosis.* Occupational Safety and Health Series nº 22. Geneva, ILO, 1980.
55. FUNDACENTRO – *Leitura Radiológica de Pneumoconioses.* 2ª ed. São Paulo, OIT/ Fundacentro, 1994.
56. ALGRANTI, E. – Métodos de investigação em doenças ocupacionais pulmonares. *J. Pneumol.,* **20**:165-173, 1994.
57. KIPEN, H.M.; LILIS, R.; SUKUKI, Y.; VALCIUKAS, J.A.; SELIKOFF, I.J. – Pulmonary fibrosis in asbestos inhalation workers with lung cancer:a radiological and histopathological evaluation. *Br. J. Ind. Med.*, **44**:96-100, 1987.
58. ROCKOFF, S.D.; SCHARTZ, A. – Roentnographic underestimation of early asbestosis by International Labour Organization Classification. Analysis of data and probabilities. *Chest,* **93**:1088-1091, 1988.
59. ABERLE, D.L.; GAMSU, G.; RAY, C.S.; FEURSTEIN, I.M. – Asbestos-related pleural and parenchimal fibrosis:detection with high-resolution CT. *Radiology*, **166**:729-734, 1988.
60. AKIRA, M.; YAMAMOTO, S.; YOKOYAMA, K. *et al.* – Asbestosis:high-resolution CT-pathologic correlation. *Radiology*, **176**:389-394, 1990.

61. ABERLE, D.L.; GAMSU, G.; RAY, C.S. – High-resolution CT of benign asbestos-related diseases:clinical and radiographic correlation. *AJR*, **151**:883-891, 1988.
62. NAIDICH, D.P.; ZERHOUNI, E.; SIEGELMAN, S.S. – *Computed Tomography and Magnetic Ressonance of the Thorax*. 2ª ed. New York, Raven Press, 1991.
63. AKIRA, M.; HIGASHIHARA, T.; YOKOYAMA, K. *et al.* – Radiographic type p pneumoconiosis:high-resolution CT. *Radiology*, **171**:117-123, 1989.
64. BEGIN, R.; BERGERON, D.; SAMSON, L.; BOCTOR, M.; CANTON, A. – CT assessment of silicosis in exposed workers. *AJR*, **148**:509-514, 1987.
65. BERGIN, C.J.; MULLER, N.L.; VEDAL, S.; CHAN-YEUNG, M. – CT in silicosis:correlation with plain films and pulmonary function tests. *AJR*, **146**:477-483, 1986.
66. GABETTO, J.M. – *Tomografia Computadorizada de Alta Resolução na Silicose dos Jateadores de Areia*. Tese de Doutorado. Faculdade de Medicina da Universidade Federal do Rio de Janeiro, Rio de Janeiro, 1992.
67. LAM, S.; LE RICHE, J.; PHILLIPS, D.; CHAN-YEUNG, M. – Cellular and protein changes in bronchial lavage fluid after late asthmatic reaction in patients with red cedar asthma. *J. Allergy Clin.* Immunol., **84**:762-768, 1987.
68. HILL, A.B. – The environment and disease:association or causation. *Proc. Roy. Soc. Med.*, **58**:295-300, 1965.
69. NERY, L.E.; NEDER, J.A.; BAGATIN, E. – Avaliação da disfunção e da incapacidade secundária a pneumopatias ocupacionais. *J. Pneumol.*, **20**:182-192, 1994.
70. AMERICAN THORACIC SOCIETY – Guidelines for the impairment/disability in patients with asthma. *Am. Rev. Respir. Dis.*, **150**:491-496, 1993.
71. BAGATIN, E.; NERY, L.E.; JARDIM, J.R.B. – Considerações críticas da concessão de benefícios previdenciários. Estudo retrospectivo de trabalhadores expostos à sílica. *Rev. Bras. Saúde Ocup.*, **68**:14-17, 1989.
72. DEWITTE, J.D.; CHAN-YEUNG, M.; MALO, J.L. – Medicolegal and compensation aspects of occupational asthma. *Eur. Respir. J.*, **7**:969-980, 1994.
73. CÔTÉ, J.; KENNEDY, S.; CHAN-YEUNG, M. – Outcome of patients with cedar asthma with continuous exposure. *Am. Rev. Respir. Dis.*, **141**:373-376, 1990.
74. HUDSON, P.; CARTIER, A.; PINEAU, L. *et al.* – Follow-up of occupational asthma caused by crab and various agents. *J. Allergy Cli. Immunol.*, **76**:682-687, 1985.
75. TORLONI, M. – *Programa de Proteção Respiratória:Recomendações, Seleção e Uso de Respiradores*. Fundacentro, São Paulo, 1994.
76. TORLONI, M. – Proteção respiratória e respiradores. *J. Pneumol.*, **21**:48-54, 1995.

10

Perda Auditiva Induzida por Ruído

MARIO FERREIRA JUNIOR

INTRODUÇÃO

Perda auditiva induzida por ruído (PAIR) é o nome dado à deficiência auditiva decorrente da exposição por tempo prolongado a níveis de pressão sonora (NPS) elevados. A PAIR inclui-se no grupo das alterações permanentes dos limiares auditivos (APLA), e se distingue das alterações temporárias (ATLA) e do trauma acústico em função dos mecanismos fisiopatológicos e etiopatogênicos, do tempo de duração, e da forma de manifestação clínica das lesões.[1] Quando decorrente da atividade laborativa, a PAIR se integra às chamadas perdas auditivas ocupacionais.*

O uso do termo ruído, incluído na denominação, decorre do fato da grande maioria dos casos se dever à exposição a sons desarmônicos e desagradáveis presentes no ambiente de trabalho, entretanto, mesmo sons harmônicos e agradáveis, como a música, por exemplo, são capazes de desencadear perdas auditivas, desde que superem certos limites de tolerância.[2] Isto demonstra não serem as propriedades sonoras qualitativas as principais causas do acometimento auditivo, mas sim a sua intensidade, ou seja, os NPS.

A PAIR apresenta como características gerais:[3,4]

- ser sempre neurossensorial, pois afeta o órgão de Corti da orelha interna;

---

* Neste caso, alguns autores a identificam por PAIRO (perda auditiva induzida por ruído ocupacional).

- ser, geralmente, bilateral, com padrões audiométricos, aproximadamente, simétricos em ambos os lados, em forma de entalhe (Fig. 10.1);
- iniciar e predominar nas freqüências de 3.000, 4.000, ou 6.000kHz, progredindo, posteriormente, para as freqüências de 8.000, 2.000, 1.000, 500 e 250kHz;
- produzir, geralmente, perdas de até 40dBNA (nível de audição medido em decibéis) nas baixas freqüências (500, 1.000 ou 2.000kHz) e de até 75dBNA nas altas (3.000, 4.000, 6.000 ou 8.000kHz);
- estabilizar, caso a exposição ao ruído intenso seja interrompida;
- estabilizar, ou evoluir mais lentamente, após alguns anos de progressão, demonstrando que a orelha acometida não se torna mais sensível ao ruído;
- estabilizar, após cerca de 10 a 15 anos, caso as condições de exposição se mantenham as mesmas.

Fisiopatologicamente, a PAIR reflete a morte lenta e gradual das células ciliares do órgão auditivo de Corti da orelha interna (cóclea).[5] Do ponto de vista clínico, a maioria dos portadores de PAIR apresenta-se assintomática ou com sintomas discretos e indiretos do acometimento auditivo. Zumbidos e distorções sonoras (recrutamento – expressão específica de lesão coclear) são as queixas mais encontradas, e, geralmente, antecedem a dificuldade auditiva, que se manifesta pela incapacidade de reconhecer sons diversos e a fala. Esta última costuma aparecer, somente, em fase avançada desta moléstia ocupacional.[6]

Do ponto de vista evolutivo, a PAIR é uma doença auditiva crônica e irreversível para a qual não existe tratamento eficaz em larga escala, o que faz enfati-

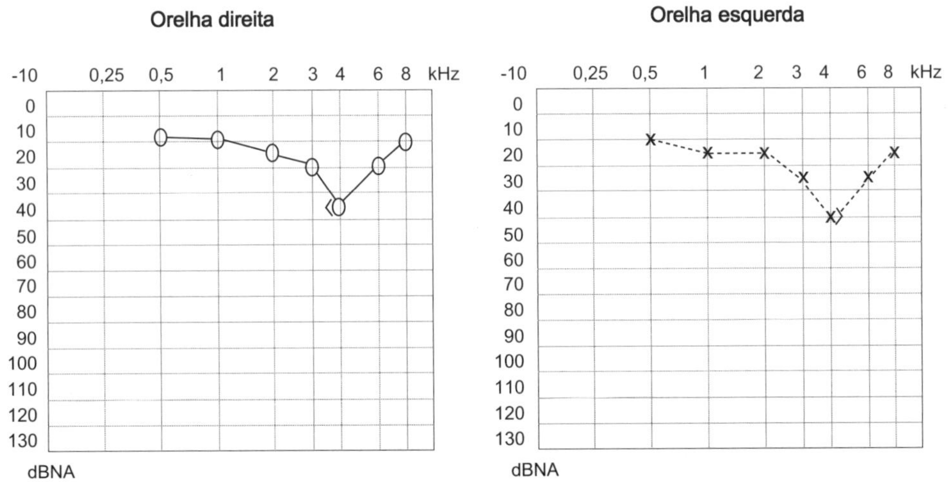

FIGURA 10.1 – Traçado audiométrico característico de um portador de PAIR.

zar a importância da prevenção. Dos níveis de atitudes preventivas, a ação primária seria aquela em que medidas de redução da geração e transmissão do ruído ou de conservação auditiva impediriam a instalação das perdas; do ponto de vista secundário, o diagnóstico precoce, a cargo do pessoal de saúde, seria o caminho para evitar a progressão e a ocorrência de comprometimento auditivo funcional e incapacidade; e, finalmente, a realocação ou reabilitação profissional seriam as formas de prevenção em nível terciário.

Rastreamento Audiométrico

Pode-se observar que, dos diferentes níveis de prevenção, o diagnóstico precoce (prevenção secundária) é aquele mais afeito à rotina da equipe de saúde, e, neste sentido, dispõe-se hoje de um meio diagnóstico para o qual existe evidência segura de eficácia e efetividade: o rastreamento audiométrico.

A audiometria feita dentro de condições técnicas adequadas e repetida periodicamente tem se mostrado um instrumento cujo valor epidemiológico é indiscutível. A sua simplicidade, capacidade de reproduzir resultados e de fornecer um panorama objetivo do estado auditivo da pessoa examinada, a um custo acessível, transformaram o rastreamento audiométrico em uma etapa básica do processo de controle médico dos indivíduos expostos a NPS elevados.[7]

A audiometria tem alta sensibilidade, ou seja, a probabilidade de ocorrência de falsos-negativos é baixa. Em outras palavras, indivíduos realmente portadores de algum grau de comprometimento nos limiares auditivos dificilmente apresentarão um audiograma com características de normalidade. Além disso, o seu alto valor preditivo positivo, nas populações de trabalhadores expostos a risco, a credencia como um teste de rastreamento eficiente.[6]

Por outro lado, as alterações encontradas no audiograma não são, necessariamente, específicas de determinadas doenças, uma vez que podem retratar uma infinidade de agressões ao sistema auditivo. Mesmo no caso da PAIR, onde os traçados têm uma morfologia em entalhe muito característica, a possibilidade de falsos-positivos existe, uma vez que a ATLA ou outras lesões do tipo neurossensorial podem apresentar-se graficamente idênticas a ela. Isto indica que, além dos cuidados voltados para garantir a qualidade no momento da execução do teste, os resultados têm valor apenas indicativo do diagnóstico, nunca servindo como instrumento único para tanto.[6]

Como já citado anteriormente, a audiometria deve ser executada dentro de condições adequadas para que seja garantida a confiabilidade total dos resultados. Para tanto, alguns princípios básicos devem ser seguidos:

1. O teste deve ser executado por profissional qualificado e legalmente habilitado: em nosso meio, somente o médico e o fonoaudiólogo têm a possibilidade de preencher adequadamente ambas as premissas anteriores.

2. O audiômetro deve estar de acordo com parâmetros técnicos internacionais reconhecidos, e ser calibrado, sempre que necessário, ou, no mínimo, a cada 5 anos, devendo as fichas de calibração acompanhar o aparelho.
3. O local de exame deve ser suficientemente silencioso, a fim de evitar a influência do ruído de fundo: salas ou cabines acusticamente tratadas, obedecendo a normas internacionais, são os ambientes mais aconselhados para tal.
4. A pessoa examinada deve ser submetida a um repouso auditivo prévio de, no mínimo, 14h, de modo a evitar o diagnóstico falso-positivo de PAIR em portadores de alterações que na realidade são temporárias (ATLA), e que regridem espontaneamente.
5. Todo exame audiométrico deve ser precedido de meatoscopia prévia com a dupla finalidade de verificar se há condições de realização do exame (por exemplo, não há rolha de cerume ou infecção aguda), e anotar eventuais achados irreversíveis na ficha de resultado (por exemplo, retração ou perfuração timpânica).
6. Os limiares auditivos (LA) nas freqüências de 500, 1.000, 2.000, 3.000, 4.000, 6.000 e 8.000Hz devem ser sempre pesquisados pela via aérea, e caso um ou mais destes LA estejam alterados entre 500 e 4.000Hz, impõe-se o teste pela via óssea.
7. A critério do examinador, sempre que existir dúvida a respeito da consistência dos resultados obtidos na audiometria tonal, pode-se lançar mão da detecção do limiar de recepção da fala (LRF), ou ainda, do índice de reconhecimento da fala (IRF).
8. A audiometria deve ser repetida dentro de uma periodicidade tal que permita o diagnóstico das alterações mais discretas da forma mais precoce; para tanto, deve-se levar em consideração a história natural da evolução da PAIR e a necessidade de detecção dos indivíduos hipersuscetíveis ao ruído, garantindo, porém, a exigência legal mínima (admissional, 6º mês após a admissão, anual a partir de então, e demissional).[8]
9. Uma ficha de resultado com dados detalhados de identificação do trabalhador, da empresa, do audiômetro, do profissional executor do exame, das condições em que o teste foi feito, e os resultados da meatoscopia e dos LA, deve ser sempre preenchida.

A legislação brasileira, através das Normas Regulamentadoras (NR) do Ministério do Trabalho e Emprego (MTE), permite, na prática, algumas adaptações dos parâmetros anteriores citados, cuja finalidade principal é garantir a realização do rastreamento em massa, com um impacto econômico, possivelmente, menos significativo. Por esta razão, existe a possibilidade de as audiometrias chamadas *seqüenciais* serem feitas em condições menos ideais (apenas pela via aérea, sem repouso auditivo e sem local acusticamente tratado). Entretanto, desde que seja verificada uma diferença significativa (definida mais adiante no item INTERPRETAÇÃO LONGITUDINAL – SEQÜÊNCIA AUDIOMÉTRICA) entre estas e a audiometria *referencial*, o teste deve ser, obrigatoriamente, repetido em condições como as descritas anteriomente.[8]

INTERPRETAÇÃO DO AUDIOGRAMA

Uma característica peculiar dos exames utilizados em rastreamento é que, uma vez que mostram alterações que antecedem as manifestações clínicas, eles costumam ser analisados fora do contexto clínico, pelo menos em um primeiro momento. Esta inversão em relação à prática médica convencional em que, na maioria das vezes, exames complementares são solicitados para confirmar hipóteses feitas na anamnese e exame físico, pode trazer sérias confusões, se não forem tomados os cuidados devidos.[6]

O caso da audiometria não é uma exceção, por isso, deve-se entender corretamente quais são os limites da interpretação de um traçado audiométrico. De fato, o audiograma deve ser encarado pelo médico encarregado de acompanhar a audição do trabalhador como um instrumento a mais que concorre para o diagnóstico e a posterior avaliação de incapacidade para o trabalho, mas nunca como o único. O diagnóstico final de PAIR, portanto, depende de um conjunto de avaliações de natureza clínica, complementar e, principalmente, ocupacional.

Devido à falta de tradição do acompanhamento das perdas auditivas ocupacionais com base na comparação de audiometrias sucessivas, ainda hoje, o médico do trabalho e o profissional de fonoaudiologia podem se defrontar com a necessidade de interpretação de audiometria única, mesmo para trabalhadores expostos há muitos anos a ruído ocupacional (interpretação transversal). Entretanto, mais recentemente, a realização de audiometrias de referência e seqüenciais tem propiciado uma visão mais adequada da evolução audiométrica (interpretação longitudinal).

INTERPRETAÇÃO TRANSVERSAL – AUDIOMETRIA ÚNICA

Tendo como perspectiva básica a não exclusão pura e simples do diagnóstico de PAIR com base na interpretação do audiograma único, quatro possibilidades se apresentam:

Audiograma compatível com a normalidade (Fig. 10.2) – Levando-se em consideração que os LA de base, ou seja, aqueles anteriores à história de exposição do trabalhador a ruído ocupacional, são desconhecidos, deve-se tomar como limite de normalidade o melhor parâmetro epidemiológico existente ou de valor clínico mais aceitável, isto é, aquele aquém do qual, garanta-se nenhum ou mínimo comprometimento auditivo funcional.

No meio ocupacional, o valor de 25dBNA em todas as freqüências, usado na literatura de modo sistemático, parece preencher, satisfatoriamente,

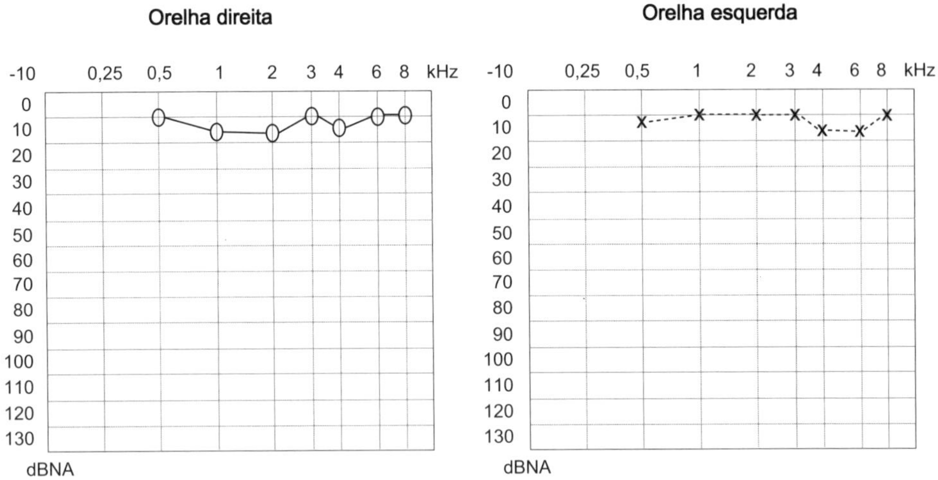

FIGURA 10.2 – Audiogramas dentro dos níveis compatíveis com a normalidade.

tanto um quanto outro. Deve-se frisar, entretanto, que existem estudos epidemiológicos que ressaltam a importância da idade e das exposições ambientais não ocupacionais como modificadores dos LA.[9]

Além disso, o profissional responsável pela interpretação da audiometria única deve estar atento para os traçados que, mesmo dentro da faixa compatível com a normalidade, graficamente, lembram a PAIR (Fig. 10.3) indicando que medidas especiais, incluindo o diagnóstico mais apurado, podem ser necessárias neste caso.

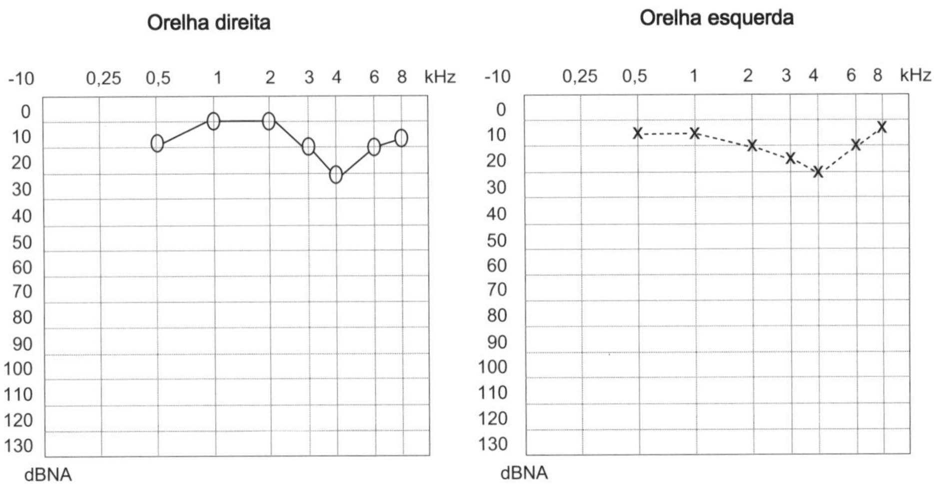

FIGURA 10.3 – Audiogramas dentro dos níveis compatíveis com a normalidade, mas cujo traçado pode indicar PAIR em fase inicial (entalhe).

Audiograma compatível com PAIR – São os traçados audiométricos que mostram lesão do tipo neurossensorial cujo patamar de 25dBNA já foi ultrapassado, principalmente, nas altas freqüências (3.000, 4.000 ou 6.000Hz). Devem ser incluídos neste grupo todos os casos de acometimento bilateral e simétrico (Fig. 10.4), e aqueles cuja unilateralidade ou assimetria não seja muito discrepante entre as orelhas (Fig. 10.5).

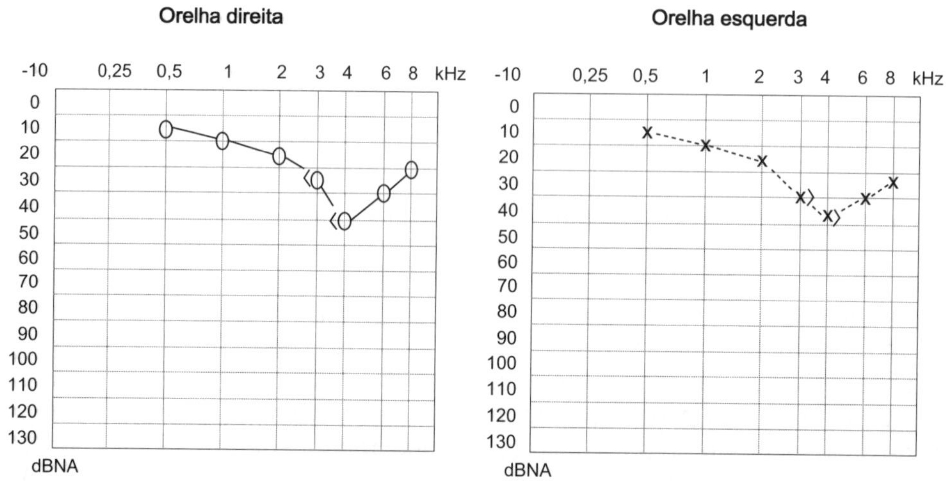

FIGURA 10.4 – Audiograma compatível com PAIR, bilateral e simétrico.

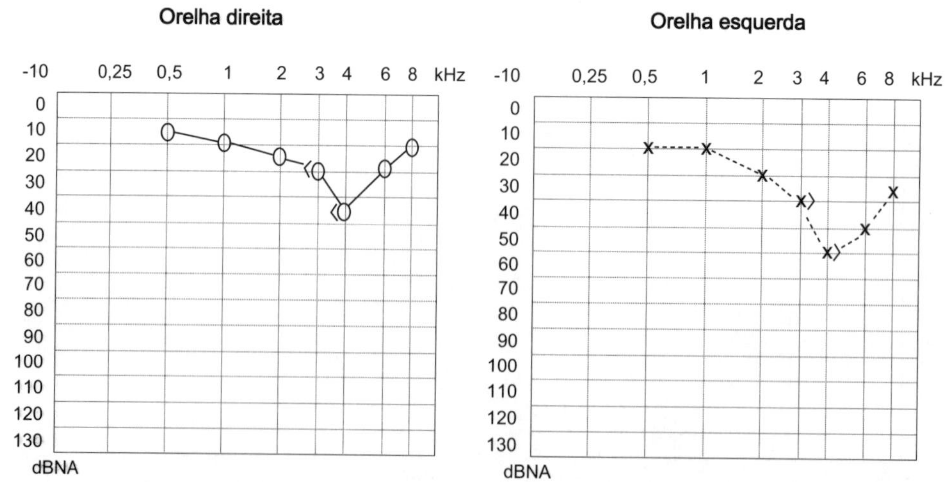

FIGURA 10.5 – Audiograma compatível com PAIR, mostrando ligeira assimetria entre as orelhas.

Audiograma possivelmente compatível com PAIR – Neste grupo, podem ser incluídos vários casos, como, por exemplo, traçados com assimetrias mais evidentes (Fig. 10.6), ou com perdas mais acentuadas em freqüências não típicas (Fig. 10.7), ou ainda, com sinais de etiologia dupla (Fig. 10.8). Em todas as situações, o diagnóstico de PAIR, como pelo menos uma das causas, não pode ser descartado, antes de uma avaliação clínico-ocupacional mais aprofundada.

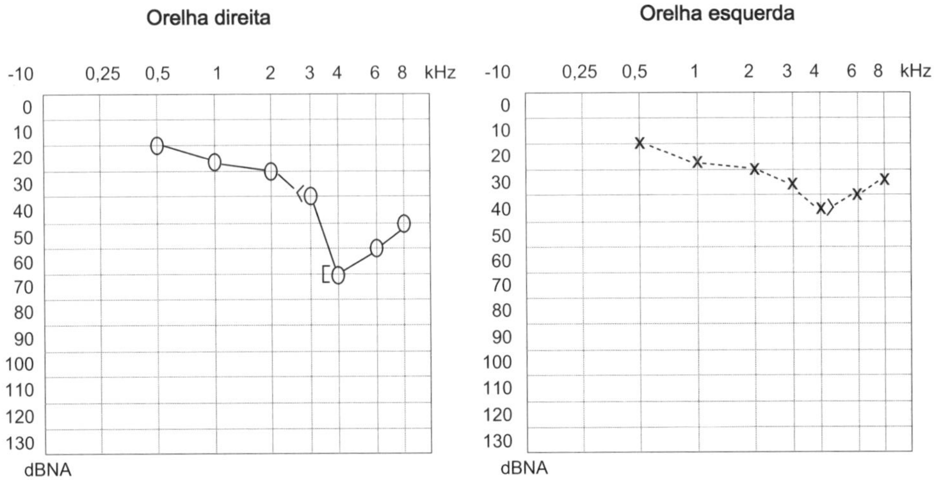

FIGURA 10.6 – Audiograma possivelmente compatível com PAIR: assimetria importante.

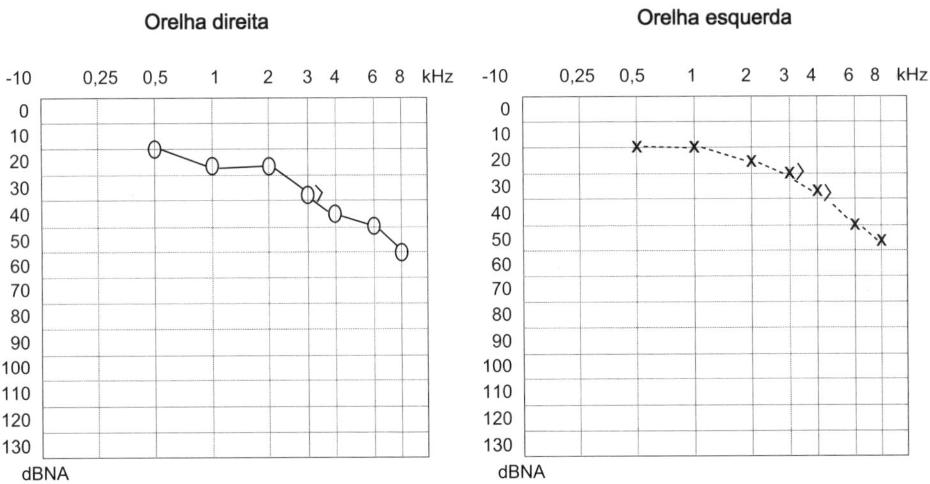

FIGURA 10.7 – Audiograma possivelmente compatível com PAIR: perda mais acentuada em freqüência não típica.

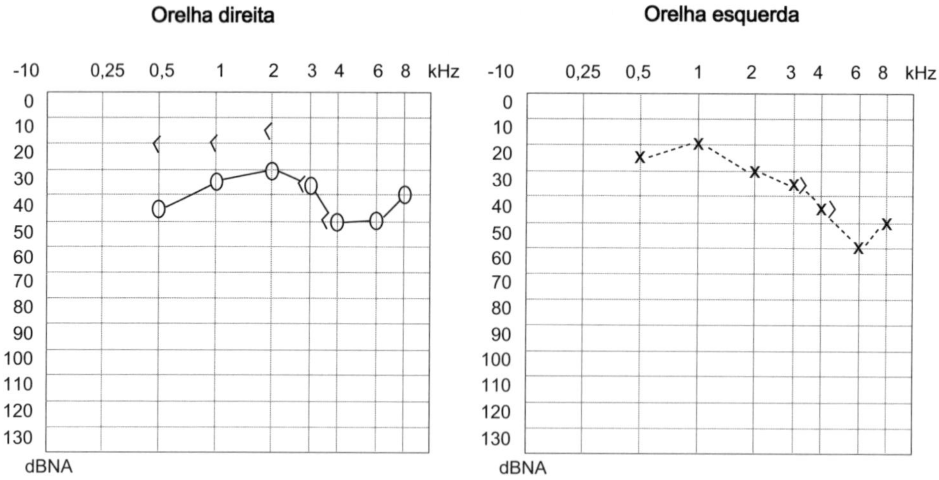

FIGURA 10.8 – Audiograma possivelmente compatível com PAIR: perda híbrida.

Audiograma não compatível com PAIR – A hipótese diagnóstica de PAIR pode ser descartada, com base simplesmente em um único exame audiométrico, quando, por exemplo, a lesão não for do tipo neurossensorial (Fig. 10.9), o traçado não apresentar qualquer característica que lembre a morfologia em entalhe (Fig. 10.10) ou a assimetria entre ambas as orelhas for muito grande (Fig. 10.11).

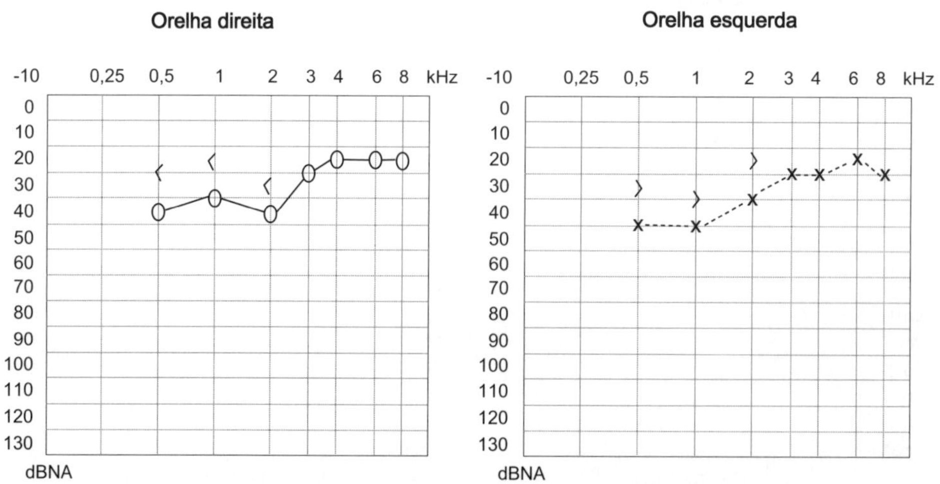

FIGURA 10.9 – Audiograma não compatível com PAIR: lesão não neurossensorial.

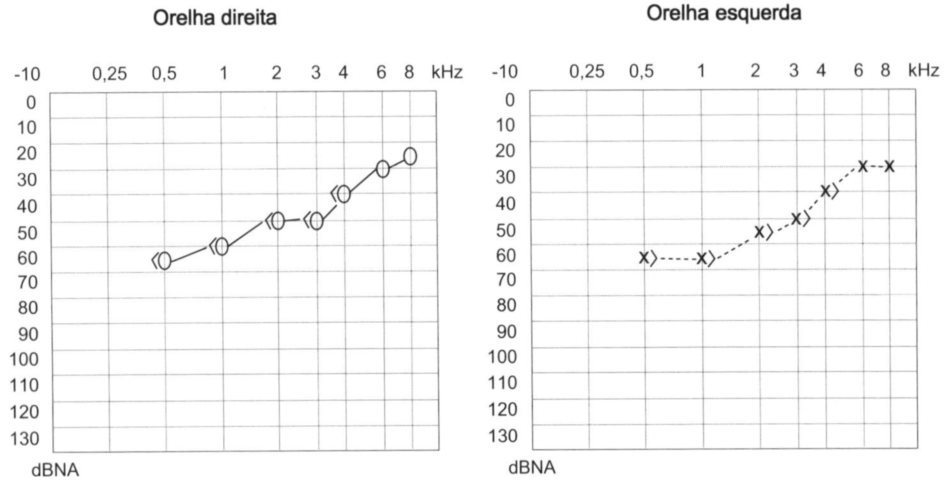

FIGURA 10.10 – Audiograma não compatível com PAIR: perda neurossensorial mais acentuada em baixas freqüências.

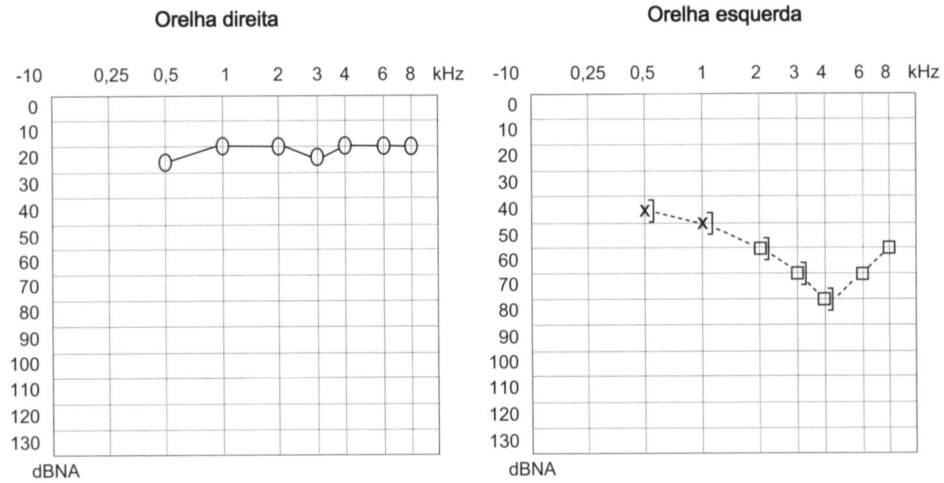

FIGURA 10.11 – Audiograma não compatível com PAIR: grande assimetria.

INTERPRETAÇÃO LONGITUDINAL – SEQÜÊNCIA AUDIOMÉTRICA

A maior utilidade do rastreamento audiométrico se concentra na possibilidade de comparação de resultados entre audiometrias repetidas ao longo do tempo com uma referencial feita no passado. A importância da interpretação longitudinal se deve, principalmente, ao fato de que, nestas circunstâncias, a condição de normalidade pode ser conhecida para cada trabalhador, individualmente. Isto é, se imaginarmos que a condição basal dos LA foi corretamente detectada na audiometria de referência, uma variação nas audiometrias seqüenciais, desde que confirmada, já é indicativa de piora auditiva.

Isto torna de certa forma desnecessário, para o acompanhamento evolutivo da audição, o parâmetro epidemiológico de normalidade (já citado anteriormente como sendo de 25dBNA para todas as freqüências), pois os próprios níveis individuais basais serviriam de controle. Entretanto, impõe-se a necessidade de estabelecimento de outros parâmetros capazes de distinguir as pioras reais dos LA das variações decorrentes, por exemplo, de locais de teste diferentes, de problemas com a calibração do equipamento, da troca do profissional executor do exame. Para esta finalidade, foi adotado o *deslocamento do limiar padrão* (DLP).[10,11]

Por DLP entende-se uma diferença de valores de LA que, ao ser igualada ou ultrapassada, na comparação da audiometria seqüencial à de referência, indica que houve *mudança significativa do limiar auditivo* (MSLA), ou seja, piora audiométrica. No Brasil, adotam-se três valores de DLP conforme o tipo de abordagem e as faixas de freqüências estudadas:

- DLP = 15dBNA por freqüência isolada;
- DLP = 10dBNA para a média aritmética dos LA nas freqüências de 3.000, 4.000 e 6.000Hz;
- DLP = 10dBNA para a média aritmética dos LA nas freqüências de 500, 1.000 e 2.000Hz.

Com base nos dados anteriores, pode-se dizer que ocorre uma MSLA (ou piora auditiva) quando, fazendo-se a diferença entre os LA encontrados, por orelha, no teste seqüencial e referencial, o valor de 15dBNA é igualado ou ultrapassado em pelo menos uma freqüência, *ou*, o valor de 10dBNA é igualado ou ultrapassado no caso da média aritmética de 3.000, 4.000 e 6.000Hz, *ou*, na média aritmética de 500, 1.000 e 2.000Hz. Deve-se ressaltar que a alteração em pelo menos um dos critérios já é indicativa de MSLA.

No caso da PAIR, o DLP nas três situações comentadas tem valor, desde que seja levada em consideração a história natural da doença. Assim, as alterações por freqüência isolada ou por média devem ocorrer, inicial e preponderantemente, na faixa de 3.000 a 6.000Hz, ficando o acometimento das baixas e médias freqüências (500, 1.000 e 2.000Hz) restrito aos casos de agravamento por exposições severas ao longo de vários anos.

Comparando-se então o audiograma seqüencial com o de referência surgem quatro interpretações possíveis:

Evolução sugestiva de estabilidade auditiva – Ocorre quando o DLP não é igualado ou ultrapassado em qualquer das condições descritas (Figs. 10.12 e 10.13).

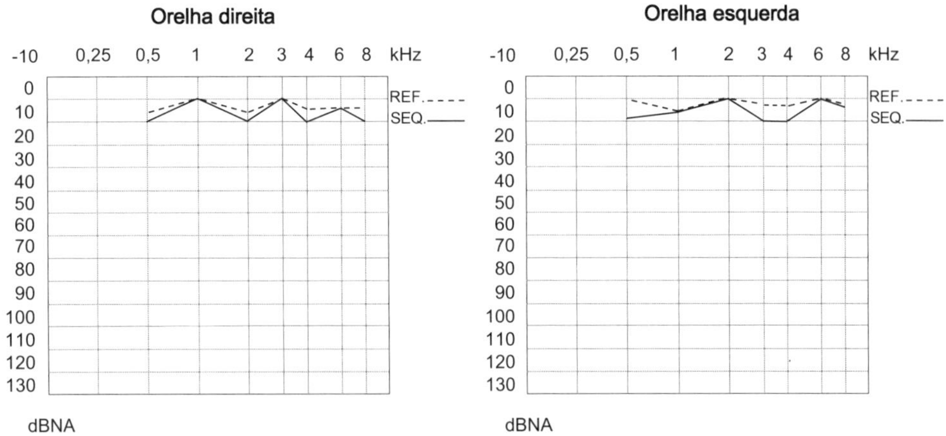

FIGURA 10.12 – Evolução sugestiva de estabilidade auditiva: traçados de referência com morfologia plana.

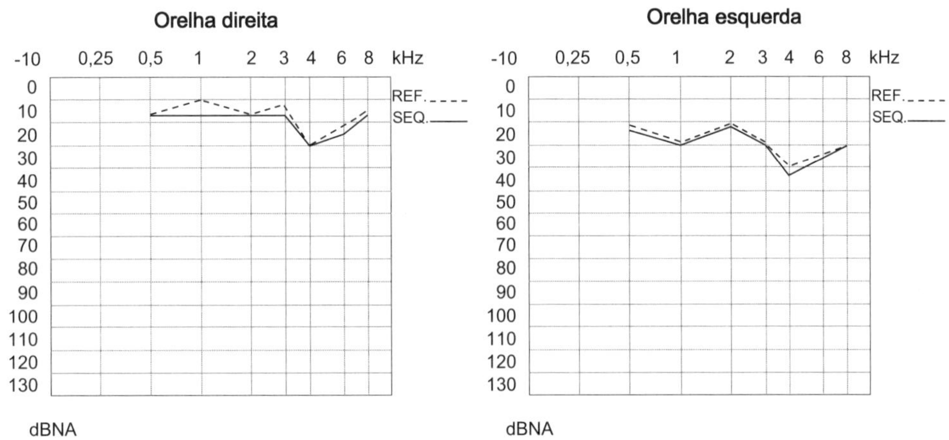

FIGURA 10.13 – Evolução sugestiva de estabilidade auditiva: traçados de referência com entalhe sugestivo de PAIR.

Evolução sugestiva de desencadeamento da PAIR – Pode ser verificada quando ocorre MSLA nas altas freqüências, sempre que o audiograma de referência apresentar um traçado plano, ou seja, sem sinal do entalhe compatível com PAIR (Fig. 10.14), ou quando os valores dos LA de referência forem menores que 25dBNA, com morfologia em entalhe (Fig. 10.15).

Evolução sugestiva de agravamento da PAIR – Este caso envolve duas situações possíveis de piora: o aprofundamento da perda nas altas freqüências (Fig. 10.16) ou o alargamento para as baixas e médias freqüências (Fig. 10.17). Nos dois casos, é necessário a existência prévia de um diagnóstico conclusivo de PAIR, feito durante a realização do exame de referência.

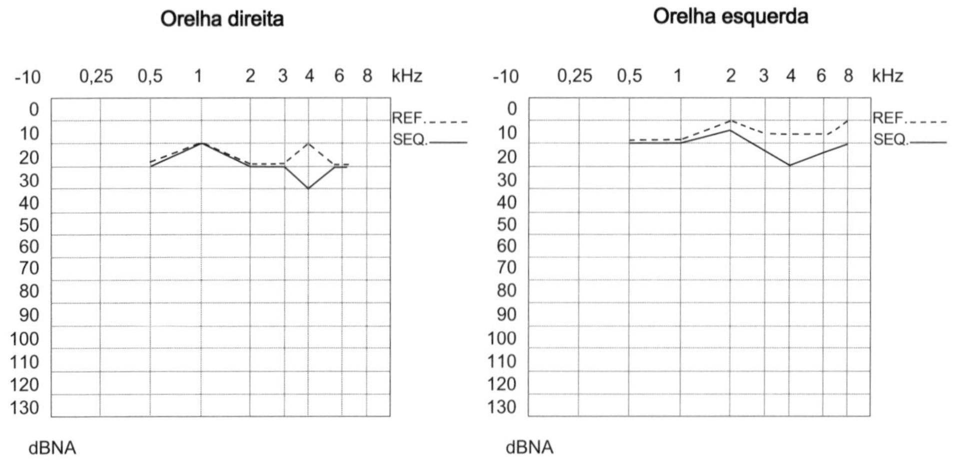

FIGURA 10.14 – Evolução sugestiva de desencadeamento da PAIR: traçados de referência sem sinal de entalhe.

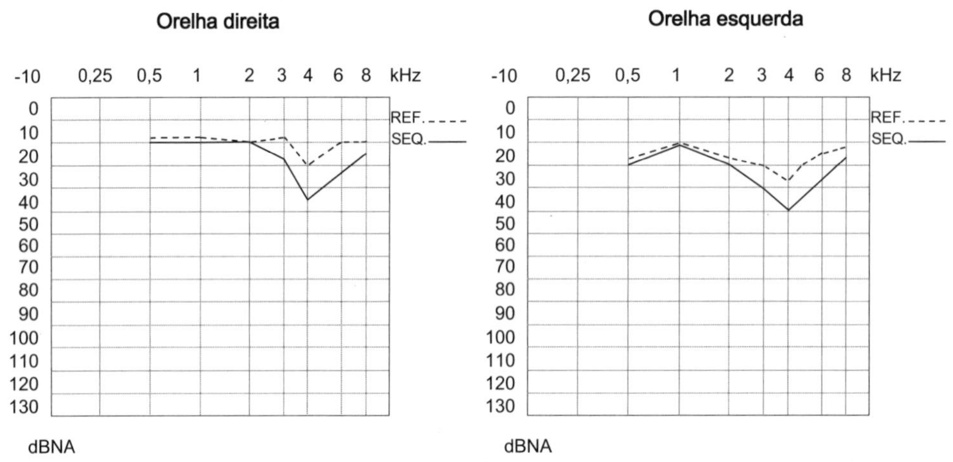

FIGURA 10.15 – Evolução sugestiva de desencadeamento da PAIR: traçados de referência com morfologia em entalhe.

Evolução não sugestiva da PAIR – Toda piora audiométrica que não corrobore as características gerais da PAIR pode ser enquadrada neste grupo, como, por exemplo, a piora inicial nas baixas freqüências (Fig. 10.18), ou em 8.000Hz, em indivíduos com mais de 50 anos sem exposição a NPS elevados (Fig. 10.19).

Alguns comentários devem ser ressaltados no caso da interpretação longitudinal: 1. toda vez que ocorrer MSLA, confirmada por exame feito em condições ideais, a última passa a ser a audiometria de referência; 2. a piora audiométrica é verificada por orelha, o que equivale a dizer que, na prática, o audio-

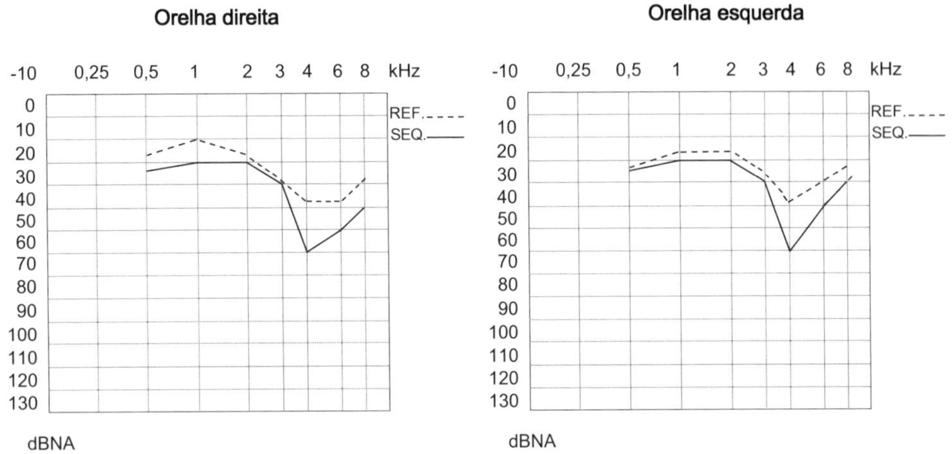

FIGURA 10.16 – Evolução sugestiva de agravamento da PAIR: aprofundamento da perda nas altas freqüências.

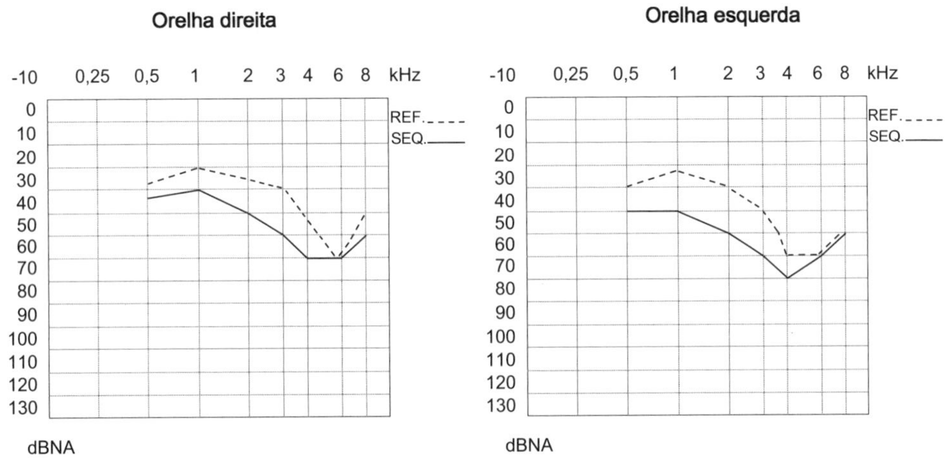

FIGURA 10.17 – Evolução sugestiva de agravamento da PAIR: alargamento da perda para as baixas e médias freqüências.

grama de referência da orelha direita pode ser de uma época, e o da orelha esquerda de outra; 3. em todas as hipóteses, os audiogramas anteriores devem ser arquivados de acordo com a ordem da sua realização.

Diagnóstico Conclusivo

Com base na interpretação do audiograma, o profissional encarregado do acompanhamento da audição do trabalhador teria algumas hipóteses

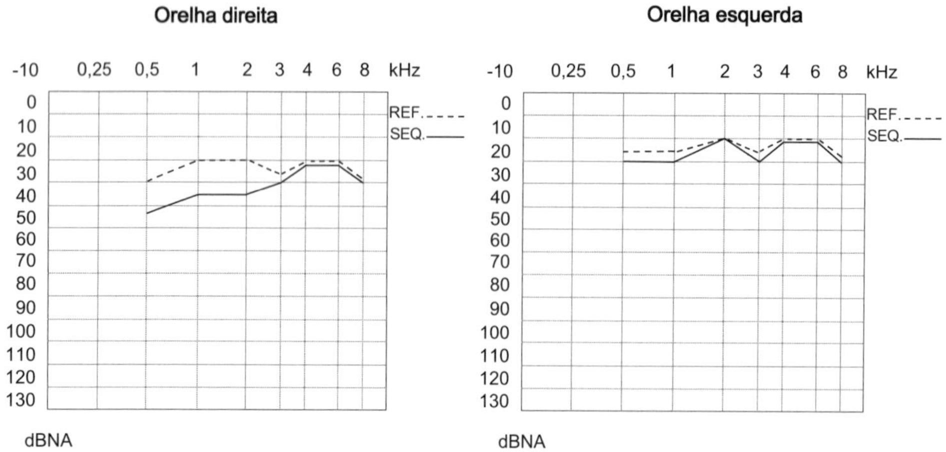

FIGURA 10.18 – Evolução não sugestiva da PAIR: piora inicial nas baixas freqüências.

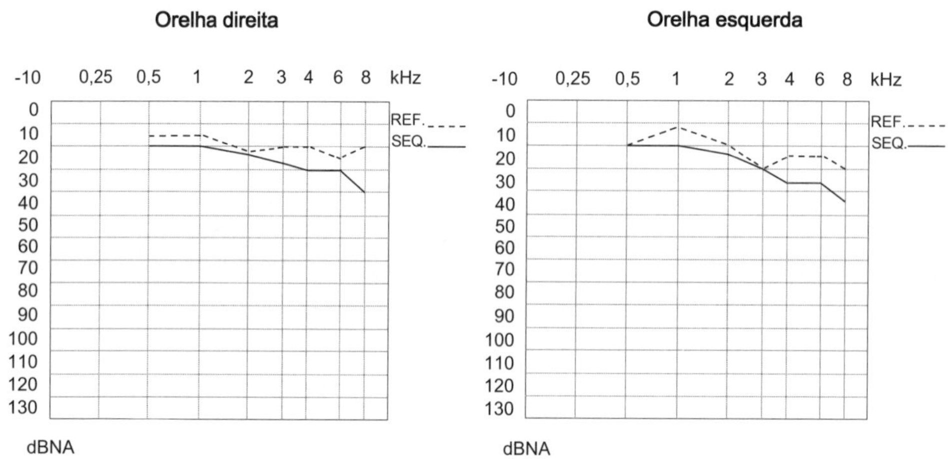

FIGURA 10.19 – Evolução não sugestiva da PAIR: piora inicial nas altas freqüências em indivíduos sem exposição a NPS elevado, com idade avançada.

diagnósticas a serem confirmadas ou rejeitadas, para o quê seria necessário lançar mão de informações clínicas e ocupacionais suplementares. Nos itens anteriores, tentou-se enfatizar que o traçado audiométrico pode indicar a compatibilidade ou sugerir a existência de PAIR, mas, isoladamente, não permite o diagnóstico.

No sentido de se confirmar a relação das alterações dos LA com o ruído, e de se excluir outras causas possíveis,[12] o profissional que está acompanhando cada caso deve:

1. Interrogar sobre a existência de sintomas auditivos (zumbido ou recrutamento) ou extra-auditivos, que reforcem a hipótese de perda por NPS elevados e de lesão coclear.
2. Definir se a história pregressa de exposição a ruído é compatível com os níveis de perda auditiva, tanto em termos da dose quanto da antigüidade da exposição.
3. Ponderar se a exposição ocupacional, isoladamente, é suficiente para explicar a deficiência encontrada, o que implicaria em NPS e tempo de exposição diária acima dos limites de tolerância recomendados.[2]
4. No caso da exposição ocupacional não explicar as perdas, ponderar sobre a atuação, isolada ou conjunta, de algum tipo de exposição extra-ocupacional, que por sua vez deve superar, também, os mesmos limites de tolerância.
5. Verificar a possível influência do processo natural de envelhecimento (presbiacusia) como determinante maior ou como modificador da evolução do quadro auditivo, recorrendo, se necessário, aos dados epidemiológicos de perda esperada por faixa de idade.[9]
6. Ponderar sobre a possibilidade de atuação de outros ototóxicos (por exemplo, solventes) ocupacionais ou extra-ocupacionais como fatores modificadores do quadro clínico.[13]
7. Interrogar sobre antecedentes de traumatismos e de patologia genética, congênita, infectocontagiosa, metabólica ou tóxico-medicamentosa, que possa explicar as perdas encontradas ou agravá-las.[12]

Ao final do processo de conclusão do diagnóstico, deve-se estar apto a definir se o quadro clínico se refere a:

- PAIR de natureza, exclusivamente, ocupacional;
- PAIR de natureza ocupacional e extra-ocupacional, concomitante;
- PAIR de natureza não ocupacional;
- PAIR associada a outra causa de perda auditiva (alteração híbrida);
- PAIR cuja evolução foi modificada por outro fator de risco; *ou*
- outra doença, como entidade isolada.

Evidentemente, nem sempre é possível chegar a uma confirmação precisa do diagnóstico etiológico ou diferencial, mesmo após a interpretação transversal ou longitudinal bem orientada, e da anamnese clínica e ocupacional cuidadosa. Por exemplo, em decorrência da insuficiência de dados sobre o passado de exposição ao ruído em outras empresas, da dificuldade de se obter informações sobre antecedentes individuais, e outras, o profissional encarregado do caso se vê, muitas vezes, diante de uma suspeita diagnóstica e não da certeza absoluta. Em todo caso, é importante que a busca das causas da perda auditiva tenha sido a mais exaustiva e a fundamentação das conclusões a melhor possível.

A situação descrita anteriormente é ilustrada pela avaliação audiológica admissional, na qual se tem o traçado audiométrico do momento, na maioria das vezes, desacompanhado de exames anteriores, e a história pregressa de exposição a ruído meramente estimada, em função de se desconhecer as condições de trabalho das outras empresas onde trabalhou. Entretanto, mesmo em casos duvidosos como este, a suspeita do diagnóstico da PAIR deve ser levantada, sempre que houver boa possibilidade da sua existência, a fim de instruir as condutas médicas e legais posteriores.

Avaliação da Incapacidade por PAIR

"A PAIR, por si só, não é uma doença incapacitante para o trabalho".[8] Esta frase, ou suas variações, tem sido encontrada de modo cada vez mais freqüente nos textos que tratam do assunto.[14] Apesar da simplicidade, a dimensão do seu conteúdo tem repercussões de caráter médico-social, jurídico, previdenciário e financeiro de grande relevância.

Do ponto de vista da saúde, e seguindo a linha de raciocínio que norteia este capítulo, a interpretação que deve ser dada à citação anterior é que, os indivíduos portadores de traçado ou histórico audiométrico de PAIR confirmada só serão considerados incapazes ao exercício da sua atividade laborativa habitual, em situações muito específicas. Em geral, isto ocorre quando o comprometimento funcional da audição é significativo a ponto de prejudicar o desempenho profissional, ou quando o risco de agravar a perda e atingir os níveis de prejuízo laborativo é muito alto (hipersuscetíveis).

Quando se trata da PAIR, várias são as situações que podem ser encontradas na prática, por exemplo: a) apenas o traçado audiométrico alterado, sem outros achados de interesse; b) queixas de sintomas ou comprometimento auditivo funcional, diagnosticado clinicamente ou por exames complementares; c) dificuldade para manter uma vida pessoal e de relações em níveis normais; d) incapacidade de executar a contento as tarefas de trabalho.[15]

Portanto, a decisão pela aptidão ou inaptidão de um portador de PAIR ao trabalho deve ser tomada dentro do contexto de uma avaliação clínica e ocupacional completa, na qual além dos itens que foram considerados para a confirmação do diagnóstico, leve-se em consideração, também, se:

1. Os sintomas (zumbidos e distorções sonoras) apresentam-se em intensidade e freqüência capazes de atrapalhar as tarefas habituais ou comprometendo a segurança do trabalhador, seus colegas de trabalho e outros (risco de acidentes).
2. A dificuldade de reconhecer sons ou a fala, diagnosticada clinicamente ou por exames complementares, pode prejudicar o desempenho profissional (por exemplo, exigindo mais esforço para as mesmas

tarefas), ou, do mesmo modo mencionado anteriormente, aumentar o risco de acidentes.

3. O tempo de evolução da PAIR até o momento do exame é compatível com a sua história natural, levando-se em conta a dose do ruído e a antigüidade da exposição, ou se há indícios de hipersuscetibilidade individual.
4. A perda tem muita chance de se agravar, em função do tempo estimado de exposição futura, ou o contrário, como no caso, por exemplo, dos indivíduos já expostos há vários anos, e que estão em fase de pré-aposentadoria.
5. A perda já chegou à fase de estabilização esperada para a maioria dos indivíduos expostos, atingida após cerca de 15 a 20 anos de exposição contínua.
6. Há risco de agravamento do estado auditivo, no caso da existência de alterações auditivas pregressas não relacionadas ao ruído, anacusia unilateral ou perdas importantes nas baixas freqüências.[16]
7. A demanda auditiva do trabalho é grande, ou seja, existe a necessidade da audição, praticamente, perfeita para o bom desempenho das tarefas (por exemplo, controle de tráfego aéreo, atendimento telefônico de emergências médicas).
8. A experiência e a capacitação profissional do trabalhador são suficientes para fazê-lo superar as dificuldades geradas pela PAIR, e, ao mesmo tempo, torná-lo mais sensível para a prevenção.
9. Existe o risco de agravamento devido à exposição concomitante a outros fatores de risco ocupacionais ou extra-ocupacionais.
10. A qualidade do programa de conservação auditiva (PCA) implantado na empresa garante a estabilidade do perfil auditivo da população exposta a longo prazo.

Deve-se ter claro que, se a incapacidade para o trabalho existir, ela é sempre permanente, caso as condições de trabalho não mudem, uma vez que a PAIR é uma doença crônica e irreversível, que não apresenta melhora após afastamento temporário. Entretanto, ela poderá ser do tipo parcial, caso o indivíduo possa continuar trabalhando na mesma ou em outra atividade que exija algum esforço suplementar da sua parte, ou total, quando o grau de perda inviabilizar qualquer tipo de atividade laborativa. A situação de incapacidade mais freqüente, na prática, é do tipo parcial permanente.

Além da incapacidade para o trabalho, o indivíduo portador de PAIR pode experimentar uma série de desvantagens, passíveis de acarretar uma deterioração da sua qualidade de vida, que nem sempre são mensuráveis ou, convenientemente, valorizadas. Dentre estas, podem ser citadas:[17]

- fadiga excessiva, decorrente da maior necessidade de atenção no trabalho;
- ansiedade e estresse;

- conflitos familiares;
- isolamento e solidão;
- perda da auto-estima e auto-imagem negativa.

A legislação previdenciária brasileira prevê, em princípio, a possibilidade de reparação apenas da incapacidade laborativa decorrente da PAIR, desde que tenha sido confirmado o diagnóstico, o nexo causal com o trabalho e a incapacidade, propriamente dita. Os benefícios previstos seriam: o auxílio-doença acidentário (improvável para a PAIR, pois não ocorre incapacidade temporária); o auxílio-acidente (possível em caso de incapacidade permanente parcial, que obrigue a mudança de função, desde que tenha sido concedido o auxílio-doença acidentário) e a aposentadoria acidentária (possível, apenas, em caso de incapacidade permanente total, omniprofissional).[18] A reparação de desvantagens psicossociais, como as exemplificadas anteriormente, não é da alçada da Previdência Social, ficando a critério do trabalhador a sua busca junto à empresa onde a PAIR foi adquirida, ou através de ações de reparação por danos, na esfera da justiça cível.

Diante das limitações reparatórias da PAIR pela via previdenciária, e da inconveniência do desencadeamento de um número crescente de ações trabalhistas na esfera judicial, o grande desafio que se impõe ao profissional de saúde, que cuida do acompanhamento auditivo de trabalhadores, é o de colaborar para uma definição de incapacidade com bases sólidas, tendo em perspectiva o fato de que a melhoria sucessiva das condições de trabalho e dos programas de prevenção são a principal saída para estabilizar e reduzir a incidência e a prevalência da doença, podendo-se esperar muito pouco de programas de realocação ou de gerência estratégica do problema.

Condutas Médico-Legais

Completadas as fases de diagnóstico etiológico, estabelecimento de nexo entre a PAIR e a atividade de trabalho e a definição do grau de incapacidade que ela acarreta, cabe, ainda, ao médico do trabalho ou àquele que esteja encarregado do caso, em cumprimento a certos dispositivos legais, emitir um atestado de saúde ocupacional e providenciar a emissão da comunicação de acidente do trabalho.

Atestado de Saúde Ocupacional

O atestado de saúde ocupacional (ASO) deve conter de forma clara e concisa, além da identificação do trabalhador, as avaliações clínicas e exames complementares a que foi submetido, as datas respectivas e a indicação de que se encontra *apto* ou *inapto* para a função que vai executar (admissional, mudança de função ou retorno ao trabalho), que vem executando (periódico) ou executava (demissional). O ASO não deve conter resultados de exames ou informações extras que possam resultar na quebra de sigilo entre o médico e seu paciente. A indicação de *apto com restrição*, uma prática relativamente comum em nosso meio, deve ser evitada, pois, decisões como, *apto com restrição para ambientes ruidosos* ou *apto desde que use, obrigatoriamente, o protetor auditivo*, podem causar mais confusão do que ajudar.

É importante ressaltar que a definição de incapacidade ou inaptidão do trabalhador ao trabalho, por causa de PAIR, raramente é universal. Isto é, um mesmo indivíduo considerado inapto para a função em determinada empresa, em um determinado momento, pode ser considerado apto para a função em outra instituição, ou na mesma, num momento diferente. O ASO, portanto, é um instrumento que serve para uma determinada função, em um determinado setor, de uma determinada empresa, em um determinado momento. É por esta razão que deve ser renovado periodicamente, uma vez que podem variar as condições de trabalho, que acabam por influenciar a avaliação de incapacidade.

A decisão do médico, quanto à inaptidão, é soberana e só pode ser questionada se houver indícios de negligência, imperícia ou imprudência, por parte deste. Por outro lado, divergências de opiniões são possíveis, e até freqüentes, principalmente, como decorrência de enfoques específicos dados na avaliação de um mesmo caso por profissionais com diferentes inserções (empresa, sindicato, serviço público de saúde, perícia da previdência e judicial). Entretanto, se todas as etapas de avaliação do estado auditivo do trabalhador forem cumpridas de forma adequada, todas as evidências registradas e arquivadas, e o parecer, convenientemente, fundamentado, devem diminuir as chances de conflito.

O ASO, portanto, é um instrumento essencialmente técnico, no qual se relaciona, especificamente, o estado de saúde do trabalhador com a sua capacidade de desempenhar as funções de trabalho às quais se propõe. Outras interpretações ou expectativas dadas ao parecer médico, ou suas conseqüências de natureza jurídica, por exemplo, não podem influenciar a decisão final, que se deve manter o mais fiel possível ao aspecto técnico da questão.

COMUNICAÇÃO DE ACIDENTE DO TRABALHO

Embora exista, ainda, muita controvérsia em relação ao assunto, os critérios para emissão da comunicação de acidente de trabalho (CAT), diante de uma doença profissional ou do trabalho diagnosticada, estão claros no regulamento dos benefícios da previdência social: a CAT deve ser emitida, prioritariamente pela empresa, até o primeiro dia útil após a data do início da incapacidade ou do diagnóstico, o que ocorrer primeiro. Na totalidade dos casos de PAIR, o diagnóstico antecede a incapacidade laborativa, sendo portanto a data do mesmo a que deve servir de base para o preenchimento da CAT.[18]

A colocação feita anteriormente é de suma importância, pois implica a emissão de CAT mesmo em alterações auditivas discretas, sem comprometimento funcional ou sintomas, independentemente, de haver ou não incapacidade. Por exemplo, indivíduo com audiometria de referência normal que apresenta uma seqüencial que preenche algum dos critérios de piora citados neste capítulo, e cujo diagnóstico é PAIR de natureza ocupacional, deve ser objeto de emissão de CAT, quaisquer que sejam os limiares auditivos encontrados (maiores ou menores que 25dBNA).

A CAT, como o próprio nome indica, é uma comunicação do acidente ou doença relacionada ao trabalho à Previdência Social, para que sejam tomadas as iniciativas de reparação de dano, nesta esfera. A princípio, toda e qualquer CAT enviada a um posto do Instituto Nacional do Seguro Social – INSS deve ser registrada (não pode ser rejeitada), entretanto, somente quando houver indicação de afastamento do trabalho por mais de 15 dias consecutivos, o trabalhador será encaminhado para avaliação pericial que definirá se há ou não direito a benefício e encaminhará o trabalhador à reabilitação.[14]

O laudo de exame médico (LEM) que se encontra no verso da CAT deve ser preenchido, cuidadosamente, de preferência pelo médico coordenador do PCMSO ou outro por ele encarregado de acompanhar o caso, com indicações precisas a respeito dos dados que fundamentaram o diagnóstico e a definição de incapacidade, quando esta existir. Se achar necessário, para auxiliar o perito, deve encaminhar os resultados de audiometrias, de avaliações ambientais de ruído, pareceres de colegas, enfim, tudo que possa contribuir para a maximização do processo.

A emissão da CAT deve se restringir aos casos confirmados de PAIR ou àqueles sob suspeita bem fundamentada. Por exemplo, quando a hipótese não pode ser confirmada por falta de informações precisas da exposição ao ruído em outras empresas (avaliação admissional), mas onde a PAIR é o diagnóstico mais provável, é aconselhável que o médico solicite a emissão de CAT, uma vez que outros dispositivos normativos, alguns dos quais inerentes ao próprio código de ética, assim o preconizam.[19] Suspeitas leves ou com fundamentação precária devem merecer um aprofundamento da análise antes da notificação.

A grande resistência à emissão da CAT reside no fato de que ela pode vir a ser usada como uma espécie de *confissão de culpa* da empresa, em caso de processo trabalhista movido pelo trabalhador contra a mesma. Outra razão, é a aparente inutilidade de notificar o INSS de casos que, sabidamente, não farão jus a qualquer tipo de benefício (a grande maioria). Ambas as situações, entretanto, não eximem o médico da responsabilidade de solicitar a sua emissão[19,20] e a empresa de emiti-la.[18]

Refletindo-se sobre os dois argumentos citados no parágrafo anterior, a não emissão de CAT por parte da empresa não eliminaria a possibilidade disto ser feito por outra via qualquer prevista na legislação (o próprio trabalhador, seu dependente, o sindicato da categoria a qual pertence, o serviço público de saúde, etc.); o que só serviria para torná-la juridicamente mais vulnerável. Na verdade, a emissão de CAT, em algumas situações, pode ser um resguardo tanto para o trabalhador quanto à empresa, principalmente, aquela que conta com programa de prevenção efetivo.

Prevenção e Programa de Conservação Auditiva

Um dos conceitos básicos da prática da saúde ocupacional reside na eleição da proteção coletiva, como forma ideal de prevenção das doenças e acidentes do trabalho. O investimento contínuo na melhoria das condições de trabalho, como por exemplo, a compra de maquinário menos ruidoso ou o tratamento acústico de fontes sonoras, além de ser mais objetivo é mais perene, pois tem a capacidade de eliminar ou reduzir riscos, praticamente na origem, independendo de variáveis circunstanciais ou temporais sobre as quais nem sempre se tem domínio completo. A proteção coletiva esbarra, entretanto, no custo e na tecnologia especializada que, via de regra, são pouco acessíveis.

Uma vez que a necessidade de prevenir os efeitos do ruído na audição se impõe, e diante de restrições de investimentos mais sólidos e sistemáticos na proteção coletiva, é fundamental lançar-se mão de mecanismos intermediários de ação e controle, visando, pelo menos, garantir a preservação do estado auditivo dos trabalhadores expostos a condições desfavoráveis. Neste sentido, a equipe de saúde pode contribuir, significativamente, participando na implantação, execução e controle do programa de conservação auditiva (PCA).

PCA é um conjunto de medidas de natureza técnica simplificada ou administrativa, distribuídas e mantidas ao longo do tempo, que agindo de forma integrada e complementar entre si, pode servir de substituto temporário à modernização tecnológica e melhoria das condições de trabalho como um todo.[21] Através do PCA tenta-se manter o controle sobre o ruído e a audição dos trabalhadores, monitorizando-os sistematicamente, de modo a compatibilizar a necessidade de produzir com a prevenção da PAIR.

Além do rastreamento audiométrico, que já foi amplamente abordado neste capítulo, as outras fases de um PCA são:

Reconhecimento do ambiente e das atividades de trabalho – A equipe de saúde, lançando mão de técnicas de reconhecimento de riscos e da metodologia ergonômica para análise do trabalho, deve saber identificar as fontes sonoras, o tipo de ruído (contínuo ou intermitente), os tipos de postos de trabalho (fixos ou flexíveis), as características da exposição no tempo (regular, em *picos*, sazonal), e outras peculiaridades que somente a observação cuidadosa pode proporcionar.

Quantificação da exposição ao ruído – Com base nos levantamentos preliminares mencionadas anteriormente, fica mais fácil decidir pelo tipo de medição de ruído a ser feita (pontual de curta duração ou dosimetria), pelo tempo de amostragem suficiente para cobrir um ciclo completo de trabalho, e pelo número de amostras capazes de representar a exposição de longa duração.

Adoção de medidas corretivas simples – Sem grandes investimentos, a própria equipe de saúde, em colaboração com os profissionais de engenharia e segurança, pode sugerir medidas de manutenção preventiva (por exemplo, lubrificação, ajustes mecânicos) ou administrativas (por exemplo, redução de horas extras, introdução de intervalos de repouso, rodízios), que podem colaborar para reduzir a dose diária de exposição ao ruído;

Política de proteção individual – O protetor auditivo deve ser parte integrante de todo e qualquer PCA, desde que a sua utilização esteja embasada em uma política institucional, que garanta a aderência dos trabalhadores ao uso, facilitando, por exemplo, a escolha, a manutenção e a troca, levando em consideração o conforto, a praticidade, a eficácia, a vida útil e o custo, lembrando-se que o melhor protetor é aquele que é mais usado e nem sempre o de melhor capacidade de atenuação do ruído ambiente.[6]

Formação e informação dos trabalhadores – Por serem os maiores interessados na prevenção da PAIR, os trabalhadores devem ser, periodicamente, atualizados a respeito dos riscos do ruído e os meios individuais de prevenção da doença, e de como podem colaborar para melhorar as condições de trabalho, evitando a sua geração desnecessária.

Realocação interna de portadores de PAIR – Definida a incapacidade de um trabalhador para o seu trabalho habitual, o PCA deve prever a possibilidade de realocação interna do portador de PAIR, muitas vezes detentor de estabilidade no emprego, para outro posto onde seja garantido o seu desempenho e a preservação do seu estado auditivo (prevenção terciária); a perspectiva anterior, embora aconselhável, é de execução extremamente complexa, enfatizando a importância dos níveis primário e secundário como base da prevenção.

Referências Bibliográficas

1. COSTA, E.A. & KITAMURA, S. – Órgão dos sentidos: audição. **In:** MENDES, R. *Patologia do Trabalho.* Rio de Janeiro, Ed. Atheneu, 1995.
2. AMERICAN CONFERENCE OF GOVERNMENTAL INDUSTRIAL HYGIENISTS – *Threshold Limit Values for Chemical Substances and Physical Agents and Biological Exposure Indices*, 1996-1997. USA, 1996.
3. AMERICAN COLLEGE OF OCCUPATIONAL MEDICINE NOISE AND HEARING CONSERVATION COMMITTEE – Occupational noise-induced hearing loss. *J. Occup. Med.*, **31**:996, 1989.

4. COMITÊ NACIONAL DO RUÍDO E CONSERVAÇÃO AUDITIVA – Padronização da avaliação audiológica do trabalhador exposto a ruído. *Boletim Nº 2 de 18/3/1995.* Porto Alegre. 1995.
5. NUDELMAN, A.A.; COSTA, E.A.; SELIGMAN, J.; IBÃNEZ, R.N. – PAIR – *Perda Auditiva Induzida por Ruído.* Porto Alegre, Ed. Bagaggem Comunicação, 1997.
6. FERREIRA Jr., M. – PAIR – *Perda Induzida por Ruído – Bom Senso e Consenso.* São Paulo, Editora VK, 1998. 120p.
7. MALERBI, B. – Audiometry. **In**:WALDROM, H.A. *Occupational Health Practice.* United Kingdom, Ed. Butterworth-Heinemann, 1989.
8. BRASIL – Portaria Nº 19 de 9 de abril de 1998 – *Anexo 1 – Diretrizes e Parâmetros Mínimos para Avaliação e Acompanhamento da Audição de Trabalhadores Expostos a Níveis de Pressão Sonora Elevados.* Diário Oficial da União, 1998.
9. INTERNATIONAL ORGANIZATION FOR STANDARDIZATION – ISO-1999 – *Acoustics – Determination of Occupational Noise Exposure and Estimation of Noise-induced Hearing Impairment.* 2ª ed. Switzerland, 1990.
10. DOBIE, R.A. – Reliability and validity of industrial audiometry: implications for hearing conservation program design. *Laryngoscope,* **93**:906-927, 1983.
11. LANE, C.L. *et al.* – Standard threshold shift criteria: an investigation of the most reliable indicator of noise-induced hearing loss. *J. Occup. Med.,* **27**(1):34-42, 1985.
12. CUBAS DE ALMEIDA, S.I. – Diagnóstico diferencial da disacusia neurossensorial induzida pelo ruído. *Rev. Assoc. Med. Bras.,* **37**:150-152, 1991.
13. MORATA, T.C. – *Saúde do Trabalhador: Estudo sobre a Exposição Simultânea a Ruído e Dissulfeto de Carbono.* Dissertação de Mestrado PUC/SP, São Paulo, 1986.
14. BRASIL – Ordem de Serviço Nº 608. Norma Técnica sobre Perda Auditiva Neurossensorial por Exposição Continuada a Níveis Elevados de Pressão Sonora de Origem Ocupacional. *Diário Oficial da União,* 19 de agosto de 1998.
15. WORLD HEALTH ORGANIZATION – *International Classification of Impairments, Disabilities and Handicaps.* Geneva, 1980.
16. COMITÊ NACIONAL DO RUÍDO E CONSERVAÇÃO AUDITIVA – Condutas na perda auditiva induzida pelo ruído. *Boletim Nº 3 de 4/11/1995,* Porto Alegre, 1995.
17. STEPHENS, D. & HÉTU, R. – Impairment, disability and handicap in audiology: towards a consensus. *Audiology,* **30**:185-200, 1991.
18. BRASIL – Decreto Nº 3.048 de 6 de maio de 1999. Aprova o Regulamento dos Benefícios da Previdência Social, e dá outras providências. DOU, **86**:50-108, 1999.
19. CONSELHO FEDERAL DE MEDICINA – Resolução Nº 1.488 de 11 de fevereiro de 1998. Dispõem de normas específicas para médicos que atendem o trabalhador. *Diário Oficial da União,* 6 de março de 1998.
20. BRASIL – Portaria Nº 24 de 29 de dezembro de 1994. Nova redação da NR-7. Programa de Controle Médico de Saúde Ocupacional, *Diário Oficial da União,* 30 de dezembro de 1994.
21. ORGLER, G.K. *et al.* – American occupational medicine association noise and hearing conservation committee guidelines for the conduct of an occupational hearing conservation program. *J. Occup. Med.,* **29**:981-982, 1987.

11

Distúrbios Osteomusculares Relacionados ao Trabalho

LYS ESTHER ROCHA
MARIO FERREIRA JUNIOR

EVOLUÇÃO HISTÓRICA DOS CONCEITOS E TERMINOLOGIA

Em todo o mundo, a incidência dos distúrbios osteomusculares relacionados ao trabalho (DORT), mais conhecidos no Brasil como lesões por esforços repetitivos (LER), vem crescendo nas últimas décadas. Apesar da reconhecida subnotificação das doenças do trabalho em nosso meio, os DORT-LER vêm apresentando um crescimento progressivo nas estatísticas oficiais e dos serviços de saúde dos trabalhadores, a partir de 1987. Representa, atualmente, a doença do trabalho mais registrada junto à Previdência Social, acometendo trabalhadores do setor industrial e de serviços.

Em termos de saúde ocupacional, os DORT-LER trouxeram vários desafios, pois, na prática, o seu reconhecimento representa a incorporação de uma concepção multifatorial da doença do trabalho, e não apenas monocausal, como as provocadas por agentes específicos, e pelo fato de o quadro clínico poder refletir uma síndrome nem sempre decorrente, apenas, do trabalho. A percepção desta complexidade é importante para entender as discussões atuais. O que está claro na designação DORT é a explícita ligação com o trabalho, sendo fundamental compreender esta associação não apenas em relação às condições ambientais, mas ao posto e organização do trabalho, e a fatores psicossociais com ele envolvidos.

A revisão da literatura mostra que a primeira descrição dos efeitos do constante uso da mão pelos escribas e notários foi feita por RAMAZZINI,[1] em 1700, como uma *lassidão de todo o braço e, finalmente, uma completa paralisia do braço direito.* A inflamação da bainha tendínea decorrente de movimentos repetitivos foi denominada tenossinovite traumática por VELPEAU em 1818,[2] sendo descrita em carpinteiros, embaladores de fumo e de chá, e agricultores. Em 1891, FRITZ DE QUERVAIN descreveu uma doença como entorse das lavadeiras, ao detectar lesão dos tendões adutor longo e extensor curto do polegar em mulheres que lavavam roupas. Esta enfermidade aparece hoje como doença de De Quervain.

A partir da década de 1960, vêm sendo observados outros quadros clínicos relacionados às atividades repetitivas. Este tipo de constatação é simultânea à transformação do processo produtivo, com a implantação da organização científica do trabalho e, posteriormente, a automação dos processos de produção. Os resultados destas modificações foram a diminuição das tarefas de grande esforço físico e a redução da exposição a uma série de agentes químicos e físicos de risco à saúde, mas, por outro lado, ocorreu o aumento do ritmo de trabalho, com imposição da cadência da máquina sobre o homem.

A organização científica do trabalho (OCT), introduzida por TAYLOR, baseia-se na articulação dos princípios de controle e disciplina do conhecimento operário, com análise de tempos e movimentos, na seleção e treinamento para a busca de habilidades pessoais específicas para a tarefa a ser executada, e na introdução de órgãos de planejamento que viabilizem a separação entre concepção e execução do trabalho. A introdução deste tipo de organização da produção, colocou os trabalhadores em postos fixos, executando uma série de movimentos sem avaliação das repercussões sobre as estruturas osteomusculares.

Além disso, a introdução de novas tecnologias, na segunda metade deste século, gerou modificações dos equipamentos e das técnicas organizacionais. As inovações dos equipamentos estão associadas à difusão da base técnica da microeletrônica em substituição à eletromecânica, com a utilização de robôs, máquinas-ferramentas de controle numérico e computadores. Entre as técnicas organizacionais do trabalho, foi implantado o "just in time", um sistema de ajustes da submontagem de intermediários de acordo com a demanda do produto final, que visa à redução dos estoques.

Com a automação, ocorre a intensificação do processo do trabalho, na medida em que um trabalhador passa a operar várias máquinas simultaneamente. A rápida disseminação do uso da informática e do computador pessoal aumentaram a incidência de problemas de saúde ligados aos trabalhos do ramo terciário da economia, transformando-os em um novo problema de saúde pública.[3]

CARNEIRO[4] atribui o crescimento de casos de DORT-LER no Brasil aos seguintes fatores:

- *"modificações introduzidas no processo de trabalho, decorrentes da modernização e informatização por que passam diversos setores da economia;*

- *fatores biomecânicos (mobiliário inadequado, posturas viciosas, força e repetitividade);*
- *fatores ligados à organização do trabalho (ritmo acelerado, exigência de tempo, falta de autonomia, fragmentação das tarefas, cobrança de produtividade sob a forma de prêmios de produção, falta de conteúdo das tarefas, relações com chefias);*
- *novas técnicas gerenciais, que no Brasil assumem a forma de 'just in time' taylorizado, ou seja, continuidade da divisão do trabalho (concepção x execução), rotatividade da mão-de-obra, intensificação do ritmo de trabalho, relações autoritárias de gerenciamento;*
- *terceirização das tarefas que envolvem maior risco, para empresas pequenas ou mercado informal;*
- *exacerbação da competição entre empresas, em decorrência do processo de globalização da economia;*
- *fatores relacionados ao crescimento da informação sobre a doença e melhor aperfeiçoamento dos técnicos ligados à área de saúde do trabalhador, não só nos serviços públicos, mas também das empresas e sindicatos".*

Todas estas mudanças geraram repercussões sobre o aparelho osteomuscular e suscitaram denominações diferentes para estes efeitos, de acordo com o tipo de quadro clínico e o contexto histórico e político em que eles se manifestaram.

No Japão, em 1974, foi criado um comitê organizado pela "Japan Association of Industrial Health", que deu o nome de "occupational cervicobrachial disorders" (OCD) para as afecções resultantes de movimentos repetitivos, que levavam à fadiga muscular crônica dos membros superiores, ombros, pescoço, e região dorsal, e da fadiga mental ocasionada pelo trabalho.[5]

Na Finlândia, de acordo com o registro de doenças ocupacionais existente, a tenossinovite do carpo e a epicondilite umeral são as doenças mais comuns do sistema osteomuscular.[6]

Nos EUA, o "National Institute for Occupational Safety and Health" (NIOSH), estudando os fatores relacionados com o trabalho que levavam às doenças das extremidades dos membros superiores, designou-os, inicialmente, "cumulative trauma disorders" (CTD).[7]

Na Austrália, após o uso da denominação "occupational overuse syndrome" (OOS), optou-se pelo termo "repetitive strain injuries" (RSI), que começou a ser difundido na década de 1970. Browne e cols.[8] definem RSI como "*doenças músculo-tendinosas do membro superior, ombro e pescoço causadas pela sobrecarga de um grupo muscular particular devido ao uso repetitivo ou pela manutenção de posturas contraídas, que resultam em dor, fadiga e declínio no desempenho profissional*".

No Brasil, a primeira denominação adotada foi tenossinovite ocupacional,[9] depois foi lesões por esforços repetitivos (LER), tradução de "repetitive strain injuries" (RSI). O termo mais recente, distúrbios osteomusculares relacionados ao trabalho (DORT), é o nome genérico dado a um conjunto de afecções heterogêneas, acometendo músculos, tendões, sinóvias, articulações, vasos e nervos, que podem aparecer em trabalhadores submetidos a certas condições de trabalho.[10] Estes distúrbios podem ocorrer em qualquer local do aparelho locomotor, embora as regiões cervical, lombar e os membros superiores sejam os mais freqüentemente comprometidos. A denominação DORT é baseada no termo em inglês "work-related musculoskeletal disorders", que tem sido encontrado, mais recentemente, na literatura internacional.[11]

Fatores de Risco e a Etiopatogenia de DORT-LER

Sendo o desenvolvimento dos DORT-LER multicausal, é importante analisar quais seriam os fatores de risco a eles relacionados, direta ou indiretamente. A expressão fator de risco designa, de maneira geral, os componentes do trabalho que, em última análise, têm alguma relação com a manifestação clínica. Os fatores já identificados o foram, na maior parte dos casos, através de observações empíricas, depois confirmadas por estudos epidemiológicos. Na prática, há a interação de múltiplos fatores presentes nas situações de trabalho, e em cada indivíduo, especificamente, capaz de desencadear mecanismos etiopatogênicos e fisiopatológicos do acometimento osteomuscular.

Na caracterização da exposição aos fatores de risco, quatro elementos de informação são importantes: a. região anatômica exposta ao fator de risco; b. intensidade do fator de risco; c. organização temporal da atividade (por exemplo, duração do ciclo de trabalho, repartição das pausas, estrutura de horários); d. tempo de exposição aos fatores de risco.

Segundo Kuorinka & Forcier,[12] os grupos de fatores de risco de DORT-LER relacionados ao trabalho, podem ser agrupados da seguinte maneira:

- grau de adequação do posto de trabalho à zona de atenção e à visão;
- frio, vibrações e pressões mecânicas localizadas nos tecidos;
- posturas inadequadas;
- carga musculoesquelética;
- carga estática;
- invariabilidade da tarefa;
- exigências cognitivas; *e*
- fatores organizacionais e psicossociais ligados ao trabalho.

Didaticamente, os fatores de risco ocupacionais associados ao aparecimento de DORT-LER podem estar relacionados ao ambiente físico, equipamento e mobiliário do posto de trabalho (fatores biomecânicos), à forma de organização do trabalho (fatores organizacionais) e ao ambiente psíquico, social e de relações no trabalho (fatores psicossociais).[10]

De algum modo, os fatores de risco anteriormente descritos interagem entre si e sobre o indivíduo de forma a determinar a carga osteomuscular estática, a carga osteomuscular dinâmica, e as cargas mental e psicoafetiva do trabalho, que podem estar associadas às reações de estresse. O aparecimento de DORT-LER resulta, em geral, de um desequilíbrio entre os três fatores mencionados anteriormente, ou, em outras palavras, da sobrecarga estática e/ou dinâmica do aparelho osteomuscular agravada, em geral, pelas reações de estresse.

A etiopatogenia dos DORT-LER tem sido associada a contrações repetitivas de determinados grupos musculares, uso de força muscular excessiva, à adoção de posturas rígidas prolongadas ou biomecanicamente inadequadas ao indivíduo e à compressão mecânica de tecidos. A presença de pelo menos uma das condições anteriores seria necessária para a manifestação da doença.[13] O estresse tem sido encontrado, sistematicamente, na maioria das atividades profissionais em que os DORT-LER vêm se manifestando, e, por este motivo, tem sido considerado um dos componentes maiores na etiopatogenia das alterações osteomusculares.

FATORES BIOMECÂNICOS E SOBRECARGA OSTEOMUSCULAR ESTÁTICA

O esforço estático excessivo da musculatura é, em geral, determinado por posturas biomecanicamente inadequadas, posições fixas mantidas por período de tempo prolongado, ou por agressões externas ao aparelho osteomuscular, que são determinadas por inadequações em nível de:

Mobiliário e equipamentos – O arranjo físico e as dimensões do posto de trabalho e dos equipamentos e dispositivos que o compõem, que não respeitem os alcances visuais e dos membros, ou que não permitam ajustes às características antropométricas de cada indivíduo, levam a posturas inadequadas.

Em relação à postura, três mecanismos podem causar distúrbios osteomusculares: a. posturas nos limites da amplitude articular; b. posturas ou a gravidade oferecendo uma carga suplementar sobre as articulações; c. posturas ocasionando pressões mecânicas sobre os diferentes tecidos.

A carga estática está presente quando um membro é mantido, com pouco ou nenhum movimento, numa posição que se afaste da zona de neutralidade da relação de forças biomecânicas ou contra a ação da gravidade. Isto é, quando a atividade muscular não pode reverter a zero, diz-se que existe um esforço estático. O conteúdo do trabalho pode ser, por si só, um determinante de posturas fixas de trabalho (por exemplo, digitação).

Fatores ambientais e de risco físico – O frio, pelo aumento da atividade muscular para produção de calor (tremor) ou pela vasoconstrição, visando à conservação do mesmo, pode agravar sobrecargas decorrentes do trabalho. A iluminação deficiente, mal distribuída ou geradora de pontos de reflexo e ofuscamento, pode gerar posturas de trabalho viciosas que de algum modo levam à sobrecarga de certos grupos musculares localizados.

Traumas consecutivos, provocados pelo movimento vibratório de certas ferramentas, estão classicamente associados a lesões osteomusculares, vasculares e encarceramentos nervosos, como a síndrome do túnel do carpo (STC). A pressão mecânica localizada decorrente do contato físico de cantos retos ou pontiagudos de um objeto ou ferramenta pode acarretar lesões diretas de tecidos moles do corpo.

Os fatores de risco de natureza biomecânica, que acarretam posturas rígidas ou mudanças posturais limitadas, foram os primeiros aventados na etiopatogenia dos DORT-LER, pois poderiam explicar o desencadeamento da sobrecarga muscular estática (esforço muscular excessivo provocado por contrações isométricas mantidas por tempo prolongado), ou o agravamento da sobrecarga causada pela movimentação repetitiva e uso de força. De um modo geral, a postura pode ser considerada tão mais nociva quanto mais se afasta da posição de neutralidade funcional ou anatômica do segmento corporal.

É importante ressaltar que a referência a posturas biomecanicamente inadequadas se reporta a cada indivíduo, em particular. Ela não implica na existência de uma única postura adequada, mas na possibilidade de várias, onde seja considerado, além da biomecânica do aparelho locomotor, o conceito de conforto individual. Isto pode ser ilustrado pelas críticas, existentes hoje na literatura, à tão difundida postura sentada *correta* (ângulos retos entre coxas e pernas, tronco e coxas, braços e antebraços), que acarreta uma pressão acentuada ao nível da coluna lombar e pode se associar a dores nesta região.

FATORES ORGANIZACIONAIS E SOBRECARGA OSTEOMUSCULAR DINÂMICA

A postura não é o único determinante da carga osteomuscular global, que depende também, do tipo, amplitude, intensidade e freqüência dos movimentos executados. A carga total sobre o sistema osteomuscular pode ser definida como a somatória das cargas mecânicas, estática e dinâmica, exercidas sobre os tecidos deste mesmo sistema. Ela pode acarretar tensão (por exemplo, tensão no bíceps), pressão (por exemplo, pressão sobre o canal do carpo), fricção (por exemplo, fricção de um tendão sobre a sua bainha) ou irritação (por exemplo, irritação de um nervo), dependendo do sítio onde atua.

A sobrecarga dinâmica associa-se, de modo geral, à força e repetitividade dos movimentos. Além destes, para identificação dos fatores que influenciam a carga musculoesquelética dinâmica deve-se verificar também: duração da carga, tipo de preensão, postura do segmento corporal envolvido e método de trabalho, bem como tipo, intensidade e freqüência dos movimentos executados.

MELO[14] define os termos *alta repetitividade* e *atividade manual com emprego de força*:

- *alta repetitividade* corresponde a atividades que são cumpridas, no máximo, em 30 segundos (ciclo de trabalho igual ou menor a 30 segundos), ou quando a realização da atividade requer a repetição de padrões de movimentos similares por mais de 50% do tempo do ciclo de trabalho;
- *atividade manual com emprego de força* é aquela em que um objeto com mais de 4,5kg é manuseado ocasionalmente (menos de um terço do período de trabalho), por uma única mão, em tarefas de levantar, carregar, empurrar ou puxar. Caso o esforço seja freqüente, isto é, ocorra em mais de um terço do ciclo de trabalho, 2,7kg ou mais já exigem emprego de muita força.

Didaticamente, pode-se relacionar a sobrecarga osteomuscular dinâmica aos fatores de natureza organizacional, dentre os quais destacam-se: duração da jornada de trabalho, diária e semanal, antigüidade da exposição, repartição entre período de exposição e de não exposição a risco, a inserção de micropausas ou de intervalos para repouso, o número de horas extras, prazos e metas quantitativas previstas, divisão e gerenciamento do tempo de trabalho, volume de trabalho e diversidade de tarefas.

A ligação dos fatores organizacionais discriminados no parágrafo anterior com a patogenia dos DORT-LER pode ser feita, grosso modo, com base meramente biomecânica. A estrutura organizacional seria determinante, por exemplo, do número de contrações musculares ou posturas rígidas ou de operações de força que seriam mantidas por determinado período de tempo; já intervalos para repouso e recuperação dos tecidos acarretariam prevenção ou alívio da fadiga.

Assim, do ponto de vista teórico, o risco de aparecerem sintomas e sinais compatíveis com DORT-LER é diretamente relacionado à duração da jornada de trabalho, ao montante de horas extras, ao ritmo acelerado, às metas ambiciosas com limitação de tempo por operação, ao volume, invariabilidade e monotonia das tarefas, e à ausência ou insuficiência de pausas para recuperação, fatores estes que poderiam contribuir para o desencadeamento da sobrecarga dinâmica ou agravamento da sobrecarga estática osteomuscular.

FATORES PSICOSSOCIAIS E ESTRESSE

A estruturação do trabalho pode ter impactos diferentes em indivíduos expostos a situações laborais semelhantes, sendo a explicação para este fato associada aos fatores psicossociais do trabalho. Os fatores psicossociais do trabalho são definidos como as percepções subjetivas que o trabalhador tem dos fatores da organização do trabalho. Como exemplo de fatores psicossociais podemos citar: repercussões individuais relativas à carreira, à carga e ao ritmo do trabalho, assim como ao ambiente social e de relações interpessoais no trabalho.

A percepção, em nível psíquico, que o indivíduo tem das exigências do trabalho é o resultado das características físicas da carga laborativa, da personalidade do mesmo, das experiências anteriores e da situação social do trabalho. Se a percepção for negativa, podem-se observar reações geradoras de problemas físicos, como a tensão muscular ou produção elevada de catecolaminas e hidrocortisona. O mecanismo etiopatogênico, que vem sendo aventado para explicar a ligação entre estes fatores e as alterações fisiopatológicas dos DORT-LER presentes em algumas situações, é o do estresse.

Entende-se por estresse um conjunto de alterações psiconeuroendócrinas desencadeadas no organismo em decorrência de estímulos de natureza física, cognitiva ou psicoafetiva que, uma vez bem assimilado pelo indivíduo, pode resultar numa reação de defesa saudável. Entretanto, no caso de desequilíbrio entre o estímulo e a resposta, ou entre o ambiente e o indivíduo,[15] a reação de estresse pode trazer conseqüências negativas. Os efeitos podem ser tão mais nocivos quanto menor for a capacidade do indivíduo em lidar com os agentes estressores ("stressors"), adaptar-se a eles e desenvolver mecanismos internos de defesa.

Por exemplo, observou-se que a amplitude do esforço mental (exigência cognitiva) requisitado por uma tarefa influencia o estado psíquico e o comportamento do trabalhador. Tarefas que comportam uma sobrecarga ou subcarga individual de trabalho (carga quantitativa) acarretam reações neuroendócrinas de estresse agudo, como a liberação de hormônios glicocorticóides e catecolaminas, com efeitos negativos sobre o bem-estar, a satisfação no trabalho e a saúde.[16] A liberação de catecolaminas, por sua vez, pode agravar a carga muscular estática, além do que seria esperado em função apenas da postura, e carga dinâmica, pela intensificação da freqüência de estímulos ao nível da unidade motora. Esta atividade muscular adicional poderia contribuir para a sobrecarga muscular global.

Do ponto de vista de relações interpessoais, a pressão exercida pelo grupo, as situações de interação social negativa e a relação com clientes descontentes são geradores potenciais de estresse, via estímulos de natureza emocional ou psicoafetiva. Nessa linha, o relacionamento com o supervisor, que pressiona a produção de forma agressiva, não oferece suporte aos funcionários e vigia de perto o desempenho destes, contribui como causa para o estresse e distúrbios osteomusculares.[17]

INTEGRAÇÃO GLOBAL ENTRE FATORES DE RISCO E MECANISMOS DE LESÃO

Do ponto de vista conceitual, os mecanismos de lesão nos DORT-LER correspondem a um acúmulo de influências que ultrapassam a capacidade de adaptação dos tecidos do sistema osteomuscular, mesmo que a função esteja parcialmente mantida. Depreende-se, portanto, que a persistência dos fatores de risco ocupacionais ao longo do tempo, as características peculiares a cada indivíduo, e a adoção de medidas corretivas ou preventivas determinarão as condições sob as quais as lesões aparecerão ou não.

Os fatores de natureza individual na predisposição, agravamento ou desencadeamento de DORT-LER incluiriam desde fatores biológicos (por exemplo, sexo, raça, peso, altura), hábitos diários ligados ao trabalho, presença de antecedentes mórbidos (por exemplo, doenças musculares distróficas e do tecido conjuntivo, seqüelas de acidentes ou saúde deteriorada), hábitos não ligados ao trabalho (por exemplo, atividades domésticas, recreativas ou esportivas), distúrbios emocionais e comportamentais, patológicos ou decorrentes da vida de relações extraprofissionais.[18]

Obviamente, o peso de cada fator de risco, ou grupo de fatores, difere em função do tipo de ocupação e das características individuais dos trabalhadores. Assim, trabalhos em linhas de montagem envolvem fatores de risco que diferem, significativamente, dos trabalhos de escritório com uso de computador, e, mesmo dentro destes, as diferenças são grandes, dependendo do tipo de atividade e tarefas executadas.

A interação, na prática, entre os fatores ocupacionais biomecânicos, organizacionais e psicossociais, bem como sua modulação em função de fatores individuais de risco, pode ser considerada variável. Em certas situações, o peso maior pode recair, por exemplo, sobre o mobiliário, em outras, sobre a duração das jornadas, ou ainda, sobre a forma de gerenciamento adotado. Sabendo-se, entretanto, a correlação de cada grupo de fatores (biomecânicos, organizacionais e psicossociais) com os mecanismos etiopatogênicos principais (sobrecarga ostemuscular estática, dinâmica e estresse), pode-se atuar de modo mais sistematizado no sentido do controle e prevenção dos DORT-LER.

FISIOPATOLOGIA

Existem várias hipóteses que tentam explicar a fisiopatologia dos diferentes quadros clínicos de DORT-LER. De maneira geral, as explicações são diferentes de acordo com o tecido do aparelho locomotor envolvido (músculo, tendão, etc.) e da região anatômica acometida (ombro, pescoço, membros superiores, região lombar). Os membros superiores reúnem uma série de estruturas, músculos, tendões, nervos, ossos, articulações, que atuam com o objetivo de garantir a mobilidade e a precisão dos movimentos das mãos. Estas estruturas estão anatomicamente correlacionadas, sendo compreensível a existência de repercussões simultâneas em mais de um tipo de tecido.

Em relação às afecções do pescoço e ombros, podemos citar as seguinte hipóteses, não excludentes entre si, que tentam explicar a existência de dor crônica e contratura muscular na região cervical e da cintura escapular, hipóteses estas que podem ser estendidas para outros músculos de outras regiões anatômicas. São elas:

1. A postura estática com contração prolongada do músculo trapézio pode levar à sobrecarga, hiperplasia e hipertrofia das fibras musculares do Tipo I,[19] relacionadas com a contração muscular lenta e de baixa intensidade, tornando-as propensas à dor e à fadiga.
2. A diminuição da irrigação sangüínea do músculo trapézio parece estar relacionada à mialgia crônica, ao aparecimento de fibras musculares vermelhas (Tipo I) em forma de roda denteada,[20] e ao provável aumento da sensibilidade dos receptores de dor (nociceptores) existentes nesses músculos sobrecarregados, causando mialgia mesmo em repouso.[21]
3. As contraturas e a dor ligada à atividade (contrapartida da dor em repouso),[22] o rápido fatigamento muscular,[23] e o aumento da sensibilidade dolorosa ao nível dos músculos[24] podem ser explicados pela depleção energética de disfosfato de adenosina (ADP) e trifosfato de adenosina (ATP), que já foi identificada nas fibras dos Tipos I e II em portadores de mialgia crônica do trapézio.
4. O desequilíbrio no recrutamento harmonioso de fibras musculares por descontrole originado no neurônio motor central poderia provocar contrações excêntricas suficientemente fortes a ponto de provocar rupturas de sarcômeros, que na falta de um tempo de recuperação adequado, acarretariam inflamação e degeneração celular, chegando à calcificação.[25,26]
5. A liberação de metabólitos (por exemplo, bradicinina, prostaglandinas) ou a isquemia local, que decorre do esforço isométrico ou dinâmico de um músculo, pode provocar uma estimulação nervosa, com mobilização de neurônios motores do tipo gama, que influem na sensibilidade ao estiramento muscular e nas descargas aferentes das células fusiformes primárias e secundárias que, por sua vez, podem provocar a contratura muscular, cuja isquemia e eliminação de novos metabólitos faz com que se perpetue o ciclo vicioso e o processo doloroso.[27]
6. Modelos de contrações musculares estereotipadas, com recrutamento exclusivo de fibras musculares do Tipo I resultante de contrações estáticas de fraca intensidade, podem provocar fadiga e acometimento seletivo de certas unidades motoras.[28]

7. Nas atividades que exigem esforços musculares repetitivos ocorreria a liberação de Ca^{++} do retículo sarcoplasmático para o sarcoplasma (citosol), que agiria alterando a função das mitocôndrias e aumentando a permeabilidade das membranas celulares, tornando a célula mais suscetível à ação de metabólitos tóxicos e radicais livres formados após a reoxigenação dos tecidos hipóxicos.[26]

Analisando a fisiopatologia envolvida no fenômeno da dor crônica, YENG e cols.[29] descrevem que as vias aferentes primárias do sistema nervoso periférico (SNP) contendo receptores polimodais sensibilizados são mais sensíveis a estímulos periféricos nociceptivos, comparando-se portadores com não portadores de dor. As substâncias liberadas pelos microtraumatismos teciduais, o acúmulo de catabólitos gerados pela atividade muscular e durante os fenômenos isquêmicos (bradicinina, prostaglandinas, serotonina, íons potássio, histamina, radicais ácidos, etc.) exercem atividade algiogênica e sensibilizam ou excitam os nociceptores. O SNP, por mecanismos reflexos, libera neurotransmissores com atividade vasodilatadora e mediadora da inflamação, como a substância P, peptídeo relacionado à calcitonina, neuroquininas A e B, e outros neuropeptídeos. Os macrófagos e outros leucócitos são ativados e geram o fenômeno da inflamação neurogênica. O sistema nervoso simpático, hiperativo em condições de estresse e de dor aguda, libera noradrenalina e prostaglandinas que sensibilizam os nociceptores. A sensibilização dos receptores nociceptivos pelas substâncias algiogênicas, a inflamação neurogênica e a hiperatividade neurovegetativa simpática contribuem para o agravamento e manutenção do ciclo vicioso de dor-espasmo-inflamação-espasmo-dor. No sistema nervoso central (SNC), os neurônios são ativados e sensibilizados pela ação dos neurotransmisores liberados pelos aferentes primários. Em situações normais, o sistema supressor de dor é ativado e a dor inibida ou minimizada, porém, quando a condição dolorosa é intensa ou prolongada, estímulos de natureza variada, mesmo não nocivos, passam a ser interpretados como dolorosos.

Esta anarquia morfofuncional do SNP e SNC poderia explicar, em parte, por que estímulos de baixa intensidade provocam a reativação do ciclo e conseqüente piora do quadro clínico (memória da dor). A associação do componente nociceptivo com o fenômeno de desaferentação, além das modificações do componente neurovegetativo e do comportamento psíquico, pode ser responsável pela cronificação da dor nos pacientes com DORT-LER, mesmo nos casos em que o fator desencadeante primário já tenha sido suprimido (por exemplo, dor persistente em indivíduos afastados do trabalho).

A sensibilização dos receptores, a ocorrência de focos ectópicos de potenciais de ação nas fibras nervosas periféricas e nas vias centrais, bem como a atividade anormal das unidades de processamento central da aferência sensitiva são, seguramente, os mecanismos mais importantes da gênese da dor por desaferentação.

O tendão, pela disposição das fibras colágenas em arranjo paralelo, possui a propriedade de minimizar e dissipar as forças resultantes da contração dos músculos. O fato de o músculo estar comprometido pode provocar tensão em arrancamento na junção miotendinosa e/ou entésio, com conseqüente inflamação, sensibilização e alterações anatomofuncionais locais e à distância, ocasionando tendinites, tenossinovites, entesites, epicondilites e microrrupturas miotendíneas. A circulação no tendão, depende do nível de tensão muscular e é inversamente proporcional ao aumento da tensão do músculo. À medida que aumenta o trabalho muscular, há diminuição da perfusão sangüínea, com concomitante deformação e perda da capacidade tênsil dos tendões, do que pode resultar maior fragilidade e predisposição a lesões. Em algumas regiões do corpo, a circulação dos tendões depende dos ângulos articulares.

Os quadros observados nas extremidades dos membros superiores (punhos e mãos), que incluem processos de inflamação de tendões (tendinite), das bainhas sinoviais que os envolvem (tenossinovite), e, eventualmente, dos tecidos que os circundam (peritendinite), têm sua explicação fisiopatológica mais provável na fricção mecânica decorrente do uso repetitivo e forçado destas estruturas,[30] em microrrupturas nas áreas de inserção óssea dos tendões, na redução do tempo de recuperação após uma contração, na perda das suas propriedades viscoelásticas e do cisalhamento sinovial, e na isquemia destes tecidos.[31]

Segundo ARMSTRONG e cols.[26] o processo seria desencadeado pelo acúmulo de fragmentos de células mortas no interior dos tendões decorrente do comprometimento da perfusão e nutrição dos tecidos, que passariam a funcionar como verdadeiros corpos estranhos capazes de levar à formação de processos inflamatórios dos tendões. A degeneração e a inflamação do tendão podem ser agravadas pela compressão de vasos sangüíneos, a tensão estática da musculatura, o esforço muscular dinâmico e a fricção mecânica.

Em relação a outras formas de manifestação de DORT-LER: a) a fisiopatologia das doenças articulares foi estudada para a osteoartrose, que corresponde a uma degenerescência da articulação que começa por um aumento do conteúdo hídrico da cartilagem, da síntese de proteoglicanos e colágeno seguidos pela redução de espessura, onde as alterações ósseas subcondrais podem provocar cistos e esclerose; b) as afecções nervosas possivelmente ligadas aos DORT-LER são decorrentes de pressão, deformação ou encarceramento impostos aos nervos periféricos na sua passagem por canais anatômicos formados pelas estruturas adjacentes do próprio aparelho locomotor, principalmente, quando estas estão inflamadas (as lesões resultantes da hipoxia do tecido nervoso em função de alterações vasculares primárias ou da agressão direta às estruturas endoneurais ou receptoras, também podem estar ligadas ao trabalho, como no caso da exposição a vibrações); c) alterações vasculares, decorrentes de vasoespasmos ou tromboses, explicam quadros como a síndrome hipotenar do martelo ou o fenômeno de Raynaud.

Como se pode notar, apesar da enorme diversidade de mecanismos fisiopatológicos descritos para explicar as diferentes formas de DORT-LER, uma linha mestra é possível de ser detectada: algumas alterações podem ser consideradas, meramente, de natureza metabólica ou com alterações funcionais do sistema neuromuscular, nas quais está mantida a integridade das estruturas teciduais envolvidas, enquanto outras se fazem acompanhar de comprometimento orgânico com necrose, inflamação, deformação, ou degenerescência de tecidos.

Tentando correlacionar fatores de risco, mecanismos etiopatogênicos e fisiopatológicos, ARMSTRONG e cols.[26] propuseram um modelo conceitual em *cascata* para explicar os DORT-LER de pescoço e membros superiores, onde a exposição a fatores externos ocupacionais produz uma dose interna de fatores capazes de provocar distúrbios mecânicos, fisiológicos ou psicológicos, que, por sua vez, levariam a respostas bioquímicas e metabólicas no organismo, tudo isto mediado pela capacidade física ou psicológica do indivíduo em resistir à desestabilização induzida pelas doses. Os autores argumentam que uma determinada resposta, num determinado nível, pode funcionar como dose num nível subseqüente. Exemplificando, a alta repetitividade de movimentos (exposição) aumenta o consumo de metabólitos e oxigênio em nível muscular (dose 1) que pode acarretar a hipoxia, falta de substrato energético ou depleção de ATP (resposta 1 – dose 2), que levaria ao aparecimento da dor (resposta 2), tudo isto, caso a capacidade de adaptação do indivíduo a cada nível de dose diferente seja superada. Os mesmos autores deixam transparecer, entretanto, a dificuldade da integração dos fatores externos de natureza psicossocial e das doses internas de natureza psicológica (estresse) no modelo proposto.

Rastreamento do Risco e a Vigilância Epidemiológica de DORT-LER

Não existem, atualmente, métodos propedêuticos objetivos para rastreamento das manifestações precoces de DORT-LER, que possam ser aplicados em larga escala. Em outras palavras, testes complementares (por exemplo, exames laboratoriais ou de imagem) aplicados com a finalidade de detectar os possíveis portadores de problemas osteomusculares ou aqueles potencialmente predispostos ao seu aparecimento carecem de sensibilidade e de um valor preditivo positivo, minimamente razoáveis, que justifiquem a sua recomendação. Como se verá mais adiante, o diagnóstico ainda é inteiramente centrado no exame médico, com avaliação clínica e ocupacional.

Entretanto, a adoção do método epidemiológico nas empresas pode representar uma forma eficiente de acompanhar a incidência ou prevalência de sintomas precoces de DORT-LER entre seus funcionários e identificar os prováveis fatores de risco ligados ao trabalho, com base em avaliações técnicas e na própria percepção do pessoal que trabalha em situação de risco.[10] Neste sentido, os casos de DORT-LER diagnosticados e notificados ao órgão público competente representam, em geral, a ponta de uma pirâmide onde a base é formada por uma grande maioria de pessoas que está trabalhando com sintomas, seguida por um número menor de indivíduos que já tentaram alguma medida terapêutica informal, seguida esta por uma pequena fração que já procurou um serviço de saúde, dos quais apenas alguns têm o diagnóstico confirmado e registrado.

Alguns pesquisadores têm trabalhado no sentido de validar questionários para detecção de sintomas precoces de distúrbios osteomusculares. KUORINKA e cols.[32] desenvolveram o chamado Questionário Nórdico, largamente aplicado na prática e já validado para vários tipos diferentes de trabalho. Trata-se de um instrumento capaz de identificar, em nível coletivo, a presença de sintomas de comprometimento osteomuscular em suas formas mais iniciais, localizando as áreas do corpo mais atingidas. O seu uso deve ser direcionado para determinar os setores da empresa onde a ação preventiva é prioritária, devendo ser adaptado de acordo com as características da atividade analisada. No Anexo A, ilustra-se uma versão traduzida e adaptada do questionário anteriormente citado.

Além deste, pode-se lançar mão de "check-lists" voltados para a detecção dos fatores de risco. A identificação qualitativa dos fatores de risco ocupacionais, através da observação e descrição detalhada do trabalho, entrevista com trabalhadores, acoplada a tabelas de quantificação da satisfação dos trabalhadores em relação ao ambiente e condições de trabalho, contribui para melhor determinar o próprio risco e pode servir de indicador indireto de dose de exposição. O ideal é que estas tabelas sejam construídas caso a caso.

Definição do Diagnóstico e Determinação do Nexo com o Trabalho

O diagnóstico dos DORT-LER é essencialmente clínico-ocupacional, isto é, baseado na anamnese ocupacional e clínica, no exame físico detalhado, e na análise das situações de trabalho, correlacionando-se os sintomas e sinais apresentados aos dados ergonômicos e epidemiológicos ocupacionais.

A anamnese ocupacional representa a coleta de informações sobre o posto de trabalho (mobiliário e equipamentos), condições ambientais, e a organização do trabalho. É fundamental a observação da atividade do trabalhador, principalmente quando o médico do trabalho for o médico da empresa ou coordenador do Programa de Controle Médico de Saúde Ocupacional (PCMSO). Na análise da situação do trabalho deve-se verificar a presença dos fatores de risco descritos anteriormente.

O principal sintoma dos DORT-LER é a dor. Segundo o Comitê de Taxonomia da Associação Internacional para o Estudo da Dor, dor é definida como uma experiência sensorial e emocional desagradável que é associada ou descrita em termos de lesões teciduais.[29] A interpretação da sensação dolorosa envolve não apenas os aspectos físico-químicos da nocicepção, mas também os componentes socioculturais dos indivíduos e as particularidades do ambiente em que o fenômeno nociceptivo é experimentado.

A dor é, em geral, insidiosa, e inicia após períodos de sobrecarga de trabalho. Sua localização varia de acordo com a região comprometida. A duração da dor é menor no início, surgindo ao fim do expediente e aliviando com o repouso noturno; com o passar do tempo, torna-se mais duradoura e contínua, nos casos graves. É importante destacar que a dor crônica tem função biológica diferente da dor aguda, e gera incapacidade para as atividades profissionais, sociais e familiares. O comportamento dos indivíduos com dor crônica caracteriza-se pela pouca expressão dos sinais físicos da doença orgânica e pela ocorrência de depressão, ansiedade, insegurança, hostilidade, adoção de posturas introvertidas, aumento das preocupações somáticas e do período de repouso, com graves conseqüências financeiras e sociais. Associa-se a depressão, que agrava a dor crônica.

As atividades da vida diária, o lazer, o sono e o apetite são significativamente comprometidos em decorrência de dor, anormalidades psicoafetivas, manipulações e iatrogenias induzidas durante os procedimentos terapêuticos. A ansiedade, a depressão e a hipocondria instalam-se e se acentuam. A incerteza quanto ao futuro, o medo da incapacidade, a mutilação, a perda da dignidade e piora da situação socioeconômica são causas e fatores de agravamento do quadro clínico. A dor persistente, a incapacidade física, a desesperança, a preocupação com a incurabilidade da doença, a desfiguração, a perda da importância no ambiente social, profissional e familiar, as perdas econômicas, o desespero e a sensação de abandono são fatores que contribuem para a ocorrência da depressão.

A explicação para os quadros graves é complexa e está associada ao processo inflamatório primário, à inflamação neurogênica e à hiperatividade neurovegetativa simpática que sensibilizam os receptores periféricos nociceptivos, agravando o desconforto. A sensibilização das unidades neuronais na medula espinhal e no tálamo contribui para que a área de referência da dor seja ampliada e a sensação dolorosa aumente. Mecanismos reflexos, compensações da postura e da atividade do aparelho locomotor e sistema neurovegetativo contribuem para que áreas distantes daquelas envolvidas no processo inicial de dor sejam acometidas, acarretando síndromes dolorosas adicionais, que muito contribuem para a incapacidade e o sofrimento.

A necessidade da atuação das equipes multiprofissionais visando ao diagnóstico precoce da condição álgica, reformulação das condições laborativas (não apenas quanto aos aspectos biomecânicos, mas, também, organizacionais e psicossociais) é fundamental para evitar a progressão dos sintomas e a profilaxia da síndrome de dor crônica.

Os DORT-LER têm sido considerados uma síndrome de apresentação heterogênea. Eles podem se manifestar através de quadros clínicos objetivos, onde o diagnóstico preciso é possível, ou como sinais e sintomas que se associam de forma pouco característica em determinadas regiões do corpo, de tal modo que não permitem um diagnóstico específico. É importante enfatizar a freqüente associação de lesões de diversos tecidos, explicada pela estrutura anatômica e funcional dos membros superiores.

A Tabela 11.1 resume as formas de manifestação clínica características e não características que podem vir a ser consideradas como DORT-LER, dependendo da presença de certos fatores de risco ocupacionais.

QUADROS NÃO CARACTERÍSTICOS OU MÚLTIPLOS

Neste grupo enquadra-se uma série de manifestações clínicas que incluem, principalmente, sintomas e sinais que indicam um acometimento osteomuscular simples ou múltiplo, mas que não permitem um diagnóstico preciso. Nestas situações, a queixa mais freqüente é a dor persistente ou recidivante, relacionada com o movimento ou mesmo em repouso, que pode ou não ser precedida de sintomas mal definidos, como desconforto, cansaço

TABELA 11.1 – Formas de manifestação clínica possivelmente relacionadas com os DORT-LER. (HAGBERG e cols.).[11]

Afecções características		*Sinais e sintomas não característicos*
Musculares	**Nervosas**	Cervicalgia
Entorse	Síndrome do túnel do carpo	Dores articulares
Mialgia/miosite	Síndrome do canal cubital	Lombociatalgia
	Síndrome do canal de Guyon	Dores musculares não características
Tendíneas e sinoviais	Síndrome do canal radial	Espasmos musculares
Bursite	Síndrome do desfiladeiro torácico	Edema
Doença de De Quervain	Neurite digital	Formigamento
Epicondilite	**Articulares**	Outros
Periartrite do ombro	"Game-keeper's thumb"	
Cisto sinovial	Osteoartrose	
Síndrome da cabeça dos rotadores	**Vasculares**	
Sinovite	Síndrome hipotenar do martelo	
Tendinite	Síndrome de Raynaud	
Tenossinovite		
Dedo em gatilho		

ou fadiga do membro ou da região anatômica sobrecarregada. Em um estudo realizado por Larsson e cols.,[33] dor, hipersensibilidade e sensação de fadiga (bem como alterações morfológicas e bioquímicas) persistiram por meses após o afastamento do risco.

Além dos sintomas mencionados anteriormente, podem ser encontrados também: parestesias, sensação de inchaço, edema, tônus muscular aumentado ou contraturas musculares, além de sintomas gerais, como cefaléia, instabilidade emocional, depressão ou insônia.[34]

A análise da etiopatogenia dos quadros não característicos mais freqüentes e o tipo de ligação destes com o trabalho sugerem que eles são de origem musculotendínea, e representam, provavelmente, a maioria dos quadros de DORT-LER encontrados, atualmente, no meio laborativo. A sua relação com o trabalho depende, basicamente, da identificação, através de estudo sistemático, da exposição a fatores de risco biomecânicos, organizacionais e psicossociais, durante a execução das atividades laborativas habituais.

QUADROS CARACTERÍSTICOS OU FORMAS ESPECÍFICAS

São aquelas em que o médico, através de uma cuidadosa avaliação clínica e um detalhado exame físico, consegue chegar a um diagnóstico anatômico, com uma certa precisão. Neste texto, serão descritas, apenas, as formas de DORT-LER mais freqüentemente encontradas na prática clínica.*

Afecções Tendíneas, Tenossinovias e Sinoviais

Tenossinovites e tendinites – São as formas mais incidentes na população trabalhadora, principalmente em situações em que grande repetitividade associa-se à exigência de força. O sintoma mais característico, em qualquer das suas formas, é a dor.

O traumatismo dos tendões está relacionado à tensão, compressão, estresse em arrancamento e deformação. Os músculos e os tendões trabalham como uma unidade funcional única, portanto, na maioria dos casos em que há tendinite, em geral, o músculo também pode estar comprometido.

Doença de De Quervain – Corresponde à inflamação da bainha comum dos tendões do abdutor longo e extensor curto do polegar. Inicialmente, o paciente refere uma dor ao nível da apófise estilóide do rádio, na região dorsal do polegar, de caráter insidioso, podendo apresentar-se agudamente.

* Estas descrições estão baseadas na experiência do NUSAT (Núcleo de Saúde do Trabalhador)/INSS de Belo Horizonte, efetuadas por Melo.[14]

Comumente, há irradiação para o antebraço, cotovelo e ombro. Com a evolução do processo, o paciente irá se queixar de dificuldade para segurar objetos. Foi descrita, inicialmente, para lavadeiras.

Dedo em gatilho – É uma inflamação dos tendões flexores dos dedos produzindo espessamentos e nódulos que dificultam o deslizamento dos mesmos em suas bainhas. Há incapacidade de estender o dedo após flexão máxima. Ao forçar a extensão, ocorre a sensação de um salto, como se tivesse ultrapassado um obstáculo. O paciente percebe um estalido e ocorre queda do dedo em flexão (fenômeno do gatilho), processo geralmente doloroso. Ocorre em atividades com associação de força e compressão palmar, por exemplo, uso de alicates e tesouras.

Tenossinovite dos extensores dos dedos e do carpo – É comum em digitadores e operadores de "mouse", e resulta da sobrecarga muscular estática e movimento dos dedos. O processo inflamatório acomete os tendões na face dorsal do antebraço e punho. A dor, de início insidioso, passa a ser acompanhada de diminuição de força, sensação de peso, desconforto e alteração da caligrafia.

Tenossinovite dos flexores dos dedos – Com quadro clínico semelhante ao anterior, acomete os tendões da face interna do antebraço e punho, em decorrência de movimentos repetitivos de flexão dos dedos e da mão.

Epicondilite lateral – Denominada cotovelo de tenista ("tennis elbow"), corresponde à inflamação da inserção dos músculos responsáveis pela extensão e supinação do punho. O nervo radial pode estar também comprometido e o principal sintoma é a dor em nível do epicôndilo lateral, que pode tornar-se difusa, irradiando tanto na direção dos ombros quanto das mãos. É comum na atividade de apertar parafuso.

Epicondilite medial – Corresponde à inflamação da inserção dos músculos flexores do carpo na borda medial do cotovelo. Pode haver comprometimento do nervo ulnar, mas é menos comum. Foi associada à atividade de descascadores de fios elétricos, sendo relacionada com a flexão do punho.

Tendinite bicipital – É a inflamação da bainha sinovial do tendão da porção longa do bíceps, que aparece à palpação do tendão no sulco bicipital, durante as manobras de supinação e pronação do antebraço. Aparece em atividades em que o braço é mantido em elevação por longos períodos. Geralmente, está associada a outras lesões da chamada bainha rotatória do ombro.

Tendinite do supra-espinhoso – Conhecida como síndrome do impacto, é ocasionada pela compressão das fibras do supra-espinhoso pelo acrômio ao realizar a abdução do braço acima de 45°. O paciente queixa-se de dor e peso, que aumentam com a movimentação do ombro, irradiando-se por todo o membro superior. Com freqüência, pode ocorrer completa impotência funcional da articulação (ombro congelado).

Cistos sinoviais – São tumefações, habitualmente indolores, comuns na face extensora do carpo, que aparecem em trabalhos manuais que exijam força. Podem, eventualmente, provocar dor ou restrição ao movimento.

Afecções Nervosas

A ocorrência de parestesias pode representar a existência de compressão nervosa, e pode indicar a necessidade de realização de eletroneuromiografia (ENM). O conhecimento anatômico das estruturas do pescoço e membros superiores permite identificar, às vezes com grande precisão, o local exato da compressão nervosa, apenas com base nos sintomas e exame físico.

Síndrome do túnel do carpo (STC) – É a compressão do nervo mediano, ao nível do punho, pelos tendões hipertrofiados ou edemaciados. O paciente queixa-se de parestesias, dores, principalmente noturnas, e impotência funcional, que atingem principalmente a face palmar dos três primeiros dedos e da região tenar. Há irradiação da dor para outros segmentos do membro superior, assumindo, freqüentemente, caráter difuso. Ocorre em tarefas manuais repetitivas, principalmente com uso de força e desvios do carpo.

Síndrome do canal de Guyon – É mais rara que a síndrome do túnel do carpo, atinge o nervo ulnar, quando ele passa através do canal de Guyon, ou seja, o túnel anatômico em torno do osso pisciforme. Os sintomas de alterações de sensibilidade ocorrem no quarto e quinto dedos, e são acompanhados por redução da força de preensão.

Síndrome do pronador redondo – É a compressão do nervo mediano abaixo da prega do cotovelo, entre os dois ramos musculares do pronador redondo. Diferentemente da compressão do nervo mediano no punho, na síndrome do pronador, além da área distal dos dedos, a região tenar também tem alterações de sensibilidade. Ocorre em tarefas que exigem prono-supinação vigorosa do antebraço.

Síndrome do desfiladeiro torácico – É a compressão do feixe vasculonervoso num estreito triângulo formado pelos músculos escaleno anterior e médio e a primeira costela. Ocorre em trabalhadores que mantêm os braços elevados por períodos prolongados acima da altura dos ombros, ou que comprimem o ombro contra algum objeto.

Afecções Musculares

Das afecções que acometem os músculos, a forma de manifestação mais freqüente é a mialgia. O comprometimento muscular pode acompanhar o tendíneo ou tenossinovial, sendo muitas vezes incluído no diagnóstico de peritendinite, ou apresentando-se como afecção não característica.

Muita discussão tem ocorrido, recentemente, em relação à correlação de quadros musculares dolorosos, localizados ou generalizados, com as atividades laborativas. Como regra geral, a dor localizada pode ser relacionada ao trabalho, seja ela de origem muscular ou das junções musculotendíneas (que podem receber a denominação de dor miofascial, fibromialgia e outras), enquanto que os quadros dolorosos generalizados, dificilmente, permitem o nexo causal. Duas formas de acometimento muscular, em especial, têm trazido muita controvérsia entre os profissionais que atendem trabalhadores, a saber: a síndrome miofascial e a síndrome da fibromialgia ou fibromialgia primária.

Síndrome da dor miofascial – Tratam-se de quadros de dor em pontos específicos e bem localizados das zonas de transição musculotendínea, geralmente, em ombros e membros superiores, que aparecem à palpação e, muitas vezes, são incluídos entre os quadros não característicos descritos anteriormente. A relação com o trabalho nestes casos é possível, desde que o local do acometimento seja compatível com a região onde ocorre sobrecarga osteomuscular e haja uma associação evidente com os fatores de risco já descritos anteriormente.

Síndrome da fibromialgia (fibromialgia primária) – Enquanto fibromialgia é um termo que pode ser usado para descrever dores em regiões específicas de junções musculotendíneas, síndrome da fibromialgia ou fibromialgia primária é uma doença de causa desconhecida, cujos critérios diagnósticos foram descritos de forma precisa.[35]

Trata-se de uma manifestação dolorosa generalizada que acomete o sistema osteomuscular, com duração mínima de 3 meses, envolvendo, obrigatoriamente, os quatro quadrantes do corpo e com dores ósseas axiais. À palpação, o paciente deve referir dor em pelo menos 11 dos 18 pontos simétricos de transição musculotendínea ilustrados na Figura 11.1 ("tender points" ou "trigger points"). Além do quadro anterior, são comuns manifestações gerais, como: fadiga, lassidão, sensação não objetiva de inchaço dos dedos, cefaléia tensional, diarréia (síndrome do cólon irritável), tensão pré-menstrual, sono não repousante e dores musculares após o exercício.

Da forma como a fibromialgia primária foi definida pelo American College of Rheumatology,[35] foram excluídas as causas traumáticas (sobrecarga osteomuscular) da sua etiopatogenia, o que equivale a dizer que não há como ser feita a sua relação com qualquer tipo de atividade profissional. Neste sentido, a síndrome da fibromialgia ou fibromialgia primária, diagnosticada dentro dos parâmetros anteriormente descritos, não pode ser incluída, no momento, entre os DORT-LER, embora deva ser feito o diagnóstico diferencial cuidadoso com a síndrome da dor miofascial já descrita.

Lombalgia

Para se ter uma idéia da sua importância clínico-epidemiológica, cerca de 80% das pessoas apresentam dores lombares ao longo da vida, e a lombalgia é a maior causa de incapacidade de curta e longa duração entre trabalhadores. Na maioria das vezes, as causas são mecânicas, que incluem sobrecarga lom-

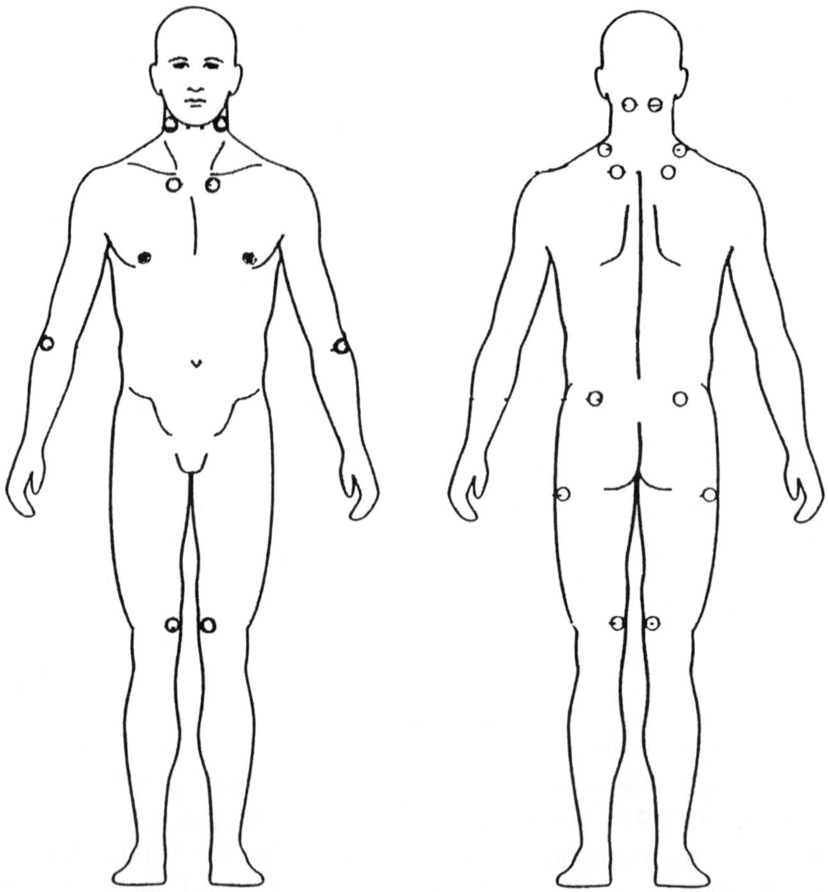

FIGURA 11.1 – Pontos dolorosos a serem investigados em fibromialgia primária ("tender points" ou "trigger points").

bossacral, discopatia degenerativa, espondilolistese, estenose de medula espinhal e fratura. A maioria dos quadros de dor lombar com ou sem irradiação para os membros inferiores (ciáticas) tem evolução autolimitada em semanas ou poucos meses, e apenas cerca de 10% dos casos cronificam.[36]

Existe evidência suficiente para relacionar a lombociatalgia, hérnia de disco e degenerescência da coluna lombar com o trabalho físico pesado, que envolva: levantamento manual freqüente ou de carga pesada, carregamento, tração ou empurro, ou ainda, balanço, torção e posturas não neutras repetitivas do tronco. Postura sentada prolongada, principalmente, sob ação concomitante de movimentos vibratórios (por exemplo, motoristas de ônibus, caminhões ou tratores), também pode ocasionar dor lombar.

Nenhum dos quadros, característicos ou não característicos anteriormente citados, é exclusivamente decorrente do trabalho. Na verdade, em um número significativo de casos, a causa pode ter origem extra-ocupacional ou mista. Fraturas e luxações dos punhos, cotovelos e ombros, e as doenças difusas do tecido conjuntivo, por exemplo, devem ser investigadas no diagnóstico diferencial. Além disso, o uso de anticoncepcionais, prática de musculação, halterofilismo, tênis, voleibol, golfe e prática prolongada com instrumentos musicais, são prováveis agentes causais ou precipitadores das manifestações clínicas e, também, merecem atenção.

Portanto, qualquer que seja a forma de manifestação clínica, o diagnóstico anatômico ou sindrômico deve ser complementado pela caracterização da relação com o trabalho, com a finalidade de enquadrá-lo ou não no grupo dos DORT-LER. Para isto, o médico encarregado pelo atendimento deve ter o conhecimento preciso da atividade laborativa do trabalhador: seu posto de trabalho, posturas e movimentos, características organizacionais, ritmo e duração do trabalho, carga de trabalho, além de fatores de ordem psicossocial, que possam estar gerando estresse e agravando uma possível sobrecarga osteomuscular.

Para que o nexo causal seja estabelecido ou refutado, é importante que sejam seguidas etapas, nas quais, inicialmente, o quadro clínico seja analisado em função dos mecanismos fisiopatológicos prováveis, ou, na prática, dos três mecanismos etiopatogênicos principais, isto é, a sobrecarga osteomuscular estática e/ou dinâmica, e o estresse. Num segundo momento, deve-se tentar explicar a origem do(s) mecanismo(s) etiopatogênico(s) detectado(s) correlacionando-o(s) aos fatores de risco presentes nas situações normais de trabalho, levando-se em conta eventuais fatores individuais. A associação entre todos os níveis de correlação confirmaria o nexo causal do quadro clínico com o trabalho.

Vale ressaltar que, exceto para as doenças onde a etiologia, por definição, não pode ser de origem ocupacional (por exemplo, fibromialgia primária), a presença pura e simples de fatores não ocupacionais, virtualmente relacionados com o quadro clínico, não excluem o diagnóstico de DORT-LER, pelo menos, até que todos os possíveis fatores ocupacionais tenham sido avaliados. A Figura 11.2 apresentada a seguir tenta integrar os vários níveis de correlação necessários para que se fixe o nexo entre o quadro clínico e o trabalho, e pode auxiliar na linha de raciocínio clínico-ocupacional.

Paralelamente à etapa fundamental de estabelecimento do nexo causal, o médico deve desencadear dois processos simultâneos: o tratamento das manifestações clínicas e a avaliação de possível incapacidade para o trabalho. Este último será discutido mais detalhadamente no tópico subseqüente.

Tendo em vista o objetivo deste livro, o tratamento não será abordado. Os diferentes tipos de tratamento foram descritos em detalhes no livro *Manual Prático de Lesões por Esforços Repetitivos,*[37] mostrando a contribuição dos medicamentos, fisioterapia, cirurgia, acupuntura e psicologia. O importante é que o médico do trabalho se cerque de uma equipe multiprofissional competente, pois os resultados mais positivos têm aparecido não com tratamento

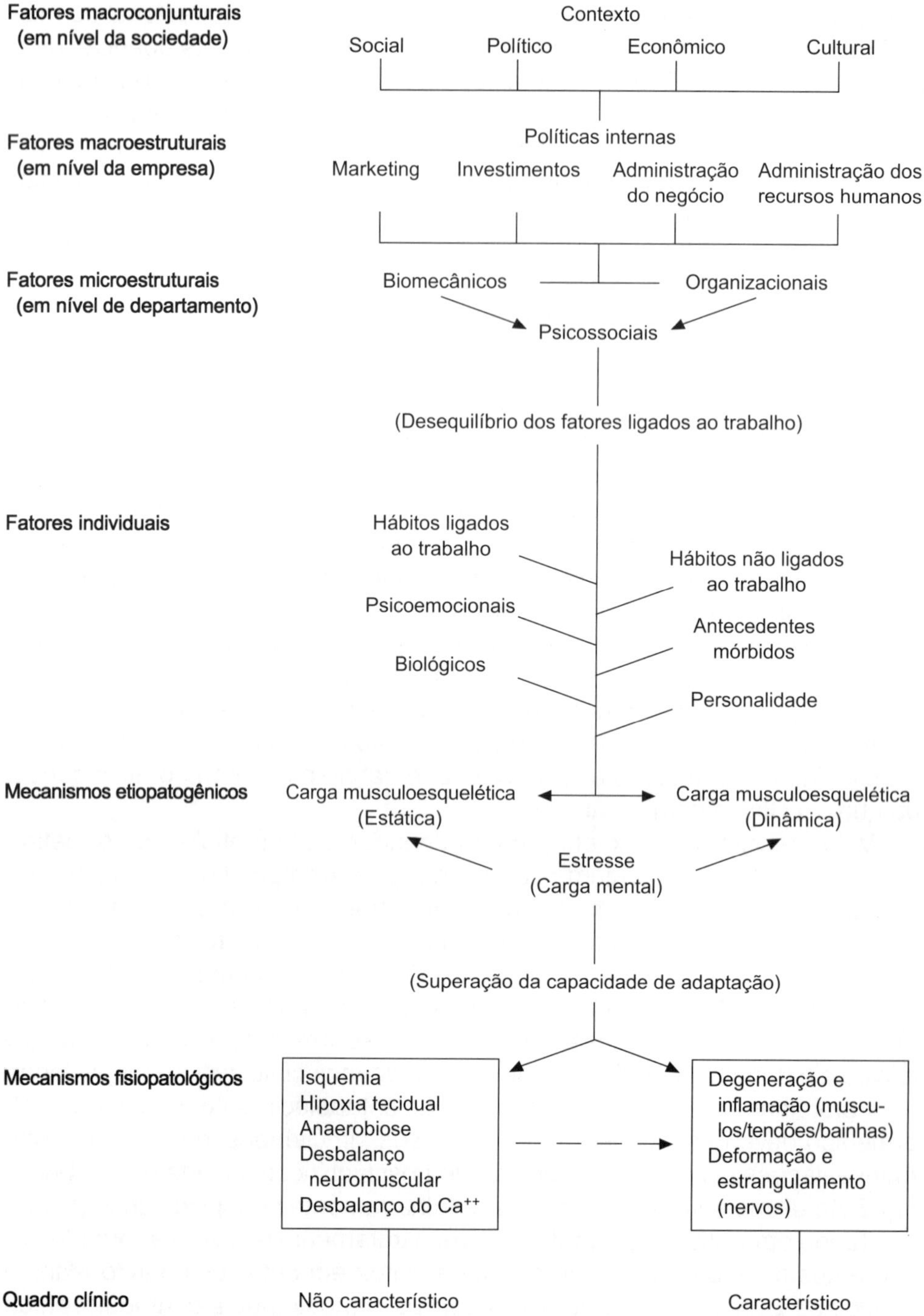

FIGURA 11.2 – Modelo teórico de inter-relações entre os fatores de risco ocupacionais e os mecanismos etiopatogênicos e fisiopatológicos das formas mais freqüentes de manifestação clínica dos DORT-LER.

apenas clínico-medicamentoso, mas da abordagem integral dada aos pacientes.[38] O acompanhamento individual para cada caso é fundamental para verificar os resultados, e o sucesso só será completo se a terapêutica for associada a melhorias das condições de trabalho.

Avaliação da Incapacidade Laborativa e Psicossocial

Na tentativa de dar suporte às necessidades dos portadores de DORT-LER e embasar as condutas a serem tomadas caso a caso, é tarefa do médico investigar sinais de comprometimento físico, psíquico e social, que, de um modo ou outro, possam resultar em incapacidade para o trabalho.

Os DORT-LER têm se mostrado causas de incapacidade laborativa em vários níveis: parcial temporária, total temporária, parcial permanente e total permanente. Felizmente, nos últimos anos, o perfil epidemiológico dos quadros de DORT-LER tem mudado de tal modo que a incapacidade permanente passou a ser menos freqüente. Sendo a grande maioria dos quadros diagnosticada em fases nas quais a recuperação com o tratamento ou a reabilitação é melhor, a incapacidade gerada se estende por período de tempo limitado.

Sendo as condições de trabalho a causa do aparecimento dos sintomas e sinais, uma vez confirmado o nexo e, portanto, o diagnóstico de DORT-LER, pelo menos um período de incapacidade será gerado: o do afastamento necessário para o tratamento do quadro agudo. Neste caso, o tempo de repouso é da ordem de dias ou poucas semanas e visa interromper a evolução do processo fisiopatológico agudo e potencializar os efeitos da terapêutica, seja ela qual for.

A grande dificuldade que se coloca ao médico do trabalho, entretanto, são os quadros dolorosos ou inflamatórios crônicos ou recidivantes que passam a exigir várias semanas ou mesmo meses de afastamento do trabalho. Levando em consideração que a dificuldade para executar certas operações de trabalho, nos casos mais graves, se associa à limitação para outras tantas atividades da vida diária, alguns autores vêm trabalhando no aprimoramento de questionários que ajudem a identificar e quantificar os possíveis níveis de incapacidade. Questões sobre a dificuldade para escrever, abrir um pote, virar uma chave, fazer a cama, vestir uma roupa, carregar uma sacola e outras, fazem parte de um questionário já validado pelo Upper Extremity Collaborative Group.[39] A estas questões o médico pode acoplar outras referentes às operações de trabalho, ou, se for o caso, observar diretamente *in loco* o desempenho do trabalhador, antes de propor um parecer definitivo sobre a incapacidade.

Como dito anteriormente, no caso dos DORT-LER, é difícil fazer uma separação nítida entre a incapacidade para o trabalho e tarefas da vida diária. É um momento difícil para o trabalhador o da constatação da doença e da incapacidade. Após a percepção de que está doente, acontece uma grande desilusão, pois, como forma de defesa, há sempre a negação da possibilidade de ter a doença. O prazer pelo trabalho, antes visto como um meio de sobrevivência e realização (alcançada até pela capacidade de se superar e aumentar a produtividade individual), desaparece com a constatação de que não é mais capaz de produzir.

Neste instante, começa outro ciclo que é o da persistência da dor, percepção da incapacidade, discriminação dos colegas, do chefe e da família. Todo esse quadro leva a uma desestruturação psicológica, que somente será revertida refazendo-se o ciclo ao inverso, isto é, readaptando-se ao trabalho ou trabalhando em outra função, diminuindo as dores e sentindo-se útil novamente.

O retorno ao trabalho é fundamental para que o trabalhador recupere a auto-estima e a percepção de que é um ser social, não um incapaz. MAGALHÃES[40] descreve que, pior que a dor, a sensação de incapacidade e inutilidade representa o maior sofrimento para estes trabalhadores. Esta incapacidade diz respeito às atividades da vida diária, como, por exemplo, pentear os cabelos, segurar um filho, mas também, à atividade profissional, que além do sustento financeiro representa o reconhecimento social do trabalhador.

MAGALHÃES[40] e SETTIMI & SILVESTRE[41] analisam as dificuldades no processo de reabilitação profissional, caracterizando a reaquisição da capacidade de trabalho e de convivência, com eventuais limitações, como algo extremamente complexo, e para a qual deve-se levar em conta vários fatores, entre os quais:

Natureza e extensão da lesão ou adoecimento – No caso dos DORT-LER, é um processo de adoecimento insidioso, carregado de símbolos sociais negativos, sofrido, com muitas incertezas, ansiedades e medos.

Momento do diagnóstico – Na fase inicial, não se valoriza o quadro, em geral, há a negação por parte do trabalhador que espera melhorar, ou a não valorização dos primeiros sintomas pelo médico.

Duração e qualidade do tratamento – Quanto maior o tempo de tratamento maior a dificuldade para a reabilitação.

Precocidade do processo de reabilitação – Quanto mais cedo forem discutidas as possibilidades de retorno ao trabalho, menor a sensação de incapacidade, e menor o ciclo de dor e sofrimento.

Estabelecimento de metas e grau de recuperação física e emocional do paciente – É preciso estabelecer metas conjuntas, de curto prazo, simultâneas ao processo de tratamento e reabilitação, e o momento de retorno ao trabalho.

Grau de receptividade da empresa e existência de uma política de prevenção – Toda a estrutura hierárquica da empresa deve estar *sensibilizada* para o reaproveitamento do trabalhador no seu posto de origem readaptado ou outro.

CONDUTAS MÉDICO-LEGAIS

Os DORT-LER podem ser enquadrados como doença decorrente das condições especiais em que o trabalho é executado e com ele se relacionam diretamente, o que permite, então, a equiparação com o acidente do trabalho. Neste sentido, sempre é necessário estabelecer o nexo entre o trabalho e o quadro clínico apresentado pelo trabalhador.

O primeiro reconhecimento dos DORT-LER como doença do trabalho aconteceu em 6 de agosto 1997, quando o então Ministro da Previdência e Assistência Social assinou a Portaria nº 4.062, reconhecendo a tenossinovite como doença do trabalho.[42] Após a publicação desta Portaria, o reconhecimento dos DORT-LER avançou no Brasil em duas direções. Na primeira, demonstrou-se o fato de não estarem vinculados apenas ao trabalho de digitação, mas a diferentes profissões. Apesar desta possibilidade estar presente já naquela Portaria, os casos ocorridos em outras ocupações dificilmente eram reconhecidos, pois dependiam de realização de vistorias nos locais de trabalho. A segunda foi a constatação progressiva de que o quadro clínico não se restringia apenas à tenossinovite.

Neste sentido, o próprio Instituto Nacional do Seguro Social (INSS) ampliou o conceito em uma Norma Técnica de 1993,[43] na qual definia LER como: "*afecções que podem acometer tendões, sinóvias, músculos, nervos, fáscias, ligamentos, isolada ou associadamente, com ou sem degeneração dos tecidos, atingindo principalmente, porém não somente, os membros superiores, região escapular e pescoço, de origem ocupacional, decorrente, de forma combinada ou não de: a) uso repetido dos grupos musculares; b) uso forçado de grupos musculares e manutenção de postura inadequada*".

Na mesma Norma Técnica, foram definidas três situações possíveis para o estabelecimento do nexo de causalidade com o trabalho: a) atividades laborativas reconhecidamente geradoras de LER, como é o caso da digitação, dispensando a investigação do posto de trabalho; b) atividades ocupacionais onde o registro de casos anteriores e estudo dos postos de trabalho permitem afirmar o nexo com o trabalho, podendo ser dispensada, também, a nova vistoria do posto de trabalho, à vista de vistorias anteriores; c) caso isolado em atividade presumivelmente geradora de LER, porém desconhecida dos órgãos de vigilância em saúde ou da perícia acidentária, sendo indispensável, nesta situação, o procedimento da vistoria do posto de trabalho para afirmação ou exclusão do nexo.

Ainda no Anexo F da mesma Norma Técnica do INSS, de 1993, recomendava-se aos médicos da empresa, do SUS, ao médico-assistente e demais profissionais de saúde, a emissão da CAT por doença do trabalho, mesmo nos casos iniciais, visando ao tratamento precoce, com melhor prognóstico para o doente e intervenções no ambiente de trabalho para prevenção de novos casos.

Recentemente, o INSS fez publicar a Ordem de Serviço (OS) nº 606/98,[44] um documento interno que visa orientar peritos do órgão, mas onde são definidos, também, parâmetros que dizem respeito aos médicos do trabalho de empresas. De modo geral, a OS reafirma a necessidade de emissão de comunicação de acidente do trabalho (CAT) em todos os casos confirmados de

DORT-LER, a partir do momento do diagnóstico ou do primeiro dia de incapacidade, o que ocorrer primeiro. A perícia médica só se manifestará se o tempo de afastamento previsto ultrapassar 15 dias (conforme indicado pelo médico assistente no laudo de exame médico – LEM), com a única finalidade de proceder ao nexo técnico, e indicar ou não a concessão de benefícios e encaminhamento para a reabilitação profissional.

A CAT é amplamente reconhecida como único instrumento formal de registro dos acidentes do trabalho e seus equivalentes junto ao INSS. De acordo com o artigo nº 22, parágrafo 2º, da Lei nº 8.213, de 24 de julho de 1991, ela deve ser emitida pela empresa, mas nos casos em que a empresa não o fizer, podem formalizar a comunicação, o próprio acidentado, seus dependentes, a entidade sindical competente, o médico que o assistiu ou qualquer autoridade pública. A obrigatoriedade da sua emissão consta, também, de outros dispositivos com valor jurídico de abrangência regional (leis estaduais) ou nacional, como a própria Norma Regulamentadora nº 7 (NR-7) do Ministério do Trabalho. Vale lembrar que o Conselho Federal de Medicina (CFM), na sua Resolução nº 1.488, de 1998, obriga os médicos que atendem trabalhadores a promover a emissão da CAT, até mesmo na suspeita do nexo causal da doença com o trabalho.

Na prática, portanto, recomenda-se ao médico do trabalho ou outro especialista encarregado do atendimento de trabalhador portador de DORT-LER, com diagnóstico confirmado ou suspeita fortemente embasada na avaliação clínica e ocupacional, solicitar à empresa a emissão de CAT, mesmo nos casos iniciais. Em função do perfil epidemiológico atual deste tipo de enfermidade, os médicos devem incluir, também, os quadros não característicos comentados em itens anteriores.

Ações e Intervenções Preventivas

Um bom programa de vigilância epidemiológica é a fonte inicial de dados para a tomada de decisões. Elas podem resultar da vigilância passiva (por exemplo, portadores de DORT-LER que procuram, espontaneamente, o serviço médico), ou ativa (por exemplo, inquérito sobre queixas osteomusculares, através de questionários e exames periódicos), e desencadear outras ações (por exemplo, análise da atividade usando a abordagem ergonômica) e intervenções (por exemplo, adoção de medidas corretivas simples, como uma adaptação de ferramenta ou mobiliário, ou complexas, como as mudanças organizacionais ou de reconcepção do trabalho).

Um trabalho de intervenção preventiva dos DORT-LER inicia-se pela identificação dos fatores de risco presentes na situação de trabalho. A NR-17 do Ministério do Trabalho estabelece que compete ao empregador realizar a análise ergonômica do trabalho para avaliar a adaptação das condições de trabalho às características psicofisiológicas do trabalhador.[45]

As medidas de controle a serem adotadas envolvem: dimensionamento adequado do posto de trabalho, equipamentos e ferramentas, adequação das condições ambientais, da organização do trabalho e dos fatores psicossociais.

No dimensionamento do posto de trabalho devem-se avaliar as exigências a que está submetido o trabalhador (visuais, articulares, circulatórias, antropométricas, etc.) e a sua relação com a tarefa, o material e a organização da empresa.[46] Por exemplo, deve-se adequar o mobiliário e os equipamentos de modo a reduzir a intensidade dos esforços e corrigir posturas desfavoráveis. Em geral, deve ser procurada a alternância de postura durante as operações.

Segundo BARREIRA:[47] "*Das condições ambientais, sabe-se que o conforto térmico, visual e acústico favorecem a adoção de gestos de ação, observação e comunicação garantindo o cumprimento da atividade com menor desgaste físico e mental, e maior eficiência e segurança para os trabalhadores*". O conforto térmico (que envolve temperatura, umidade relativa e velocidade do ar) e a iluminação são os itens ambientais que apresentam maior interface com os DORT-LER, merecendo, portanto, atenção prioritária. Como agente mecânico, ressalta-se a necessidade de intervir sobre os equipamentos e dispositivos geradores de vibrações em regiões localizadas do sistema osteomuscular.

Quanto à organização do trabalho deve-se permitir que o trabalhador possa agir individual e coletivamente sobre o conteúdo do trabalho, divisão das tarefas, divisão dos homens e relações que mantêm entre si.[48] A divisão das tarefas vai do conteúdo das mesmas, ao modo de operação e o que é prescrito pelo organizador do trabalho. A NR-17 em seu item 17.6.3. estabelece que nas atividades que causem sobrecarga muscular estática ou dinâmica do pescoço, ombros, dorso e membros (superiores e inferiores), e a partir da análise ergonômica do trabalho, deve ser observado o seguinte:

- todo e qualquer sistema de avaliação de desempenho para efeito de remuneração e vantagens de qualquer espécie deve levar em consideração as repercussões sobre a saúde dos trabalhadores;
- devem ser incluídas pausas para descanso.

Com base nos dados da literatura científica, de todas as medidas propostas para a prevenção de DORT-LER a que acumula maior quantidade de evidência epidemiológica que assegura a sua efetividade é a introdução de pausas ao longo da jornada de trabalho. Vários estudos[49,50] têm demonstrado o impacto real das mesmas na redução da incidência de casos novos de DORT-LER, e a razão mais provável aventada é a interrupção dos mecanismos fisiopatológicos gerados pela isquemia, anaerobiose e liberação de mediadores neuro-hormonais de dor, através do relaxamento e reoxigenação periódica dos tecidos sobrecarregados.

No que diz respeito aos fatores psicossociais, a equipe de saúde deve estar atenta para identificar as situações de conflito entre trabalhadores entre si, com supervisores ou gerentes, assim como insatisfações coletivas, expectativas negativas, falta de perspectiva profissional e outros. Além disso, deve-se atentar para o fato que os fatores organizacionais e psicossociais estão em constante modificação, o que torna a sugestão de medidas preventivas uma tarefa complexa, e, nem sempre as propostas clássicas, como a redução das horas de trabalho, supressão de horas extras, diversificação de tarefas, surtem os efeitos desejados na redução da incidência de DORT-LER.

O desequilíbrio entre os fatores de risco ocupacionais (biomecânicos, organizacionais e psicossociais) parece ser mais importante no desencadeamento dos mecanismos etiopatogênicos de DORT-LER do que, por exemplo, a inadequação isolada de um deles. Exemplificando: inadequações ergonômicas do posto de trabalho podem ser contrabalançadas por uma organização de trabalho mais participativa, ou, por outro lado, a supressão, pura e simples, de horas extras pode ter o efeito inverso do desejado, pelo impacto psicossocial negativo que pode acarretar. Momentos de crise, erros operacionais, mudanças organizacionais bruscas, ou situações agudas de conflito, capazes de quebrar o equilíbrio até então reinante, são preditivos de um crescimento de queixas osteomusculares.

Infelizmente, não existem programas de prevenção padronizados, isto é, que possam ser aplicados de forma universal a todas as situações de trabalho, indiferentemente. Tampouco existem dispositivos, como luvas ou cintos abdominais, com valor cientificamente reconhecido na prevenção de distúrbios osteomusculares. O resultado do programa de prevenção depende da participação e compromisso dos diferentes profissionais da empresa: trabalhadores, supervisores, *cipeiros*, técnicos do SEESMT, gerentes e diretores, em torno de iniciativas abrangentes sobre os fatores de risco ocupacionais.

Além da intervenção sobre os fatores de risco ligados ao trabalho, são comuns em nosso meio, programas de treinamento para os próprios trabalhadores, que incluem técnicas para levantamento e manutenção de carga, orientação postural, exercícios de relaxamento e alongamento muscular, e ginástica laborativa, cuja finalidade é tentar reduzir o impacto da carga de trabalho, melhorando a capacidade do sistema musculoesquelético de cada operador. A literatura internacional é controversa a respeito do efeito real destas iniciativas, principalmente, quando usadas isoladamente, embora o seu efeito possa ser benéfico, como agregador da participação dos trabalhadores, dentro de um amplo programa de prevenção em que todos os fatores de risco sejam atacados de forma integrada.

Na Figura 11.3 propõe-se uma sistemática de acompanhamento ativo e passivo do aparecimento de queixas osteomusculares e de casos de DORT-LER, para aplicação nas empresas, com etapas para adoção de medidas de ação e intervenção, nos quais os estudos epidemiológicos podem ser incluídos como instrumento de diagnóstico, de decisão ou para redefinição da situação.

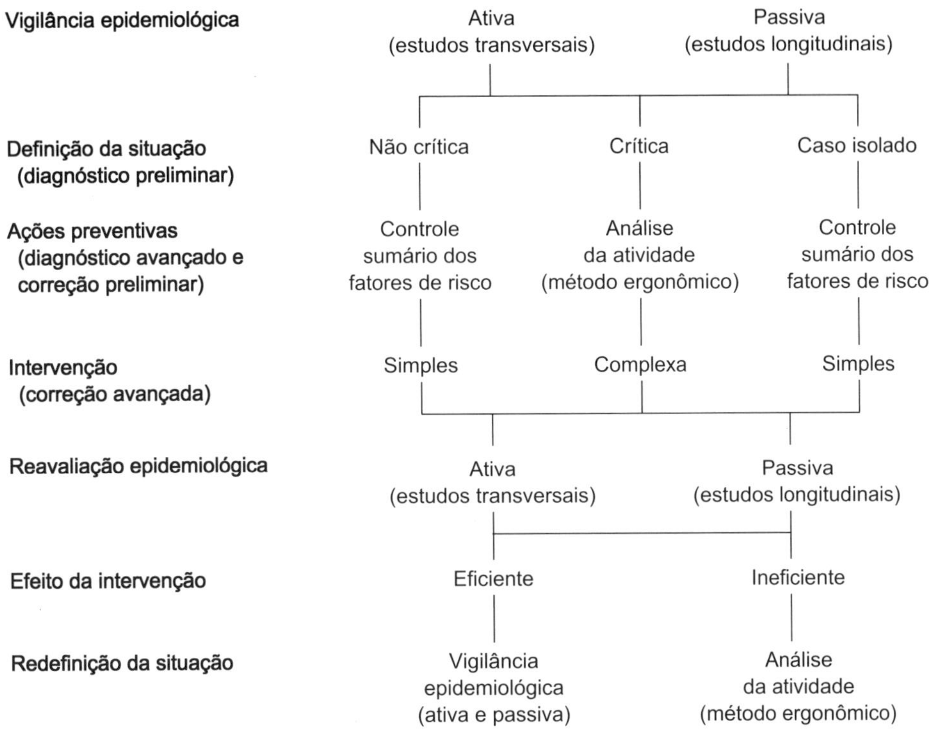

FIGURA 11.3 – Proposta de uma seqüência de procedimentos para acompanhamento da evolução da reportação de queixas osteomusculares e de casos de DORT-LER nos locais de trabalho.

ANEXO A

QUESTIONÁRIO DE SINTOMAS MUSCULOESQUELÉTICOS Nº

DATA DE HOJE:__/__/____

DATA DE NASCIMENTO:_/_/_DATA DE ADMISSÃO DA EMPRESA:_/_/_DATA DE INÍCIO DA FUNÇÃO ATUAL:_/_/_ (INCLUIR OUTRAS EMPRESAS)			
SEXO: __ M(1) __ F(2) | PESO ATUAL: __ KG	ALTURA __M __CMº	ESCOLARIDADE: ( ) 2º GRAU COMPLETO ( ) SUP. INCOMPLETO ( ) SUP. COMPLETO	
SETOR ONDE TRABALHA:	FUNÇÃO:	HORÁRIO DE TRABALHO:	JORNADA DIÁRIA: _________ H/DIA
QUANTAS HORAS EXTRAS VOCÊ COSTUMA FAZER EM MÉDIA POR MÊS?			

1 – Ao longo do último ano, você apresentou dor ou algum tipo de desconforto em alguma região do corpo?

( ) Não

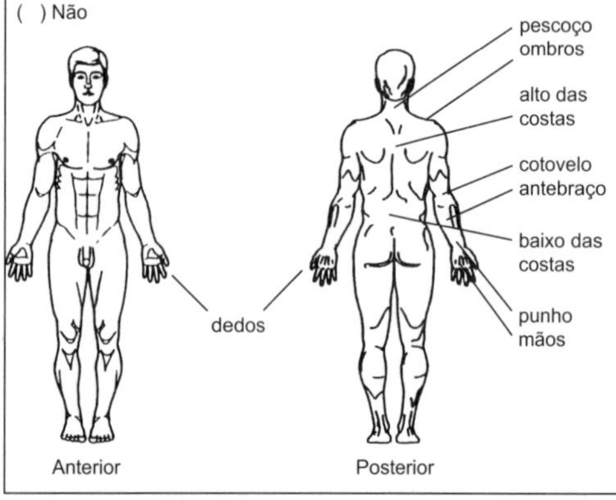

( ) **Sim** – Preencha com caneta ou lápis na figura à esquerda a região do corpo onde você sentiu ou vem sentindo algum problema, colocando ao lado de cada local, a inicial do(s) sintoma(s), de acordo com a lista abaixo: (ATENÇÃO: Pode colocar mais de um sintoma por local, se for o caso!)

D – Dor	I – Inchaço
R – Rigidez	M – Mal-estar
Q – Queimação	A – Anestesia
F – Formigamento	C – Cansaço

NO CASO DA RESPOSTA DADA ACIMA TER SIDO POSITIVA, RESPONDA AS PERGUNTAS ABAIXO, PARA CADA UMA DAS REGIÕES DO CORPO INDICADAS NAS 7 (SETE) COLUNAS, USANDO AS ALTERNATIVAS DA 1ª COLUNA (PESCOÇO):

	PESCOÇO	OMBRO	COTOVELO ANTEBRAÇO	MÃO E PUNHO	DEDOS	ALTO DAS COSTAS	BAIXO DAS COSTAS
2. De que lado do corpo é o problema?	( ) D ( ) E ( ) Ambos	( ) D ( ) E ( ) Ambos	( ) D ( ) E ( ) Ambos	( ) D ( ) E ( ) Ambos	( ) D ( ) E ( ) Ambos	( ) D ( ) E ( ) Ambos	( ) D ( ) E ( ) Ambos
3. Há quanto tempo começou o problema?	_anos_meses_dias	_a_m_d	_a_m_d	_a_m_d	_a_m_d	_a_m_d	_a_m_d
4. Ao longo do último ano, esse problema tem se manifestado, ou se manifestou:	(1) direto, todo dia (2) 1 vez/semana (3) 1 vez/mês (4) 3 ou 4 vezes (5) só 1 ou 2 vezes	1 2 3 4 5	1 2 3 4 5	1 2 3 4 5	1 2 3 4 5	1 2 3 4 5	1 2 3 4 5
5. Os sintomas, quando aparecem, costumam demorar:	(1) mais de 6 meses (2) de 1 a 6 meses (3) de 1 a 4 semanas (4) de 1 a 7 dias (5) menos de 24h	1 2 3 4 5	1 2 3 4 5	1 2 3 4 5	1 2 3 4 5	1 2 3 4 5	1 2 3 4 5
6. Você classificaria os seus sintomas, como:	(1) muito forte (2) forte (3) moderado (4) leve (5) muito leve	1 2 3 4 5	1 2 3 4 5	1 2 3 4 5	1 2 3 4 5	1 2 3 4 5	1 2 3 4 5
7. O problema se manifestou ao longo dos últimos 30 dias?	( ) Sim ( ) Não	( ) S ( ) N	( ) S ( ) N	( ) S ( ) N	( ) S ( ) N	( ) S ( ) N	( ) S ( ) N
8. O problema se manifestou ao longo dos últimos 7 dias?	( ) Sim ( ) Não	( ) S ( ) N	( ) S ( ) N	( ) S ( ) N	( ) S ( ) N	( ) S ( ) N	( ) S ( ) N
9. Você já recebeu algum tipo de tratamento médico para este tipo de problema?	( ) Sim ( ) Não	( ) S ( ) N	( ) S ( ) N	( ) S ( ) N	( ) S ( ) N	( ) S ( ) N	( ) S ( ) N
10. No último ano, quantos dias de trabalho você perdeu por causa dos sintomas?	______dias	______dias	______dias	______dias	______dias	______dias	______dias
11. Você adotou alguma estratégia para melhorar os sintomas?	( ) Sim ( ) Não Qual?	( ) S ( ) N Qual?	( ) S ( ) N Qual?	( ) S ( ) N Qual?	( ) S ( ) N Qual?	( ) S ( ) N Qual?	( ) S ( ) N Qual?

Referências Bibliográficas

1. RAMAZZINI, B.– *De Morbis Atificium Diatriba de 1700.* São Paulo, FUNDACENTRO, Ministério do Trabalho, 1985.
2. HUNTER, D. – *The Diseases of Occupations.* 6ª ed. London, Hodder and Stoughton, 1978. pp. 786-789, 857-864.
3. RIBEIRO, H.P – *LER: Conhecimentos, Práticas e Movimentos Sociais. São Paulo,* Faculdade de Saúde Pública, Universidade de São Paulo, Secretaria da Saúde do Estado de São Paulo, 1997. 69p.
4. CARNEIRO, C.M. – Perfil social da LER. **In**:OLIVEIRA, C.R. *et al. Manual Prático de Lesões por Esforços Repetitivos.* Belo Horizonte, Livraria e Editora Health, 1998. pp.63-95.
5. MAEDA, K. – Occupational cervicobrachial disorder and its causative factors. *J. Hum. Ergol.*, **6**:193-202, 1977.
6. LUOPAJARVI, T. – Prevalence of tenosynovitis and other injuries of the upper extremities in repetitive work. *Scand. J. Work Environ. Health,* **5**:48-55, 1979.
7. FINE, L.J.; SILVERSTEIN, B.A.; ARMSTRONG, T.J.; ANDERSON, C.A.; SUGANO, D.S. – Detection of cumulative trauma disorders of upper extremities in the workplace. *J. Occup. Med.*, **28**(8):674-678, 1986.
8. BROWNE, C.D.; NOLAN, B.M.; FAITHFULL, D.K. – Occupational repetition strain injuries: guidelines for diagnosis and management. *Med. J. Aust.,* **140**(6):329-332, 1984.
9. ROCHA, L.E. – *Tenossinovite como Doença do Trabalho no Brasil: A Atuação dos Trabalhadores.* Dissertação de Mestrado apresentada na Faculdade de Medicina da Universidade São Paulo, 1989.
10. FERREIRA Jr., M. – *Relação dos Fatores de Risco Ligados ao Trabalho Interativo Usando Computador e Telefone com a Etiopatogenia dos Distúrbios Osteomusculares de Região Cervical, Ombros e Membros Superiores.* Tese (doutorado). Faculdade de Medicina da Universidade de São Paulo, 1997. 109p.
11. HAGBERG, M.; SILVERSTEIN, B.; WELLS, R.; SMITH, M.J.; HENDRICK, H.W.; CARAYON, P.; PERUSSE, M. – *Work-related Musculoskeletal Disorders (WMSD): A Handbook for Prevention.* London, Taylor and Francis, 1994.
12. KUORINKA, I. & FORCIER, L. – *Les Lésions Attribuables au Travail Répétitif: Ouvrage de Référence sur Les Lésions Musculosqueletiques Liées au Travail.* Quebec, IRSST, Ed. Multimondes e Maloin. 1995.
13. COUTO, H.A. – *Guia Prático de Tenossinovites e outras Lesões de Origem Ocupacional.* São Paulo, Asta Médica, 1994. pp. 3-14.
14. MELO, I.C. – Diagnóstico **In**:OLIVEIRA, C.R.*et al.* – *Manual Prático de LER.* Belo Horizonte, Livraria e Editora Health, 1998. pp. 207-226.
15. ROCHA, L.E. – *Estresse Ocupacional em Profissionais de Processamento de Dados: Condições de Trabalho e Repercussões na Vida e Saúde dos Analistas de Sistemas.* Tese (Doutorado), Faculdade de Medicina da Universidade de São Paulo, São Paulo, 1996. 257p.
16. FRANKENHAUSER, M. & GARDELL, B. – Underload and overload in working life: outline of a multidisciplinary approach. *J. Hum. Stress,* **2**:35-46, 1976.
17. SMITH, M.J.; CARAYON, P.; SAUNDERS, K.L.; LIM, S.Y.; LEGRANDE, D. – Employer stress and health complaints in jobs with and without electronic performance monitoring. *Appl. Ergon.,***23**:17-27, 1992.
18. BONGERS, P.M.; WINTER, C.R.; KOMPIER, M.A.J.; HILDEBRANDT, V.H. – Psychosocial factors at work and musculoskeletal disease. *Scand. J. Work Environ. Health,* **19**:297-312, 1993.
19. LINDMAN, R.; HAGBERG, M.; ÄNGQVIST, K.-A.; SÖDERLUND, K.; HULTMAN, E.; THORNELL, L.-E. – Changes in muscle morfology in chronic trapezius myalgia. *Scand. J. Work Environ. Health,***17**:347-355, 1991.

20. LARSSON, S.E.; BODEGÅRD, L.; HENRIKSSON, K.G.; ÕBERG, P.A. – Chronic trapezius myalgia: morphology and blood flow studied in 17 patients. *Acta Orthop. Scand.*, **16**:394-398, 1990.
21. HENRIKSSON, K.G. & BENGTSSON, A. – Fibromylagia: a clinical entity? *Can. J. Physiol. Pharmacol.*,**69**:672-677, 1991.
22. LAYZER, R.B.& ROWLAND, L.P. – Cramps. *New Engl. J. Med.*, **285**:31-40, 1971.
23. HAGBERG, M.& KVARNSTRÖM, S. – Muscular endurance and electromyographic fatigue in myofascial shoulder pain. *Arch. Phys. Med. Rehabil.*, **65**:522-525, 1984.
24. HAGBERG, M. – Occupational musculoskeletal stress and disorders of the neck and shoulder: a review of possible pathophysiology. *Int. Arch. Occup. Environ. Health*, **53**:269-278, 1984.
25. EDWARDS, R.T.H. – Hypotheses of peripheral and central mechanisms underlying occupational muscle pain and injury. *Eur. J. Appl. Physiol.*, **57**:275-281, 1988.
26. ARMSTRONG, T.J.; BUCKLE, P.; FINE, L.J.; HAGBERG, M.; JONSSON, B.; KILBON, Å.; KUORINKA, I.A.A.; SILVERSTEIN, B.A.; SJØGAARD, G.; VIIKARI-JUNTURA, E. – A conceptual model for work-related neck and upper-limb musculoskeletal disorders. *Scand. J. Work Environ. Health*, **19**:3-84, 1993.
27. JOHANSSON, H. & SOJKA, P. – Pathophysiological mechanism involved in genesis and spread of muscular tension in occupational muscle pain and in chronic musculoskeletal pain syndromes: a hypothesis. *Med. Hypotheses*, **35**:196-203, 1991.
28. HAGBERG, M. – *Occupational Musculoskeletal Disorders: A New Epidemiological Challenge?* Amsterdam, Elsevier Science Publisher, 1988. pp. 15-26.
29. YENG, L.T.; TEIXEIRA, M.J.; BARBOZA, H.F.G. – Fisiopatologia da dor nos doentes com LER. **In**:OLIVEIRA, C.R. *et al. Manual Prático de LER*. Belo Horizonte, Livraria e Editora Health, 1998. pp.191-206.
30. KURPPA, K.; WARIS, P.; ROKKANEN, P. – Peritendinites and tenosynovitis: a review. *Scand. J.Work Environ. Health*, **5**:19-24, 1979.
31. GOLDSTEIN, S.A.; ARMSTRONG, T.J.; CHAFFIN, D.B.; MATTHEWS, L.S. Analysis of cumulative strain in tendons and tendon sheaths. *J. Biomech.*, **20**:1-6, 1987.
32. KUORINKA, I.; JONSSON, B.; KILBOM, Å.; VINTERBERG, H.; BIERING-SØRENSEN, F.; ANDERSSON, G.; JØRGENSEN, K. – Standardised Nordic questionnaire for the analysis of musculoskeletal symptoms. *Appl. Ergon.*,**18**:233-237, 1987.
33. LARSSON, S.E.; BENGTSSON, A.; BODEGÅRD, L.; HENRIKSSON, K.G.; LARSSON, J. – Muscle changes in work-related chronic myalgia. *Acta Orthop. Scand.*, **59**:552-556, 1988.
34. KEIKENWAN, S.I. – Report of the Committee on Occupational Cervicobrachial Disorder of the Japan Association of Industrial Health. *Jpn. J. Ind. Health*, **15**:304-311, 1973.
35. WOLFE, F. *et al.* – The American College of Rheumatology criteria for the classification of fibromyalgia. Report of the multicenter criteria committee. *Arthritis Rheum.* **33:**160-172, 1990.
36. RIIHIMÄKI, H. – Low-back pain, its origin and risk indicators. *Scand. J. Work Environ. Health*, **17**:81-90, 1991.
37. OLIVEIRA, C.R. *et al.* – *Manual Prático de LER*. Belo Horizonte, Livraria e Editora Health, 1998. 403p.
38. SATO, L. *et al.* – Atividade em grupo com portadores de LER e achados sobre a dimensão psicossocial. *Rev. Bras. de Saúde Ocup.*, **21**(79):49-62, 1993.
39. HUDAK, P.; AMADIO, P.C.; BOMBARDIER, C.; UPPER EXTREMITY COLLABORATIVE GROUP. – Development on an upper extremity outcome measure: the DASH (Disabilities of the arm, shoulder and hand). *Am. J. Ind. Med.*, **29**:602-608, 1996.
40. MAGALHÃES, L.V. – *A Dor da Gente: Representações Sociais sobre as Lesões por Esforços Repetitivos.* Tese de Doutorado. Faculdade de Ciências Médicas da Universidade Estadual de Campinas. Campinas 1998. 235p.

41. SETTIMI, M.M. & SILVESTRE, M.P. – Lesões por esforços repetitivos: um problema da sociedade brasileira. **In**:CODO, W. & ALMEIDA, M.C. *LER: diagnóstico, tratamento e prevenção: uma abordagem interdisciplinar.* Petrópolis, Rio de Janeiro, Vozes, 1995. pp. 321-355.
42. BRASIL – Ministério da Previdência e Assistência Social. Portaria nº 4062 de 6 de agosto de 1987. Inclui a tenossinovite do digitador na lista de doenças profissionais ou do trabalho. *Diário Oficial da União*, Brasília, D.F.,1987.
43. BRASIL – Instituto Nacional do Seguro Social. L.E.R. – Lesões por Esforços Repetitivos. *Normas Técnicas para Avaliação da Incapacidade.* Brasília, 1993. 21p.
44. BRASIL – Instituto Nacional do Seguro Social. Distúrbios Musculares Relacionados com o Trabalho- DORT. *Normas Técnicas para Avaliação da Incapacidade.* Brasília, 1998.
45. BRASIL – Ministério do Trabalho e da Previdência Social. Portaria nº 3751 de 23 de novembro de 1990. Altera a Norma Regulamentadora Nº 17 – Ergonomia. *Diário Oficial da União*, Brasília, D.F.,1990.
46. TISSERAND, M. & SCHOULLER, J.F. – Dimensionnement des postes de travail: application an poste sur terminal écran-clavier 1. Le diagnostic. *Cah. Notes Doc. Séc. Hyg. Trav.*, **105**:535-557, 1981.
47. BARREIRA, T.H.C. – Abordagem ergonômica na prevenção da L.E.R. *Rev. Bras. Saúde Ocup.*, **22**(84):51-60, 1994.
48. DEJOURS, C. – *A Loucura do Trabalho: Estudo da Psicopatologia do Trabalho.* São Paulo, Oboré, 1987. pp. 102-104.
49. MARTINS, M.C.; ROCHA, L.E.; FERREIRA Jr., M. – Prévention des lésions par des efforts répétitifs dans la saisie de données: conception, mise en œuvre et évaluation de la norme brésilienne d'ergonomie. **In**:CONFERENCE SCIENTIFIQUE INTERNATIONALE SUR LA PREVENTION DES LESIONS MUSCULO-SQUELETIQUE LIEES AU TRAVAIL. *Recueil de Résumés.* Montréal, 1995. pp. 501-503.
50. FERREIRA Jr., M.; CONCEIÇÃO, G.M.S.; SALDIVA, P.H.N. – "Work organization is significantly associated with upper extremity musculoskeletal disorders among employees engaged in interactive computer-telephone tasks of an international bank subsidiary in São Paulo, Brazil". *Am. J. Ind. Med.* **31**:468-473,1997.

12

Distúrbios Psíquicos Relacionados ao Trabalho

Lys Esther Rocha
Débora Miriam Raab Glima

Aspectos Teóricos Gerais – Fisiopatologia e Etiopatogenia

A prática assistencial em saúde mental não vem caracterizando a inter-relação entre os distúrbios psíquicos dos trabalhadores e suas situações de trabalho.* A definição da associação com o trabalho representa uma tarefa complexa, diante das características dos distúrbios psíquicos, e exige uma compreensão da situação de trabalho, que avalie não apenas as condições mas, também, a organização do trabalho.**

De acordo com Mendes,[3] os distúrbios mentais estão crescendo como problema em todo mundo, principalmente nas áreas metropolitanas, onde estima-se que 18% da população necessita de algum tipo de ajuda psiquiátrica. Ao lado disso, estima-se que 5 a 10% da força de trabalho ocupada sofra de problemas de saúde mental sérios, e que cerca de 30% sofra de algum tipo de desconforto psíquico, de menor proporção. Entre os segurados da Previdência Social, as *psiconeuroses* ocupam o primeiro lugar entre as causas de incapacidade temporária, e o segundo e terceiro lugares entre as causas de incapacidade permanente e invalidez.

Em relação à saúde mental e trabalho, podem-se definir duas correntes principais de análise, no mundo: a da psicopatologia do trabalho, de-

* Segundo Guerin e cols.[1] o termo situação de trabalho inclui os objetivos a cumprir, meios técnicos, organização do trabalho, regras e punições, meios humanos, normas quantitativas, qualitativas, de segurança, espaço de trabalho e contrato de trabalho.

** Para Dejours[2] a organização do trabalho inclui a estrutura hierárquica, divisão e conteúdo das tarefas, estrutura temporal do trabalho e relações humanas do trabalho.

pois denominada de psicodinâmica do trabalho, e os estudos de estresse e trabalho.

A psicodinâmica do trabalho aborda a centralidade do trabalho na vida dos trabalhadores e os aspectos deste que podem favorecer a saúde ou a doença. As condições de trabalho podem causar desgaste, envelhecimento e doenças somáticas. DEJOURS,[4] num primeiro momento, concebia a organização do trabalho como um bloco irredutível, materializado na forma de instalações técnicas industriais. Dentro dessa concepção, ela afeta basicamente o funcionamento mental. No seu aspecto de divisão do trabalho, a organização do trabalho se relaciona ao sentido e interesse que o trabalho pode ter para o sujeito. No aspecto da divisão de homens (hierarquia) são afetadas as relações entre pessoas e mobilizados os investimentos afetivos. Quanto mais flexível e passível de adaptar-se às necessidades dos trabalhadores mais salutar é a organização do trabalho. Organizações do trabalho rígidas, onde a existência de um único modo de operação prescrito e imposto deixa poucas margens ao gerenciamento do sofrimento mental e à adaptação, são extremamente nocivas, podendo levar à paralisação da atividade psíquica espontânea, à repressão do funcionamento psicológico. Esse bloqueio contínuo do funcionamento mental poderia levar ao aparecimento de doenças somáticas.

Atualmente, DEJOURS[4] vê a relação entre a organização do trabalho e o ser humano, como perpétuo movimento. Se existe uma organização do trabalho prescrita (o que é dado, o que é formal) existe também uma organização do trabalho real (o que realmente ocorre, a práxis). O descompasso entre as duas favoreceria o aparecimento do sofrimento mental, porque levaria à necessidade de transgredir – e, muitas vezes, manter em segredo a transgressão – para poder trabalhar, já que às vezes as contradições e excesso de regulamentações da organização prescrita do trabalho podem tornar impossível trabalhar, caso sejam respeitadas todas as regras.

Além disso, DEJOURS[5] reconhece a existência de agressões cumulativas no trabalho, em que se juntam ações tóxicas, ruídos intensos, trabalho repetitivo, com a duração e conforto do transporte, qualidade da habitação, equilíbrio da dieta. As condições e organização do trabalho se somam. E as condições de vida intervêm no sentido de favorecer, ou frear, a recuperação dos efeitos do trabalho sobre as capacidades de adaptação do indivíduo às agressões do ambiente.

No Brasil, SELIGMANN-SILVA[6] propõe um novo campo de estudo interdisciplinar, analisando as conexões entre saúde mental e trabalho através da integração de *olhares* distintos, tendo como objeto central a inter-relação entre o trabalho e os processos saúde/doença, cuja dinâmica se inscreve mais marcadamente nos fenômenos mentais, mesmo quando sua natureza é eminentemente social. Neste contexto, a autora apresenta o desgaste como opção integradora; desta forma não se busca um diagnóstico específico, mas, para os quadros clínicos identificados, a sua relação com a situação de trabalho.

O desgaste é um conceito de LAURELL & NORIEGA,[7] *"entendido como perda de capacidade potencial e/ou efetiva, corporal e psíquica"*. O desgaste psíquico, proposto por SELIGMANN-SILVA[5] associado à imagem de *mente consumida* reúne três abrangências: a primeira de quadros clínicos relacionados ao desgaste orgânico da mente, seja em acidentes do trabalho, seja pela ação de produtos tóxicos que podem exercer ação destrutiva ou dos processos bioquímicos do sistema nervoso, assim ocasionando déficits intelectuais ou transtornos de ordem psicoafetiva.

Em um segundo momento, verificam-se transtornos estudados por psicólogos do trabalho, ergonomistas e psicofisiologistas: a fadiga. A fadiga compreende a fadiga mental e física, adotando-se a expressão de cansaço geral, ou fadiga crônica ou patológica, compreendendo distúrbios do sono, irritabilidade, desânimo, e, às vezes, dores diversas e perda de apetite.

Num terceiro momento, verificam-se os desgastes que atingem a identidade, ao ameaçar valores e crenças, que podem ferir a dignidade e a esperança. Esta ordem de formas de desgaste se articula, principalmente, com as vivências conectadas à gestão e à organização do trabalho. A falta de percepção de um reconhecimento social pelo desempenho, bem como as decepções com respeito à ascensão funcional, fazem parte das determinações que têm sido identificadas nesse processo.

Em relação à corrente de análise do estresse e trabalho, sua concepção é complexa, variando, inclusive, o conceito de estresse. Tendo em vista os objetivos deste livro, optou-se pela abordagem do estresse, pela facilidade que apresenta para operacionalização (diagnóstico, instrumentos, intervenção), acrescentando aspectos de vivência prática.

O QUE É ESTRESSE?

Um leigo pode defini-lo como: pressão (sentir-se pressionado), tensão (sentir-se tenso), forças externas desagradáveis (barulho, poluição, etc.) ou resposta emocional (ansiedade, angústia, etc.). Portanto, o termo estresse tem significados diversos para diferentes pessoas. De forma geral, não se encontra consenso a respeito de sua definição na literatura. Nem tampouco é comum encontrar-se uma preocupação em conceituá-lo.

A introdução do termo estresse num sentido técnico ocorre em 1936, através de SELYE,[8] que caracteriza a natureza do estresse como uma *síndrome de adaptação geral*, constituída de três fases: a) reação de alarme; b) fase de adaptação; c) fase de exaustão. Nesta formulação, encontra-se implícita a inespecificidade das demandas ambientais e a importância da intensidade e duração da pressão na relação com a resposta do organismo. Para SELYE,[8] a palavra estresse designava todos os efeitos não específicos de fatores que podem agir sobre o corpo. Estes agentes são chamados estressores, dada sua capacidade de produzir estresse.

As teorias do estresse desenvolveram-se a partir de reações agudas em situações de ameaça à sobrevivência biológica. As pesquisas de SELYE baseavam-se em animais. Com a Segunda Guerra Mundial iniciam-se experiências sobre o estresse humano. A partir de 1960, os estudos começam a abordar os *mecanismos de luta* utilizados pelos indivíduos em *situações incontroláveis* derivadas de *catástrofes* da vida (separação de casais, morte de familiares, perda de emprego, etc.).

CASSEL[9] comenta as diferentes conotações atribuídas à palavra estresse, reconhece a importância do conceito para a compreensão dos nexos entre fatores sociais e doenças, mas critica a visão unidimensional dos processos psicossociais. Propõe, então, que tais processos sejam analisados em sua dimensão bidimensional – uma categoria estressora e outra protetora ou benéfica.

Processo Neuroendocrinológico do Estresse (Fig. 12.1)

O processo neuroendocrinológico do estresse, conforme FRANKENHAEUSER[10] e VASCONCELOS,[11] seria o seguinte: o estímulo do ambiente é recebido pelo cérebro através dos sentidos. As demandas cerebrais são processadas no córtex cerebral, e a reação é determinada pelo eixo hipotálamo, hipófise e glândulas supra-renais. Os estímulos aferentes de origem extero e proprioceptiva, atravessando o mesencéfalo e o sistema límbico, são recebidos pelo tálamo, o qual, através de neurônios monoaminérgicos e de neurotransmissores (como noradrenalina, dopamina e serotonina), envia as informações recebidas aos núcleos hipotalâmicos. O hipotálamo regula importantes funções como temperatura do corpo, balanço hídrico e alimentação. No hipotálamo são sintetizados hormônios responsáveis pela ativação ("releasing factors") e inibição ("inhibiting factors") de outros hormônios. O hipotálamo libera o CRF ("corticotropic-releasing factor") que, por via sangüínea, é enviado ao lóbulo anterior da hipófise. O CRF é o hormônio que regula a liberação, pela glândula pituitária, do hormônio ACTH ("adrenocorticotropic hormone"), que estimula a produção de mineralocorticóides e glicocorticóides pelo córtex da supra-renal. Os mineralocorticóides são sintetizados na zona glomerulosa do córtex da glândula. Exemplo de mineralocorticóide é a aldosterona, que altera o metabolismo dos órgãos com inibição da função digestiva, renal e sexual e aumento da função cardíaca. Os hormônios glicocorticóides, produzidos na zona fasciculada do córtex da supra-renal, têm a função de mobilizar as energias de que o organismo dispõe. Dentre os glicocorticóides, destacam-se a cortisona e o cortisol (ou hidrocortisona). O cortisol é distribuído para os tecidos do corpo via sangue, e afeta o metabolismo dos carboidratos, lipídeos e proteínas em todos os tecidos do corpo, elevando a concentração de glicose. Os glicocorticóides intensificam a urgência urinária, reforçam o poder de contratilidade do miocárdio, promovem a vasoconstrição e aumentam a formação de angiotensinógenos. No estômago, aumentam a produção de suco gástrico. No cérebro, quando em alta concentração, os glicocorticóides podem causar distúrbios cognitivos e emocionais. No sangue, ocorre um aumento acentuado da produção de plaquetas e alteração do estado imunológico do organismo.

A ativação do lóbulo posterior da hipófise resulta na liberação de ADH ("anti-diuretic hormone"), responsável pelo aumento da permeabilidade da membrana celular renal e da oxitocina, que provoca contração da musculatura uterina. A partir do hipotálamo, também é ativado o sistema nervoso simpático, que estimula a medula da supra-renal. O sistema nervoso simpático é ativado nos momentos de perigo e prepara o corpo para a luta ou fuga. A medula supra-renal transforma os estímulos do sistema nervoso simpático, produzindo adrenalina e noradrenalina, transportadas via sangue para diferentes partes do organismo. A noradrenalina é também liberada nas terminações do nervo simpático. A adrenalina é responsável pelo maior suprimento de sangue para o coração, músculos e cérebro, inibindo o suprimento sangüíneo para outros órgãos, como o aparelho digestivo. A adrenalina também dilata as coronárias, elevando a freqüência cardíaca. A noradrenalina provoca vasoconstrição, aumentando a pressão arterial.

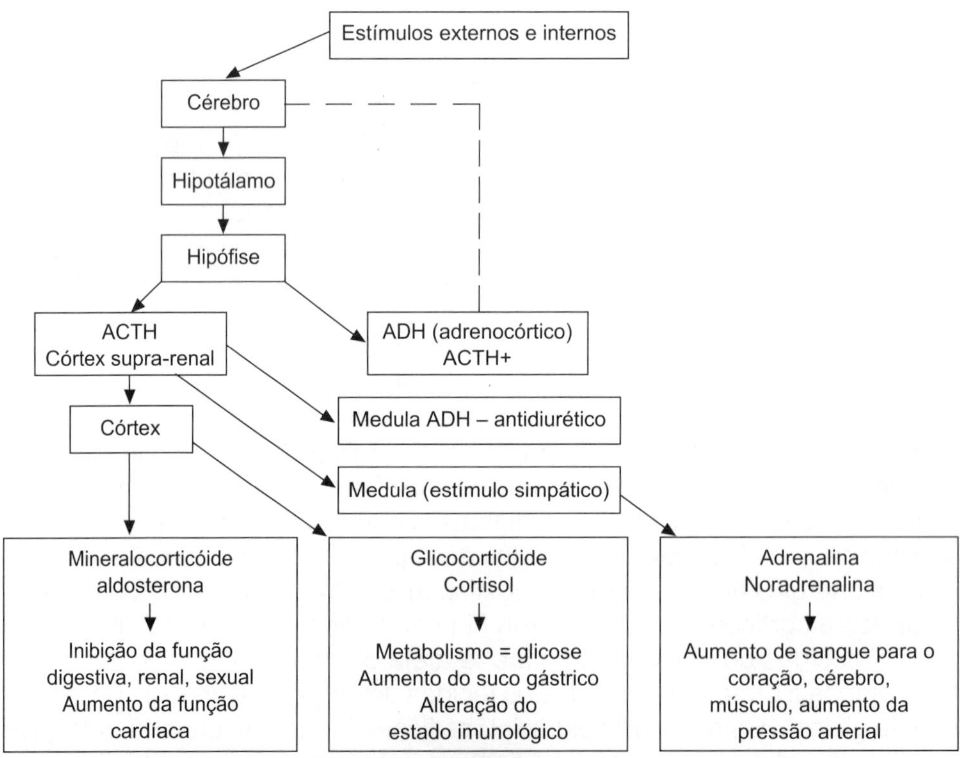

Figura 12.1 – Processo neuroendocrinológico do estresse.

Estresse Psicológico

Esta visão neuroendocrinológica do estresse foi complementada pelo modelo transacional de estresse ou modelo de estresse psicológico. LAZARUS & FOLKMAN[12] definem o estresse psicológico como uma relação particular entre a pessoa e o ambiente, que é avaliado pela própria pessoa como sobrecarregando ou excedendo seus recursos e ameaçando o seu bem-estar.

O que causa estresse psicológico em diferentes pessoas é enfocado através do exame de dois processos críticos que mediam a relação entre pessoa e ambiente: avaliação cognitiva ("appraisal") e "coping".

Deve-se considerar, portanto, que os eventos em si não são estressantes e sim a forma como os interpretamos e a eles reagimos. Nem sempre o que é estressor para uma pessoa o será para outra, isto porque somos diferentes em função de nossa história de vida e personalidade e tendemos a interpretar os eventos do cotidiano de forma diferente. Ou seja, o indivíduo não é um ser que responde passivamente a estressores, mas alguém que interage, ativamente, com eles. Assim, frente a um estressor potencial, pergunta-se: de que forma isto afeta meu bem-estar? (avaliação primária). A nossa resposta podendo ser: a) isto pode me causar benefício; b) isto é neutro; ou c) isto pode me causar problemas (mal, perda, ameaça ou desafio). A segunda pergunta é: posso enfrentar esse problema? (avaliação secundária). Se a resposta for positiva coloca-se em prática uma ou várias entre centenas de estratégias ("coping") para enfrentar o problema. Caso contrário, nossas opções diminuem bastante e podem ser totalmente ineficazes para lidar com o estressor. Além disso, nossas avaliações cognitivas e formas de enfrentamento vão se modificando face a novas informações, novos fatos (reavaliação).

LAZARUS & FOLKMAN[12] definem "coping" como esforços comportamentais e cognitivos em constante mutação que visam ao gerenciamento das exigências internas e/ou externas específicas, *as quais são avaliadas como taxando ou excedendo os recursos da pessoa.** Essa definição, segundo os autores, é *orientada para processos* e não para traços e limita o "coping" a condições de estresse psicológico, excluindo os comportamentos automatizados. O processo de "coping", nesta perspectiva, é continuamente mediado pelas reavaliações cognitivas. Exemplo de "coping": ingerir bebida alcoólica para poder trabalhar em locais perigosos.

A forma de "coping" adotada por uma pessoa é determinada, em parte, por seus recursos, que incluem saúde e energia, crenças existenciais; compromissos, habilidades de solução de problemas, habilidades sociais de co-

---

* Nem todos os processos adaptativos são "coping". "Coping" é um subconjunto de atividades de adaptação que *envolve esforços* e não inclui tudo o que nós fazemos ao nos relacionarmos com o ambiente. Além disso, as definições de "coping" devem incluir os esforços para gerenciar exigências estressantes independentemente do resultado.

municação, formas de comportamento socialmente apropriadas e efetivas, apoio social e recursos materiais.

No tocante ao apoio social, segundo LAZARUS & FOLKMAN[12] o ambiente social é uma fonte importante de sofrimento mental. Os fatores críticos do sofrimento são: o *conflito* que pode ocorrer quando satisfazer uma demanda viola um valor fortemente enraizado ou, quando para satisfazer as exigências de um papel, o que é requerido para o desempenho de outro papel é prejudicado; a *ambigüidade*, quando não fica claro o que é esperado e a pessoa não pode planejar efetivamente ou comportar-se de forma direta; e a *sobrecarga*. Mas o ambiente social também fornece recursos vitais de que o indivíduo deve valer-se para sobreviver e florescer. Existem pelo menos dois modos muito diferentes pelos quais o apoio social poderia ser relevante para a adaptação: a) é usualmente assumido que estar inserido em uma rede social* é essencial para as pessoas sentirem-se bem a respeito de si mesmas e com suas vidas; b) o apoio age como um impeditivo ("buffer") imediato ao sofrimento mental e suas conseqüências somáticas destrutivas. Pode ajudar a prevenir o sofrimento mental, fazendo com que experiências danosas ou ameaçadoras pareçam menos conseqüentes ou fornecendo recursos valiosos para o "coping", quando o sofrimento ocorre.

O apoio social percebido refere-se à natureza das interações que ocorrem nos relacionamentos sociais, especialmente a forma pela qual essas interações são avaliadas pela pessoa quanto à possibilidade de fornecer apoio. Existem diferentes tipos de apoio social: afeiçoamento, integração social, oportunidade de ser cuidado, reasseguramento do valor de alguém, senso de aliança confiável, obtenção de orientação, ajuda material, serviços e apoio de informação. Sinteticamente, portanto, poder-se-iam diferenciar três classes de apoio social: apoio emocional, apoio tangível e apoio de informações. O apoio tangível ocorre sob a forma de mercadorias e serviços durante períodos de sofrimento mental. O apoio de informações refere-se a sugestões de ações específicas que um indivíduo pode tomar para combater um estressor. O apoio emocional refere-se ao reforço do valor da pessoa e que os outros se importam com ela.

O conceito de estresse adotado no presente estudo é o proposto por KALIMO,[13] que o define *"como uma relação de desequilíbrio entre o ambiente e o indivíduo"*, entendendo-se, entretanto, que o cérebro necessita de determinado nível de estímulo do ambiente para trabalhar bem.

Estresse não é doença e sim tentativa de adaptação. Ele ocorre no dia-a-dia, faz parte de todas as atividades. A esse respeito, convém mencionar as expressões utilizadas por FRANKENHAUSER:[10] "happy stress" designa casos em que os estímulos do ambiente estão em equilíbrio com as capacidades pessoais de atravessar situações difíceis sem efeitos prejudiciais à saúde;

---

* Rede social é definida por LAZARUS & FOLKMAN[12] como um conjunto específico de elos entre um conjunto definido de pessoas ou como um conjunto específico de elos para um dado indivíduo.

por outro lado, Bernar[14] *apud* Lazarus[15] sugeriu o termo "distress" para designar as reações psicofisiológicas que podem desencadear doenças, sendo que este aparece quando não se tem escolha e se deve aceitar alguma condição grave. Nas situações de "distress", a adrenalina e o cortisol aumentam; quando a tensão positiva predomina ("happy stress"), o nível de adrenalina sobe, mas o cortisol se mantém baixo.

ESTRESSE E TRABALHO

Dentro da vertente de estresse no trabalho, percebe-se uma preocupação com a determinação dos eventos potencialmente estressantes em uma situação de trabalho. Em relação à construção de modelos que possibilitem compreender os fatores psicossociais existentes no ambiente de trabalho, constatou-se que Frankenhaeuser & Gardell[16] associam os fatores de estresse no trabalho à presença de sobrecarga/subcarga quantitativa e qualitativa. Segundo Frankenhaeuser,[17] a carga quantitativa representa o volume de trabalho mental exigido dentro de determinada unidade de tempo, enquanto que a carga qualitativa compreende a complexidade do trabalho e a possibilidade de aplicação, pelo trabalhador, de suas capacidades e experiências.

Karasek[18] desenvolveu um paradigma que pressupõe que o estresse ocupacional pode levar à doença, não pela somatória de um conjunto de situações de conflito as mais diversas, mas sim pela relação entre as tensões geradas pelas exigências do trabalho e a capacidade que o trabalhador tem de diminuir este nível de tensão, principalmente, a partir de suas possibilidades de tomada de decisões e controle* sobre o próprio trabalho.

Karasek & Theorell[20] propõem um modelo para a compreensão dos fatores de estresse do trabalho de pequena carga, porém presentes todos os dias por longos períodos. Estes autores partem do princípio de que a relação causa-efeito do estresse dá-se através da interação complexa de múltiplos sistemas. O estresse representaria um desequilíbrio do sistema como um todo, em particular do controle, que inclui vários níveis: biológico, psicoendócrino e também a função cognitiva e interpessoal. Por esta razão, o modelo proposto pelos autores envolve uma abordagem tridimensional, contemplando os seguintes aspectos: *exigência/controle* ("demand/control"); *tensão/aprendizagem* ("strain/learning") e suporte social.

A situação saudável de trabalho seria a que permitisse o desenvolvimento do indivíduo, alternando exigências e períodos de repouso, numa interação dinâmica homem e ambiente. As características de personalidade mediariam os fatores de estresse do ambiente e os sintomas. Por exemplo: tare-

* Frese[19] considera que há controle sobre o trabalho *"quando uma pessoa exerce efetivamente o controle, quando exerce influência sobre as próprias ações e sobre as condições de desempenho de seus atos".*

fas que envolvem alto grau de tensão, se encaradas como desafio ou oportunidade de aprendizagem, tendem a não ser percebidas como estressantes. Finalmente, o suporte social, envolvendo a sociabilidade dentro do local de trabalho, e, também, as ações da família e dos grupos extratrabalho, atuaria como um fator protetor.

LEVI[21] destaca que *"a relação causal entre a exposição a fatores de estresse no trabalho e a morbidade psicossomática e psiquiátrica compõe-se de muitos elementos complexos, relacionados entre si de forma não linear e condicionados por múltiplas influências, que atuam no trabalho e fora dele, com freqüência por um período prolongado"*.

LEVI ressalta que: *"a saúde e o bem-estar dependem, em grande medida, das características do ambiente socioeconômico e cultural em que se desenvolve o processo, incluindo as influências do meio, urbanas ou rurais; clima; condições geográficas; tecnologia utilizada; os papéis masculino e feminino nas relações do trabalho e fora dele, a idade de início da vida profissional"*.

Ainda segundo LEVI,[21] as reações individuais (Fig. 12.2) envolvem diversos mecanismos patogênicos (que podem ser cognitivos, afetivos, de conduta ou fisiológicos) e que, em certas condições de intensidade, freqüência ou duração, podem provocar a aparição de precursores de enfermidades. Exemplos: a) mecanismos cognitivos: a diminuição de concentração e criatividade; b) mecanismos afetivos: a ansiedade ou angústia, a depressão, a alienação, a fadiga mental, a apatia e a hipocondria; c) mecanismos de conduta: o con-

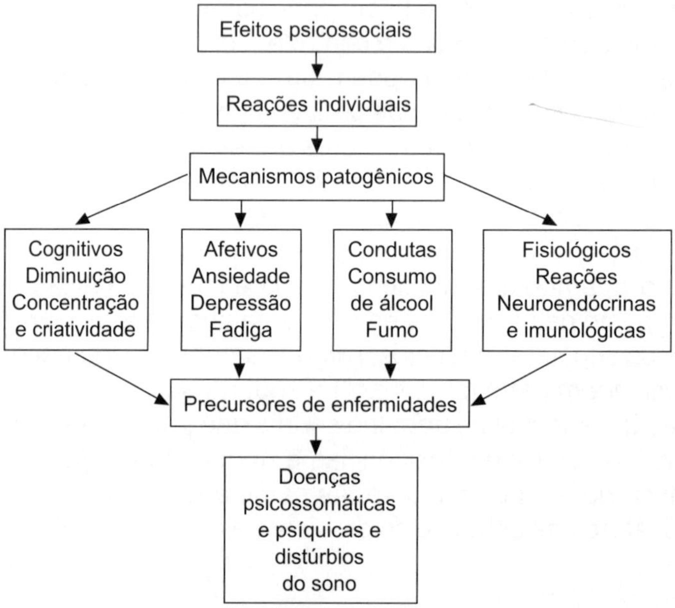

FIGURA 12.2 – Reações individuais e desencadeamento de alterações psicossomáticas

sumo excessivo de álcool, fumo ou outras drogas; d) mecanismos fisiológicos: as reações neuroendócrinas e do sistema imunológico. LEVI conclui: *"Os precursores de enfermidades são disfunções de sistemas mentais ou físicos que ainda não são causa de enfermidade, mas que, se persistirem, o serão"*.

Analisando-se as atitudes neuroendócrinas do organismo, observa-se que elas foram desenvolvidas para reações de *luta* com uma resposta física. Nesse sentido, FRANKENHAEUSER[10] afirma: *"nosso corpo está melhor acomodado para a idade da pedra que para a moderna sociedade, onde as demandas são mais psicológicas que físicas e a reação de estresse algumas vezes é mais prejudicial que boa"*.

HADZIOLOVA,[22] analisando estresse e envelhecimento, afirma que *"a idade avançada diminui a capacidade de adaptação às exigências do meio. As etapas do envelhecimento caracterizam-se por dois fenômenos contraditórios: a) deterioração da estrutura e das funções corporais e; b) um processo de mobilização, composto de vários mecanismos de adaptação e regulação, encaminhado a manter a viabilidade e aumentar a esperança de vida. Isto significa que as modificações da resposta ao estresse ao longo da vida são complexas"*.

Quanto a diferenças de resposta aos fatores de estresse em relação ao sexo, os estudos são escassos. HADZIOLOVA[22] (p.144) ressalta que *"na situação de repouso, ou quando o trabalho se dá em condições não geradoras de estresse, não se observou diferença nas taxas de excreção do cortisol e catecolaminas; mas em relação às situações de estresse, chegou-se à conclusão de que as mulheres podem enfrentar o estresse de maneira mais econômica do ponto de vista fisiológico, mas a um custo psicológico mais alto"*.

Ainda considerando-se as reações ao estresse, observa-se que a avaliação do estresse no trabalho tem sido feita, em diferentes estudos, através da análise da excreção urinária de catecolaminas, que é influenciada pela postura do trabalhador, meio ambiente, conteúdo e organização do trabalho, e atividade física. O tempo de retorno aos níveis basais também é avaliado após o período de trabalho, como um indicador da ativação freqüente e prolongada da medula supra-renal, medidor do estresse durante o trabalho. Além disso, a discussão acerca das secreções hormonais remete sempre aos ritmos biológicos: para os animais é importante o sincronizador luz (claro/escuro), enquanto que, para o homem, um sincronizador potente é o ambiente social.[23]

Quanto à natureza da relação causal entre estresse e repercussões sobre a saúde, também existem diferentes abordagens: LEVI[21] acredita que muitas causas produzem um único efeito. CASSEL,[9] por outro lado, caracteriza os processos psicossociais como estimuladores da suscetibilidade a todas as doenças, em geral.

CHANLAT[24] resume as principais características dos modelos teóricos de estresse no trabalho, com exceção do modelo de "burnout" (ver adiante), mostrando que, em todos eles, aparecem agentes estressores de naturezas diversas (físicos, químicos, biológicos, mecânicos, psicossociais, etc.); um conjunto de características pessoais (tipo de personalidade,* modos de reação ao estresse, pertença sociodemográfica, etc.); uma série de indicadores de estresse (sintomas somáticos, psicológicos, comportamentais, fisiológicos); um grupo de variáveis moderadoras (apoio social, ambiente); um conjunto de conseqüências para a saúde do indivíduo (doenças orgânicas, psicológicas, etc.); e para o bom funcionamento da organização (absenteísmo, acidentes de trabalho, rotatividade, desempenho, etc.).

Handy[25] realizou uma revisão das críticas feitas aos estudos sobre estresse ocupacional, concluindo que estas enfatizam de forma correta a importância do significado pessoal,** o qual não é levado em conta nestes estudos. Infelizmente, as críticas não questionam o fato de que os estudos sobre estresse deixam relativamente sem teorização a relação entre a experiência subjetiva e o contexto social. Os diversos estressores aventados nos estudos e amarrados a certas ocupações, raramente, são integrados em uma análise mais sofisticada de funcionamento organizacional ou social. Como conseqüência, embora os estressores organizacionais identificados na literatura forneçam guias úteis dos aspectos do ambiente de trabalho que podem causar problemas, eles não chegam a explicitar porque surgem determinados aspectos, ou como eles se relacionam com o contexto organizacional.

Rastreamento do Estresse

O rastreamento implica no levantamento de sinais e sintomas individuais indicadores de estresse e identificação de fatores de risco nas situações de trabalho (Tabela 12.1).

RASTREAMENTO NO NÍVEL DO INDIVÍDUO

Em revisão sobre estudos epidemiológicos com trabalhadores expostos a fatores de estresse no trabalho, Levi[21] destaca que foram detectadas as seguintes perturbações funcionais: *"sintomas musculares (por exemplo, tensão e dor); sintomas gastrointestinais (por exemplo, dispepsia, indigestão, vômito, pirose e irritação do cólon); sintomas cardíacos (por exemplo, palpitação, arritmias e dores inframamilares); sintomas respiratórios (por exem-*

* Vários estudos apontam para a existência de um tipo de personalidade (tipo A), caracterizada por competitividade, perfeccionismo, absoluto envolvimento com o trabalho, entre outras, que favorece o aparecimento de doenças coronarianas.

** Payne,[26] Fineman & Payne[27] e Firth[28] criticam os pesquisadores sobre *estresse* de negligenciar o conhecimento fenomenológico de seus sujeitos.

TABELA 12.1 – Sinais e sintomas de estresse.

Sentimentos – Ansiedade (geral até ataques de pânico), medo, preocupação, irritabilidade, instabilidade, depressão.
Pensamentos – Baixa auto-estima, inabilidade para concentrar-se, preocupações com o futuro, eventuais falhas ou tarefas a realizar, esquecimento.
Comportamentos – Gaguejar e outras dificuldades de discurso, chorar sem razão aparente, agir impulsivamente, sobressaltar-se, rir nervosamente, ranger os dentes, aumentar o fumo e o consumo de drogas em geral, perder o apetite ou comer demais, não conseguir relaxar.
Fisiológicos – Transpiração, aumento dos batimentos cardíacos, tremor, tiques nervosos, secura da boca e garganta, cansaço fácil, urinar freqüentemente, insônia, diarréia, indigestão, vômitos, cefaléias, tensão pré-menstrual, cervicalgia ou lombalgia, dificuldades para respirar, tonturas, perda de interesse pelo sexo, maior suscetibilidade a doenças.

plo, dispnéia e hiperventilação); sintomas do sistema nervoso central (por exemplo, reações neuróticas, insônia, debilidade, desmaios e dores de cabeça); sintomas genitais (por exemplo: dismenorréia, frigidez e impotência)".

Com base em revisão bibliográfica sobre respostas psicológicas e de conduta ao estresse no trabalho, KALIMO & MEJMAN[29] destacam que, em geral, os indivíduos podem afrontar períodos de estresse de caráter transitório no trabalho, seja modificando a situação ou controlando sua própria reação. Acrescentam ainda que, quando os fatores de estresse psicossocial presentes no trabalho persistem por muito tempo, podem aparecer as reações adversas, constituindo indicadores precoces, as emoções negativas, irritação, preocupação, tensão e depressão, que podem ser acompanhadas por transtornos cognitivos, que se refletem numa diminuição do rendimento. Posteriormente, podem aparecer afecções psicossomáticas, sensações gerais de insatisfação frente à vida, fadiga, alteração do nível de auto-estima, alterações do hábito alimentar (em especial, a excessiva ingestão de alimentos durante o período de estresse intenso).

Métodos quantitativos como questionários autopreenchidos, escalas e "check-lists" podem ser utilizados no rastreamento de sintomas de estresse. Para acessar mais especificamente sintomas psicológicos, podem ser utilizadas escalas padronizadas de personalidade, tais como: Inventário Multifásico de Personalidade de Minnesota (MMPI), Inventário Psicológico da Califórnia (CPI), Questionário de Dezesseis Fatores de Personalidade (16 PF), ou "Eysenck Personality Inventory", ou escalas que medem aspectos específicos, como o Inventário de Depressão de Beck.*

Podem-se usar critérios de desempenho como indicadores de estresse: adequação do desempenho, quantidade e qualidade de produção, tempo de reação a uma tarefa secundária, respostas tardias, falhas em iniciar uma ação,

* Todos os itens citados podem ser encontrados em casas especializadas na comercialização de testes psicológicos.

dificuldades em acompanhar o ritmo da máquina (quando os colegas conseguem acompanhar sem problemas), variabilidade na duração dos ciclos de trabalho, número e tipo de movimentos não relacionados à tarefa. Outros indicadores individuais podem ser: ausências repetidas, insegurança ou protelação na tomada de decisões, sobrecarga voluntária de trabalho.

Nem sempre o estresse no trabalho resulta em doença. Ele pode aparecer de outras formas, tais como: absenteísmo, rotatividade, atrasos, insatisfação, sabotagem e baixos níveis de desempenho no trabalho. Assim, parece que os trabalhadores tentam reduzir o estresse através de uma recusa passiva de trabalhar tão duramente ou tão bem quanto seus empregadores aparentemente esperam.[30]

Segundo SHARIT & SALVENDY,[31] dados sobre acidentes de trabalho e consumo de medicamentos, bem como diagnósticos clínicos e avaliações sobre satisfação no trabalho também podem fornecer importantes pistas. Observar os relacionamentos interpessoais permite perceber competitividade, desconfiança, desrespeito, animosidade entre as pessoas, que podem resultar do "distress".

RASTREAMENTO DO RISCO NAS SITUAÇÕES DE TRABALHO

Os fatores do ambiente de trabalho relacionados ao estresse incluem: níveis intensos de ruído, iluminação inadequada, temperaturas extremas (calor ou frio), vibração. Como fatores relacionados à organização do trabalho, apontam-se: conteúdo da tarefa, horário de trabalho (hora extra, trabalho em turnos ou trabalho noturno); sobrecarga ou subcarga de trabalho (física ou mental); participação e envolvimento no trabalho; relações interpessoais no trabalho; ritmo de trabalho e pressão do tempo; impossibilidade de ascensão funcional.

Na análise dos fatores de estresse no trabalho COOPER & DAVIDSON[32] envolvem a esfera do trabalho, a esfera doméstica, a esfera social e a esfera individual, uma vez que a inter-relação dessas esferas pode levar a reações do estresse. Os autores destacam ainda a necessidade de investigar os fatores de estresse no trabalho a partir de uma perspectiva multidisciplinar, examinando-se problemas psicológicos, sociológicos, culturais e fisiológicos.

Na esfera social e cultural, por exemplo, ressaltam os aspectos da posição social, migração, vida urbana ou rural, contatos e atividades sociais e lazer. Na esfera doméstica, observam-se a dinâmica familiar, as relações conjugais, o apoio do cônjuge ou de amigos, relações com os filhos, preocupações financeiras. Na esfera individual, situam-se características genéticas, antecedentes mórbidos, idade, educação, religião, personalidade, acontecimentos significativos. Na esfera do trabalho são examinados cinco principais fatores de estresse: a) fatores inerentes ao posto de trabalho (características do mobiliário, satisfação no trabalho, equipamentos, trabalho em turnos, trabalho excessivo ou insuficiente, perigo físico e auto-estima relacionada com o trabalho); b) função desempenhada na organização (ambigüidade e conflito das funções; responsabilidade em relação a outras pessoas, delimitações institucionais); c) desenvolvimento na carreira profissional (possibilidade de ascensão e de desemprego, futuro profissional, satisfação quanto ao salário); d) relações pessoais no trabalho (colegas, supervisores, subordinados); e) estrutura e atmosfera institucional (política interna, participação nas decisões, rigidez das políticas do departamento, restrições ao comportamento).

Ao analisar os estudos epidemiológicos sobre estresse e trabalho, KALIMO[33] afirma que no processo de seleção devem-se incluir indicadores objetivos e subjetivos, justificando que *"os indicadores subjetivos de condições de trabalho e saúde são indispensáveis para identificar problemas relevantes, e podem ajudar a decidir qual ação deve ser tomada envolvendo a participação dos trabalhadores"*.

Os indicadores objetivos de fatores psicossociais do trabalho podem ser coletados através de análise ergonômica do trabalho e monitorização das tarefas e organização do trabalho. Nesse sentido, o "Institute of Occupational Health" de Helsinki[34] desenvolveu um roteiro de observação para determinação dos indicadores objetivos dos fatores de estresse no trabalho (Tabela 12.2).

Segundo síntese feita por TAYLOR,[30] a partir da volumosa literatura sobre o tema, os principais estressores no trabalho são: sobrecarga de trabalho (tanto quantitativa quanto qualitativa); pressão no trabalho; responsabilidade por pessoas; conflito de papel (ou seja, quando a pessoa recebe informações conflitantes de diferentes indivíduos a respeito de tarefas ou padrões de desempenho); ambigüidade de papel (isto é, quando a pessoa não tem idéia a respeito do que deve fazer, ou de como seu desempenho será avaliado); inabilidade para desenvolver relacionamentos satisfatórios no trabalho;

TABELA 12.2 – Fatores de estresse psíquico no trabalho ("Institute of Occupational Health, Helsinki, Finland").

1. Responsabilidade pela segurança (risco de acidentes)
2. Responsabilidade por outras pessoas
3. Responsabilidade por valores materiais (equipamento ou matéria-prima)
4. Trabalhos solitários: isolamento
5. Contato com pessoas com problemas e que necessitam de apoio
6. Repetitividade (ciclo de trabalho menor que 2min)
7. Ritmo *forçado* (imposto por máquina ou organização do trabalho)
8. Limitações estruturais: tarefas *extremamente* definidas
9. Demandas de atenção combinadas com baixo nível de estímulo
10. Demandas de discriminação precisa (por exemplo, visão)
11. *Pressa* (várias máquinas, alta velocidade do trabalho, pressão do tempo)
12. Demandas por decisões complexas
13. Outros fatores: substâncias químicas, trabalho noturno, relações humanas
14. Mudanças no processo de trabalho

percepção de desenvolvimento de carreira inadequado (ou seja, perceber-se sendo promovido muito cedo, ou muito tarde, como tendo poucas perspectivas no emprego atual, ou ainda sentir-se inseguro a respeito do futuro no emprego); e falta de controle sobre o trabalho, incluindo o seu ritmo.

Selecionou-se o Questionário sobre Estresse no Local de Trabalho, proposto pela Fundação Européia para a Melhoria das Condições de Vida e de Trabalho[35] que pode ser utilizado no rastreamento ("screening") dos fatores de risco no trabalho, podendo ser aplicado em diferentes setores e postos de trabalho das empresas (ver Anexo A no final do capítulo).

Definição do Diagnóstico e do Nexo com o Trabalho

Para a detecção do estresse psicológico existem diferentes técnicas. Podem-se usar entrevistas com maior ou menor estruturação* e/ou testes psicológicos, principalmente os de personalidade, entre outros. Dentre os testes de personalidade, só para citar alguns, temos: o teste de Rorschach, o teste de apercepção temática (TAT) e Wartegg.

A anamnese pode ser considerada uma forma de entrevista. Deve-se atentar para alguns pontos essenciais quando de sua realização: considerar a história clínica e história ocupacional em correlação com a história de vida; obter informações sobre as condições de vida (família, convívio atual, moradia, alimentação, trajeto); no levantamento da história ocupacional** procurar compreender como o trabalhador vê a sua trajetória profissional e seu desgaste; ao detalhar a situação atual de trabalho atentar também para: comunicação e relacionamentos interpessoais, conhecimento do processo de trabalho, controle sobre o trabalho, reconhecimento. Na descrição da situação atual de trabalho, além de uma detalhada e acurada descrição das atividades do trabalhador, é importante localizar os momentos exatos em que este começa a perceber mudanças em si e problemas que dificultam a sua atuação no trabalho e fora dele. Não se deve esquecer de abordar as percepções do trabalhador sobre os riscos ocupacionais.

Seligmann-Silva[36] traz importantes colocações sobre os quadros clínicos, diagnóstico e como registrar o diagnóstico. É grande a contribuição de suas idéias no trecho a seguir, que trata destes itens específicos. A autora citada afirma que as situações de trabalho podem desencadear crises men-

* Uma entrevista estruturada segue rigidamente uma seqüência de perguntas. Nas entrevistas semi e não estruturadas existe apenas um roteiro básico, para que não se esqueça algum ponto importante. Entretanto, procura-se respeitar ao máximo a forma como o trabalhador constrói o seu discurso.

** É importante que a história ocupacional seja fidedigna, porém, nem sempre o trabalhador se lembra com exatidão de datas ou outros fatos importantes relativos a empregos anteriores. Pode-se pedir que ele traga suas carteiras de trabalho no dia da consulta médica, com a finalidade de utilizá-las como um roteiro de entrevista sobre o histórico ocupacional.

tais agudas, neuróticas e psicóticas. No caso das síndromes neuróticas devem-se observar: fadiga, caráter reativo pós-traumático e componente dominante e articulador da síndrome (por exemplo, depressão, aspecto paranóide). Descreve os seguintes quadros clínicos:

Síndrome da fadiga crônica (fadiga patológica, fadiga industrial) – Trata-se de um quadro que é interpretado como resultante da fadiga acumulada ao longo de períodos de duração variável, diante de uma situação de trabalho que não permite suficiente recuperação, mesmo através de sono e repouso adequados. Tem como principal característica a fadiga constante, fadiga esta de ordem tanto física quanto mental. Ocorre má qualidade do sono, cansaço, irritabilidade e desânimo. São descritos, também, dores de cabeça, dores no corpo, perda de apetite e mal-estar geral, além de graus variados de ansiedade. A Classificação Estatística Internacional de Doenças e Problemas Relacionados à Saúde – CID 10 inclui síndrome de fadiga no item F 48.0 (neurastenia).

Síndrome do esgotamento profissional/ estafa/ "burnout" – Um dos tipos mais insidiosos de estresse no trabalho é o "burnout". Trata-se de uma síndrome caracterizada por exaustão emocional, despersonalização e sentimento de pouca realização e satisfação pessoal. Ocorre, freqüentemente, em profissões de ajuda (enfermeiras, assistentes sociais, médicos, psicólogos), em executivos, embora qualquer um que faça um trabalho tedioso, sob pressão, cujas exigências são grandes e as recompensas pequenas, pode sofrer de "burnout". O quadro clínico caracteriza-se por perda do autocontrole emocional, irritabilidade, agressividade, perturbações do sono, manifestações depressivas.

Síndrome residual pós-traumática – Síndrome que se segue a um episódio traumático agudo, ou de gravidade suficiente para determinar afastamento do trabalho para tratamento e recuperação. Mesmo desaparecidos os agravos orgânicos resultantes do acidente ou doença, o indivíduo continua sentindo sintomas que impossibilitam o seu retorno ao trabalho.

Quadros neuróticos pós-traumáticos – A angústia se origina da vivência de uma intensa ameaça localizada em um evento do passado recente, que pode ter ocorrido no local de trabalho (por exemplo, acidentes, assaltos). O quadro clínico manifesta-se por: revivescência da(s) cena(s) traumática(s), acompanhada de mal-estar; pesadelos, cujos temas repetem o evento traumático; irritabilidade; distúrbios de sono; estado de tensão semelhante a uma permanente prontidão; distúrbios neurovegetativos diversos. Encaixa-se na categoria F43.1 da CID 10.

Síndromes depressivas – Diferentes modalidades de depressão podem ter sua patogenia, desencadeamento e evolução nitidamente associados às vivências do trabalho. A depressão pode manifestar-se em quadros agudos ou crônicos típicos (tristeza, vivências de perda ou fracasso e falta de esperança). No entanto, os quadros depressivos associados ao trabalho muitas vezes não são típicos, revelando-se de forma mais sutil. A principal manifestação é o desânimo diante da vida e do futuro, podendo ocorrer ainda expressões somáticas de mal-estar ou doenças, acidentes de trabalho, alcoolismo, absenteísmo.

Síndromes paranóides – Incluem quadros do tipo neurótico em que se desenvolvem fortes sentimentos de insegurança e vivências de ameaça, em que se identificam aspectos e pressões de tipo potencialmente persecutório (por exemplo, dispositivos rígidos de controle e técnicas punitivas, mudanças organizacionais). Quanto maiores forem as barreiras à comunicação e o isolamento do trabalhador, maior a facilidade de ocorrer tais manifestações. Certas formas de gestão em que ocorre a manipulação sutil dos trabalhadores, ou são estimulados os conflitos e a competição, também se mostram favoráveis a estas vivências, as quais, por sua vez, podem perturbar os relacionamentos interpessoais e o desempenho. Acompanham essas manifestações, a irritabilidade e os distúrbios de sono.

Transtornos psicossomáticos – Os estudos de ALEXANDER,[37] descritos em 1950, mostraram que a abordagem psicossomática dos problemas da vida e da doença une os processos fisiológicos internos às relações do indivíduo com seu meio social. Este fato decorreria da influência das emoções sobre os distúrbios orgânicos e, independentemente dos fatores causadores externos agudos, existiriam causas internas crônicas de doença.

ALEXANDER[37] aponta ainda que *"devido às dificuldades de nossa vida social, muitas emoções não podem ser expressas e aliviadas livremente através de atividades voluntárias, mas permanecem reprimidas e são, finalmente, desviadas para canais impróprios; ao invés de expressarem-se nas inervações voluntárias, elas influenciam as funções vegetativas, tais como a digestão, a respiração e a circulação".*

Dentre as doenças denominadas psicossomáticas, as que têm sido mais estudadas são as doenças cardiovasculares. KARASEK & THEORELL,[20] por exemplo, concluem que os fatores psicossociais do trabalho desempenham três papéis no desencadeamento das doenças do coração: em primeiro lugar, podem contribuir para o surgimento de vários processos fisiológicos que determinam hipertensão arterial e aterosclerose; em segundo lugar, os fatores psicossociais podem estar envolvidos agudamente no desencadeamento de doença coronariana (infarto do miocárdio, angina); em terceiro lugar, podem agravar os efeitos de outros fatores de risco (níveis elevados de sódio na dieta podem ser agravados, por exemplo, pela produção de cortisol provocada pelo estresse, que induz à retenção do sal e eleva a pressão sangüínea).

DALEVA[23] descreve um provável mecanismo de gênese da doença coronariana a partir das situações de trabalho estressantes: *"com o aumento da produção de adrenalina e noradrenalina, os triglicerídeos são submetidos à lipólise, com aumento dos níveis de ácidos graxos livres no sangue, que se depositam nas paredes arteriais. Este processo de aterogênese é condicionado por fatores genéticos, diabetes, hábito de fumar, obesidade, sedentarismo, alto conteúdo de ácidos graxos saturados na dieta".*

Em relação à hipertensão arterial, LEVI[21] descreve que *"a reação hemodinâmica do ser humano a diversos estímulos psicossociais compõe-se de uma vasoconstrição visceral e uma vasodilatação muscular, que preparam o corpo para a atividade muscular. A pressão arterial sobe, mas, habitualmente, volta com rapidez ao normal. Entretanto, em alguns sujeitos, especialmente os que têm uma determinada estrutura de personalidade ou originam-se de família de hipertensos, a reação não somente é exagerada, mas tende a prolongar-se. Ao que parece, certas profissões, em que são freqüentes a exposição a estresse mental, excessiva responsabilidade ou conflitos constantes, são as que mais associam-se à hipertensão"*.

Além dos distúrbios coronarianos, diversas patologias são relacionadas à sobrecarga de estresse: prisão de ventre, diarréia, úlcera, gastrite, dores na coluna e dores musculares, alergia, doenças de pele, coceiras, queda de cabelo, cefaléia tensional, câncer, doenças auto-imunes, alterações menstruais, cólicas, diminuição da libido, impotência sexual, asma, bronquite, zumbido, tontura, vertigem, entre outras.

Segundo RODRIGUES & GASPARINI,[38] o motivo pelo qual surge uma enfermidade e não outra depende das diferenças individuais que são determinadas pela história de vida da pessoa e suas vulnerabilidades, condicionadas pela genética e pela sua constituição.

A relação entre estresse e doença tem sido estudada a partir de diversas perspectivas: pode-se ver o estresse como precursor da doença, ou seja, contribuindo diretamente para a etiologia e manutenção de um número de desordens; o estresse pode ser visto como influenciando, indiretamente, o resultado em termos de saúde, ou seja, a exposição a um ou mais estressores pode ser associada com a ocorrência de algum tipo de acidente que afeta o estado de saúde; o estresse pode ser visto também como uma resposta à doença, já que as doenças e seus tratamentos também constituem estressores.[39]

Síndromes de insensibilidade (alexitimia, depressão essencial) – Merecem atenção, as enfermidades que têm como fenômeno central o embotamento afetivo. Não existem sintomas de ansiedade, tristeza, vivências de perda. Ocorre o desaparecimento do prazer em todas as esferas da vida e a pessoa passa a comportar-se *mecanicamente*. Nesses casos podem sobrevir doenças orgânicas.

DEJOURS[40] explica a relação entre a repressão do funcionamento psicológico e a *depressão essencial** da seguinte forma: *"(...) o estado encontrado*

---

* A depressão essencial é definida como uma depressão sem objeto, ou seja, ocorre o rebaixamento da energia libidinal (tanto a narcísica quanto a objetal), sem qualquer contrapartida econômica positiva e com fragmentação funcional. Ocorre o apagamento de funções capitais da dinâmica mental, como a identificação, introjeção, condensação, deslocamento, associação de idéias, e até das vias oníricas e fantasmáticas. A fadiga e a ausência de emoções são comuns. É a própria essência do instinto de morte que pode levar a problemas somáticos irreversíveis.[41]

quando o funcionamento mental está paralisado, é precisamente o que os 'experts' em distúrbios psicossomáticos chamam de depressão essencial. Esse tipo de depressão, que é prontamente distinguível da depressão de luto e melancolia, é freqüentemente difícil de diagnosticar clinicamente por qualquer um que não esteja familiarizado com a semiologia do funcionamento mental, por causa da escassez de sintomas característicos. Compreende traços característicos descritos como pensamento operatório ou alexitimia. A depressão essencial é sempre diagnosticada como um estado psicológico que precede, e muito freqüentemente acompanha, o surgimento de uma doença somática séria ou o aparecimento de uma condição crônica (...)".

Seria um estado de semi-embotamento, no qual o sujeito não sofre mais e fica próximo da anestesia psíquica. Ocorre uma *robotização* dos comportamentos.[42] Depressão essencial é o ponto de partida para *desorganizações progressivas*, com processos biológicos desestabilizados conduzindo ao desencadeamento de doenças e complicações sucessivas, que vão até a morte.

Alcoolismo – Em relação à sua etiologia têm sido identificadas causas biológicas, psicológicas e sociais. Existe uma ambigüidade social em relação ao consumo de álcool. O *beber socialmente* é tolerado e até estimulado; já o *cair de bêbado* não é aceito, ou seja, pode-se beber, desde que não se apresente um comportamento inadequado. A aceitação ou repúdio social dependem do tipo de bebida, quando, quanto, onde e por quê se bebe. Ocorrem maiores índices de alcoolismo em determinadas ocupações, por exemplo: atividades socialmente desprestigiadas e mesmo que acarretem certa rejeição (onde há contato com cadáveres, lixo ou dejetos em geral), atividades em que a tensão gerada é constante e elevada (por exemplo, trabalho perigoso, trabalho com grande densidade de atividade mental, trabalho onde existe responsabilidade por vidas ou dinheiro, trabalho monótono que gera tédio, trabalho onde existe grande isolamento, trabalho que envolve afastamento prolongado do lar). O consumo de bebida alcoólica pode ocorrer coletivamente, como componente de uma estratégia defensiva ou como forma de integração social.

O Nexo com o Trabalho e Condutas Médico-legais

O *nexo da doença mental com o trabalho* não é simples, pois, sendo o processo de adoecer específico para cada indivíduo, envolve as histórias de vida e de trabalho. Depende de uma descrição do contexto organizacional, da situação de trabalho, salientando os estressores percebidos pelo trabalhador, do próprio trabalho, mostrando, de forma processual, como todos estes e outros *ingredientes* vão se articulando até a eclosão do quadro clínico, que pode se manifestar de forma insidiosa e gradativa, ou através de uma crise.

Quanto ao registro de diagnósticos, o Capítulo V da CID 10[43] trata dos distúrbios mentais e do comportamento. O título que reúne a maior parte dos diagnósticos em que a dimensão psicossocial do trabalho pode assumir relevância é o dos *distúrbios neuróticos relacionados ao estresse e somatoformes.* No capítulo XXI existe a categoria Z56 (problemas relacionados ao emprego e ao desemprego) que pode ser associada aos diagnósticos do Capítulo V. Existe no capítulo XI o item Z73 que corresponde ao "burnout".

Um outro aspecto importante a ser avaliado cuidadosamente é o retorno ao trabalho após afastamentos por distúrbios psíquicos. O retorno ao trabalho necessita de ações integradas e acompanhamento multidisciplinar abrangendo o tratamento com medicação, psicoterapia e suporte dos colegas e chefias.

Na NR 7, Programa de Controle Médico de Saúde Ocupacional (PCMSO)[44] é especificado no artigo 7.4.2 que os exames médicos compreendem a avaliação clínica, abrangendo anamnese ocupacional e exame físico e mental. Dentro da perspectiva da avaliação clínica, em relação ao exame mental, é importante destacar os sintomas e sinais de estresse e dos outros quadros clínicos apresentados.

Em casos de dúvida, ou maior complexidade, a NR-7 no artigo 7.3.2 alínea b) indica a solicitação de exames complementares por profissionais e/ou entidades devidamente capacitados, equipados e qualificados. No que diz respeito à doença mental, isto poderia consistir em uma avaliação psiquiátrica ou psicológica.

El Batawi[45] reconhece que grande parte das medidas necessárias para evitar os problemas psicossociais dos trabalhadores são de caráter social, político ou econômico, mas destaca a função dos serviços de higiene do trabalho na determinação dos fatores de estresse que atuam no ambiente de trabalho e entre os trabalhadores. O autor propõe que se avaliem, por ocasião do exame admissional, os antecedentes psicológicos, a capacidade do trabalhador e as expectativas com relação ao emprego, buscando encontrar os postos de trabalho adequados. Quando do exame periódico, o autor recomenda a observação de modificações do comportamento, assinalando como queixa freqüente a sensação de fadiga. Propõe também que se conheçam as atividades de lazer e o ambiente familiar.

A emissão da comunicação do acidente do trabalho (CAT) deve ocorrer quando no diagnóstico foi evidenciado que a situação de trabalho teve papel como desencadeante ou agravante do adoecimento. Entretanto, a vinculação entre os quadros clínicos e o trabalho é difícil e muitos casos são tratados por psiquiatras sem que se efetue esta relação. Seligmann-Silva[36] analisando os distúrbios psíquicos relacionados ao trabalho afirma *"não existe um consenso que tenha permitido uma classificação dos distúrbios psíquicos vinculados ao trabalho, existe uma concordância da importância etiológica do trabalho, mas não a respeito do modo como se exerce a conexão traba-*

lho/psiquismo de forma suficiente a permitir um quadro teórico. Os distintos modelos teóricos vêm trazendo dificuldades para a clínica e prevenção".

AÇÕES E INTERVENÇÕES PREVENTIVAS

A partir do conceito de estresse anteriormente descrito, percebe-se que não apenas o ambiente de trabalho pode constituir um estressor, como também a situação familiar, as condições de vida e o ambiente social, na qualidade de determinantes da relação homem/ambiente. O que se quer destacar é que o conhecimento e a prevenção dos fatores de estresse no trabalho irão refletir no conjunto, da mesma forma que os problemas extraprofissionais poderão agravar as reações de estresse.

Ações e Intervenções com o Indivíduo

Para reduzir o estresse no trabalho pode-se tentar ter controle sobre os estressores, mudar atitudes e crenças sobre o estressor e si mesmo, mudar as respostas aos estressores e usar os assim chamados recursos disponíveis (ver descrição adiante).

Segundo LAZARUS & FOLKMAN,[12] o "coping" serve a duas funções básicas: a) gerenciar ou alterar o problema – *"coping" enfocado no problema*; b) regular a resposta emocional ao problema – *"coping" enfocado na emoção*. O *"coping" enfocado no problema* manifesta-se por estratégias similares às utilizadas na solução de problemas. Os esforços são freqüentemente dirigidos à definição do problema, gerando soluções, pesando as alternativas em termos de seus custos e benefícios, escolhendo entre elas e agindo de acordo. O "coping" enfocado no problema envolve tanto *estratégias dirigidas ao ambiente*, tais como: alterar pressões ambientais, barreiras, recursos e procedimentos, quanto *estratégias dirigidas para dentro*, a mudanças cognitivas ou motivacionais, tais como: mudar o nível de aspiração, reduzir o envolvimento do ego, encontrar canais alternativos para gratificação, desenvolver novos padrões de comportamento ou aprender novas habilidades e procedimentos. Embora estas últimas não sejam técnicas típicas de solução de problemas, elas são dirigidas a ajudar a pessoa a gerenciar ou resolver o problema.

O *"coping" enfocado na emoção*, de acordo com LAZARUS & FOLKMAN,[12] é um grande grupo de estratégias que consiste de processos cognitivos dirigidos a lidar com emoções ativadas por certos eventos e assim manter o equilíbrio emocional, incluindo estratégias, tais como: evitar, minimizar, distanciar-se, atenção seletiva, comparações positivas e atribuir valor positivo a eventos negativos. Certas formas de "coping" enfocado na emoção levam a uma mudança na forma pela qual um evento é construído, sem mudar a situação objetiva.

O "coping" é também determinado pelas pressões que mitigam o uso dos recursos. As pressões pessoais incluem valores e crenças culturais internalizadas que prescrevem certos modos de comportar-se, bem como *déficits* psicológicos. As pressões ambientais incluem exigências que competem pelos mesmos recursos e agências, que impedem os esforços de "coping". Altos níveis de ameaça também podem evitar que a pessoa use seus recursos de "coping" efetivamente.

Cohen & Lazarus,[46] por conveniência, agrupam as estratégias de "coping" em *cinco categorias gerais*: a) *busca de informação*, que envolve reunir informações sobre o evento estressante; b) *ação direta*, que envolve a tomada de medidas específicas para enfrentar um estressor; c) *inibição da ação*, como por exemplo, eximir-se de ações que possam ser perigosas, embaraçosas ou impulsivas; d) *esforços intrapsíquicos*, que envolvem processos tais como a negação, intelectualização, etc.; e) *voltar-se para os outros, para ajuda e apoio emocional*. Ao avaliar a eficácia da estratégia de "coping" adotada, deve-se levar em conta que ela pode ser eficaz em uma ou mais dessas tarefas. Daí a importância de se explicitar o critério de avaliação da eficácia do "coping" adotado.

É importante que se reconheçam os sintomas e quais as reações mais comuns que se apresentam diante de estressores. Além disso, é importante reconhecer as fontes atuais de estresse, mesmo as prováveis, antes que elas ocorram.

Tentar ter controle sobre os estressores pode envolver: mudança de cargo, empresa, setor, ou da situação de trabalho; planejamento da vida e do trabalho; estabelecimento de prioridades; simplificação da vida e do trabalho; ponderação da importância do trabalho na vida, auto-estima e autoconfiança.

A mudança de atitudes e crenças sobre o estressor e sobre si mesmo implica em: evitar crenças construtoras de estresse, tais como ter que ser perfeito sempre, ter que possuir controle sobre tudo, o tempo todo, desejo de agradar a todos o tempo todo, não achar que é suficientemente competente; ter expectativas legítimas, realísticas e executáveis do que pode fazer, em que ritmo e por quanto tempo; ser adaptável e flexível; olhar para o longo prazo; aceitar os próprios limites; enfocar o lado positivo das coisas; evitar competição desnecessária; respeitar os seus sentimentos.

Já o uso dos recursos disponíveis diz respeito à conversa com amigos ou pessoas de confiança sobre os próprios problemas e preocupações; busca de apoio social; busca de ajuda de profissionais (médico, psicólogo, etc.); busca de informações.

Mudar as respostas aos estressores envolve: melhorar a comunicação; ser afirmativo;* aprender a expressar sentimentos; divertir-se, rir, ter "hobbies";

---

* O comportamento afirmativo ou assertivo envolve a capacidade de comunicação interpessoal não agressiva, saber expressar desejos e exigir direitos, conseguir dizer não quando se deseja dizer não, saber impor limites.

mimar-se; gostar de si; exercícios físicos; alimentação adequada; não fumar; aprender a relaxar e meditar.

Os exercícios físicos trazem benefícios clínicos durante o seu desempenho, logo após ou a longo prazo. Durante os exercícios, os triglicerídeos, que são liberados na corrente sangüínea durante a resposta de estresse, declinam. A resistência ao fluxo sangüíneo na pele diminui, abaixando a pressão arterial. Os exercícios também ativam mecanismos de curto prazo que são benéficos ao atuar contra a resposta de estresse. Como a descarga motora neural gama pode ser inibida durante a recuperação da atividade física e sendo o sistema motor gama a maior conexão neural do córtex cerebral com a musculatura estriada, o resultado de tal inibição é o relaxamento dos músculos estriados.[47] Um programa de exercícios físicos pode produzir alterações fisiológicas desejáveis a longo prazo, que, por sua vez, aumentam os níveis de condicionamento daqueles sistemas corporais que, usualmente, experimentam maior tensão durante a resposta de estresse. Melhoram a eficiência do coração e das funções pulmonares, a utilização da glicose sangüínea, favorecem a redução da gordura corporal e diminuem a pressão sangüínea de repouso. É importante considerar o local onde se realizarão os exercícios e seu caráter obrigatório ou não. Eles podem ser mais eficazes e prazerosos quando realizados em caráter voluntário e fora do local de trabalho.

Com referência à dieta alimentar deve-se levar em conta a qualidade, quantidade, adequação e harmonia dos nutrientes. A alimentação deve oferecer componentes dos vários grupos, a saber: energético (carboidratos e gorduras), construtor (proteínas), regulador (fibras vegetais, vitaminas e minerais) e água. A gordura não deve estar em excesso na alimentação, principalmente a de origem animal, pois contribui para os distúrbios coronarianos. A quantidade de nutrientes deve estar de acordo com as necessidades nutricionais de cada pessoa e não deve haver excesso de uns e carência de outros.

Os efeitos do relaxamento na redução de funções autonômicas e respostas simpáticas estão bem documentados na literatura. Resultam em hipo ou adinamia da musculatura esquelética, diminuição da pressão sangüínea e da taxa respiratória. A resposta de relaxamento requer quatro elementos: a) um estímulo constante, como um som, uma palavra, o olhar fixo em um objeto, para reduzir as possibilidades de distração da pessoa; b) atitude passiva, ignorando pensamentos que possam distrair durante o procedimento; c) tônus muscular diminuído; d) ambiente silencioso.

É inegável a importância da prevenção no nível individual, mas ela sozinha não basta. Para CHANLAT,[24] a corrente do estresse *tende a reduzir os problemas a um nível estritamente individual*. Com exceção de certos estudos, principalmente escandinavos, que enfocaram a organização taylorista do trabalho, a maior parte do conjunto das pesquisas, nesse domínio, se contenta em sugerir uma gestão individual sã do estresse. As condições de trabalho são amplamente ignoradas em proveito da luta contra o tabagismo, a promoção de exercício físico e diversas técnicas de relaxamento, como se todos os estressores encontrados no trabalho pudessem ser enfrentados dessa maneira, ou seja, através de uma ação individual e unilateral do trabalhador. Quando essas pesquisas fazem menção ao social, referem-se a ambiente, apoio ou clima organizacional. Face a essa forma insuficiente de abordar a prevenção do estresse, que é a que normalmente se verifica na maioria das organizações que se preocupam com este aspecto, sugerem-se a seguir outras estratégias de caráter coletivo.

Intervenções Coletivas sobre as Condições de Trabalho

Crescente ênfase tem sido dada, nos estudos sobre o estresse, à necessidade da adoção de medidas preventivas coletivas para a redução dos fatores de estresse presentes nos locais de trabalho. Nesse sentido, a publicação *Preventing Stress at Work*, da Organização Internacional do Trabalho, [48] inclui a análise de 19 programas de prevenção implantados em diferentes países e enfocando diferentes ocupações, além de uma revisão bibliográfica sobre o tema.

Em relação a isto, Levi[21] destaca que as atividades de prevenção do estresse devem basear-se: a) em um conceito *amplo* de ser humano e seu ambiente, isto é, numa abordagem equitativa e integral dos aspectos físico, mental, social e econômico; b) em um critério *ecológico*, ou seja, na consideração da complexa dinâmica representada pelas ações recíprocas entre o indivíduo e o ambiente; c) em um critério *cibernético*, isto é, na vigilância e avaliação contínuas e em bases interdisciplinares dos efeitos das modificações do ambiente sobre o trabalhador; d) em um critério *democrático* ou *participativo*, isto é, que permita ao trabalhador a máxima influência possível sobre sua própria situação.

No âmbito das empresas, os programas de prevenção do estresse atendem a interesses comuns e têm-se desenvolvido com base no diálogo com os representantes dos trabalhadores. Segundo Martino[49] os programas destinados a eliminar ou reduzir o estresse devem concentrar-se na melhoria da organização do trabalho, podendo incluir melhorias do planejamento e conteúdo do trabalho, estabelecimento de metas de produção realistas, melhor organização do tempo de trabalho e melhor interface entre trabalhadores e máquinas ou novas tecnologias.

Levi[21] descreve 16 características psicossociais principais de uma situação de trabalho que devem ser levadas em consideração em um programa de higiene em ambiente de trabalho, de forma a complementar as características físicas presentes na maioria dos textos de ergonomia. Aquelas características são:

- *interesse*: grau em que participam os conhecimentos e as capacidades do trabalhador;

- *significação*: importância e significado da tarefa para o trabalhador;
- *responsabilidade*: importância dada pelo trabalhador à obtenção de bons resultados;
- *variedade e destreza*: quantidade e variedade de tarefas presentes no trabalho;
- *identidade da tarefa*: posto do trabalhador em relação ao contexto global do produto ou do serviço;
- *informação sobre os resultados da tarefa*: conhecimento a que tem acesso o trabalhador;
- *influência sobre o trabalho*: influência do trabalhador sobre decisões que afetam seu trabalho;
- *autonomia*: liberdade do trabalhador de dizer o quê e como fará para executar o trabalho;
- *controle do ritmo*: controle do trabalhador sobre o ritmo em que trabalha;
- *conflito de funções*: exigências incompatíveis com a execução do trabalho;
- *clareza de funções*: conhecimento, por parte do trabalhador, sobre o que se espera dele;
- *incertezas sobre a tarefa*: necessidade de tomadas de decisão freqüentes;
- *interdependência das tarefas*: limite até onde o trabalho requer coordenação com outros trabalhadores;
- *sobrecarga de funções*: exigências quanto à execução do trabalho e limites de tempo;
- *suficiência de recursos*: disponibilidade de ferramentas, materiais e informações;
- *suficiência da capacidade*: exigências do posto de trabalho em relação à capacidade e à formação do trabalhador.

Frankenhaeuser & Gardell[16] definem como necessidades humanas fundamentais a serem atendidas no trabalho: a) a necessidade de exercer controle sobre o trabalho; b) a necessidade humana de interação pessoal; c) a necessidade de perceber suas atividades dentro de todo o processo de produção. Seligmann-Silva[6] destaca, além destas, a necessidade de perceber o reconhecimento social pelo trabalho desenvolvido, e outras necessidades ligadas ao contexto socioeconômico e cultural.

Outro aspecto relacionado à prevenção do estresse reside na identificação de fatores *protetores*, isto é, de processos psicossociais que exercem um papel de *amortecedor*, para os indivíduos, das conseqüências psicológicas e/ou fisiológicas da exposição a situações estressoras. Uma área nova do conhecimento e pesquisa com estresse ocupacional, que deve ser objeto de estudos mais aprofundados, a fim de que seja dimensionado o seu real valor na prevenção.

ANEXO A – QUESTIONÁRIO SOBRE O ESTRESSE NO LOCAL DE TRABALHO*

Instruções

Responda a cada pergunta, marcando a resposta que melhor se aplique à sua situação de trabalho. Por vezes nenhuma das resposta é exatamente aplicável. Neste caso, escolha a resposta mais aproximada.

1. Qual é o seu sexo? ☐ masculino ☐ feminino

2. Idade

3. Há quanto tempo trabalha para esta empresa? ☐ anos

4. Qual é o grau mais elevado de educação que completou?
   - sem educação formal ou ensino primário ☐
   - completou o ensino secundário ☐
   - ensino superior ou universitário ☐

5. O seu trabalho insere-se em que tipo de turno?
   - apenas no turno de dia ☐
   - dois turnos ☐
   - três turnos ☐
   - quatro/cinco turnos ☐
   - outro ☐

6. Qual é o título do seu posto de trabalho?
   Especificar: ....

7. Qual é o ramo da empresa em que trabalha (por exemplo, construção naval, seguros, etc.)?
   Especificar: ....

Requisitos do trabalho

	sim	não
8. O seu trabalho requer muita rapidez?	☐	☐
9. O seu trabalho é muito árduo?	☐	☐
10. É solicitado a trabalhar excessivamente?	☐	☐
11. Tem tempo suficiente para realizar as suas tarefas?	☐	☐
12. É objeto de pedidos conflituosos por parte de outros?	☐	☐
13. O seu trabalho necessita de longos períodos de concentração intensa?	☐	☐
14. As suas tarefas são interrompidas freqüentemente antes de serem completadas, necessitando de atenção posterior?	☐	☐
15. O volume e ritmo do seu trabalho são muito elevados?	☐	☐
16. A espera de trabalho proveniente de outras pessoas ou seções prejudica o ritmo do seu trabalho?	☐	☐

Autoridade decisória

17. O seu trabalho permite-lhe tomar muitas decisões individuais?	☐	☐

	sim	não
18. No âmbito das suas tarefas, tem pouca liberdade de escolher o modo de trabalhar?	☐	☐
19. Tem bastante responsabilidade relativamente ao seu trabalho?	☐	☐
20. Pode determinar a ordem das suas tarefas?	☐	☐
21. Pode determinar o modo de realizar determinada tarefa?	☐	☐
22. Pode facilmente deixar o local de trabalho por um período breve?	☐	☐
23. Pode interromper o seu trabalho, se necessário?	☐	☐
24. Pode determinar o seu próprio ritmo de trabalho?	☐	☐
Discriminação de tarefas		
25. O seu trabalho necessita que aprenda coisas novas?	☐	☐
26. O seu trabalho é muito repetitivo?	☐	☐
27. O seu trabalho necessita de um espírito criativo?	☐	☐
28. O seu trabalho necessita de um nível elevado de destreza?	☐	☐
29. Realiza uma série de tarefas diferentes no seu trabalho?	☐	☐
30. Tem a oportunidade de desenvolver as suas próprias aptidões?	☐	☐
Condições de emprego		
31. Pode determinar a altura em que começa e pára de trabalhar?	☐	☐
32. Pode determinar quando necessita de uma pausa?	☐	☐
33. Tem conhecimento do seu horário de trabalho com mais de um mês de antecedência?	☐	☐
34. Pode tirar dias de folga quando deseja?	☐	☐
35. O seu trabalho é seguro?	☐	☐
36. As suas perspectivas para o desenvolvimento de carreira e de promoção são boas?	☐	☐
37. Em cinco anos as suas qualificações ainda serão válidas?	☐	☐
Apoio dos chefes e colegas		
38. A atmosfera do local de trabalho é boa?	☐	☐
39. Os seus colegas irritam-se freqüentemente?	☐	☐
40. Se necessário, pode pedir assistência a um ou mais colegas?	☐	☐
41. A gestão cotidiana do seu trabalho é eficaz?	☐	☐
42. A sua opinião é tomada suficientemente em conta na gestão cotidiana do trabalho?	☐	☐

	sim	não
43. A gestão cotidiana tem uma idéia precisa do seu trabalho?	☐	☐
44. É suficientemente apoiado no seu trabalho pela gestão cotidiana?	☐	☐
45. Está suficientemente informado sobre o desenvolvimento na empresa?	☐	☐

Pontuação e interpretação

Os totais são calculados para cada um dos módulos. Se necessário, estes podem ser divididos de acordo com a seção ou posto. Estes grupos devem incluir um número superior a quinze inquiridos, caso contrário as médias não serão confiáveis e a confidencialidade será posta em risco.

Deste modo, é possível comparar as várias seções ou postos entre si e com a média da empresa.

É também possível comparar:
- homens e mulheres (pergunta 1);
- grupos etários, por exemplo, jovens trabalhadores e trabalhadores mais idosos (pergunta 2);
- trabalhadores com mais ou menos anos de experiência na empresa (pergunta 3);
- trabalhadores com vários níveis de educação/formação (pergunta 4);
- trabalhadores com horários diferentes (pergunta 5);

Como calcular os resultados

Total relativo aos requisitos do trabalho:
- Perguntas: 8, 9, 10, 12, 13, 14, 15, 16: sim = 1 não = 0
- Perguntas: 11: não = 1 sim = 0
- Total: conte todos os "1" (mínimo: 0, máximo: 9).

Quanto mais elevado for o total, maior é o risco de estresse.

Total relativo à autoridade decisória:
- Perguntas: 17, 19, 20, 21, 22, 23, 24: sim = 1 não = 0
- Perguntas: 18: sim = 0 não = 1
- Total: conte todos os "1" (mínimo: 0, máximo: 8).

Quanto mais baixo for o total, maior e o risco de estresse.

Total relativo a discriminação de tarefas:
- Perguntas: 25, 27, 28, 29, 30: sim = 1 não = 0
- Perguntas: 26: não = 1 sim = 0
- Total: conte todos os "1" (mínimo: 0, máximo: 6).

Quanto mais baixo for o total, maior é o risco de estresse.

Total relativo às condições de emprego:
- Perguntas: 31, 32, 33, 34, 35, 36, 37 (todas): sim = 1 não = 0
- Total: conte todos os "1" (mínimo: 0, máximo: 7.

Quanto mais baixo for o total, maior é o risco de estresse.

Total relativo ao apoio dos chefes e colegas:
- Perguntas: 38, 40, 41, 42, 43, 44, 45: sim = 1 não = 0
- Perguntas: 39: não = 1 sim = 0
- Total: conte todos os "1" (mínimo: 0, máximo: 8).

Quanto mais baixo for o total, maior é o risco de estresse.

Fonte:

- **R. Karasek:** *Job Content Ouestionnaire and User Guide* (1985).
- **P.G.W. Smulders, C.R. de Winmter & R.W.M. Gründermann:** *Questionário neerlandês sobre o trabalho e a saúde (1992),* TNO Instituto para a Saúde Preventiva, Leiden (1992).
- **S. Dhont & I.L.D. Houtman:** *NOVA-WEBA* (em neerlandês), TNO Instituto para a Saúde Preventiva. Leiden (1992).
- **I.L.D. Houtman, A. Bloemholf, S. Dhont, & C. Terwee:** *WEBA e NOVA-WEBA relacionados com a saúde e o bem-estar dos trabalhadores* (em neerlandês). Den Haag (1994).

As perguntas relativas aos requisitos de emprego, autoridade decisória (em parte), discriminação de qualificações e condições de emprego (em parte) foram baseadas no questionário sobre o conteúdo das tarefas (KARASEK, 1985). A sua utilização é grátis. Todavia, a autorização para a utilização dos questionários em grandes estudos (estudos que abrangem acima de 500 pessoas ou acima de 150 pessoas numa única categoria ocupacional) requerem que uma cópia desses dados e dos dados demográficos (perguntas 1 a 5) seja enviada ao Centro JCQ. Encarregados de grandes estudos e outros interessados poderão contatar o Centro JCQ para informações adicionais ou assistência: JCQ Center, C/o Professor Robert Karasek, Department of Work Environment, University of Massachusets Lowell, Lowell MA, USA 01584.

* Reproduzido com a permissão da "European Foundation for the Improvement of Living and Working Conditions".

Referências Bibliográficas

1. GUÉRIN, F.; LaVILLE, A.; DANIELLOU, F.; DURAFFOURG, J.; KERGUELEN, A. – *Comprendre le Travail Pour le Transformer: La Pratique de L'Ergonomie.* Montrouge: Editions de l'ANACT, 1991.
2. DEJOURS, C. – Por um novo conceito de saúde. *Rev. Bras. de Saúde Ocupacional,* **14**:7-11,1986.
3. MENDES, R. – O impacto dos efeitos da ocupação sobre a saúde dos trabalhadores I: Morbidade. *Rev. Saúde Pública,* **22**:(4):311-26, 1988.
4. DEJOURS, C. – Itinèraire theorique en psychopathologie du travail. *Revue Prevenir,* **20**:127-147, 1990.
5. DEJOURS, C. – *A Loucura do Trabalho: Estudo de Psicopatologia do Trabalho.* São Paulo, Cortez e Oboré, 1980.
6. SELIGMANN-SILVA, E. – *Desgaste Mental no Trabalho Dominado.* Rio de Janeiro, Editora Cortez, 1994. 324p.
7. LAURELL, A.C. & NORIEGA, M. – *Processo de Produção e Saúde: Trabalho e Desgaste Operário,* São Paulo, Hucitec, 1989.
8. SELYE, H. – *The Stress of Life.* New York, McGraw-Hill Book Company, 1956. 324 p.
9. CASSEL, J. – Psychosocial processes and estresse: theoretical formulation. *Int. J. Health Serv.,* **4**(3):471-82, 1974.
10. FRANKENHAEUSER, M. – *Stress, Health, Job Satisfaction.* Stockholm, Sweden, Swedish Work Environment Fund., 1989. 19p.
11. VASCONCELOS, E.G. – O modelo psiconeuroendocrinológico de estresse. **In**: SEGER, L. *Psicologia & Odontologia: Uma Abordagem Integradora.* 2ªed. Santos, Livraria Editora Santos, 1992. p.25-47.
12. LAZARUS, R. & FOLKMAN, S. – *Stress, Appraisal and Coping.* New York, Springer Publishing Company, 1984.
13. KALIMO, R. – Stress in work: conceptual analysis and a study on prison personnel. *Scand. J. Work Environ. Health,* **6**(3):1-148, 1980.
14. BERNAR, J. – Stress and Distress **In**: LAZARUS, R. *The Concepts of Stress and Disease.* Vol. 1. London, Oxford University Press, 1971.
15. LAZARUS, R. – *The Concepts of Stress and Disease.* Vol. 1. London, Oxford University Press, 1971.
16. FRANKENHAEUSER, M. & GARDELL, B. – Underload and overload in working life: outline of a multidisciplinary approach. *J. of Hum. Stress,* **2**(33):35-46, 1976.
17. FRANKENHAEUSER, M. – Coping with estresse at work. *Int. J. Health Serv.,* **11**(4):491-511, 1981.
18. KARASEK, R.A. – Job demands, job decision latitude, and mental strain: implications for a job redesign. *Administration Scientific Quarterly,* **24**(1):285-308, 1979.
19. FRESE, M. – A concept of control:implications for stress and performance in human-computer interaction. **In**: SALVENDY, G.; SAUTER, S.L.; HURRELL Jr, J.J. *Social, Ergonomic and Stress Aspects of Work with Computers.* Amsterdan, Elsevier Science Publishers, 1987. pp. 43-50.
20. KARASEK, R.A. & THEORELL, T. – The environment, the worker, and illness: psychosocial and physiological linkages. **In**: KARASEK, R.A. & THEORELL, T. *Healthy Work.* New York, 1990. pp. 83-116.
21. LEVI, L. – Las enfermedades psicosomáticas como consecuencia del estrés profesional. **In**: KALIMO, R.; El BATAWI, M. A.; COOPER, C. L. *Los Factores Psicosociales en el Trabajo y su Relación con la Salud.* Organización Mundial de la Salud, Ginebra, 1988. pp. 9-182.
22. HADZIOLOVA, I. – La edad y el sexo en relación con el estrés profesional. **In**: KALIMO, R. & El BATAWI, M. A.; COOPER, C. L. – *Los Factores Psicosociales en el Trabajo y su Relacion con la Salud.* Ginebra, Organización Mundial de la Salud, 1988. pp. 138-147.

23. DALEVA, M. – Reacciones metabólicas y neurohormonales al estrés profesional. **In**: KALIMO, R.; El BATAWI, M.A.; COOPER, C. L. *Los Factores Psicosociales en el Trabajo y su Relación con la Salud.* Ginebra, Organización Mundial de la Salud, 1988. pp. 48-62.
24. CHANLAT, J. F. – Théories du estresse et psychopathologie du travail. *Revue Prevenir.* **20**:117-25, 1990.
25. HANDY, J. – Theoretical and methodological problems within occupational estresse and burnout research. *Human Relations,* **41**(5):351-369, 1988.
26. PAYNE, R. – Epistemology and the study of stress at work. **In**: COOPER, C.L.; PAYNE, R. *Stress at Work*, Chichester, Wiley Ed., 1978.
27. FINEMAN, S. & PAYNE, R. – Role stress: a methodological trap? *J. Occup. Behav.,* **12**(1):51-64, 1981.
28. FIRTH, J. – Personal meanings of occupational stress: cases from the clinic. *J. Occup. Psyc.,* **58**(1):139-148, 1985.
29. KALIMO, R. & MEJMAN, T. – Psychological and behavioral responses to estresse at work. **In**:KALIMO, R. *et al. Psychosocial Factors at Work.* Geneva, World Health Organization, 1987.
30. TAYLOR, S. *Health Psychology.* New York, Random House College, 1986.
31. SHARIT, J. & SALVENDY, G. – Occupational stress: Review and reappraisal. *Human Factors*, **24**:129-62, 1982.
32. COOPER, C.L. & DAVIDSON, M. – Las fuentes de estrés en el trabajo y su relación con los ambientes no laborales. **In**: KALIMO, R.; El BATAWI, M.A.; COOPER, C.L. *Los factores psicosociales en el trabajo y su relación con la salud.* Ginebra, Organización Mundial de la Salud, 1988. pp. 97-109.
33. KALIMO, R. – Assessment of occupational stress. **In**: KARVONEN, M. & MIKHEEV, M.I. *Epidemiology of Occupational Health.* Copenhagen, World Health Organization, 1986. pp. 231-50.
34. ELO, A. – *Assessment of Psychic Stress Factors at Work.* Helsinki, Institute of Occupational Health, 1986. 40p.
35. KOMPIER & LEVI – *Fundação Européia para a Melhoria das Condições de Vida e de Trabalho,* 1995.
36. SELIGMANN-SILVA, E. – Psicopatologia e psicodinâmica no trabalho. **In**: MENDES, R. *Patologia do Trabalho*, São Paulo, Atheneu, 1995.
37. ALEXANDER, F. – *Medicina Psicossomática: Princípios e Aplicações.* Porto Alegre, Artes Médicas, 1989. 231p.
38. RODRIGUES, A.L. & GASPARINI, A.C.L. – Estresse e Trabalho, Atlas, São Paulo, 1997.
39. FEUERSTEIN, M., LABBÉ, E.E., KUCMIERCZYK, A.R. – *Health Psychology: A Psychobiological Perspective.* Plenum Press, New York, 1987.
40. DEJOURS, C. – Mental disorders related to work. **In**: KALIMO, R.; BATAWI, M.A.E.; COOPER, C.L. *Psychosocial Factors at Work and Their Relation to Health.* Geneva, World Health Organization, 1987.
41. MARTY, P. – La depression essentielle. *Rev. Franç. Psyc.,* **3**(1):595-598, 1968.
42. DEJOURS, C. – Aspects psychopathologiques du travail. **In**:*Traité de Psychologie du travail.* Paris, Levy, Leboyer, Sperandio Ed., 1987.
43. ORGANIZAÇÃO MUNDIAL DA SAÚDE – CID 10 – *Classificação Estatística Internacional de Doenças e Problemas Relacionados à Saúde.* 3 vols. São Paulo, Edusp, 1994.
44. MINISTÉRIO DO TRABALHO – NR-7, Programa de Controle Médico de Saúde Ocupacional. Normas de Segurança e Medicina do Trabalho, Portaria nº 24, Brasília, 1994.
45. El BATAWI, M.A. – Problemas de salud psicosociales de los trabajadores en los países en desarrollo. **In**:KALIMO, R.; El BATAWI, M. A.; COOPER, C. L. Los Factores Psicosociales en el Trabajo y su Relación con la Salud. Ginebra, Organización Mundial de la Salud, 1988. pp. 15-22.

46. COHEN, E. & LAZARUS, R.S. – Coping with stresses of illness. **In**: STONE, G.C.; COHEN, F.; ADLER, N.E. *et al. Health Psychology – A Handbook.* San Francisco, Jossey-Bass. pp. 217-54.
47. DEVRIES, H. – *Physiology of Exercise.* Dubuque, IA, William C.Brown, 1966.
48. INTERNATIONAL LABOUR OFFICE – Preventing stress at work. *Conditions of Work Digest,* **11**(2):1992.
49. MARTINO, V. D. – Occupational stress: a preventive approach. **In**: INTERNATIONAL LABOUR OFFICE. Preventing stress at work. Conditions of Work Digest. Vol.II. Geneva, 1992. pp. 3-41.

Índice Remissivo

As páginas seguidas pelas letras *f* e *t* significam, respectivamente, figura e tabela.

C

D

E

F

G

H

I

J

L

M

S

T

U

V

Z

Impressão e Acabamento
Oesp Gráfica S.A (Com Filmes Fornecidos Pelo Editor)
Dept° Comercial Alameda Araguaia, 1901 - Barueri - Tamboré
Tel. 4195-1805 Fax 4195 - 1384